제 5 판

임상 핵의학검사기술학

방사면역측정법(Radioimmunoassay)

집필진

대표저자 **서일택** (서울대학교병원 핵의학과)

공동저자 **강영태** (목포과학대학교)
김윤식 (동강대학교)
김은중 (충북보건과학대학교)
김판길 (진주보건대학교)
김혜영 (신성대학교)
나영악 (대구보건대학교)
노경운 (서울대학교병원)
박재승 (서해대학교)
박　철 (광양보건대학교)
서장훈 (신한대학교)
신숙희 (대전보건대학교)
윤기남 (안산대학교)
이인수 (혜전대학교)
이준호 (원광보건대학교)
임　용 (동의대학교)
최진일 (경동대학교)
허지혜 (동강대학교)

제 5 판

임상 핵의학검사기술학

방사면역측정법(Radioimmunoassay)

서울대학교병원 핵의학과 서일택

강영태 · 김윤식 · 김은중 · 김판길 · 김혜영 · 나영악
노경운 · 박재승 · 박 철 · 서장훈 · 신숙희 · 윤기남
이인수 · 이준호 · 임 용 · 최진일 · 허지혜

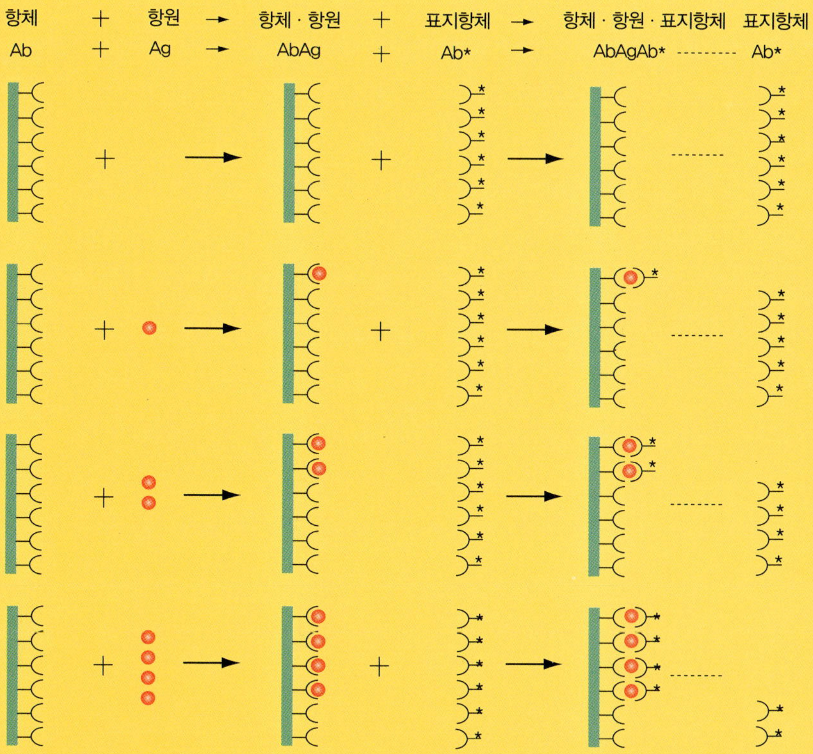

고려의학
KOMB Korea Medical Book Publishing Company

머리말 (5판)

핵의학은 치료 및 진단과 미래의 의학을 연구하는 학문으로 그 중에서 진단은 매우 중요한 부분으로 치료와 연구를 뒷받침하는 분야입니다.

진단은 영상검사와 검체검사로 나누는데 영상검사는 일반영상검사와 양전자단층촬영검사가 있으며, 검체검사는 체내체외검사와 체외(검체)검사로 나누고 있습니다.

영상검사와 치료에 대한 교재는 많으나 핵의학검체검사에 대한 교재가 없어, 서울대학교병원 핵의학과에서 34년간 근무하면서 실제 경험을 바탕으로 임상핵의학검사기술학(방사면역측정법)을 1986년 출판하였습니다.

2010년 4판까지 내었으나 33년이 지나면서 최근에 개발되어 병원에서 많이 실시하는 신규검사를 추가하였으며, 또한 자동화기기의 이용이 쉽고, 빠르며 간편하도록 개발된 새로운 검사방법을 추가하였습니다. 검사방법은 제조사(표시 안함)마다 검체량과 반응온도, 반응시간, 결합형과 유리형의 분리방법 등이 차이가 있으나 여기서는 비교적 많이 사용하는 방법을 위주로 하였고, 때로는 측정원리를 배운다는 점에서 사용하는 병원은 적더라도 기본적인 방법은 그대로 두었습니다. 오래된 그림은 새것으로 교체하고 이해를 돕기 위해 새로운 그림을 추가하였으며 표도 알기 쉽게 정리하였습니다.

방사성동위원소 사용에 대한 관련 원자력안전법의 개정으로 수정하거나 아예 삭제하였으며, 법의 단위가 바뀌면서 새로운 국제단위를 적용하였습니다.

정상범위(참고범위)는 검사법마다 차이가 있으므로 검사실마다 따로 정하여 사용하고, 책의 내용은 많이 사용하는 방법에 대한 값으로, 참고로만 사용을 권장합니다.

외국어는 대한핵의학회에서 발행한 핵의학 용어집과 대한의사협회에서 발행한 의학용어집에 따라 쉬운 한글로 번역하였으나 번역으로 이해가 더 어려운 부분은 소리 나는 대로 표기하였습니다. 개정판을 내면서 시간을 가지고 자료를 수집하고 점검하면서 완전하게 하려고 노력하였으나 부족한 부분이 있으면 계속하여 보완하여 나가겠습니다.

이번에도 보완에 도움을 주신 교수님들과 서울대학교병원 핵의학과 노경운 기사장과 조용현 선생, 고려의학의 유혜승 실장, 이창용 부장, 최병진 대표님 등 모든 분들에게 감사를 드립니다.

2019년 7월 25일

서일택

머리말 (초판)

핵의학은 방사성동위원소를 이용하여 환자의 진단, 치료와 연구하는 학문이다. 진단, 치료, 연구를 뒷받침하는 것이 핵의학에 대한 검사기술이다. 우리나라에는 1960년 처음으로 서울대학교 의과대학 부속병원내에 방사성동위원소 진료실이 설치되어 방사성동위원소를 이용한 환자진료가 시작되었다. 처음에는 치료와 체내검사(촬영)가 전부였으나 1970년에 체외검사가 개발 보급되면서 발전하기 시작하였다.

특히 방사면역측정법의 개발로 각종 성분을 pg(10~12 g) 단위의 극미량까지도 측정할 수 있게 되었다.

우리나라에도 핵의학에 대한 국·내외 서적들이 소개되고 있으나 체외검사에 대한 전문서적이 없어 이해하기 쉽고 실정에 맞는 책자를 펴내는 것이 저자의 책임으로 알고 1969년부터 근무하고 있는 서울대학교병원 핵의학과에서 실제 경험을 바탕으로 방사면역측정법 검사기술에 대한 임상적 의의와 방법 등을 알기 쉽게 편집하였다.

내용을 엮는데에 키트 제조회사마다 측정방법과 참고치가 다르기 때문에 어려움이 많아, 방법은 경험을 바탕으로 하였음을 알린다.

이 책은 핵의학 검사실에 근무하는 사람은 물론 임상병리사 회원 전체에게 핵의학을 이해하는데 실질적으로 많은 도움이 되리라 믿는다. 부족한 지식으로 책을 내게 되어 부끄러움을 느끼면서 여러가지로 서툴기 짝이 없으나 앞으로 더욱 노력하여 계속 보완해 나갈것을 약속드린다.

이 자리를 빌어 그동안 끊임없는 지도와 격려를 해주신 서울대학교병원 핵의학과 고창순, 조보연, 이명철, 정준기 교수님께 감사를 드리며 책을 펴내는데 수고를 아끼지 않았던 진광호 후배와 핵의학과 직원 여러분께 감사드린다.

이 책을 쓰는 동안 교정을 맡아준 아내와 건강하게 자란 지은이에게 이 책을 끝낸 홀가분한 마음과 기쁨을 함께 나누고 싶다.

1986년 12월 5일

서일택

목 차

제4장 방사선 생물학 / 59

제5장 방사선 측정 / 73

제6장 감마선계측기 / 85

제7장 베타선계측기 / 99

제8장 방사성의약품 / 107

제9장 체내 · 체외 검사 / 117

제10장 방사면역측정법 / 133

제11장 정도관리 / 167

제12장 장비 및 기구 정도관리 / 219

제13장 방사면역측정 시행 절차서 / 235

제17장 성선 호르몬 / 317

제18장 췌장 / 339

제19장 신장 / 349

제20장 부신 / 359

제21장 혈액 / 369

제22장 종양표지자 / 381

제23장 간염 / 411

제24장 면역글로불린 / 437

제25장 약물 / 451

제26장 방사성동위원소 생산 및 방사성의약품 합성 / 455

부록 / 483

제 1 장
핵의학 개론

1. 핵의학의 정의

핵의학(nuclear medicine)이란 방사성동위원소를 이용한 진단과 치료를 하는 의학 분야로서 기능적 인체영상과 생체분자영상, 방사면역측정법 및 방사성동위원소치료까지 의학적 임상 이용뿐 아니라 학문적으로 최첨단 연구를 수행하여 의학계에 기여하고 있다. 최근에는 방사성동위원소를 이용한 유전자 전달체, 핵산, 신경수용체영상 등 체내분자영상(molecular imaging)을 이용한 연구 및 단백, 항체치료제영상, 세포치료영상 등 신약 및 신치료 기술 개발에 활용되고 있다.

핵의학과에서 시행되는 진료는 크게 다섯 분야로, 방사성추적자를 체내에 주입하여 그 분포를 영상화하는 체내영상검사, 채취된 혈액에서 측정하고자 하는 혈청성분을 방사성동위원소를 이용하여 검사하는 체외검체검사, 갑상선암이나 골전이암 등을 치료하는 방사성동위원소치료, 방사성동위원소를 이용한 생물학적검사, 방사선생물학에 기반한 임상 방사선의학 등이다. 이러한 진료를 위해 주요 병원에는 방사성의약품과 핵물리학을 연구 개발하는 핵의학 기초연구가 주요 분야로 자리 잡고 있다. 암, 심혈관질환, 뇌혈관질환 등 다양한 주요 질환의 진단 평가에서 매우 중요한 영상 및 검체검사 결과를 제공함으로써 높은 수준의 임상진료를 뒷받침하고 있으며, 갑상선암 등에서는 치료에 필수적인 방사성동위원소치료를 담당하고 있다.

유사한 진료과로는 영상의학과와 진단검사의학과 등이 있다. 영상의학과는 컴퓨터단층촬영(CT), 자기공명영상(MRI)과 같이 체외에서 방사선 또는 전자기파를 발생시켜 영상을 얻는 장비를 이용하여 주로 해부학적영상을 얻고 있으며, 핵의학과는 체내에 방사성 추적자를 투여함으로써 보다 기능 중심적인 영상을 얻는다는 점이 차이점이다. 또 검체검사에 있어서, 혈중 미량물질을 검출, 정량하는데, 진단검사의학과는 효소발색 반응 등을 이용하고, 핵의학과는 방사성동위원소를 이용함으로써 예민하고 보다 경제적인 검사결과를 얻는 점이 차이점이다.

우리나라 핵의학과는 1960년 서울대학교병원에 동위원소진료실이라는 이름으로 처음 개설되었으며, 1993년 전문 진료과목으로 독립하였다. 우리나라 핵의학 진료 및 연구를 하고 있는 인력은 2009년 1,409명(의사 290명), 2018년 1,632명(의사 296명)이다. 1996년 핵의학 전문의 제도 출범으로 우수한 인적 자원을 배출할 수 있게 되어, 핵의학 전공의 정규수련을 받은 전문의가 매년 10여 명씩 배출되고 있다. 또한 핵의학에 종사하는 의료기사는 2009년 843명, 2018년에는 929명으로 핵영상진단 분야에 종사하는 방사선사가 2009년 595명, 2018년에는 693명이고, 방사면역측정법분야에서 활동하는 임상병리사가 2009년 248명, 2018년에는 236명이다. 최근 핵의학은 기존의 임상 이용 분야뿐 아니라 대학병원과 연구소를 중심으로 기초 및 중개연구 활동이 활발하게 진행되고 있다. 과거 핵의학이 임상 이용에 중심을 두었으나, 새로운 기초 분야의 연구와 접목을 시도하여 분자영상과 양전자단층촬영(PET) 연구 분야에서 세계적 수준의 연구 업적을 내고 있다.

국내에서 방사성동위원소를 이용한 의료기관은 1970년 17개소에 불과하였으나, 핵의학 영상검사 및 방사면역측정법을 시행하고 있는 의료기관은 2009년 150개, 2018년에는 180개로 증가하였으며, 2009년 1,500만건, 2018년에는 1,387만 건의 검체검사와 2009년 57만건, 2018년에는 81만건 영상검사, 2009년 30만건, 2018년에는 22만건의 양전자단층촬영(PET) 검사, 2009년 2만 5천건, 2018년 1만 1천건 이상의 방사성동위원소 치료가 이루어지고 있다. 특히 양전자단층촬영(PET) 검사의 증가가 두드러졌다. 1994년 도입 이후 매년 증가세를 보이고 있는 양전자단층촬영(PET) 검사는, 2006년 6월 국민건강보험에서 급여가 된 후 더욱 뚜렷이 증가를 보여 2006년 10만건에서 2009년 30만건, 2018년 22만건으로 증가되었다. 양전자단층촬영(PET)에 사용되는 방사성동위원소는 포도당대사를 반영하는 포도당 유사체(^{18}F FDG)가 대부분을 차지하고 있으며, 허혈성심질환의 평가, 뇌신경계의 간질 원발부위영상 및 악성종양의 진단에는 보험급여가 되고 있다.

핵의학과의 대표적인 영상검사인 양전자단층촬영(PET)은 해부학적 형태를 통해 진단하는 검사인 컴퓨터단층촬영(CT)이나 자기공명영상(MRI)과 달리 생화학적대사, 기능적 변화 등을 통해 진단함으로써, 원발암이나 전이암의 진단에 있어 높은 예민도와 특이도를 가지고 있다. 이외에도 여러 종류의 핵의학 스캔, 단일광자단층촬영(SPECT) 검사 등이 다양한 질환에서 이용된다. 갑상선암은 핵의학과에서 진료하는 가장 중요한 질환으로서, 수술 후 재발이나 전이의 발견, 재발이나 전이된 암의 치료에 있어 방사성옥소를 이용한 진단 및 치료는 가장 효과적인 방법이다. 이에 따라 갑상선암은 높은 발생률에도 불구하고 치료 성적은 매우 우수하여 90% 이상의 10년 생존율을 보이고 있다. 이외에도 여러 암, 심혈관질환, 뇌혈관질환, 치매, 파킨슨병 등의 신경과질환, 정신과질환 등, 다양한 질환에서 핵의학을 이용한 진단 및 치료가 시도되고 있다.

국내 핵의학은 국제적으로도 높은 위상을 차지하고 있는데, 2006년에는 회장국으로서 '세계핵의학의 전 세계적인 화합과 새로운 도약'이라는 주제로 제9차 세계핵의학회 학술대회를 주최하였으며, 세계 75개국으로부터 3,500여 명의 외국 의사, 연구자와 국내 인사가 참가하여 1,091편의 논문이 발표되었다. 그 밖에 국제 학술대회에서도 매년 미국, 일본, 독일에 이어 세계 4위 수준의 연구를 발표하고 있다.

최근에는 핵의학과를 중심으로 분자영상(molecular imaging)이라는 새로운 분야가 개척되고 있다. 이는 1960년대 이후로 이루어진 분자생물학의 비약적 발전을 임상으로 옮겨오고자 하는 시도의 하나로서, 분자 수준에서 일어나는 현상들을 영상으로 진단함으로써 개인별 맞춤 치료, 조기 진단 및 치료라는 현대의학의 발전 방향에 핵심이 되는 분야이다.

2. 핵의학 역사

1) 세계의 역사

1895년 : 독일의 뢴트겐(Roentgen)이 엑스선(X-ray)을 발견

1896년 : 프랑스의 베크렐(Becquerel)이 우라늄(uranium)에서 방사선을 발견

1898년 : 프랑스의 마리 퀴리(Marie Curie)가 방사능(radioactivity)이라 표현하고 라듐(radium)을 발견

1913년 : 헤버시(Hevesy)가 방사성동위원소를 추적자(tracer)로 하는 희석법 사용

1931년 : Lawrence가 사이클로트론을 제조하여 인공 방사성동위원소를 생산

1932년 : 갑상선암의 치료에 옥소(^{131}I)를 처음 사용하고 혈액질환 치료에 인(^{32}P)을 전신조사 목적으로 치료에 사용

1937년 : 테크네슘(technetium: ^{99m}Tc)의 발견

1946년 : 맨하탄 프로젝트(Manhattan project) 계획하에 원자로 개발로 옥소(^{131}I)를 대량 공급

1959년 : 얄로우와 버슨(Yallow & Berson)이 당뇨병환자의 체내에서 인슐린항체를 발견하고 방사면역측정법(radioimmunoassay)을 개발

1960년 : Ekins등이 경합적단백경합분석법(competitive protein binding analysis: CPBA)을 개발하여 갑상선호르몬인 티록신(thyroxine: T4)을 측정

1961년 : 그린우드와 헌터(Greenwood & Hanter)가 클로라민 T(chloramine T)와 Na MBS로 산화 환원에 의한 방사성표지방법을 개발

1970년 : 영상검사(스캔) : 옥소(^{131}I) 보다 반감기가 짧은 테크네슘(^{99m}Tc)이 개발 사용됨

1970년 : 항체의 제조기술이 발달됨에 따라 비 펩티드계의 호르몬과 호르몬 이외의 미량물질의 측정이 가능하게 됨

1980년 : 단일광자방출전산화단층촬영(single photon emission computed tomography: SPECT)의 이용과 단세포군항체의 개발

1990년 : 양전자방출단층촬영기(positron emission tomography: PET)를 설치

2) 우리나라의 역사

1959년 : 한국에서 방사성동위원소를 의학적으로 이용

1961년 : 대한핵의학회 발족

1976년 : 대한핵의학기술학회 발족

1984년 : 제3차 아시아대양주핵의학학회가 한국에서 개최

1985년 : 대한핵의학검사학회(대한임상병리사협회 분과학회)

1994년 : 의료용 사이크로트론 및 양전자단층촬영기(PET)를 설치

1996년 : 대한핵의학기술학회지 창간

2001년 : 양전자단층컴퓨터촬영기(PET/CT) 설치

2006년 : 제9차 세계핵의학회를 한국에서 개최

2006년 : 국산 감마선계측기(Dream gamma 10), 자동세척기, 교반기 개발

2008년 : 대한핵의학기술학회 30년사 발간

2009년 : 국산 자동방사면역측정기(gamma pro) 개발

2010년 : RIA 외부정도관리 국외공동시행(중국, 대만, 필리핀, 싱가폴 등)

2010년 : 핵의학 검체검사실 KOLAS 의학분야 국제공인시험기관(ISO 15189) 인정제도 도입

2018년 : 대한핵의학기술학회40주년 국제학술대회 개최

3. 핵의학 구분

1) 치료(Therapy)

(1) 체외치료

방사성동위원소로부터 방출되는 방사선을 환자의 몸 밖에서 조직에 피폭(exposure)시켜 조직의 암세포에 작용하는 코발트(^{60}Co) 치료가 있다.

(2) 체내치료

방사성동위원소를 환자의 몸 안에 직접 투여하여 방사성동위원소가 방출하는 방사선이 직접 조직의 세포에 작용하는 옥소(^{131}I) 치료가 있다. 방사성옥소치료는 방사성동위원소의 선택적 섭취를 이용한 체내 조사로부터 국소 치료를 하는 것이다. 갑상선은 혈중으로부터 옥소를 선택적으로 섭취해서 호르몬 합성을 행하고 있으므로 경구 투여된 옥소는 갑상선에 높은 비율로 섭취되고, 갑상선 전체에 거의 균등하게 분포된다. 갑상선 질환에 널리 이용되는 이유는 방사성옥소의 갑상선에 대한 특이한 친화성이 있을 뿐만 아니라 다른 장기에 축적되지 않으며, 갑상선 축적 이외에는 소변으로의 배설이 빠르기 때문이다. 옥소치료가 시행되는 경우는 갑상선암 수술 후 치료, 독성결절갑상선종, 그레이브스병 등이다. 환자에 따른 방사성옥소 투여량은 초기에는 1,110 MBq, 갑상선에만 국한되고 임파선 전이가 없을 경우는 3,700 MBq, 목 부위에만 국한되고 임파선 전이가 있는 경우 5,550 MBq, 목 이외에 원격 전이가 있을 경우 7,400 MBq 이상을 투여한다. 주의사항으로는 임신(특히 3개월 이전) 혹은 수유 중에는 절대 시행해서는 안 된다. 방사성옥소치료 4주 전부터 신지로이드 복용을 중지하고 대신 테트로닌을 2주간 복용하며, 치료 2주 전부터 테트로닌 복용을 끝내고 옥소 제한식을 시작한다. 또한 치료 후 3일까지 식사 중 옥소 제한을 준수해야 한다.

표 1-1. 방사성동위원소 치료

구 분	방사성동위원소 치료		핵 종	치료대상
체외	코발트 60	^{60}Co Therapy	^{60}Co	각종암
체내	옥소 131	^{131}I Therapy	^{131}I	갑상선기능항진증, 갑상선암
	인 32	^{32}P Therapy	^{32}P	진성 다혈구증
	스트론티윰 89	^{89}Sr Therapy	^{89}Sr	통증
	사마리윰 153	^{153}Sm Therapy	^{153}Sm	통증

2) 검사(Test)

(1) 영상검사(In vivo test)

환자에게 방사성동위원소를 투여하고 방출되는 방사선을 촬영기를 이용하여 원하는 장기(간, 뼈, 신장 등)를 영상화하여 진단한다.

(2) 체내 · 체외검사(In vivo · in vitro test)

환자에게 방사성동위원소를 투여하고 방출되는 방사능을 이용하여 체외에서 측정하는 갑상선 옥소섭취율검사와 환자에게 방사성동위원소를 투여한 후 채혈하여 검체의 방사능을 측정하는 사구체여과율(GFR)검사 등이 있다.

(3) 검체검사(In vivo test)

환자에게서 검체(혈액, 소변)를 취하여 검체와 항체를 방사성동위원소와 반응시켜 반응이 일어난 방사능을 측정하는 방사면역측정법(RIA), 면역방사계수측정법(IRMA)의 원리를 이용하며 갑상선자극호르몬(TSH)검사 등이 있다.

표 1-2. 핵의학의 분류

구분		방사성동위원소	측정대상
검사	체내	환자의 체내에 있다.	환자
	체내 · 체외	환자의 체내에 있다.	환자
		환자의 체내에 있다.	검체
	체외	환자의 체내에 없다.	검체
치료	체외	환자의 체내에 없다.	환자
	체내	환자의 체내에 있다.	환자

4. 영상검사(In vivo test, Image)

1) 원리

방사성의약품을 인체에 투여하여 **표 1-3**과 같은 원리로 원하는 장기에 방사성동위원소를 집적(accumulation)시켜 거기서 방출되는 방사선을 감마카메라 등 촬영장치를 이용하여 필름에 영상화시킨다. 영상검사의 종류는 **표 1-4**과 같다.

표 1-3. 방사성동위원소가 특정장기에 집적되는 원리

특정장기에 집적되는 원리		방사성의약품	스캔장기	
친화성	active transport	^{131}I Na	갑상선	thyroid
식균성	phagocytosis	^{198}Au colloid	간	liver
세포저장격리	cell sequestration	^{51}Cr RBC 변성	비장	spleen
모세혈관차단	capillary blockage	^{99m}Tc MAA	폐	lung
단순교환확산	simple or exchange diffusion	^{133}Xe Gas	뇌	brain
구획국한법	compartmental localization	^{99m}Tc RBC	심장	heart

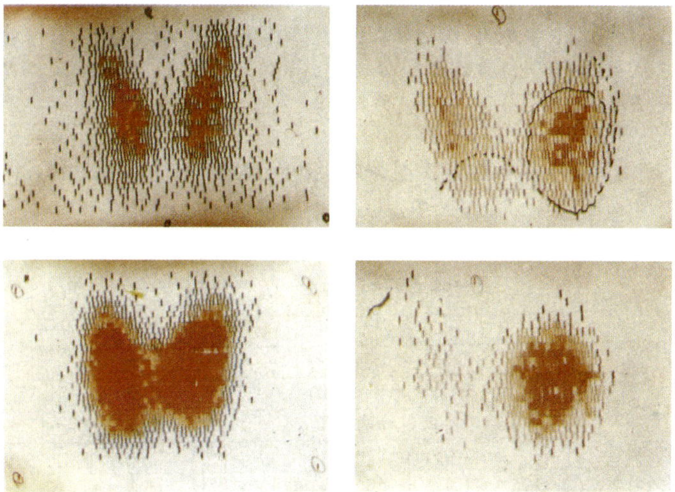

그림 1-1. 갑상선

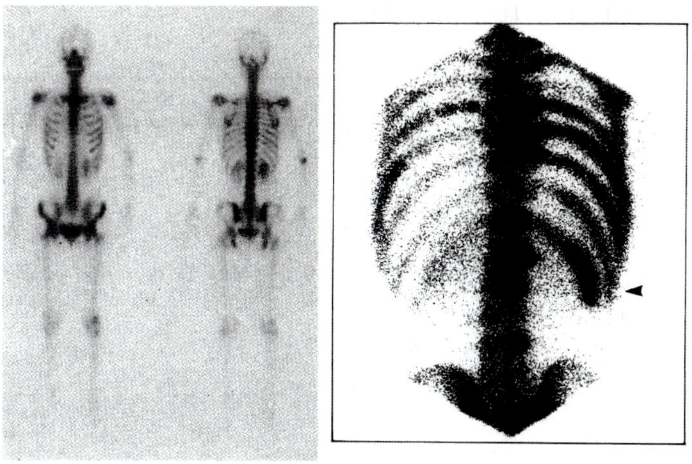

그림 1-2. 뼈

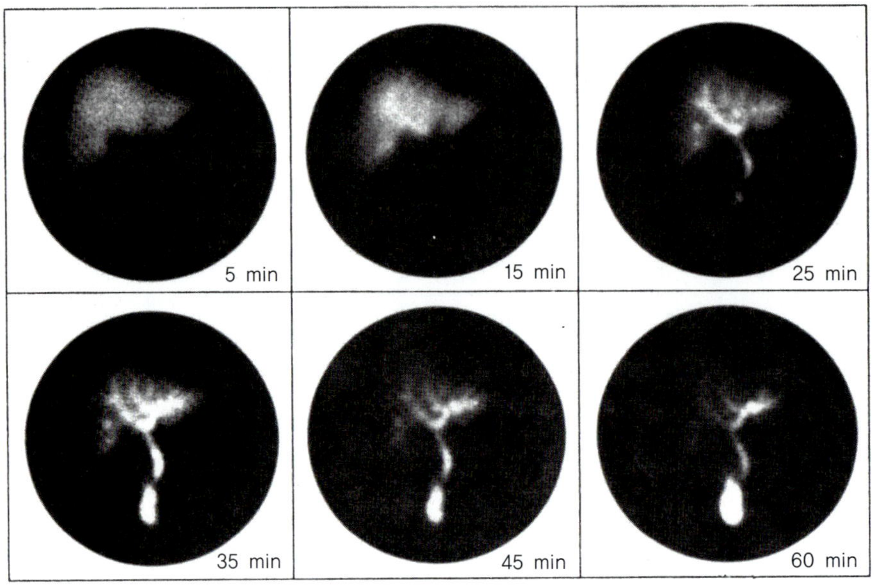

그림 1-3. 간, 담낭

2) 목적

(1) 장기의 위치와 모양, 크기를 알 수 있다.

(2) 병변의 위치를 확인할 수 있다.

(3) 종양의 크기와 위치를 알 수 있다.

(4) 전이여부를 알 수 있다.

3) 촬영 장비

촬영장비로는 스캐너(scanner), 감마카메라(gamma camera), 단일광자방출전산화단층촬영(single photon emission computed tomography: SPECT), 양전자방출단층촬영(positron emission tomography: PET), PET/CT 등이 있으며 원리는 다음과 같다.

(1) 섬광검출기(Scintillation detector)와 조준기(Collimator)

방사선을 NaI(Tl) 결정(crystal)에 받아 광자로 만들고 증폭시키는 장치이다.

(2) 구동장치(Mechanical driving system)

검출기가 일정한 속도로 좌우상하로 움직이게 하는 장치이다.

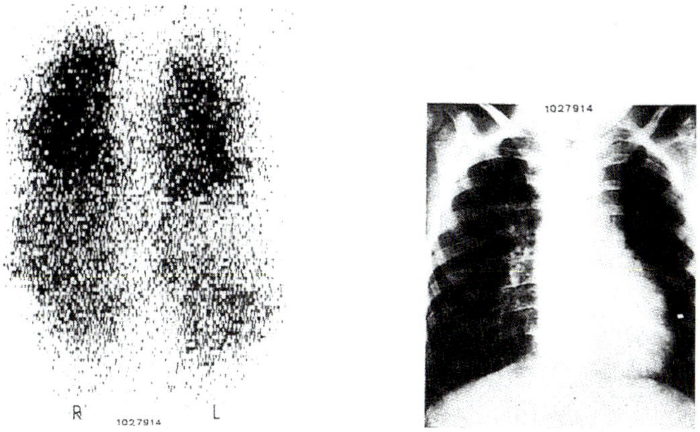

그림 1-4. 폐

(3) 파고분석기(Pulse height analyzer)

섬광검출기가 원하는 방사선을 취사 선택한다.

(4) 기록장치(Recording system)

파고분석기를 통과한 전파를 강약에 점을 따라 찍거나 필름에 감광시켜 사진을 만든다.

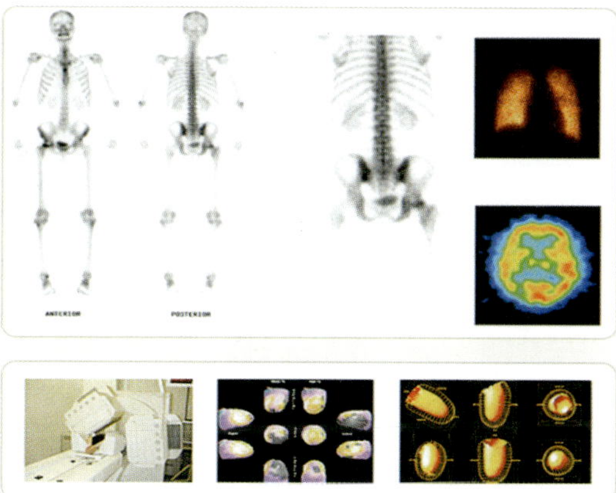

그림 1-5. SPECT 영상

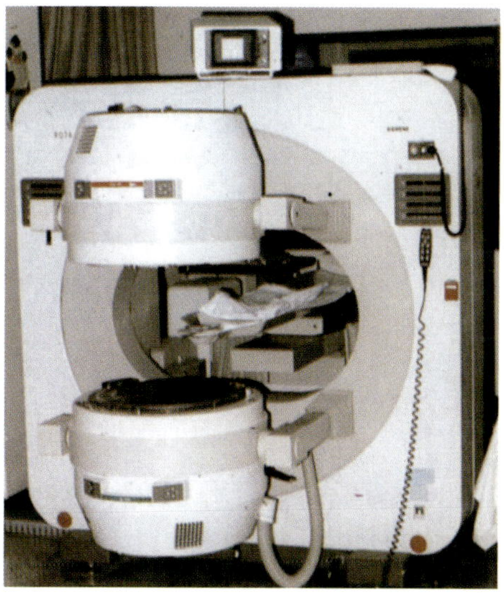

그림 1-6. 감마카메라

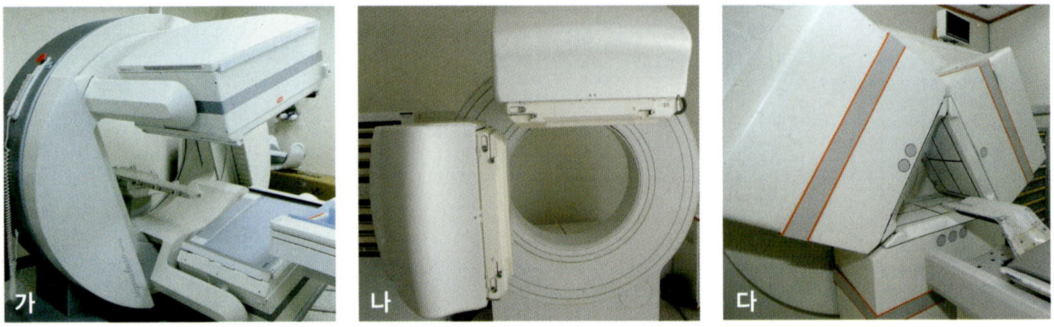

그림 1-7. SPECT를 위한 감마카메라 시스템 (가), (나) 2중헤드 (다) 3중헤드

표 1-4. 영상검사

검사명		핵 종	사용량(MBq)	임상적 활용
간스캔	Liver scan	^{99m}Tc Tincolloid	111	간질환, 특히 간염, 간경화
갈리움 67 스캔	Gallium scan	^{67}Ga Citrate	111	각종 종양 질환
갑상선스캔	Thyroid scan	^{131}I Na	3.7	각종 갑상선 질환
갑상선 옥소섭취율	^{131}I uptake	^{131}I Na	1.85	〃
갑상선 Tc 섭취율	^{99m}Tc uptake	$^{99m}TcO_4$	18.5	〃
갑상선스캔	^{99m}Tc Thyroid scan	$^{99m}TcO_4$	74	갑상선 기능검사
옥소섭취전신스캔	^{131}I Whole body scan	^{131}I Na	370	갑상선암의 전이
고환스캔	Testicular scan	$^{99m}TcO_4$	740	고환암, 고환염
골수스캔	Bone marrow scan	^{99m}Tc Tincolloid	370	혈액질환
뇌조스캔	Cisternography	^{131}I HSA	74	뇌조질환, 뇌조계 폐쇄질환
뇌스캔	Brain scan	^{99m}Tc DTPA	740	뇌질환, 특히 뇌종양, 뇌졸증
뇌스캔	Brain scan	^{99m}Tc HMPAO	740	뇌 SPECT용, 뇌질환
뇌스캔	Brain scan	^{99m}Tc ECD	740	간질, 치매 평가
농양스캔	Abscess scan	$^{99m}TcO_4$	74	각종 농양질환
담낭스캔	Gall bladder	^{99m}Tc HIDA	370	간담도질환, 담낭염, 담도폐쇄
담도스캔	Hepatobiliary scan	^{99m}Tc DSIDA	370	〃
비장스캔	Spleen scan	^{99m}Tc RBC	37	비장, 혈액질환
뼈스캔	Bone scan	^{99m}Tc MDP	740	뼈질환, 골암, 골절, 대사성골질환
소화관출혈스캔	GI bleeding scan	^{99m}Tc Tincolloid	370	소화관출혈 부위진단
신장스캔	Kidney scan	^{99m}Tc DTPA	740	신부전증, 신장암 및 신장결석
심장스캔	Heart exercise scan	^{99m}Tc HSA	740	심장 운동시험
심장스캔	Heart single pass scan	^{99m}Tc HSA	740	심장병, Shunt 및 판막질환
심근스캔	Myocardium scan	^{201}Thallium	74	심장질환
심근스캔	Myocardium scan	^{99m}Tc PYP	740	심장병, 관상동맥 경화증
위장기능검사	Gastric emptying time	^{99m}Tc DTPA	370	위장기능, 수술 후 기능평가
림프선스캔	Lymphangiography	^{99m}Tc Au colloid	37	임파선질환, 각종 암의 전이
인디움 스캔	Indium scan	^{111}Indium	37	혈액질환
장게실 스캔	Meckel's scan	$^{99m}TcO_4$	370	장폐쇄, Meckel 진단
장맥조영스캔	Venography	$^{99m}TcO_4$	555	혈관질환, 정맥폐쇄성 질환
종양스캔	Tumor scan	^{67}Ga Citrate	111	각종 종양질환
췌장스캔	Pancreas scan	^{75}Se	7.4	췌장 질환
타액선스캔	Salivary gland scan	$^{99m}TcO_4$	185	타액선 폐쇄 및 염증
폐스캔	Lung scan	^{99m}Tc MAA	185	폐질환, 폐전색증 및 폐암
폐흡입스캔	Lung ventillation	^{133}Xe Gas	370	〃
폐흡입스캔	Lung aerosol inhalation	^{99m}Tc DTPA	740	폐질환
혈관조영스캔	Angiography scan	$^{99m}TcO_4$	555	혈관질환, 대동맥질환

5. 체내 · 체외검사(In vivo · In vitro test)

환자에게 방사성의약품을 투여(정맥, 경구)하고 일정시간 후에 검체(혈액, 소변, 대변 등)를 채취하여 검체에 포함되어 있는 방사능의 값을 측정함으로써 진단을 한다.

측정방법으로는 희석률을 이용한 희석법과 혈액, 철분, 지방, 비타민, 단백질 등이 표지되어 있는 방사성동위원소를 투여하고 흡수 및 배설률 등을 검사하는 것으로 사구체여과율(GFR) 검사, 적혈구수명(RBC survival time)검사, 철대사(ferrokinetics)검사, 실링검사(schilling test) 등이 있다. 체내.체외검사에 필요한 장비 및 기구는 **표 1-5**와 같으며, 사용하는 핵종과 사용량은 **표 1-6**과 같다.

표 1-5. 체내 · 체외검사 장비, 기구

품명		용도
감마선계측기	gamma counter	검체의 방사능 계측
항온수조	water bath	37~56℃ 반응
주사기	syringe	채혈 및 정맥주사
피펫	pipette	검체 분주
캡 시험관	cap test tube	무균조작 시험관
계산기	calculator	계산기, 그래프용지

표 1-6. 체내 · 체외 검사 핵종

검사명		핵종	사용량(kBq)	임상적 활용
사구체여과율검사	glomerular filtration rate	^{51}Cr EDTA	1,850	신장기능
지방질흡수검사	triolein absorption	^{131}I triolein	3,700	지방질대사, 만성췌장염
장단백소실률검사	albumin excretion	^{131}I HSA	740	단백질대사, 저단백증
철대사검사	ferrokinetics	^{59}Fe citrate	370	철대사, 각종빈혈의 구분
혈액량검사	blood volume	$^{51}Cr\ Na_2O_4$	1,850	혈액질환, 심장질환
적혈구수명검사	RBC survival time	$^{51}Cr\ Na_2O_4$	3,700	적혈구수명, 혈액질환
실링검사	schilling test	^{57}Co vitamin B12	18.5	악성빈혈, 장흡수부전증

6. 체외검사(In vitro test)

환자에게서 혈액이나 소변 등의 검체를 채취하여 검체와 방사성동위원소를 반응시켜 검체 내의 함량을 측정하는 검사로서 방사면역측정법과 면역방사계수측정법이 있으며, 여기서는 **표 1-7**과 같이 검사명과 검체량, 참고값(정상범위) 및 임상적 의의에 대하여 알아보고 자세한 검체검사법의 측정원리와 검사방법은 다음 장에서 다룬다.

표 1-7. 체외검사(계속)

구분	검사명		검체량	참고치	단위	임상적 활용
갑상선	티쓰리 섭취율	T3 uptake	2 ml	23-34	%	갑상선기능검사
	티록신	Thyroxine	2	5.6-13.8	ug/dL	갑상선기능검사
	트리오요오도티로닌	Triiodothyronine	2	84-180	ng/dL	갑상선기능검사, 뇌하수체 평가
	갑상선자극호르몬	TSH	2	0.17-4.05	mIU/L	갑상선기능검사, 기능저하증
	갑상선글로불린	Thyroglobulin	2	36 ↓	ng/ml	갑상선암 및 질환 평가
	유리티록신	Free T4	2	0.7-1.8	ng/ml	갑상선호르몬
	유리트리요오도티로닌	Free T3	2	1.9-5.6	pg/ml	갑상선 질환
	티록신결합글로불린	TBG	2	12-31	ug/ml	각종 갑상선질환
	항갑상선글로불린항체	TGAb	2	0.3 ↓	U/ml	갑상선기능
	항마이크로솜항체	MicAb	2	0.3 ↓	U/ml	갑상선기능
부갑상선	부갑상선호르몬	Parathyroid	2	10-65	pg/ml	부갑상선, 신장기능검사
	칼시토닌	Calcitonine	2	100 ↓	pg/ml	갑상선 수질암의 진단
	오스테오칼신	Osteocalcin	2	20 ↓	ng/ml	골다공증
내분비	부신피질자극호르몬	ACTH	5	100 ↓	pg/ml	뇌하수체 기능
	성장호르몬	HGH	3	1-5	ng/ml	뇌하수체 기능평가
	인슐린유사 성장인자 1	IGF 1	2		ng/ml	성장발육
	프로락틴	Prolactin	2	6-20	ng/ml	뇌하수체 기능평가
	난포자극호르몬	FSH	2	2-20	mlU/ml	성선자극 호르몬
	황체형성호르몬	LH	2	4-20	mlU/ml	성선자극 호르몬
	항이뇨 호르몬	ADH, Vasopression	2	2 ↓	u/ml	신장기능 검사
성호르몬	테스토스테론	Testosterone	2	300-1,120	ng/dL	남성 생식기관 호르몬
	유리테스토스테론	Free testosterone	2	0.2-40.1	pg/ml	전립선
	에스트라디올	Estradiol(E2)	2	80 ↓	pg/ml	배란 유무, 난소기능
	에스트리올	Estriol(E3)	2	30-120	pg/ml	배란유무
	프로게스테론	Progesterone	3	0.1-0.65	ng/ml	난소기능 및 배란유무
	태아성락토겐	HPL	3	0.5 ↓	ng/ml	임신 중독증 진단
	사람융모성성선자극호르몬	β HCG	3	3.0 ↓	mIU/ml	임신, 융모상피암
췌장	인슐린	Insulin	3	5.0 ↓	uU/ml	당뇨병, 만성 췌장염
	C펩티드	C peptide	3	0.8-4.0	ng/ml	당뇨병(인슐린 치료 환자)
신장	혈장레닌활성도	Plasma Renin activity	5	0.2-2.0	ng/ml/h	신성고혈압 진단
	β_2 마이크로글로불린	β_2 microglobulin	2	1.1-2.4	ug/ml	임파구 침입 질환

표 1-7. 체외검사

구분	검사명		검체량	참고치	단위	임상적 활용
부신	코티솔	Cortisol	2	5-25	ug/dL	Cushing 증후군, Addison병
	디에취이에이에스	DHEA sulfate	3	0.8-5.6	ug/ml	난소기능
	알도스테론	Adlosterone	2	50-194	pg/ml	고혈압, 부신피질종양
혈액	페리틴	Ferritin	2	20-200	ng/ml	저장철의 량
	베타티지	β-TG	2.5	24-28	ng/ml	혈소판 기능, 혈액질환
	혈소판 제4인자	Platelet factor 4	5	20 ↓	ng/ml	혈소판 기능
	비타민 B12	Vitamin B12	3	0.2-0.8	ng/ml	빈혈의 진단
	폴레이트	Folate	3	2-6	ng/ml	빈혈의 진단
	비타민 D3	Vitamin D3	2	30-150	ng/ml	성장발육
종양	알파태아단백	Alphafetoprotein	2	15 ↓	ng/ml	간암 및 만성 간질환
	암태아성항원	CEA	3	5.0 ↓	ng/ml	대장암
	편평상피암항원	Squamous cell Ca Ag	2	2.0 ↓	ng/ml	폐편평상피암
	신경특이 enolase	Neuron spcific enolase	2	8.5 ↓	ng/ml	폐암
	시에이 19-9	CA 19-9	2	20 ↓	U/ml	췌장암
	암항원 15-3	Cancer Ag 15-3	2	30↓	U/ml	유방암
	전립선산성효소	PAP	2	3 ↓	ng/ml	고환암
	전립선특이항원	PSA	2	3 ↓	ng/ml	고환암
	조직폴리펩티드항원	TPA	2	110 ↓	U/ml	각종암
	암항원 125	Cancer Ag 125	2	35 ↓	U/ml	난소암
	사이프라 21-1	Cyfra 21-1	2	3.3↓	ng/ml	폐상피암
간염	A형간염 IgG항체	HAVAb IgG	2	-		A형 간염의 진단
	A형간염 IgM체	HAVAb IgM	2	-		A형 간염의 진단
	B형간염 표면항원	HBsAg	2	-		간염, 급성 만성 감염
	B형간염 표면항체	HBsAb	2	-		B형 간염에 면역성 판단
	B형간염 cIgG항체	HBcAb IgG	2	-		B형 간염의 판단
	B형간염 cIgM항체	HBcAb IgM	2	-		B형 간염의 판단
	B형간염 e항원	HBeAg	2	-		B형 급성 간염의 판단
	B형간염 e항체	HBeAb	2	-		B형 급성 간염의 판단
	간염 델타항체	HDVAb	2	-		델타바이러스의 진단
	C형간염 항체	HCVAb	2	-		C형 감염의 진단
면역	면역글로불린 IgE	lgE RIST	2	120 ↓	U/ml	알레르기 질환
	면역글로불린 IgE	lgE PRIST	2	120 ↓	U/ml	알레르기 질환
	면역글로불린 IgE	lgE RAST		0.3 ↓	PRU/ml	알레르기의 종류별 구분
	항 디엔에이	Anti-DNA	3	0-10	unit/ml	전신성홍반성낭창의 진단
	아세틸콜린 수용체항체	AchRAb	3	0.5 ↓	nmol/L	중증근무력증
약물 기타	싸이클로스포린	Cyclosporine	3	150-300	ng/ml	장기이식 cyclosporine 농도
	마이오글로빈	Myoglobin	5	8-20	mol/ml	생리학적 활성도측정
	디곡신	Digoxin	5	2-6	pmol/ml	생리학적 활성도측정

표 1-8. 의료보험 코드와 검사종목 및 검사건수(대한핵의학회 2018년 통계 자료)

보험 EDI코드	검 사 명		2018년 검사건수	보험 EDI코드	검사명		2018년 검사건수
	한글	영어			한글	영어	
C7336	갑상선자극호르몬	TSH	1,886,904	C7342	성장호르몬	Growth hormone	59,285
C7334	유리티록신	Free T4	1,689,594	C7492	항DNA항체(정밀)	Anti DNA Ab	57,220
C7422	태아성암항원	CEA	1,001,376	C7351	프로락틴	Prolactin	56,307
C7421	알파피토프로테인	Alpha fetoprotein	913,323	C7583	A형간염항체(IgG)	HAVAb IgG	52,982
C7329	트리요오도티로닌	Triiodothyronine	824,860	C7363	오스테오칼신	Osteocalcin	46,466
C7423	CA-19-9	CA-19-9	744,708	C7482	B형간염e항원(정밀)	HBeAg	45,419
C7428	전립선특이항원	PSA	470,957	C7483	B형간염e항체(정밀)	HBeAb	45,123
C7424	암항원 125	CA-125	427,528	C7347	17-OH프로게스테론	Progesterone	44,791
CY705	비타민 D3	Vitamin D3	395,091	CX731	인슐린양 성장인자결합단백질 3	IGFBP 3	42,475
C7480	B형간염표면항원(정밀)	HBsAg	321,999	C7430	편평상피세포암항원	SCC(TA4)	42,185
C7481	B형간염표면항체(정밀)	HBsAb	306,652	C7230	미량알부민검사(정량)	Micro albumin	41,746
C7494	항갑상선글로불린항체	Anti Tg Ab	273,551	C7356	칼시토닌	Calcitonin	30,463
C7341	인슐린	Insulin	256,777	C7333	티록신	Thyroxine	29,944
C7335	갑상선글로불린	Thyroglobulin	236,012	C7229	총면역글로불린E(정량)	Immunoglobulin E	26,669
C7343	C펩티드	C-Peptide	214,881	CX744	GAD항체	GAD antibody	26,510
C7252	페리틴	Ferrtin	193,753	C7431	신경특이에놀라제	NSE	26,392
C7322	코티솔	Cortisol	188,288	C7344	글루카곤	Glucagon	22,522
C7350	난포자극호르몬	FSH	173,595	CX747	아세틸콜린수용체항체	Ach R Ab	21,607
C7433	암항원 15-3	CA-15-3	158,209	C7325	에스트로겐	Estrogen	20,679
C7253	비타민 B12	Vitamin B12	153,933	C7451	약물검사-정밀	Cyclosporine	19,478
C7340	부갑상선호르몬	Parathyroid(PTH)	149,936	C7352	베타에이취씨지	B-HCG	17,128
C7358	알도스테론	Aldosterone	147,166	C7365	항이뇨호르몬	ADH	17,036
C7353	테스토스테론	Testosterone	138,749	C7323	유리코티솔	Free cortisol	16,143
C7326	에스트라디올	Estradiol	137,357	비급여	성호르몬결합글로불린	SBGH	15,895
C7339	갑상선자극면역글로불린	TSH R Ab	136,019	C7345	가스트린	Gastrin	15,556
C7254	엽산	Folate	132,327	C7426	CA 72-4	CA-72-4	15,537
C7495	항마이크로좀항체(정밀)	Anti microsome Ab	130,419	C7346	프로게스테론	Progesterone	12,578
C7359	부신피질자극호르몬	ACTH	128,160	C7331	티쓰리섭취율	T3-Uptake	10,766
C7348	황체형성호르몬	LH	119,808	C7584	A형간염항체(IgM)	HAVAb IgM	10,466
C7330	유리트리요오도티로닌	Free T3	109,396	CX732	유리전립선특이항원	Free PSA	10,228
C7487	C형간염항체(정밀)	HCV Ab	104,094	CX745	인슐린항체	Insulin Ab	9,424
CX723	인슐린양성장인자 1	IGF 1	98,956	C7582	B형간염핵심항체(IgM)	HBcAb IgM	6,140
C7581	B형간염핵심항체(IgG)	HBcAb IgG	87,952	C7432	조직폴리펩티드항원	TPA	3,134
C7360	레닌활성도	Renin activity	87,414	C7338	갑상선결합글로불린	TBG	3,007
비급여	사이프라 21-1	Cyfra-21	84,071	비급여	갑상선자극항체	TS Ab	2,864
C7364	DHEA-S	DHEA-S	83,780	C7357	에리스로포이에틴	Erythropoietin	1,799
C7223	베타투마이크로글로불린	B2-Microglobulin	75,000	C7231	특이적면역글로불린E	IgE RAST	967
CX232	유리테스토스테론	Free testosterone	69,067		기타 검사		29,237
CY709	기타 비타민	1a25-Vitamin D3	62,662		**2018년 건수**	**13,841,255**	

제2장 핵의학에 필요한 기초지식

1. 원자

1) 원자의 구조

원자는 일반물질 구성요소의 최소단위이며 중심부에 원자핵과 그 주위를 도는 전자로 구성되어 있으며 정상적인 상태에서는 전기적으로 중성이다.

중심부의 원자핵(nucleus)에는 전하를 갖는 양성자(proton)와 전하를 갖지 않는 중성자(neutron)가 있어서 밀도가 높으며, 그 외곽은 전자(electron)들로 둘러싸여 거의 공백 상태로 되어 있다.

1913년에 덴마크의 닐스보어(Niels Bohr)가 보아원자(Bohr Atom)를 발표하였는데 그는 원자에는 전자들이 에너지를 잃지 않고 운동할 수 있는 안전한 전자각(shell or electron orbit)이 있다고 하였으며, 핵과 가까운 곳에서부터 K, L, M, N이란 이름을 붙였다. 각각의 궤도는 전자각은 정수치(n=1, n=2, n=3, n=4...)를 갖는다. 또 각각의 전자각은 (2n−1)개의 subshell을 가지며 한 개의 서브셸(subshell)은 2개의 전자를 채울 수 있다. 그리고 n각에 들어갈 수 있는 최대 전자수는 $2n^2$이다.

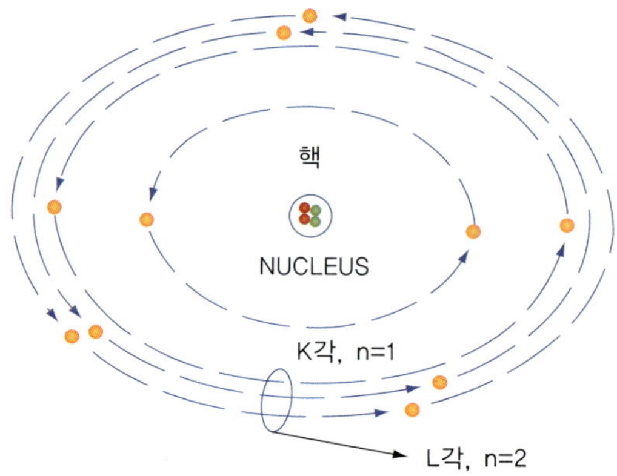

그림 2-1. Bohr의 원자구조

(1) 원자핵(Nucleus)

원자핵은 핵자(nucleon)라고 부르는 양성자(proton)와 중성자(neutron)로 구성되어 있다. 핵 속에는 강력한 결합에너지(binding energy)가 있다. 이는 전기적 힘인 쿨롱력이 아니고 핵력(nuclear forces)이나 교환력(exchange forces)으로써 핵 내부같은 아주 가까이 밀착되어 있는 경우에만 작용하는 단거리력(10^{-13} cm 이내)이 있다.

양성자와 중성자, 중성자와 중성자, 양성자와 양성자 사이에 작용하는 핵력은 모두 같다. 이와 같은 특성을 하전독립성이라 한다.

(2) 양성자(Proton)

양성자는 수소원자의 핵과 같은 기본적 입자이다. 1920년 영국의 러더퍼드(Rutherford)에 의해서 명명되었으며, 이 입자는 모든 원자핵의 핵 내에 존재하고 있다.

양성자는 전자와 부호가 반대인 양전하를 가지고 있고, 질량은 전자질량에 비하여 1,836배가 더 무거운 1.672×10^{-24} g이다. 핵 내에 있는 양성자수는 그 원자의 원자번호(Z)와 같다.

(3) 중성자(Neutron)

중성자는 양성자와 매우 비슷한 기본입자로써 1932년 영국의 채드윅(Chadwick)에 의해서 그 존재가 확인되었다. 이 입자는 전기적으로 중성이기 때문에 전하는 없고 질량은 양성자보다 조금 무거운 1.674×10^{-24} g이다.

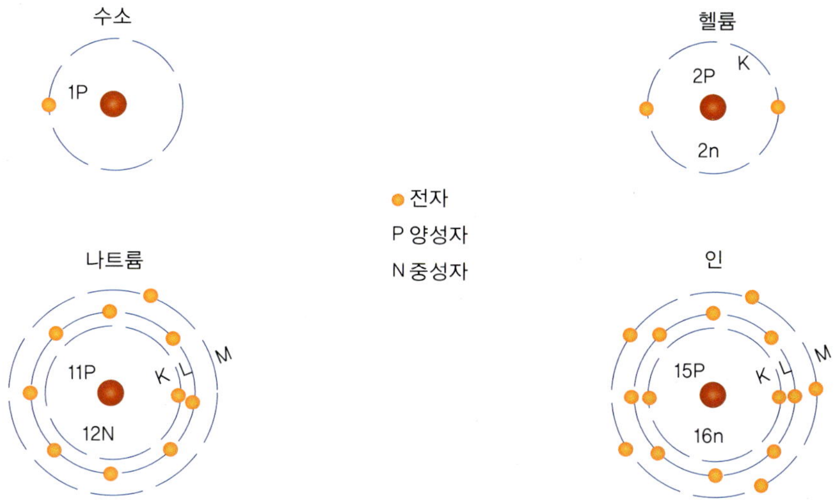

그림 2-2. 원자들의 핵 구성 입자와 전자의 배열

(4) 전자(Electron)

전자는 핵 주위를 빠른 속도로 돌고 있는 입자이다. 이 입자는 1897년 영국의 톰슨(Thomson)에 의해서 발견되었고, 전하는 음전하를 띠고 그 양은 1.602×10^{-19} 쿨롱(Coulomb)이며 정지질량은 9.1×10^{-28} g으로써 양성자의 1/1,836에 지나지 않는다.

2) 원소의 표시

원자의 화학적 특성은 양성자(proton)와 중성자(neutron)에 의해서 이루어지며 양성자수에 의해서 원자번호가 정해진다. 전기적으로 중성인 핵에서는 궤도전자의 수도 원자핵의 양성자와 같은 수로 정해진다. 즉 그 원자가 속해 있는 화학적 성질이 양성자(proton) 수에 의해 결정된다.

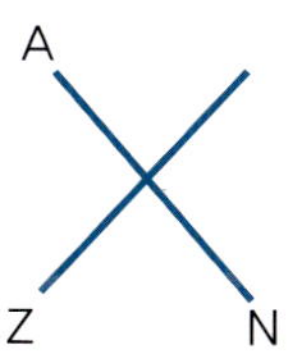

X : 원소이름(그 원소가 속해 있는 원자핵의 종류 표시)

A : 질량수(원자량 = 양성자 + 중성자)

Z : 원자번호(원자핵을 구성하는 양성자수)

N : 원자핵을 구성하는 중성자수(A − Z)

예를 들면, $^{131}_{53}I$ 은 원자번호(Z) 53은 옥소(iodine)을 뜻한다. 따라서 중복되므로 53은 보통 생략한다. 중성자수(N)은 78이다. 중성자수는 A − Z에 의해서 구할 수 있으므로 생략할 수 있고, 또 보통 표시하지 않고 있다. 결국 옥소(^{131}I)로 표시를 하고 있다.

3) 핵종

(1) 핵종(Nuclide)

핵종은 원자핵 내에 존재하는 양성자수와 중성자수 그리고 핵에너지 상태에 따라서 결정되며, 원소의 기본형태(nucleus + electron)를 말한다.

(2) 방사성핵종(Radionuclide)

핵종들 중에서 불안정하여 붕괴하는 핵종을 방사성핵종이라 한다. 테크네슘(^{99m}Tc)과 옥소(^{125}I)를 방사성동위원소라고 부르는 것은 잘못이다. 이 두 핵종은 원소가 다르기 때문에 정확한 표현은 방사성핵종(radionuclides)이라 부른다. 옥소(^{125}I)와 옥소(^{131}I)는 같은 원소이며, 이 두 가지의 종류를 방사성동위원소(radioisotope: RI)라고 부르는 것이 정확하다.

(3) 동위원소(Isotope)

동위원소는 원자번호(Z)가 같고 중성자수(N)와 질량수(A)가 다른 원소들이며, 화학적 성질이 같은 $^{125}_{53}$I, $^{127}_{53}$I, $^{131}_{53}$I 등이 동위원소이다.

(4) 방사성동위원소(Radioisotope)

동위원소로 방사선을 내는 성질이 있는 동위원소를 말하며, 외부의 물리화학적 변화에 관계없이 원자핵이 스스로 방사선을 방출하면서 다른 종류의 핵종으로 붕괴되어 가는 원소이다.

2. 방사성핵종

1) 핵종의 붕괴

자연계에 존재하는 대부분의 원소는 스스로 그 상태가 변하지 않으나 방사성동위원소는 에너지가 불안정하여 작은 입자나 전자파를 방출하면서 보다 안정된 원소로 변화되어 가는 핵붕괴(decay)를 일으킨다. 이때 방사성동위원소의 방사능은 점점 약해지면서 소멸되어 가는데 속도는 방사선을 방출하는 핵종에 따라 각기 다르며 붕괴방식과 질량변화는 **표 2-1**과 같다.

표 2-1. 붕괴방식과 질량변화

붕괴방식	붕괴내용	양성자	중성자	질량수
알파 붕괴	${}^{4}_{2}He$ 핵 방출	−2	−2	−4
베타$^{-}$ 붕괴	전자(electron) 방출	+1	−1	0
베타$^{+}$ 붕괴	양전자(positron) 방출	−1	+1	0
전자포획	궤도전자를 핵내로 흡수	−1	+1	0
감마선 붕괴	광자방출로 붕괴 후 감마선 방출	0	0	0

(1) 알파 붕괴

원자핵이 알파입자(${}^{4}_{2}He$핵)를 방출하고 원자번호가 2, 질량수가 4만큼 감소하며 붕괴하는 것을 말하며 양성자수와 중성자수가 많은 무거운 천연 및 인공 방사성원소 가운데 원자번호가 비교적 높은(83 이상) 핵종에서만 볼 수 있는 현상이다. 따라서 처음의 핵종을 어미핵종이라 하고, 새로 생긴 핵종을 딸핵종이라 하며 딸핵종 Y는 어미핵종 X로부터 A가 4, Z가 2만큼 작아진다. 예를 들면 폴로늄-210(${}^{210}Po$)이 질량수가 210이며 원자번호는 84, 즉 양성자 수가 84는 알파입자를 방출하면 납-206(${}^{206}Pb$: 원자번호 82)이 된다.

$$ {}^{A}_{Z}X \rightarrow \underset{\langle {}^{4}_{2}He \rangle}{\alpha} + {}^{(A-4)}_{(Z-2)}Y $$

$$ {}^{210}_{84}Po \rightarrow \alpha + {}^{206}_{82}P_{b} $$

폴로늄(polonium: ${}^{210}Po$)이 납(lead: ${}^{206}Pb$)으로 된다.

알파선의 운동에너지는 핵종의 고유한 선 스펙트럼을 나타낸다.

(2) 베타 붕괴

원자핵이 전자를 방출하거나 궤도전자를 핵 내로 흡수하는 현상을 말하며, 방출되는 전자(혹은 양전자: positron)를 베타선(β ray)이라 한다. 베타붕괴에는 다음의 3가지가 있다.

① 진자(β^{-}) 붕괴 : 원자핵속의 중성자(n)가 양성자(p^{+})로 변하면서 전자와 반중성미자(antineutino)를 방출하고 다른 핵종으로 변한다. 즉 중성자 1개를 잃고 양성자 1개를 얻는다. 원자량에는 변화가 없다.

$(n \rightarrow P^{+} + \beta^{-} + \bar{\nu})$,

$$\underset{\text{중성자}}{N} \longrightarrow \underset{\text{양성자}}{P} + \underset{\text{전자}}{e^{-}} + \underset{\text{중성미자}}{\bar{\nu}}$$

$$\underset{\text{어미핵종}}{{}^{3}_{1}H} \xrightarrow{e^{-}} \underset{\text{딸핵종}}{{}^{3}_{2}He} (Z+1, N-1)$$

3중수소(tritium)에서 헬륨으로 된다.

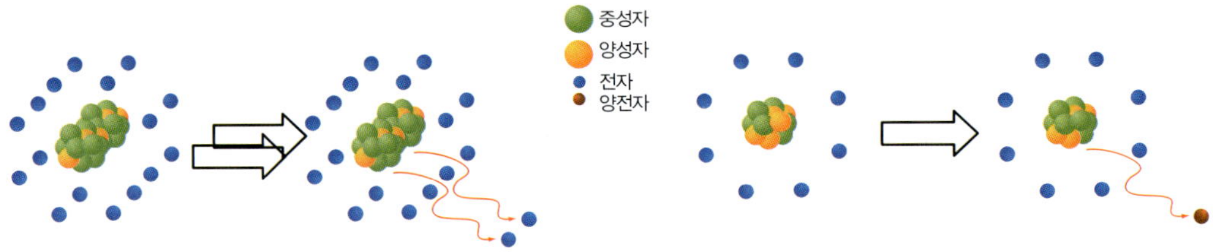

전자 방출 붕괴.
원자량 14, 원자번호 6의 탄소 원자핵이 중성자 과잉 상태에서 전자 1개를 내놓으면서 보다 안정된 상태의 원자핵으로 천이하는 과정. 최종적으로 원자량 14, 원자번호 7의 안정한 질소 원자핵으로 천이되었다.
$^{14}C_{6} \rightarrow {}^{14}N_{7}$

양전자 방출 붕괴.
상대적으로 양성자의 수가 1개 많은 원자량 18의 불소로부터 양전자가 방출되고 양성자는 중성자로 바뀌었다. 양성자 수가 1개 줄면서 원자번호가 1개 줄어들어 산소 원자핵으로 천이되었다.
$^{18}F_{9} \rightarrow {}^{18}O_{8}$

그림 2-3. 전자 및 양전자 방출 붕괴

② 양전자(β^{+}) 붕괴: 원자핵속의 양성자(p^{+})가 중성자(n)로 변하면서 양전자와 중성미자(neutrino)를 방출하고 다른 핵종으로 변한다. 양성자 1개를 잃고 중성자 1개를 얻는다. 원자량에는 변화가 없다($p^{+} \rightarrow \beta^{+} + \bar{\nu}$).

$$\underset{\text{양성자}}{P} \longrightarrow \underset{\text{중성자}}{N} + \underset{\text{양전자}}{e^{+}} + \underset{\text{중성미자}}{\bar{\nu}}$$

$$e^{+} + \bar{\nu}$$

$$\underset{\text{어미핵종}}{{}^{14}_{8}O} \longrightarrow \underset{\text{딸핵종}}{{}^{14}_{7}N} (Z-1, N+1)$$

산소에서 질소로 된다.

③ 전자포획(Electron capture: EC): 원자핵속의 양성자(p^+)가 궤도전자를 포획하여 중성자(n)로 변하면서 특성 X-선을 방출한다(p + e^- → N + → $\bar{\nu}$).

$$\underset{\text{양성자}}{P} \longrightarrow \underset{\text{궤도전자}}{e^-} + \underset{\text{중성자}}{N} + \underset{\text{중성미자}}{\bar{\nu}}$$

$$\underset{\text{어미핵종}}{{}^{125}_{53}I} \longrightarrow \underset{\text{딸핵종}}{{}^{125}_{52}Te}\ (Z-1, N+1)$$

딸핵종의 질량수(Z)는 베타$^-$붕괴에서는 1개 증가하고, 베타$^+$붕괴와 전자포획에서는 1개씩 감소한다. 동시에 방출되는 중성미자(neutrino: v)는 직접 관측할 수 없다.

베타선의 운동에너지는 0에서 핵종의 고유한 최대 에너지까지의 연속분포를 나타낸다. 또 전자포획의 경우 보통 K궤도의 전자가 포획되는 경우가 많고 핵 내에서 관측되는 방사선은 모두 방출되지 않지만 2차적으로 딸핵종 원소에 고유한 선 스펙트럼을 가진 특성 X-선을 방출할 수 있다.

(3) 감마선 붕괴

핵이 붕괴할 때 대부분의 경우 딸핵종은 아직 여기상태로 있지만 여기에너지를 곧 전자파로 방출함에 따라 기저상태로 되어 원자핵의 양성자수와 중성자수가 변하지 않는다. 이렇게 방출되는 전자파를 감마선이라 말하고 선스펙트럼을 나타낸다. 딸핵종의 여기상태가 유한시간 계속되며, 어떤 반감기를 갖고 감마선을 방출해서 기저상태로 떨어지는 경우를 핵이성체 전이(isomeric transition)라 하고, 이 여기상태로 오랫동안 불안정한 상태에 있는 원자핵들은 준안정상태(metastable)에 있다고 말한다. 이렇게 준안정상태(metastable)에서 안정상태로 있는 핵종을 핵이성체(isomer)라고 한다. 기호는 질량수에 준안정상태(metastable) m을 붙이는데 예로 테크네슘에서 ^{99m}Tc으로 표시한다.

2) 방사능(Radioactivity)

원자핵내에 존재하는 양성자수, 중성자수, 전하 그리고 핵에너지 상태로 된 핵의 종류를 핵종이라 말한다. 원자번호(Z)가 같고 질량수(A)가 다른 것을 서로 동위원소(동위체)라고 부른다. 동위원소는 주기율표의 같은 위치를 갖고 같은 양상의 화학적성질을 나타낸다. 기호로 쓸 때에는 원소기호의 왼쪽 상단에 질량수(A)를 붙여서 구별하고 특히 원자번호(Z)를 명기하고 싶을 때에는 왼쪽 하단에 붙인다.

동위원소 중 방사선을 방출하고 붕괴하여 다른 핵종으로 바뀔 가능성이 있는 것을 방사성 동위원소(radioisotope: RI)라고 한다. 그러한 성질을 방사능이라고 한다. 보통 붕괴전과 붕괴 후의 핵종을 각각 어미핵종과 딸핵종이라 부른다. 자연에 존재하는 방사성핵종에는 칼륨(^{40}K) 등과 붕괴계열에는 악티늄(Actinum : 4n + 3)계열), 우라늄(Uranuum : 4n + 2)계열), 넵투늄(Neptunum : 4n + 1)계열), 토륨(Thorium : 4n + 0)계열)의 4가지 방사성계열이 있으나 넵투늄(4n + 1)은 지구연령이 수억 년인데 비하여 넵투늄(neptunium) 계열의 모원소인 Np는 반감기가 짧기 때문에 현재 자연계에는 없으며 그 외에는 모두 인공적인 것이다.

3. 반감기(Half life)

1) 반감기의 종류

어떤 방사성핵종(어미핵종)이 방사선을 방출하고 다른 핵종(딸핵종)으로 변하는 것을 붕괴(decay)라 한다. 1개의 방사성핵종은 언제 붕괴하는지는 확정되지 않지만 같은 핵종의 집단에서는 통계적으로 시간에 대해 일정한 비율로 붕괴한다. 시간 t에서 N개로 있는 핵종이 다음의 dt시간에 dN개 붕괴한다면 dN은 N과 dt에 비례한다.

즉, $dN = -\lambda Ndt$로 표시되고, 이것을 적분하면

$$N = N_0 e^{-\lambda t} \quad \cdots\cdots (1)$$

N_0 : 시간, t = 0일 때 존재하는 어미핵종의 수

e : 자연정수(= 2.7183)

λ(sec −1)은 붕괴정수이다. 1개의 방사성핵종이 단위시간에 붕괴하는 확률은 같고, 개개의 핵종에 대해서 고유하다. 이러한 핵종의 수는 지수함수에 따라서 감소하는 것이다. 핵종의 수가 반으로 될 때까지의 시간(t)을 반감기라 한다. (1)식에서 N을 $N_0/2$이라 하면 다음과 같이 된다.

$$t = \ln 2/\lambda = 0.693/\lambda = \frac{0.693}{\lambda} \quad \cdots\cdots (2)$$

(1) 물리적 반감기(Physical half life: Tp½)

방사성동위원소가 붕괴되어 반으로 되는데 걸리는 시간으로, 보통 화학반응과는 달리 온도나 압력에 관계없이 진행된다.

$$Tp_{\frac{1}{2}} = \frac{0.693}{\lambda}$$ λ : 붕괴상수(decay constant)

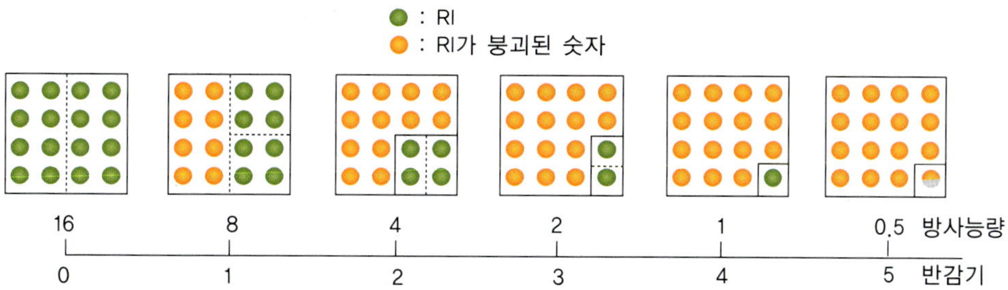

그림 2-4. 반감기

(2) 생물학적 반감기(Biological half life: Tb½)

어떤 원소가 흡입 및 섭취되어 체내에 들어온 경우 정상적인 생리학적인 기전(신진대사, 배설)을 통하여 감소되는데 처음 들어온 양의 반으로 줄어들 때까지 걸리는 시간을 말한다.

(3) 유효 반감기(Effective half life: Te½)

어떤 방사성동위원소가 체내에 들어와서 붕괴(radioactive decay)와 생물학적 배설(biologic elimination)에 의한 손실 등으로 인하여 반으로 줄어드는데 걸리는 시간을 유효 반감기라 한다.

$$\text{유효 반감기} = \frac{\text{생물학적 반감기} \times \text{물리적 반감기}}{\text{생물학적 반감기} + \text{물리적 반감기}}$$

$$\frac{1}{Te\frac{1}{2}} = \frac{1}{Tp\frac{1}{2}} + \frac{1}{Tb\frac{1}{2}} \quad \text{또는 } Te = \frac{Tp \times Tb}{Tp + Tb}$$

2) 붕괴(Decay)에 의한 방사능 계산

방사성동위원소의 붕괴율은 현존하는 원자수에 비례하며 원소에 따라 고유한 값을 갖는다. 이를 붕괴상수(decay constant: λ)라 한다.

N_0 : 최초 즉 t = 0일 때 존재하는 방사성핵종의 원자수(초기 원자수)

N : t시간 경과 후 붕괴되지 않고 남아 있는 원자수

t : 시간(경과시간)

$N = N_0^{e-\lambda t}$ 공식에 대입한다.

예1) 방사성옥소(^{125}I) 10 kBq이 30일 후에 남아있는 양은 몇 kBq인가? (단, 반감기는 60일이다)

(풀이) $N = N_0e^{-\lambda t} = N_0e^{-0.693t/T}$ 공식 응용

$N_0 = 10$ kBq

T = 60일

t = 30일

N = (?)kBq

공식에 대입하면

$N = 10e^{-(0.693/60) \times 30} = 10e^{-0.3465}$

$\ln N = \ln 10 - 0.3465,\ \ln N = 2.302 - 0.3465$

$\ln N = 1.956$

공학용전자계산기에 입력하면

$N = e^{1.956} = 7.07$

N = (7.07) kBq

예2) 방사성옥소(^{125}I)를 측정했더니 현재 방사능이 7.07 kBq이다.
30일 전에는 방사능이 몇 kBq 일까 ? (단, 반감기는 60일이다)

(풀이) $N = N_0e^{-\lambda t} = N_0e^{-0.693t/T}$ 공식 응용

N = 7.07 kBq

T = 60일

t = −30일

N_0 = (?) kBq

공식에 대입하면

$7.07\ \text{kBq} = N_0e^{-(0.693/60) \times (-30)} = N_0e^{0.3465}$

$\ln 7.07 = \ln N_0 - 0.3465$

$1.9556 = \ln N_0 - 0.3465,\ 1.9556 + 0.3465 = \ln N_0$

$\ln N_0 = 2.302$

공학용전자계산기에 입력하면

$N_0 = e^{2.302}$ = (9.994) kBq = (10) kBq

예3) 탄소동위원소 연대측정을 하기 위하여 어떤 유물의 목재에서 ^{14}C를 측정하였더니, 목재 1g당 7 dpm의 방사능이 있음을 알았다. 현재 목재 1g당 ^{14}C 방사능이 18 dpm이라면 이 유물은 얼마나 오래된 것인가? (단, ^{14}C의 반감기는 5,730년이다)

(풀이) $N = N_0e^{-\lambda t} = N_0e^{-0.693t/T}$ 공식 응용

$N = 7$ dpm

$N_0 = 18$ dpm

$T = 5,730$년

$t = (?)$

공식에 대입하면

$7 = 18e^{-(0.693/5,730) \times t} = 18e^{-(0.0001209) \times t}$

$\ln (7/18) = -0.0001209t$

$\ln (7/18) / 0.0001209 = t, - 0.94446 / 0.0001209 = t$

공학용전자계산기에 입력하면

$t = -7,811$년 즉 7,811년 된 유물이다.

3) 방사성동위원소의 반감기

핵의학에 흔히 사용되는 방사성동위원소의 반감기는 **표 2-2**와 같다.

표 2-2. 방사성동위원소의 반감기

구분	수소 Hydrogen	탄소 Carbon	크롬 Chrominum	코발트 Cobalt	철 Iron
원소기호	H	C	Cr	Co	Fe
원자번호	1	6	24	27	26
원자량(질량수)	3	14	51	57	59
물리적반감기	12.26년	5,730년	27.8일	271일	45일
방출 방사선	β^-, γ	β^-	γ	EC	β^-, γ
감마선에너지(MeV)	–	–	0.320	0.122	1.1, 1.3
용도	수용체검사	결핵균검사	적혈구수명	실링검사	철대사검사

구분	인 Phosphorus	테크네슘 Technetium	옥소 Iodine	옥소 Iodine	제논 Xenon
원소기호	P	Tc	I	I	Xe
원자번호	15	43	53	53	64
원자량(질량수)	32	99	125	131	133
물리적반감기	14.3일	6.0시간	60.1일	8.04일	5.27일
방출 방사선	β	γ	EC, γ	β^-, λ	β^-, γ
감마선에너지(MeV)	–	0.140	0.035	0.364	0.08
용도	치료	장기스캔	방사면역측정	갑상선 치료	폐기능

4) 붕괴도표(decay chart)

반대수(semi log) 그래프지를 사용하여 종축(Y축)에 잔존율을 표시하고 횡축(X축)에 경과 일시를 표시하는데 처음을 100%로 하고 반감기(반으로 되는 시간)를 50%로 하여 처음 100%에서 50%로 되는 곳에 **그림 2-5**와 같이 직선을 그리면 임의의 어떤 경과된 일시에서의 잔존율을 쉽게 구할 수 있다.

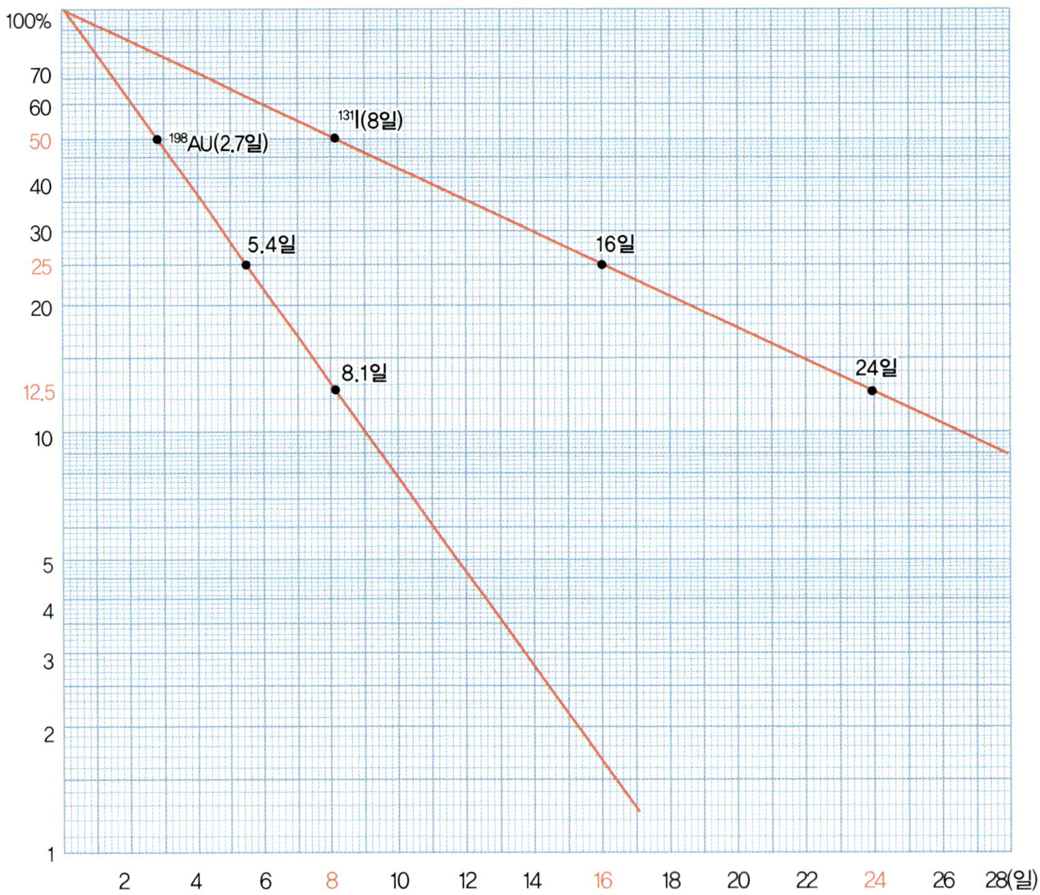

그림 2-5. 반대수 그래프지에 의한 붕괴도표

4. 방사선(Radiation)

1) 방사선

방사선은 우주공간으로부터 나오는 우주선이나 방사성핵종으로부터 나오는 자연방사선과 방사선발생장치나 핵분열생성물질로부터 방출되는 인공방사선이 있는데 불안정한 방사성핵종이 좀 더 안정된 핵종으로 변환할 때 방출되는 입자나 전자파의 형태를 갖고 있는 에너지의 집합체로써 어떤 매질을 직접 또는 간접으로 전리시킬 수 있는 에너지의 흐름을 말한다.

하전입자와 물질과의 상호작용은 방사선물리학의 분야에 속하며 여기에서는 하전입자를 알파입자, 베타선 및 전자에 한정한다. 하전입자 중 알파입자와 양성자는 전자에 비해서 질량이 큰 것을 중하전입자라 한다.

하전입자는 충돌에 의해서 전리가 일어날 수 있기 때문에 직접전리입자(directly ionizing particles)라 부른다. 여기에 대해서 광자와 중성자는 물질과의 상호작용에 따라서 직접전리입자(전자, 양전자)를 방출하고, 이 방출된 직접전리입자가 전리를 일으키기 때문에 간접전리입자(indirectly ionizing particles)라 부른다.

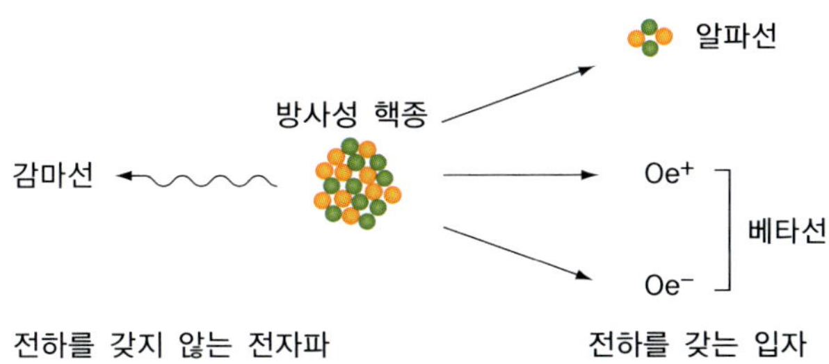

그림 2-6. 방사선의 종류

(1) 알파입자

알파입자는 무거운 원자핵이 붕괴할 때 방출되는 입자로써 2개의 양성자와 2개의 중성자로 구성되어 있으며 양전하를 갖고 있다. 즉 알파입자는 헬륨의 원자핵이다. 알파입자는 전자에 비하여 질량이 매우 크고 충돌에 의해서도 진로를 바꾸지 않고 직진한다. 알파입자는 질량이 크기 때문에 공기속을 주행하는 거리는 전자에 비하여 매우 짧다. 공기 이외의 물질에서는 원자가 빽빽하게 채워져 있으므로 충돌 횟수는 더욱더 많게 되어 에너지 손실도 빠르고 종이두께로 정지된다.

물질속을 거의 직진하지만 그 사이에 주로 속박전자와 충돌하여 에너지를 잃는다. 이것을 원자와의 비탄성충돌이라 하고 입사에너지가 일정하면 알파선은 거의 일정한 거리를 달린 후 정지한다. 이것을 평균비정 R이라 한다.

(2) 베타입자

전자의 질량이 작기 때문에 그 진행방향은 굽혀지기 쉽다. 에너지를 잃는 과정은 알파입자와 같이 원자와의 비탄성충돌을 한다. 베타선의 경우 흡수곡선을 그리며 최후에 제동방사에 의한 부분(B)이 남는다. 흡수곡선이 거의 수평되는 부분(Bmax)이 최대 비정이다. 베타선의 후방산란은 베타선이 물질속에서 산란되어 입사방향으로 다시 나오는 현상으로 베타선의 에너지, 기하학적 조건 등에 관계되지만 ^{32}P의 베타선(1.7 MeV의 경우)은 알미늄(Al)에서 30%이다. 물질의 두께가 충분하면 원자번호(Z)가 클수록 후방산란은 커진다.

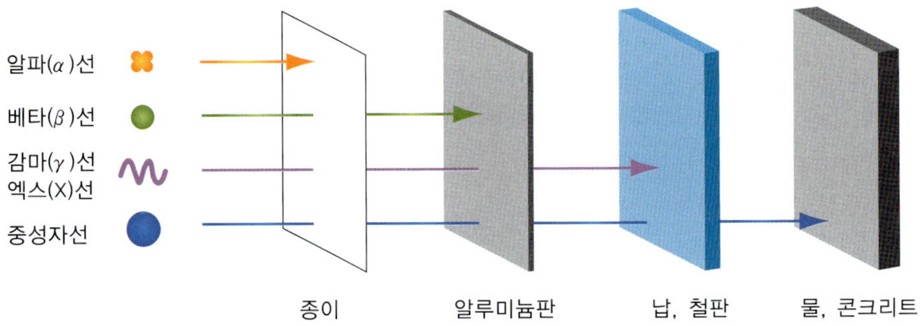

그림 2-7. 방사선의 종류에 따른 투과력

(3) 감마선

감마선은 파장이 짧은 전자파이며, 물질의 투과력이 매우 크고, 알파선이나 베타선에 비하여 에너지가 매우 크기 때문에 공기 중에서도 에너지를 거의 잃지 않고 직진한다.

2) 방사선의 일반적 성질과 종류별 특성

(1) 방사선의 일반적 성질

① 이온화(전리) : 물질을 이온화 또는 여기 시킴

② 형광작용 : 물질로부터 형광(fluorescence)을 방출시킴

③ 사진작용 : 사진필름 또는 사진건판을 흑화 시킴

④ 투과성 : 투명 또는 불투명한 물질을 투과

⑤ 방사화(중성자) : 중성자 포획반응에 의해 물질을 방사성물질로 만듬

(2) 종류별 특성

종류	형태	투과력	전리작용	형광작용	사진작용
α선	알파입자의 흐름	소	대	대	대
β선	전자의 흐름	중	중	중	중
γ선, X선	전자기파	대	소	소	소
중성자선	중성자의 흐름	대	소	소	소

5. 방사선의 선량 단위

방사선이 물질에 흡수 영향으로 일어나는 장해와 화학작용 등을 일으킬 때 선량이라는 개념을 사용한다. 방사선이 물질에 관계없이 어떤 장소에서의 조사정도를 표시하는 선량을 조사선량(exposure dose)이라 한다. 방사선이 어떤 물질을 통과할 때 얼마나 에너지 흡수가 되는지를 표시하는 방사선량을 흡수선량(absorbed dose)이라 한다. 또 단위시간당의 선량 증가분을 선량률(dose rate)로 표시한다. 방사선에 관한 단위요약은 **표 2-3**과 같다.

1) 조사선량(Exposure dose)

조사선량은 방사선 분야에서 처음으로 사용된 선량으로서 사람이 피폭한 선량을 나타내는 것이 아니라 공간상의 어떤 위치에서 방사선량의 강도를 나타내는데 사용되는 양이다. 조사선량은 공기 중에서 방사선에 의해 얼마나 많은 전하량을 생성되는가로 나타낸다. 즉, 공기 1 kg 당 2.58×10^{-4} C(쿨롱)의 전하를 만드는 방사선 노출량을 1 렌트겐(Roentgen: R)으로 정의한다.

$1R = 2.58 \times 10^{-4}$ C/kg of air 이다.

조사선량은 반드시 공기를 대상으로 함에 주의해야 한다. 즉, 사람이 피폭한 선량은 렌트겐으로 나타내지 않는다. 그래서 종종 렌트겐이란 선량의 단위보다 방사선량의 강도를 표현하는 선량률 즉, 조사선량률 형태로 주로 이용되고 그 기본단위는 [R/hr]이다. 그런데 렌트

겐으로 나타내는 조사선량을 적용하는 방사선은 매우 제한되는데 3 MeV 이하의 광자(엑스선과 감마선)에 대해서만 정의한다. 실험실에서 렌트겐의 기본적 사용은 방사능 수준을 측정하는 방사능측정기에서 mR/hr의 단위를 사용한다.

표 2-3. 방사선에 관한 단위요약

단위	단위명	기호	정의	비고
조사선량	킬로그램 당쿨롱	C/kg	공기 1 kg 중에 1쿨롱의 이온을 만드는 감마선 혹은 X선의 양	SI 단위 *
	렌트겐	R	공기 1 kg 중에 2.58×10^{-4} 쿨롱의 에너지의 흡수가 있을 때의 선량	1 C/kg = 3.876 R
흡수선량	그레이	Gy	1 kg당 1 주율의 에너지의 흡수가 있을 때의 선량	SI 단위
	라 드	rad	1 kg당 0.01 주율의 에너지의 흡수가 있을 때의 선량	1 Gy = 100 rad
등가선량	시버트	Sv	흡수선량(Gy) × 방사선가중치	SI 단위
	렘	rem	흡수선량(rad) × 방사선가중치	1 Sv = 100 rem
유효선량	시버트	Sv	등가선량(Sv) × 조직가중치	SI 단위
	렘	rem	등가선량(rem) × 조직가중치	1 Sv = 100 rem
방사능	베크렐	Bq	1초간 1개의 붕괴	SI 단위
	퀴리**	Ci	1초간에 3.7×10^{10}개의 붕괴	1 Bq = 2.7×10^{-11} Ci
방사선의 에너지	전자볼트	eV	전자가 1볼트의 전압으로 가속되어 얻게 되는 운동에너지	1 eV = 1.6×10^{-19} J

* SI 단위 : m, kg, see, 켈빈(온도), 칸데라(광도), 몰(mol)의 7개를 기본단위로 하고, 라디안(평면 각), 스테라디안(업체각)의 2개 보조단위로 하는 국제단위계이다.

** 1퀴리 : 1큐리(Ci)는 라디움 1 g의 방사능과 거의 같다.

2) 흡수선량(Absorbed dose)

물질 1 kg 당 1 J의 에너지를 흡수하는 선량을 1 그레이(gray: Gy)라 한다. 흡수선량은 어떤 물질의 단위 면적당 흡수되는 에너지의 양을 말하며 방사선의 성질과 그것을 흡수하는 물질의 성질에 따라 결정된다. 과거의 단위는 라드(radiation absorbed dose: rad)로 같이 사용된다. 1라드는 100 erg/g = 0.01 J/kg = 0.01 Gy에 해당된다.

3) 등가선량(Equivalent dose: H)

흡수선량이 가장 기본적인 방사선량이지만 흡수선량으로 방사선에 피폭한 인체의 위해도(hazard)를 평가하기에는 부족한 점이 있다. 같은 흡수선량이라도 그 흡수선량을 가져오는 방사선의 LET, 다른 말로 표현하면 방사선의 선질(quality)에 따라 생물학적 위해도가 다르다. 따라서 방사선에 피폭하는 사람의 위험을 평가하기 위해서는 흡수선량을 피폭한 방사선의 선질에 따라 적절히 보정하는 과정이 필요하다. 흡수선량을 방사선 영향(에너지 부여방법의 차이)을 고려하여 보정한 양을 등가선량(equivalent dose)이라 부른다.

$$H = D_R W_R$$

등가선량(H) = 조직(장기)의 평균흡수선량(D_R) × 방사선가중치(W_R)

여기서 D_R은 방사선(R)에 의한 조직의 흡수선량이며, W_R은 보정하는 상수로서 방사선가중치(radiation weighting factor)라 부른다. 방사선가중치는 상대적인 양이므로 단위가 없다. 따라서 등가선량(H)의 단위도 흡수선량(D)과 같은 J/kg이 기본단위이다. 그러나 흡수선량과 구분하기 위해 시버트(sievert: Sv)라 한다.

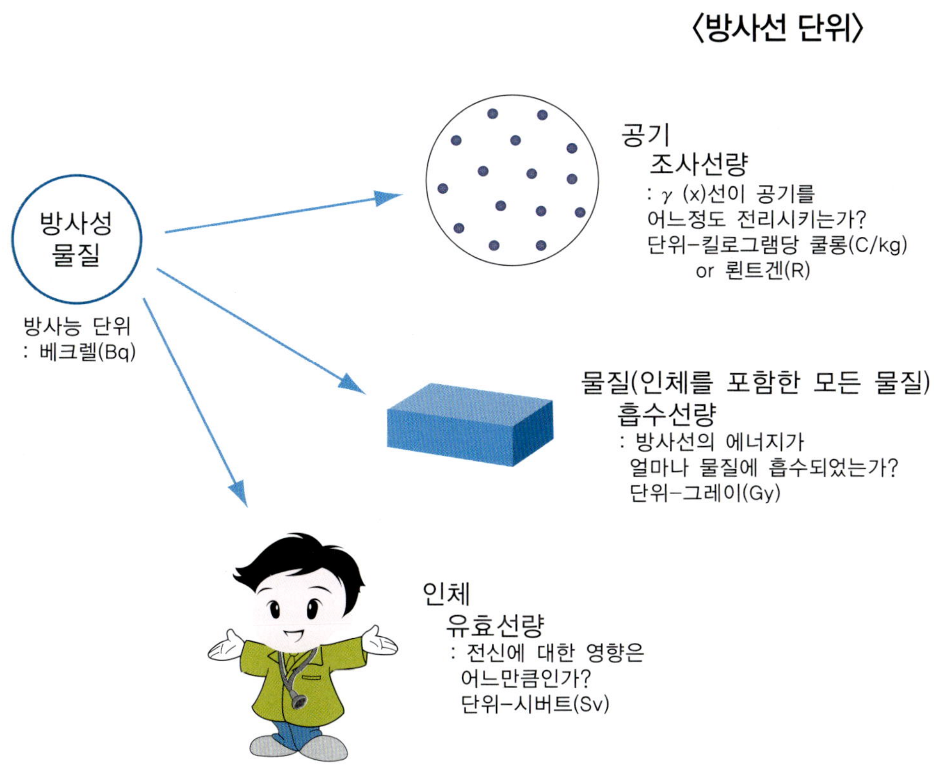

그림 2-8. 방사능 및 방사능의 단위관계

4) 유효선량(Effective dose: E)

방사선에 피폭한 사람에게 우려되는 영향은 크게 두 가지로 나눌 수 있는데 첫째는 단기간에 다량의 방사선을 피폭함으로써 발생하는 급성 결정론적 영향이며, 둘째로 낮은 선량에서도 발생할 수 있을 것으로 간주하는 확률론적 영향이다. 방사선방호 측면에서 급성영향은 대개 사고 등과 같은 높은 선량을 피폭한 경우에만 해당하므로 일상적인 방사선 취급 과정에서 방사선작업종사자들이 피폭하는 선량의 범위에서는 후자인 확률론적 영향이 주된 관심의 대상이다.

확률론적 영향의 대표적인 것이 방사선에 의한 암의 유발이다. 그런데 일반적으로 발생하는 암의 역학적 특성을 보면 신체의 모든 조직에서 대등하게 발현하는 것이 아니라 위, 폐, 대장, 간 등 특정 조직에 집중하여 발생한다. 이것은 조직의 종류에 따라 암에 대한 민감도가 상이함을 의미하며, 장기가 받은 등가선량 뿐만 아니라 각 장기나 조직의 암에 대한 상대적 민감도까지 고려되어야 한다. 이렇게 조직별 방사선감수성이 다른 특성을 반영하되 방사선방호의 실무에서 다루기가 용이한 하나의 양을 설정한다는 목적에서 정의된 것이 유효선량이다.

유효선량(E) = 조직 또는 장기의 등가선량(H_T) + 조직가중치(W_T)를 가중하여 합한 값

여기서 H_T는 조직(T)의 등가선량이며, W_T는 그 조직의 조직가중치(tissue weighting factor)이다. 유효선량의 기본 단위도 역시 J/kg이며 시버트(Sv)를 그대로 사용한다.

5) 생물학적 효과비(Relative biological effect: RBE)

생물학적 효과가 같은 흡수선량인데도 방사선의 종류 즉 비전리능에 따라서 다르다.

그 정도를 표시하는 단위를 생물학적 효과비(relative biological effect: RBE)라 하고 다음과 같이 정의되고 있다.

$$\text{RBE} = \frac{\text{어떤 특정의 생물학적 효과를 일으키는 X선 또는 감마선의 흡수선량}}{\text{같은 정도의 효과를 일으키는 방사선의 흡수선량}}$$

RBE는 방사선의 종류, 에너지 및 생체조직의 종류에 따라서 변하지만 예로 1 Mev 알파선의 0.05 rad는 X선이나 감마선의 1라드와 같은 생물학적 효과를 준다는 것이 발견되었다. 따라서 1 Mev 알파선의 RBE 값은 20이다.

6) 선질계수(Quality factor)

생물학적 효과비 대신 사용하고 있는 선질계수는 주로 동물실험의 분석에서 나온 경험적으로 확정된 단위이다. 또한 많은 요인이 생물학적 효과를 확정하는데 있어 발생하는데 그 요인은 신체내의 방사성핵종의 분포이며, 반응은 그 분포에 좌우되게 되는데 이를 수정계수라 한다.

7) 선량당량(Dose equivalent)

선량당량은 종류와 에너지가 다른 방사선피폭에 대하여 그것이 인체에 미치는 위험도를 방사선 방어 목적상 같은 단위로 표시하여 비교하고 관리하기 위해 사용된다. 선량당량의 단위로는 렘(roentgen equibvalent man: rem)을 사용하며 흡수선량에 선질계수 등의 보정인자를 곱하여 계산한다. 현재 표준단위로 시버트(Sievert: Sv)가 사용되며 1시버트는 100렘이다.

1시버트(Sv) = 1그레이(Gy) × 선질계수(Q)

8) 피폭평가

조사선량(E): R → 흡수선량(D): Gy → 등가선량(H_T): Sv → 유효선량(E): Sv

↑ 방사선가중치(W_R) (등가선량)

↑ 조직가중치(H_T) (유효선량)

9) 방사선의 에너지 단위

방사선이나 원자에서 취급하는 에너지는 보통 전자볼트(electron volt: eV)라는 단위를 사용한다. 1 eV는 전기소량을 가지고 있는 입자(전자)가 진공 속에서 1볼트의 전위차로 가속될 때에 얻어진 운동에너지이며, 1 eV의 10^3배를 1 킬로전자볼트(keV)라 하고, 1 eV의 10^6배를 1 메가전자볼트(Mev)라 한다.

6. 선량한도

국제방사선방호위원회(ICRP)에서 권고하고 있는 방호체계는 기본적으로 다음 세 가지 요소로 구성되어 있다.

1) 행위의 정당화(Justification of practice)

방사선피폭에 관련된 행위(방사선피폭을 유발하는 인간의 활동)는 그것이 피폭하는 개인이나 사회에 끼치는 위해를 보상하는데 충분한 이익을 제공할 수 없으면 채택되어서는 아니 된다.

2) 방호의 최적화(Optimization of protection)

어떤 행위에서 특별한 피폭원과 관련하여, 개인선량의 크기, 피폭하는 사람의 수, 방사선피폭이 확실하지 않은 상태에서는 피폭의 발생가능성을 경제적, 사회적 인자를 고려하여 합리적으로 달성할 수 있는 한 낮게 유지해야 한다. 이러한 절차는 개인의 선량에 대한 제한(선량제약), 잠재적 피폭의 경우에는 개인에 대한 위험의 제한(위험제약)을 이용하여 순수한 경제적, 사회적 판단으로부터 발생하기 쉬운 불평등을 제한해야 한다.

3) 선량한도(Dose/risk limits)

개인이 용인할 수 없는 위험에 처함을 방지한다.

7. 방사능의 단위

방사능의 세기 또는 방사성물질의 양은 초당 방사성원자 1개가 전이하는 것으로, 베크렐(Becquerel: Bq)을 국제표준단위(systeme international unit: SI unit)로 사용한다. 1 Bq은 1 tps(transfomation per second)로 표시한다. 1 베크렐은 1 dps를 나타내고, 1,000 베크렐은 1 킬로베크렐(kBq)이고, 1,000 킬로베크렐은 1 메가베크렐(MBq)이다. 과거의 단위는 초당 붕괴수(disintergration per second: dps)로 표시하였으며, 단위로 퀴리(Curie: Ci)는 3.7×10^{10} dps이며 3.7×10^{10} Bq이다. 현재는 국제표준단위 베크렐(Becquerel: Bq)을 사용하고 있다.

1) 베크렐(Becquerel: Bq)의 단위 환산은 다음과 같다.

1 기가베크렐(GBq) = 1,000 메가베크렐(MBq)

1 메가베크렐(MBq) = 1,000 킬로베크렐(kBq)

1 킬로베크렐(kBq) = 1,000 베크렐(Bq)

1 베크렐(Bq) = 1 dps

2) 퀴리(Curie: Ci)의 단위 환산은 다음과 같다.

1 퀴리(1 Ci)) = 3.7×10^{10} dps = 3.7×10^{10} 베크렐(Bq)

1 퀴리(1 Ci) = 1,000 밀리퀴리(mCi)

1 밀리퀴리(1 mCi) = 1,000 마이크로퀴리(μCi)

3) 베크렐(Becquere: Bq)과 퀴리(Curie: Ci)의 단위 환산은 다음과 같다.

37 기가베크렐(GBq) = 1 퀴리(Ci)

37,000 메가베크렐(MBq) = 1,000 밀리퀴리(mCi) = 1 퀴리(Ci)

3,700 메가베크렐(MBq) = 100 밀리퀴리(mCi)

370 메가베크렐(MBq) = 10 밀리퀴리(mCi)

37 메가베크렐(MBq) = 1 밀리퀴리(mCi)

37,000 킬로베크렐(kBq) = 1,000 마이크로퀴리(μCi) = 1 밀리퀴리(mCi)

3,700 킬로베크렐(kBq) = 100 마이크로퀴리(μCi)

370 킬로베크렐(kBq) = 10 마이크로퀴리(μCi)

37 킬로베크렐(kBq) = 1 마이크로퀴리(μCi)

8. 기타 단위

1) 열량의 단위

1 erg = 6.25×10^{11} eV

1 erg = 1 dyne × cm(1 dyne의 힘으로 1 cm 움직였을 때의 일)

1 Joule = 1 Newton × m(1 N의 힘으로 1 m 움직였을 때의 일)

= 100 g × 100 cm/sec^2 × 100 cm = 10^7 erg

1 eV = 10^{-3} keV = 10^{-6} MeV

1 MeV = 10^6 eV

2) 힘의 단위

1 dyne = 1 g × 1 cm/sec^2(1 g의 물체에 1 cm/sec^2의 가속도가 생기게 하는 것)

1 N(Newton) = 1 kg. m/sec^2 = 980 dyne

1 g(중) = 1 g × 980 cm/sec^2 = 980 dyne

1 kg(중) = 1,000 g × 980 cm/sec^2 = 9.8 × $10^5/sec^2$ = 9.8 N

1 HP(마력) = 76 kg × W × m/sec = 76 kg × 9.8 m/sec

3) 길이의 단위

미터(m)를 기준으로 한다.

kilometer(km) 1 km = 1,000 m = 10^3 m

meter(m) 1 m = 100 cm

centimeter(cm) 1 cm = 10 mm = 10^{-2} m

4) 질량의 단위

킬로그램(kg)을 기준으로 한다.

kilogram(kg) 1 kg = 1,000 g

Ton(T) 1 Ton = 1,000 kg

gram(g) 1 g = 10^{-3} kg = 1,000 mg

milligram(mg) 1 mg = 10^{-3} g = 0.001 g = 1,000 ㎍

microgram(㎍) 1 ㎍ = 10^{-6} g = 0.001 mg = 1,000 ng

nanogram(ng) 1 ng = 10^{-9} g = 0.001 ㎍ = 1,000 pg

picogram(pg) 1 pg = 10^{-12} g = 0.001 ng

5) 부피의 단위

liter(L) 1 L = 1,000 ml = 10 dL

deciliter(dL) 1 dL = 100 ml = 10^{-1} L

milliliter(ml) 1 ml = 10^{-3} L = 1,000 ㎕

microliter(㎕) 1 ㎕ = 10^{-3} ml = 1 lambda(λ)

제3장 방사선에 대한 안전관리

1. 방사선 방어

1) 방어의 필요성

방사선을 이용하여 많은 혜택을 받고 있는 반면 위험이 항상 수반되기 때문에 방사선 구역에서 작업하는 종사자뿐 아니라 일반 사람에서도 방사선에 의해 생길 수 있는 신체적, 유전적 영향으로부터 인체를 보호하여 급성 방사선장해를 방지하고 지발성으로 장시간 후 나타나는 장해의 위험도를 감당할 수 있을 정도까지 제한하는 것이다. 또 폐기물 방출을 극소화하여 환경오염도 방지하여야 한다.

2) 방어의 목표

방사선 이용에 따르는 개인 및 집단전체가 안전하다는 것을 확보하기 위하여 방사선을 적절하게 관리하면서 이용하는 것이다. 여기서 안전하다는 것은 위험이 전혀 존재하지 않는 것이 아니라 존재는 하여도 그 위험도를 무시할 수 있거나 사회적으로 허용되는 정도 이내에 있음을 의미한다.

(1) 방사선피폭을 수반하는 행위는 확실하게 정당화한다.

(2) 결정론적 영향의 발생을 방지한다.

(3) 확률론적 영향의 발생을 용인하는 수준까지 제한한다.

3) 방어의 원칙

(1) 무의미한 방사선피폭은 절대로 받지 않도록 하며 방사선피폭을 수반하는 행위로 부터 얻는 실질적인 순이득(plus)을 가져다주지 않으면 행위를 않는다는 정당화(justifica-

tion) 원칙을 적용하고 준수하여야 한다.

순이득 = 총이득 – (방사선방어 비용을 제외한 생산비용 + 방사선 방어비용 + 기타)

(2) 방사선 방어의 최적화(optimization)로 방사선피폭을 수반하는 행위가 정당화되었을 경우에도 그 행위로부터의 모든 방사선피폭은 경제적 여건이나 사회적 여건을 고려하여 합리적으로 달성 가능한 한 낮게(ALARA: as law as resonably achievable) 유지되어야 한다.

(3) 개인에 대한 선량한도(dose limits)는 정당화와 최적화가 된 경우라도 어떤 개인의 실효선량당량이 국제방사선방호위원회(Internatinal Commission on Radiological Protection: ICRP)에서 적절한 상황에 따라 권고한 한도를 결코 초과하지 않도록 관련 제규정을 엄격히 준수하도록 관리하여야 한다.

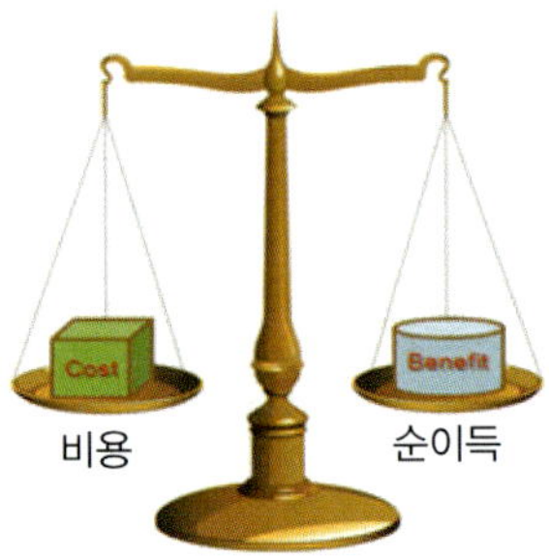

그림 3-1. 방어의 원칙

4) 방어의 기본

모든 방사선피폭은 해로우며 많은 사람이 적은 양의 방사선피폭을 받는 경우나 적은 사람이 많은 양의 방사선피폭을 받는 경우 인구전체에 미치는 유전적 효과는 같다는 가정 아래, 최대허용선량을 지키기 위한 노력과 가능한 한 줄이기 위해서, 작업을 시작할 때는 면밀한 작업계획을 세워서 방법이나 순위를 명확히 해야 하고, 규정을 확실히 엄수하여 실시해야 한다. 방사성물질을 취급하기 위한 적합한 시설, 기구, 방사선 측정기의 준비를 한다. **그림 3-2**와 같이 취급하는 기술에 숙달하는 것이다.

(1) 외부 방사선피폭의 방어는 방사선 작업시간의 단축과 방사선원으로부터 거리를 멀리하고 방사선원과의 사이에 차폐체를 둔다.

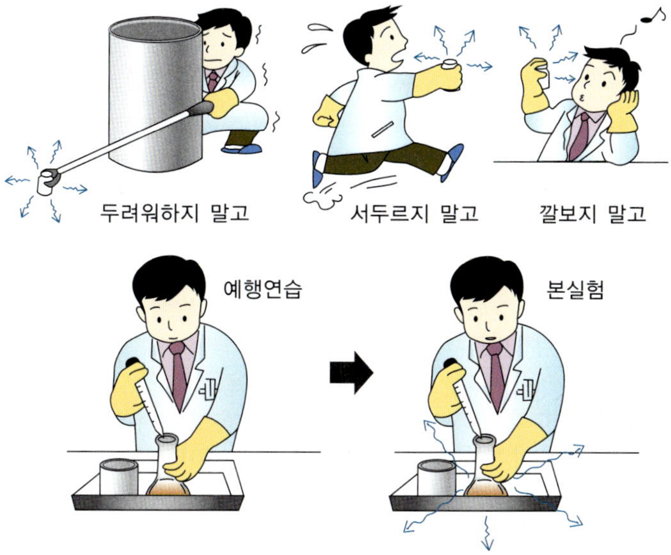
두려워하지 말고
서두르지 말고
깔보지 말고
예행연습
본실험
예행연습을 하지 않은 일은 사고를 유발하기 쉽다.

그림 3-2. 방사성동위원소의 취급태도

(2) 내부 방사선피폭의 방어는 오염의 발생률 방지가 중요하고 공기오염에 기인한 흡입이 문제가 된다. 경로에 따른 위험도는 피부상처로의 침입이나 호흡과 입으로 흡입의 순이다.

(3) 자연방사선에 의한 피폭선량(mSv)은 우주선에서 0.35, 대지에서 0.40, 음식물에서 0.35, 공기중 라돈에서 1.3으로 자연방사선량 세계 평균은 연간 2.4 mSv이다.

(4) 인공방사선에 의한 의료용 촬영시 부위에 따른 1회 촬영시 평균 피폭선량(mSv)은 흉부촬영은 0.1 mSv, 뇌, 두경부 CT는 2 mSv, 흉부 CT는 10 mSv이며 특히 전신 CT와 전신 양전자방출단층촬영(PET-CT)은 20 mSv로 한번에 흉부촬영(0.1) 200장 찍는 효과의 방사선피폭을 받게 되는데 현재까지의 결론은 CT검사로 인한 이득(폐암, 대장암, 유방암 등의 조기 발견)이 방사선 피폭으로 인한 위험보다 훨씬 많은 이득이 있어 의료진단용 피폭은 개인피폭선량에 포함시키지 않고 있다. 그러나 가능한 적게 피폭 받도록 해야 한다.

5) 방어의 기준 권고사항

(1) 우리나라의 원자력안전법에서 정한 선량한도는 다음 **표 3-1**과 같다.

표 3-1. 방사선피폭 선량 한도

구분		방사선작업종사자	수시출입자 및 운반종사자	일반인
유효선량한도		연간 50밀리시버트를 넘지 아니하는 범위에서 5년간 100 밀리시버트	연간 6밀리시버트	연간 1밀리시버트
등가선량 한도	수정체	연간 150밀리시버트	연간 15밀리시버트	연간 15밀리시버트
	손·발 및 피부	연간 500밀리시버트	연간 50밀리시버트	연간 50밀리시버트

(2) 우리나라는 원자력안전법을 기본으로 원자력안전법 시행령, 원자력안전법 시행규칙, 고시 등의 순으로 구성되고 규제기관은 한국원자력안전기술원에서 한다.

(3) 국제방사선방호위원회(ICRP)는 방사선방어의 기본적 방법에 관한 것과 방사선방어의 구체적 적용방법 및 기준치에 관한 것을 권고한다.

(4) 1991년(ICRP. 60)에 권고사항에서는 유효선량한도는 종사자에 대하여 1년간 20 mSv를, 연간 등가선량한도는 눈의 수정체 150, 피부 500, 손과 발 500 mSv를, 일반인에 대해서는 이 값의 1/10을 한도로 정하였다.

2. 방사선 감시

1) 목적 : 보다 안전하고 만족스러운 작업환경을 만들어 그것을 유지하는 것이다.

2) 방사선관리 : 방사선 안전의 유지를 전문으로 하는 입장에서 방사선장해방어를 위해 실시한다.

(1) 환경의 방사선 감시(야외 및 작업환경)

(2) 개인 방사선 감시

(3) 작업에 대한 방사선 관리

(4) 비상시의 방사선 방어의 조언

3) 기능

(1) 방사선 감시

- 방사선 감시
  - 작업환경감시
    - 작업감시 ------- 일정시간 표면 선량률
    - 환경감시 ------- 공기
    - 특수감시 ------- 사고
  - 개인감시
    - 외부피폭감시 ----- 개인선량계(필름뱃지)
    - 내부피폭감시 ----- 전신 계측
  - 특수감시

(2) 환경 방사선 감시

원자력시설의 조건 및 환경조건에 의해 현저히 달라지고 시설내의 방사선 감시와 달리 일정한 표준방법을 제시하기가 어렵다. 평상시에 핵종, 경로, 집단의 관련을 정확히 구분해서 이것으로 감시계획을 세우는 것이 환경감시의 원칙이다.

4) 개인 피폭관리

외부피폭과 내부피폭의 특징은 특징은 **그림 3-3**과 같다.

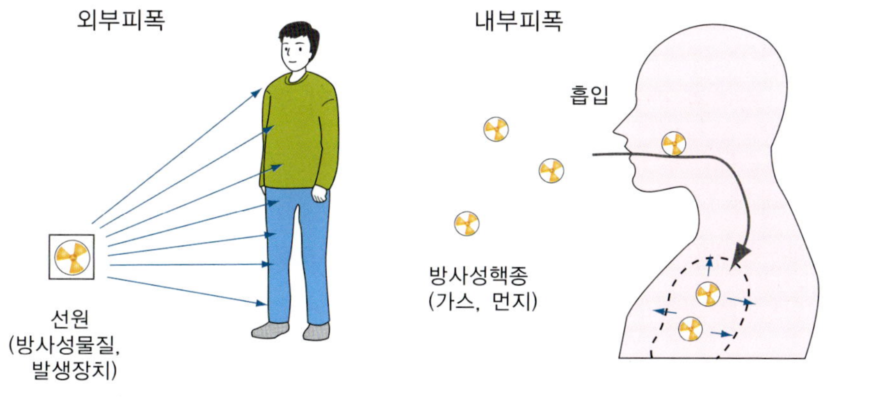

- 선원이 인체 외부에 있고 방사선에 노출된다.
- 신체가 오염되는 것은 아니다.
- 선원 근처를 떠나면 피폭은 없다.

- 오염된 공기, 음식물을 흡입, 섭취함으로써 방사성 핵종이 체내에 오염되고 그 붕괴시 방출하는 방사선에 의해 피폭
- 방사성 물질이 체내에 있으므로 그 방사능이 붕괴, 소멸할 때까지는 계속 피폭
- 대상 방사능은 극히 적다.

그림 3-3. 외부피폭과 내부피폭

(1) 외부피폭 관리

방사선 발생장치와 방사성물질을 사용하는 작업에서는 방사선 장해방어를 위해 시설과 기구 등을 준비하고 또 방사선이나 방사능의 측정을 정확히 하는 것이 중요하다.

(2) 내부피폭 관리

오염된 인체 또는 배설물에 포함된 방사능(kBq)을 측정하여 그들 값에서 개인의 피폭선량(Sv)를 계산하고 정해진 기준에 따라 허용선량을 초과하지 않도록 규제한다. 작업현장에서는 피폭에 관한 정보를 제공하여 개인의 내부 피폭관리개선에 도움을 준다.

5) 오염 제거

(1) 구역오염 제거

원자로, 건물, 대형장치 등 구역제거 작업 전에는 충분한 조사와 검사가 필요하며 안정성을 고려하여 진공세척과 증기세척으로 혼식제거법으로 한다. 분말오염은 필터(RI filter)가 달린 진공청소기 사용 또는 오염표면을 벗겨버리는 건식제거법으로 한다.

방사성의약품 주입 환자와 일반인의 대기실을 분리하여 일반인이 쉽게 접근할 수 없는 곳이어야 한다. 오염제거 구역에 울타리를 설치하고 일반인의 접근을 통제한다.

(2) 기기오염 제거

실험기기, 시설, 장치의 부품 등 오염제거는 분해조제의 형식이 좋다.

(3) 의복오염 제거

실험실, 방어복, 방어용기 등의 제거는 오염도를 정기적으로 측정함으로써 안전관리를 하며 일반적으로 합성세제를 고농도 사용하고 세탁기는 밀폐자동형이 조작상 안전하다.

(4) 신체오염 제거

신체에 특히 피부에 오염이 많은데 먼저 빠른 시간 내에 제거가 우선이고 짧은 시간이 경과한 경우에는 중성세제(예 : 콘드라드-70)를 사용하여 제거하고 오랜 시간이 경과한 것은 산화티탄페이스트로 제거하는 것이 유효하다.

의료용 방사성동위원소는 반감기가 짧고 위험도가 낮아 제거면에서도 짧은 시간이 경과된 오염이면 수세로 상당한 효과가 있으므로 환자 및 작업종사자의 오염을 제거할 수 있는 샤워시설이 확보되어야 한다.

6) 표면오염 검사법

(1) 사용시설 내의 오염이 예상되는 지역을 설정한다.

(2) 여과지를 1 cm^2씩 잘라서 사용하거나 동그란 여과지 부분을 오염이 있는 지역 100 cm^2(10×10 cm)를 고르게 문지른다.

(3) 문지른 여과지를 시험관에 담아 방사능을 감마선계측기에서 측정한다. 또는 방사능 오염측정기로 동그란 여과지 부분위에서 방사능을 측정한다.

(4) 측정 에너지 범위는 보통 옥소(^{125}I)와 옥소(^{131}I)를 정한다.

(5) 측정된 결과는 장부에 기록하고 보관한다.

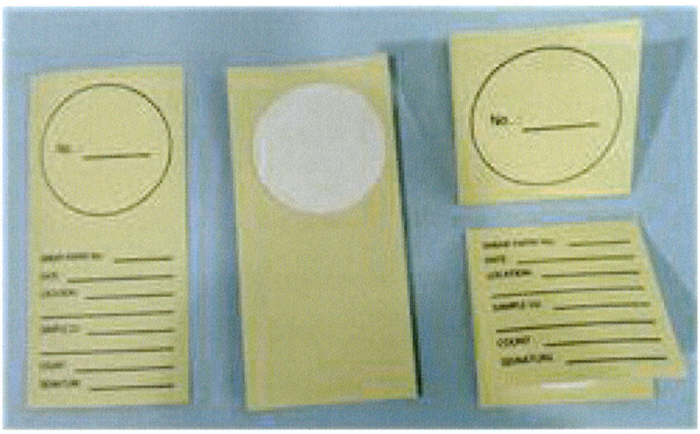

그림 3-4. 오염측정용 여과지

7) 지역 오염 검사법

(1) 사용시설 내의 오염이 예상되는 지역을 설정한다.

(2) 방사능측정기를 오염이 예상되는 지역에 대고 검사한다.

(3) 측정된 결과는 장부에 기록하고 보관한다.

3. 방사선피폭의 방어

1) 외부피폭에 대한 방어

우리가 방사성물질을 취급함에 있어서 조금이라도 방사선피폭을 받을 수 밖에 없는데 이를 최소한으로 받도록 하지 않으면 안된다. 외부 방사선으로부터의 피폭을 방어하는 방법으로 이용되는 방어의 3대 기본원리는 **그림 3-5**와 같다.

2) 외부피폭에 대한 방호원칙

방사선을 사용하는 데는 그에 따라 생기는 위험을 최소로 하여 얻어지는 이익을 최대로 하지 않으면 안된다. 여기에서는 위험성을 최소로 하는 방호원리를 설명하고자 한다.

방사선은 방사성물질 혹은 방사선발생장치에서 발생한다. 방사성물질은 그것을 취급하는 종류에 따라 밀봉된 방사성물질(밀봉선원)과 밀봉되지 아니한 방사성물질(개봉선원)로 구별된다. 밀봉선원은 정상적인 상태에서 개봉 또는 파손되지 않고 누설, 침투 등으로 분산되지 않는 것이며, 그 외에는 개봉선원으로 취급된다.

방사선방호의 입장에서 보면 밀봉선원은 외부피폭에 대한 방호가 필요하게 되며, 개봉선원은 외부피폭과 내부피폭의 양쪽 방호가 필요하게 된다.

외부피폭으로 문제가 되는 핵종은 베타선, 감마선, 엑스선, 중성자선이며 이들에 대한 방사선방호는 외부피폭 방호원리의 3대 원칙이 적용된다.

(1) 거리에 의한 방어 : 선원으로부터 나오는 방사선의 선속밀도는 거리자승에 반비례하여 감소한다. 즉 거리 d_1에서의 선량률이 A_1이고 거리 d_2에서의 선량률이 A_2라면

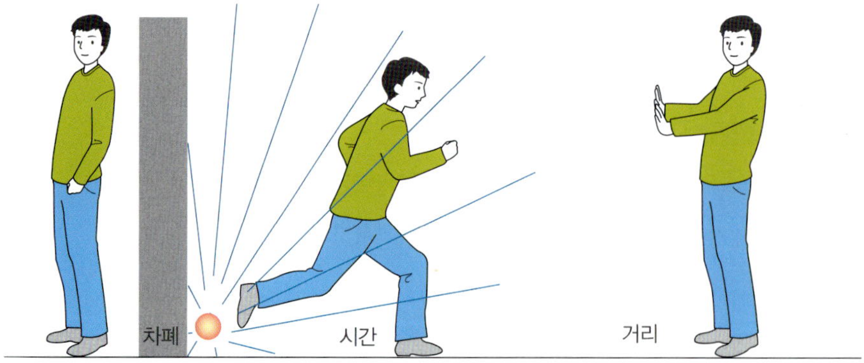

그림 3-5. 방어의 3원칙

계산식은

$$A_1 \times d_1^2 = A_2 \times d_2^2 \text{ 이다.}$$

어떤 방사성선원 37 MBq가 1 m 거리에서 방사선량률이 900 μSv 이었다면, 거리가 3 m 떨어진 곳에서는 거리 자승에 반비례하는 공식에 의해 $\frac{1}{3^2}$은 $\frac{1}{9}$로 줄어든 100 μSv 이다.

$$A_1(900) \times d_1^2(1^2) = A_2 \times d_2^2(3^2)$$

$$900 \times 1 = (A_2) \times 9$$

$$A_2 = 100$$

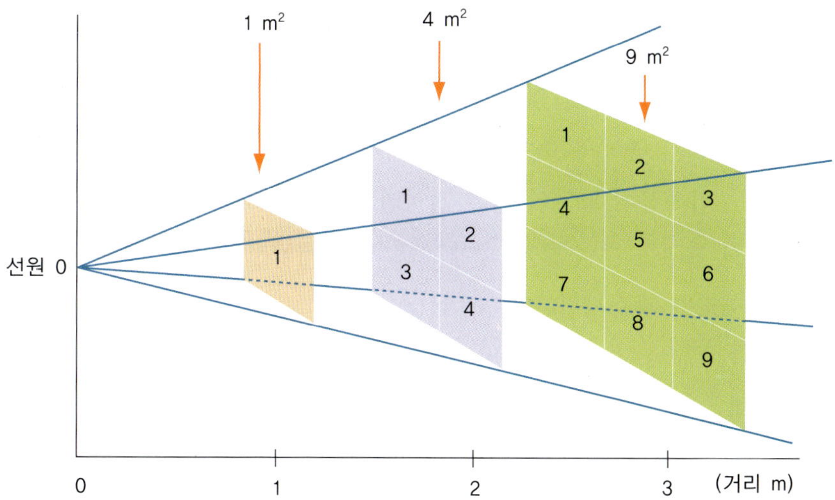

그림 3-6. 거리에 의한 방어

(2) 시간에 의한 방어 : 당연히 사람이 방사선구역에 오래 머물면 머물수록 더 많은 피폭을 받는다. 즉 피폭선량은 피폭시간에 증가하여 비례하므로 짧은 시간에 작업을 끝내야 한다.

① 예행연습 등을 통한 작업의 숙련도 향상으로 작업시간(체류시간)을 줄인다.

② 체류시간을 줄이기 위해 사전에 면밀한 작업계획을 세워 불필요하게 방사선작업장내에서 낭비하는 시간을 줄인다.

③ 선량률이 높은 작업장의 경우 여러 명이 작업시간을 분배하여 수행한다.

(예) 선량율이 50 μSv/hr인 작업장에서 1명이 4시간 할 작업을 2명이 2시간씩 교

대로 작업하거나 4명이 1시간씩 교대로 작업을 한다면 작업자가 받는 선량률은 다음과 같다.

1명이 작업을 하면 50 μSv/hr × 1명 × 4시간 → 200 μSv/1인 이다.

2명이 작업을 하면 50 μSv/hr × 2명 × 2시간 → 100 μSv/1인 이다.

4명이 작업을 하면 50 μSv/hr × 4명 × 1시간 → 50 μSv/1인 이다.

(3) 차폐에 의한 방어 : 방사선 차폐체를 설치하여 외부 방사선피폭으로부터의 인체나 기기를 보호하기 위해서 선원과 보호 대상들 사이에 적절한 방사선 방어장벽을 설치함으로써 방사선을 감소시켜 보다 더 안전한 작업조건을 만들고 기기나 재료의 방사선 장해를 방지하도록 하는 것이 차폐의 목적이다. 이는 방사선의 진행방향을 단절시켜 감소시키는 것이다.

① 알파입자 : 광속도 1/10 정도의 속도로 0.06~0.16 mm 정도밖에 도달하지 못하고 공기 중 수 cm에서 저지되므로 꼭 차폐를 필요로 하지 않는다.

② 베타선 : 공기 중에서 수 cm이며 알루미늄 판 수 mm로 막을 수 있다.

③ 감마선 : 감마선은 파장이 짧은 전자파이며 물질의 투과력이 크고, X선에 유사한 생물학적 효과를 주며 공기 중에서도 거의 에너지를 잃지 않기 때문에 차폐를 하여 그 강도를 감소시킨다.

3) 차폐체 설계

방사선의 종류, 에너지, 형태, 차폐체가 위치할 공간의 특성과 차폐재료의 특성을 고려해야 한다.

(1) 베타선의 차폐(Shielding)

① 베타선의 차폐에서 문제가 되는 것은 제동복사에 의한 광자이다.

② 베타선의 차폐원리는 원자번호가 작은 물질로 먼저 차폐(베타선)를 한 후 뒤에 납 등의 재질로 광자를 차폐한다.

③ 선원 → 원자번호가 작은 물질(플라스틱, 동판, 알루미늄) → 납판, 철판

이유 : 베타선과 주변의 차폐물질 등과의 상호작용(제동복사)으로 인한 광자가 생성되기 때문이다.

(2) 감마선의 차폐

① 감마선의 차폐는 차폐하고자 하는 차폐체의 재질(u : 선형감쇄계수)과 감마선의 에너지(E)에 따라 달라진다.

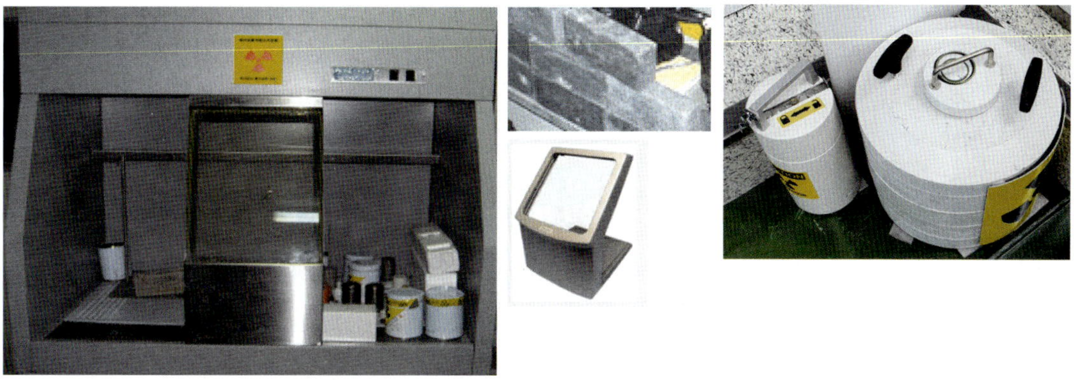

그림 3-7. 방사선의 차폐

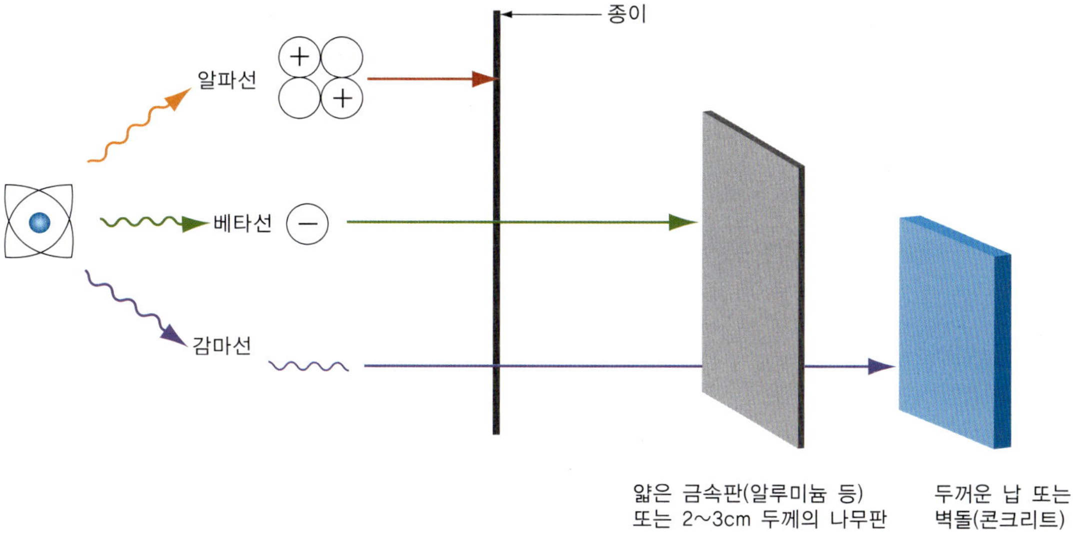

그림 3-8. 방사선이 물질을 투과하는 힘

4. 방사성폐기물

방사성물질을 사용하면서 발생되는 폐기물을 방사성폐기물이라 하며 이를 안전하게 처리하여 모든 사람으로부터 피해를 최소화하는데 있다.

1) 종류

의료기관(병원)에서 폐기하는 핵종에 대하여 구분하면 액체와 고체 및 기체로 나눌 수 있다.

액체폐기물은 시약이나 세척액 및 개봉선원으로써 테크네슘(^{99m}Tc), 옥소(^{131}I)와 옥소(^{125}I) 등이다. 고체폐기물은 개봉선원이 고체(주사기, 시험관, 탈지면, 병)에 오염되어 있는 것과 밀봉선원으로 사용하고 남은 코발트(^{60}Co) 혹은 라듐(^{226}Ra) 등이다.

기체폐기물은 제논가스(xenon gas)와 옥소화합물 등 증발할 수 있는 것이다.

2) 폐기물의 구분

고체폐기물은 불에 타는 가연성과 불에 타지 않는 비가연성으로 나누며 또 비가연성은 압축할 수 있는 것과 압축하지 못하는 것으로 나누며 **표 3-2**와 **그림 3-10**, **그림 3-11**과 같다.

액체폐기물은 일반폐액과 유기폐액으로 나누며 **표 3-2**와 **그림 3-9**과 같다.

표 3-2. 폐기물의 구분

구분	종류
가연성	• 종이 : 휴지, 종이컵 • 섬유 : 거즈, 솜, 흡수지, 시험지 • 플라스틱 : 주사기, 병, 구슬, 시험관, 트레이, 팁, 컵 • 고무 : 장갑
비가연성	• 유리 : 병, 시험관, 비커, 시약병
비압축성	• 금속 : 주사바늘, 테크네슘 제너레이터 칼럼 • 목재 및 기타(콘크리트, 흙)
간염오염물	• 체외검사(간염검사) 폐기물 : 시험관, 구슬, 트레이, 흡수지
일반폐액	• 옥소치료 환자 소변, 방사면역측정에서 발생한 세척액
유기폐액	• 유기용매류 : 용매함유폐액(액체섬광계수 폐액포함)
폐기선원	• 밀봉선원, 선원내장기기

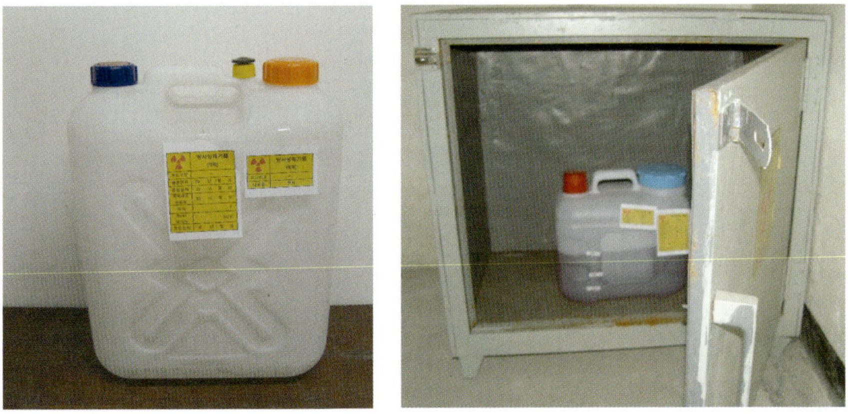

그림 3-9. 액체폐기물 수집통

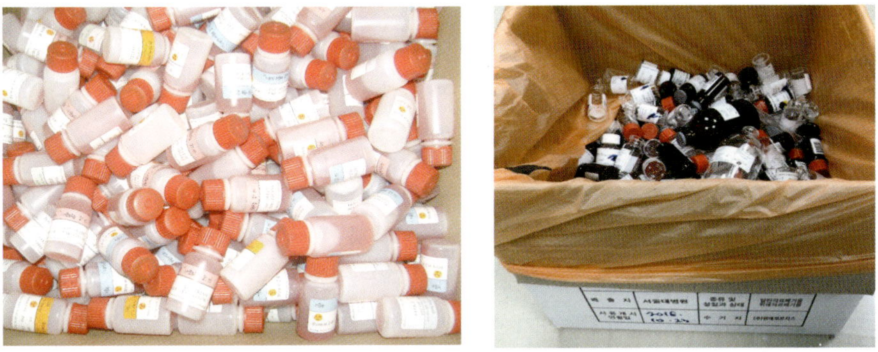

그림 3-10. 고체폐기물 수집통

3) 처리기준

(1) 최대허용농도(maximum permissible concentration: MPC) 이하로 줄이는 데 있다. 국제방사선방호위원회(International Commisson on Radiological Protection: ICRP)는 인간이 50년 동안 물을 사용하거나 공기를 호흡한다는 가정에 의하여 안전하다고 생각되는 최대허용농도(MPC)를 정하였다.

(2) 방사성폐기물의 처리가 모든 사람의 안전과 신임을 얻기 위해서는 필수 불가결하다. 즉 불안감을 제거시킬 수 있도록 해야 한다.

(3) 폐기물의 방사선 방출량을 0으로 할 수 없고, 이렇게 하자면 많은 돈이 필요하므로 방출량과 처리비용의 적정선을 찾아야 한다.

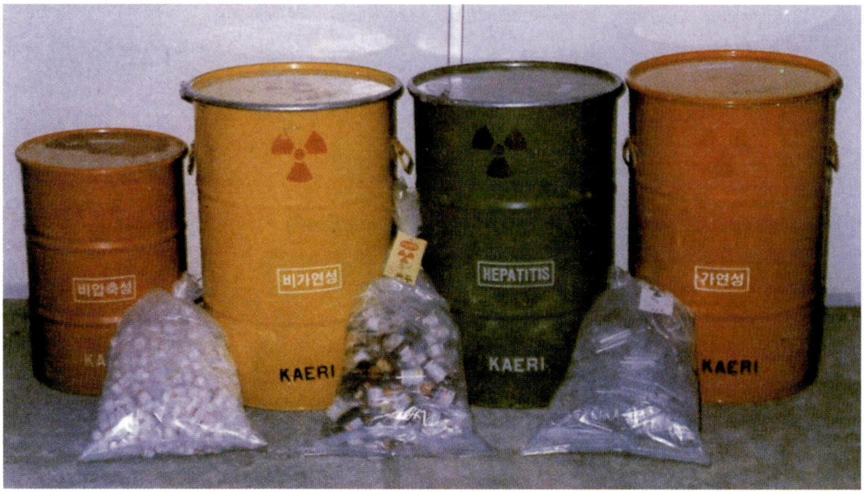

그림 3-11. 방사성 고체폐기물

4) 처리원칙

(1) 농축과 저장: 중 · 고준위의 폐기액 처리에 많이 사용하는 방법으로 농축 처리하여 방사성물질을 영구히 저장 격리하여 일반인으로부터 접촉을 막는다.

(2) 희석 및 분산: 저준위의 폐기액 처리에 많이 사용하는 방법으로 주로 희석(dilution)을 통하여 방출허용량 이하까지 방사성 준위를 낮추어 외부에 방출한다. 기체 폐기물은 공기 중에 분산 처리한다.

(3) 부분저장: (1)과(2)의 방법을 배합한 것으로 "delay and decay" 방법이라 하여 병원에서 사용되는 방사성폐기물 처리에 많이 사용된다.

5) 특징

(1) 반감기를 인공적으로 파괴(조절)하지 못한다.

(2) 방사선장애는 신체적인 것보다 유전적인 장애가 문제가 된다.

(3) 허용농도의 허용수치가 각 핵종마다 특유한 값을 갖고 있다.

6) 처리 방법

오염된 물은 충분히 희석시켜 원자력안전법에 명시된 허용농도를 초과하지 않을 경우 정화조를 통해서 배출한다. 오염된 1회용 물품들은 처리를 위해 플라스틱 용기에 넣어서 폐기 저장실에 두고 오염된 기구들은 오염이 제거될 때까지 통제구역에 두어야 한다.

폐기실에 보관해 둔 폐기물은 자체폐기 규정에 의해 자체 폐기하거나 폐기물처리기관에 연락하여 위탁 폐기하고 폐기한 물품과 날짜를 소정의 양식에 기록한다.

7) 발생내역

(1) 영상검사실(촬영)

핵종은 테크네슘(^{99m}Tc), 옥소(^{131}I), 갈륨(^{67}Ga), 탈륨(^{201}Tl) 등을 사용하고 있으나 90% 이상 테크네슘(^{99m}Tc)을 사용하고 있다. 약 5%의 옥소(^{131}I)를 환자에게 투여한다. 액체는 3단 탱크에 희석하여 버리고, 기타(주사기, 병, 바늘 등)는 저장실 폐기함에 일정시간 보관 후(약 1개월) 다시 폐기실로 옮겨서 충분히 감쇠시킨 후 각각 분리하여 허가된 집합 장소로 보낸다.

① 테크네슘($^{99m}TcO_4$) : 상품화된 Mo/Tc 발생기에서 $^{99m}TcO_4$를 추출하여 직접 희석 사용하거나 상품화된 의약품과 혼합함으로써 방사성의약품이 만들어지며 이것을 환자에게 투여한다. 투여량은 각 장기마다 다르며 검사목적에 따라 사용량이 달라지는데 보통 37 MBq에서 740 MBq 까지를 1 cc 주사기를 이용하여 주사하고 있다. 이때 나오는 폐기물은 주사기와 알코올솜이다.

② 옥소(^{131}I) : 옥소(^{131}I)는 진단과 치료에 사용되며 치료 시에는 111-370 MBq 혹은 1, 110 MBq를 경구 투여하고, 진단에서는 3.7 MBq 정도의 적은 량을 먹인 후 섭취율을 보거나 37 MBq를 투여 후 장기 스캔을 한다. 사용 후 남는 것은 종이컵과 ^{131}I을 담았던 유리병 뿐이다.

③ 기타 : 갈륨(^{67}Ga), 탈륨(^{201}Tl)을 각종 장기 스캔에 사용되나 사용량이 적으며 이때도 37-185 MBq를 정맥주사하는 방법으로 폐기물의 양은 적다.

(2) 체외검사실(검체)

핵종은 반감기가 60일인 옥소(^{125}I)가 98%이며, 삼중수소(^{3}H), 탄소(^{14}C), 코발트(^{57}Co), 크롬(^{51}Cr) 등이 있다. 액체의 옥소(^{125}I)는 충분히 감쇠시킨 뒤 배출허용량 이하가 되면 보고하고 희석법을 이용하여 버린다. 고체인 옥소(^{125}I)가 담겨 있던 병 및 사용한 시험관과 구슬은 따로 모아 폐기함에 보관한다. 보관 후 수집하여 핵의학과 폐기저장실에 같이 보관한다. 폐기실에 보관 후 허가된 집합장소로 보낸다.

① 옥소(^{125}I) : 체외검사의 대부분을 차지하는 핵종으로 보통 ^{125}I Na나 ^{125}I 표지화합물이다. 옥소(^{125}I) Na는 연구실에서 표지항원 제조용으로 사용하며 액체상태이다. 옥소

(^{125}I) 표지화합물은 각종 호르몬, 단백질 등 수많은 물질과 표지되어 있는 화합물로서 검사방법에 따라 반응물질을 분리하는데 액체를 쓰는 RIA와 고체로 쓰는 IRMA가 있다. RIA에서는 사용한 시험관에 액체를 흡입하여 액체폐기물과 시험관 등 고체폐기물이 나오며, IRMA에서는 액체와 시험관, 구슬, 종이 등의 고체폐기물이 발생한다.

② 삼중수소(^{3}H) : 환자의 진단보다는 연구에 많이 사용되는 ^{3}H는 시험관 내에서 반응시키거나 동물에 투여 후 조직을 채취하여 분포율을 측정하는데, 여기서는 베타선계측기를 사용하므로 유기화합물(액체섬광체)과 사용한 병, 시험관 등의 폐기물이 발생한다.

③ 탄소(^{14}C) : 연구용으로 많이 사용하고 삼중수소(^{3}H)와 같은 방사성폐기물이 발생된다.

④ 기타 : 코발트(^{57}Co) 등이 사용되어 옥소(^{125}I)와 같은 방사성폐기물이 발생된다.

5. 검사실의 안전수칙

1) 환경정리

(1) 검사실의 환경정리에 대한 책임이 있다.

(2) 작업이 끝나면 사용한 작업도구에 대해 세척 및 정리정돈을 해야 한다.

(3) 싱크와 항온수조는 깨끗이 유지하고 초자기구는 관리자의 지시하에 매일 과정에 따라 세척되어야 한다.

(4) 모든 사람이 싱크대와 실험대를 깨끗이 유지하는데 서로 도우며 협동해야 한다.

(5) 모든 초자기구는 세척실 용기에 담기 전에 내용물을 충분히 수돗물로 씻어내야 한다.

2) 안전관리

(1) 인화물질의 사용 시에는 특히 주의하여 불이 일어나지 않도록 해야 한다.

(2) 물기가 있는 손이나 혹은 물위에 서서 전기기구를 취급하는 것은 위험하다. 한 개의 소켓트에 과량의 전기를 사용해서는 안 된다.

(3) 초자기구는 파손되기 쉬워 무리하게 다루면 상처를 입기 쉽다. 일부 파손된 피펫 등은 상처를 내지 않도록 잘 다듬어서 사용해야 한다.

(4) 검체에는 각종 세균과 바이러스 등이 존재할 가능성이 많으므로 취급에 주의한다.

(5) 수도는 사용 후 확인하고 배수시설을 점검한다.

(6) 하루 일과가 끝나면 전기 스위치, 수도, 불조심을 확인하고 도난에도 주의한 뒤 퇴근한다.

3) 무균적 기술

(1) 손을 잘 씻고 특히 손톱밑을 잘 씻는다.

(2) 멸균 처리한 무균의 포셉을 사용하여 무균조작 기술로 물질을 취급한다.

(3) 어떤 오염물질이나 지역에 무균의 물질을 접촉하도록 허용하지 않는다.

(4) 사용하지 않는 무균의 공급품은 공기 중에 방치하지 않는다.

(5) 열려져 있지 않더라도 바닥에 떨어진 거즈를 결코 사용해서는 안 된다.

(6) 무균 용기로부터 공급품을 꺼낼 때는 무균 전달포셉으로 꺼낸다.

(7) 무균 포셉은 항상 하향으로 놓고 어떤 딴 목적으로 사용해서는 안 된다.

(8) 무균 용기를 열 때 용기내의 접촉을 피하기 위해서 뚜껑을 위로 들어올린다.

(9) 용기의 뚜껑을 들고 있을 때는 내면을 밑으로 한다.

(10) 용기의 뚜껑을 내려놓을 필요가 있을 때는 내면이 위로 되었는가를 확인한다. 뚜껑을 제자리에 놓을 때 내면의 오염을 피하도록 주의한다. 손은 환자를 다루기 전에 항상 깨끗이 씻는다.

4) 검체 취급

모든 검체는 환자로 의심되어 검사하므로 취급에 있어서 간염바이러스나 후천성면역결핍증(acquired immune deficiency syndrome: AIDS) 등 혈액을 통하여 질병에 감염된 환자를 모두 검출할 수 없으므로 모든 환자에 대해서 혈액 및 체액에 관한 주의사항을 지켜야 한다. 모든 종사자는 혈액 및 체액에 대한 일반 주의사항을 교육받고 지속적으로 실시하여야 한다. 그러므로 취급자 자신의 건강은 물론 오염을 방지할 수 있으며 취급지침은 다음과 같다.

(1) 모든 검체의 채혈 및 분리는 취급자의 피부에 묻지 않고 주위에 오염을 방지할 수 있도록 한다. 혹시 감염성이 높은 검체와 간염검사 검체 등은 특히 주의하여 취급하고 사용한 시험관은 분리하여 재사용을 금한다.

(2) 실험은 계획된 순서에 의하여 순서대로 출입이 적고 깨끗한 장소에서 한다.

(3) 실험실에서는 담배나 음식을 금한다.

(4) 실험실에서는 고무장갑을 착용한다.

(5) 채혈 중에는 바늘에 찔릴 우려가 있으므로 바늘에 뚜껑을 씌울 때는 찔리지 않도록 조심스럽게 한다.
(6) 손이나 피부가 혈액으로 오염되었을 경우에는 즉시 깨끗하게 씻는다.
(7) 주사기 등은 121℃에서 1시간 이상 멸균 처리한다.
(8) 액체는 차아염산나트륨(hypochloride: HClO)를 2.5% 되게 섞은 용액에 30분 담근 후 버린다.
(9) 모든 조작은 무균상태로 실험한다.
(10) 감염성 폐기물이란 혈액 또는 체액으로 오염된 모든 폐기물을 말하며, 이러한 물질은 지정된 장소에 옮긴 후 관계 법령에 따라 폐기한다.

5) 방사성동위원소 취급

(1) 모든 방사성동위원소는 취급자의 피부에 묻지 않고 주위에 오염을 방지할 수 있도록 한다.
(2) 실험은 계획된 순서에 의하여 순서대로 출입이 적고 깨끗한 장소에서 한다.
(3) 취급 중에는 반드시 담배나 음식을 금한다.
(4) 실험 중에는 고무장갑을 착용하고 마스크도 착용한다.
(5) 실험 중 사용한 모든 용기도 감염성과 동시에 방사성물질이 있으므로 취급에 주의를 한다.
(6) 플라스틱제품(팁, 시험관)과 습지 등은 따로 분리하여 보관한다.
(7) 유리제품은 비누로 닦고 산 처리시킨 후 반감기가 10회 이상 지난 뒤 재사용한다.
(8) 사용하고 남은 용액은 수돗물로 10,000배 희석하여 버린다.
(9) 모든 조작은 방사성물질의 피부오염 및 실험실내 오염을 방지한다.
(10) 방사성폐기물이란 방사성동위원소로 오염된 모든 폐기물을 말하며, 이러한 물질은 지정된 장소에 옮긴 후 관계 법령에 따라 폐기한다.

6) 방사선 관리구역

(1) 모든 작업은 개인 피폭선량계를 착용하고 방사선안전관리자의 적절한 지시 감독하여 실시한다.

(2) 방사성물질을 사용하는 시설 내에서는 음식물을 먹거나 마시지 말고 담배를 피워서도 안 된다.

(3) 작업대 위에서는 어떤 음식물을 방치해서는 안 된다.

(4) 방사성물질을 다루고 있을 때는 실험복과 고무장갑을 착용하고 옷소매를 접어서는 안 된다.

(5) 실험실내에서는 모든 행동을 조심해야 한다.

(6) 오염된 장갑을 끼고 전화를 사용하지 않아야 한다.

(7) 입으로 방사성물질을 분주해서는 안 된다.

(8) 모든 안전사고나 실수는 가능한 한 실험실 방사선안전관리자에게 보고한다.

(9) 적절한 조치를 취하지 않고 "방사성 물질" 표시를 제거하지 말아야 한다.

(10) 사건이 일어나면 도움을 청하고 보고해야 한다.

(11) 소화장비와 비상구의 위치를 미리 확인하고 작동에 익숙해야 한다.

(12) 개인방사선 방호용구(필름뱃지, 선량계)를 가지고 장난을 하지 말아야 한다.

(13) 방사성물질은 규정된 표시를 하여 언제나 확인할 수 있게 한다.

(14) 누구든지 실험실내에 방사성물질을 남겨 두지 않아야 한다.

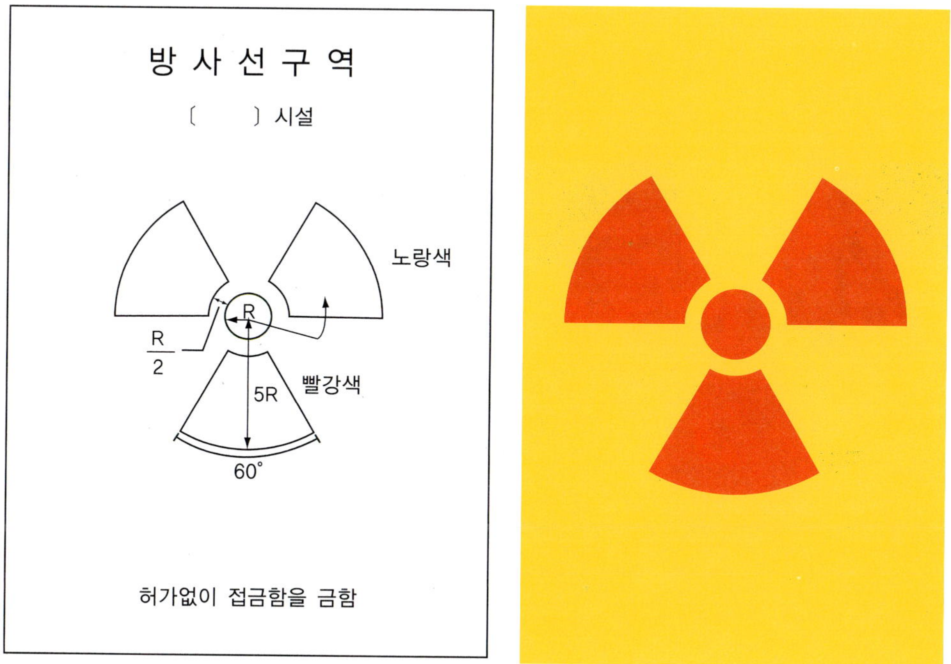

그림 3-12. 방사성표지 규격 및 색

(15) 오염된 물질을 찾을 때는 고무장갑을 끼고 찾는다.

(16) 피부에 상처가 있을 때는 방사성물질을 취급하는 작업을 피해야 한다.

(17) 방사성물질을 사용하고 방사선구역을 벗어날 때는 오염전파를 줄이기 위하여 옷을 갈아입고 손을 씻는다.

7) 방사성의약품 취급 안전의무

(1) 사용시설내의 실험대 및 저장지역 등을 방사능측정기로 오염도를 측정하고 기록한다.

(2) 사용한 주사기나 약병은 폐기함에 확실히 버렸는지 확인한다.

(3) 각 실험실 표면의 방사능오염도를 측정하고 최대값을 기록한다.

(4) 어떤 장소가 배후방사능 계측값을 넘어 오염되었을 때는 세척 및 다른 수단 방법으로 오염을 제거한다.

(5) 항상 개인선량계를 착용해야 한다.

(6) 매일 아침 출근 시에 최소량을 기록하고, 퇴근 시에 값을 기록하여 보관한다.

(7) 모든 방사성폐기물은 폐기실에 폐기처분되어야 한다.

(8) 고체폐기물은 마련된 폐기물 저장함에 저장한 후 폐기한다.

(9) 액체폐기물은 고체와 다른 용기에 보관한 후 폐기한다.

(10) 어떤 경우라도 방사성폐기물은 보통 쓰레기와 같이 버려서는 안 된다.

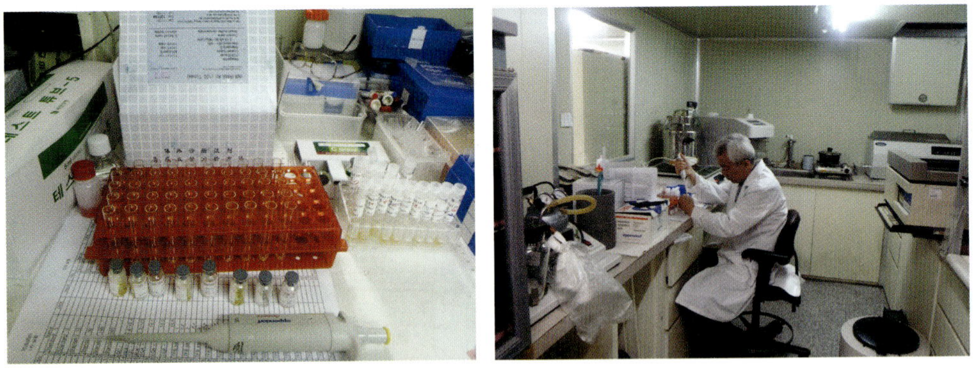

그림 3-13. 방사성물질 실험실

8) 방사성의약품 취급 안전 책임

(1) 취급자는 각기 일하고 있는 부서지역내의 방사선 안전에 대한 책임이 있다.

(2) 모든 방사성물질이 담겨 있는 주사기 특히 주사가 끝난 뒤의 주사기는 방사성폐기지역에 가져다 놓아야 한다.

(3) 어떤 방사성의약품도 작업실에 남겨 두어서는 안 된다. 주사기나 의료기기를 작동 및 점검하기 위해 사용한 것도 포함한다.

(4) 적은 양의 방사성의약품을 흘렸더라도 닦아야 한다.

9) 방사성물질 오염의 응급조치

적은 양 오염(개인에게 방사선 위험을 주지 않는 오염)

(1) 오염지역을 다른 사람이 알 수 있도록 표시한다.

(2) 오염된 지역으로부터 먼 곳에서 작업을 하도록 한다.

(3) 오염의 범위를 한정시킨다. 액체흘림은 고무장갑을 끼고 흡수지로 닦는다. 기체나 고체의 오염은 물이나 기름으로 축축이 적셔 제거한다.

(4) 오염된 옷(실험가운, 고무장갑, 신발)은 오염을 제거해야 한다.

(5) 가능한 한 빨리 방사선안전관리자에게 보고한다.

(6) 방사선안전관리자가 오염의 유무를 확인할 때까지는 아무도 접근하지 않도록 한다.

많은 량의 오염(개인에게 위험한 정도)

(1) 모든 사람에게 오염된 곳에 있지 않도록 알린다.

(2) 오염을 즉시 제거하려고 서둘지 말아야 한다.

(3) 오염이 피부라면 씻고 옷이라면 벗어버린다.

(4) 모든 환풍기를 끄고 모든 창문을 닫는다.

(5) 방을 비우고 오염지역에 출입을 금한다.

(6) 방사선안전관리자에게 보고하고 오염경위를 설명한다.

(7) 방사선안전관리자의 오염의 유무를 확인하고 조치가 있을 때까지는 오염지역에서 아무도 접근하지 않도록 한다.

(8) 어떤 상황일지라도 교육받지 않은 사람이 검사를 시도하거나 오염을 제거하려고 하는 것을 하도록 해서는 안 된다.

(9) 일어난 사고를 상세히 그 원인을 규명하여 기록하고 사고재발 방지의 자료로 한다.

10) 상처를 입었을 경우

(1) 베었거나 피부 등에 퍼질 때에는 흐르는 물에 즉시 상처와 피부를 씻는다.

(2) 가능한 한 빨리 방사선안전관리자에게 모든 사건이나 상처를 보고한다.

(3) 즉시 내과 의사를 부른다.

(4) 상처의 오염을 측정하여 남아 있지 않도록 처치한다.

(5) 방사선안전관리자의 승낙 없이 어느 누구도 방사성 상처에 관계된 곳에 들어가 일하도록 해서는 안 된다.

11) 화재 대책

(1) 방사성핵종의 보관은 종류와 형태에 따라 구별하여 둔다.

(2) 화재에 의한 확산의 위험성을 점검한다.

(3) 불을 끌 때는 물을 사용해서는 곤란한 구역을 설정한다.

(4) 방사선안전관리자와 실무자는 소방서 등의 연락방법을 만들어 둔다.

(5) 불이 나면 방 안에 있는 모든 사람과 건물 내에 즉시 알린다.

(6) 만일 방사성 위험이 즉시 존재하지 않는다면 불을 끄도록 시도한다.

(7) 방사선안전관리자에게 즉시 통보한다.

제4장 방사선 생물학

1. 생체에 대한 작용기전

전리방사선이 생체에 작용할 때 그 초기과정은 물질과 상호작용으로 물리적 과정에서 에너지의 흡수로 시작되며, 이어서 방사화학적 현상으로 유리기(free radical)가 생성되며, 다음 과정인 생화학적 변화에서는 그 효과가 더욱 생화학적으로 증폭된다. 이와 같은 효과가 세포에 손상을 주어 세포의 기능적 변화 내지 죽음까지 초래한다.

방사선조사를 받아 조기효과에서 피폭받은 개체는 일단 정상상태로 복귀하되 이중 어떤 것은 수년 내지 수십년의 잠복기간을 걸쳐 만발효과가 나타난다. 또 적은 선량으로 장기간 피폭을 받는 사람 중에서 만발효과를 보이는 수가 있으며, 그 결과 **그림 4-1**과 같이 유전적 장애, 만발장애, 급성장애 등의 발생을 볼 수 있다.

체내 피폭효과는 세포분열이 왕성한 태아기에 방사선감수성이 대단히 높다. 특히 태생기의 어느 시기에 피폭을 받았느냐에 따라 장애를 일으키는 기관 조직들이 다르고, 그 효과도 다르며, 특징은 비정이 짧은 알파선과 베타선 모두 유해하고, 유효반감기가 문제가 된다. 또 핵종에 따라 특정장기에 모이고, 방사성물질의 양과 분포 및 선량을 정확히 평가하기 어렵다.

1) 직접작용설

방사선을 조사 받았을 경우 흡수된 방사선의 에너지가 열로 변하게 되고, 이 열이 생물체 내의 어느 특정한 부분에 흡수되어 그 부위의 단백질을 응고시키는 것과 같은 화학반응을 일으키기 때문이라 하지만 높은 선량인 경우에도 열로서는 무시된다. 그러므로 현재에는 이러한 설이 통용되고 있지 않다.

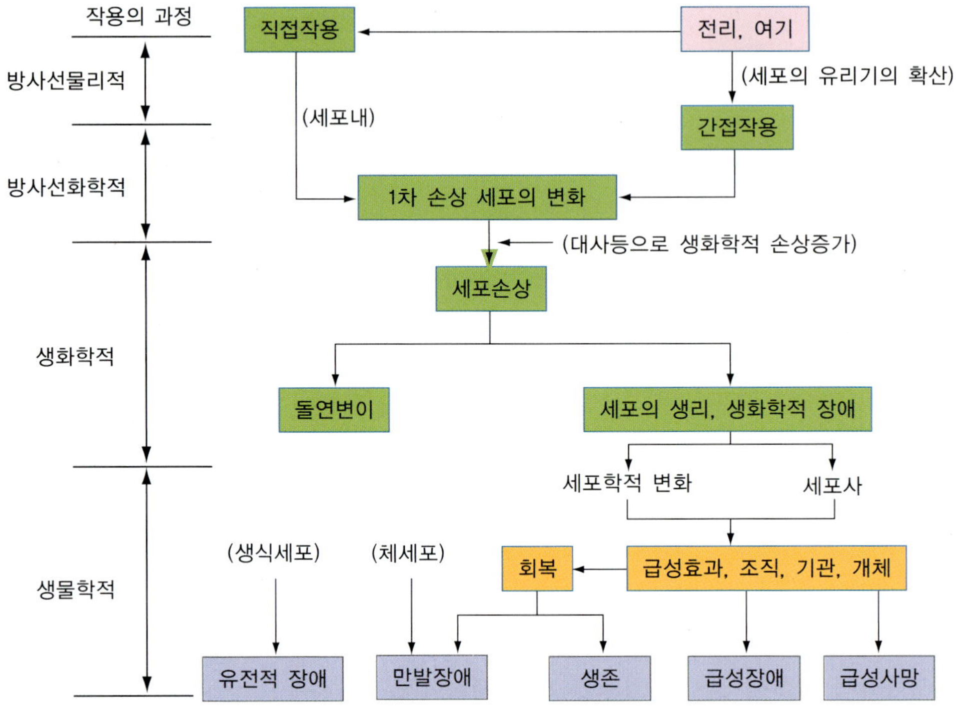

그림 4-1. 방사선피폭에 의한 작용과정

2) 간접작용설

세포를 구성하고 있는 물이나 기타 성분이 방사선에 의한 전리작용의 결과로 형성된 물질이 이차적으로 세포의 기능에 필요한 물질 또는 구조에 화학적 변화를 일으켜 그 결과로 생물학적 효과가 나타난다.

2. 방사선의 영향

방사선량이 많을 때는 선량에 대체적으로 비례하여 그 영향이 나타나며, 선량이 적을 때는 확률론적 영향과 결정론적 영향에 의해 **그림 4-3**과 같이 나타난다.

1) 결정론적 영향과 확률론적 영향

방사선 피폭으로 인한 DNA 손상은 세포의 사멸이나 기능마비 또는 돌연변이로 나타나게 된다. 손상의 정도가 심각하면 세포의 사멸 또는 마비로 나타나게 된다. 심각하게 변이된 세포가 자살 프로그램(apoptosis)에 의해 스스로 사멸하지 않는다면 생명체의 면역체계에 의해 제거될 수도 있다. 손상이 상대적으로 경미하다면 변이된 세포 형태로 **그림 4-2**와 같이 생존하게 될 것이다. 세포가 죽느냐 죽지 않고 변이되느냐는 인체에 미치는 건강영향의 관점에서 상이한 특성을 갖게 된다.

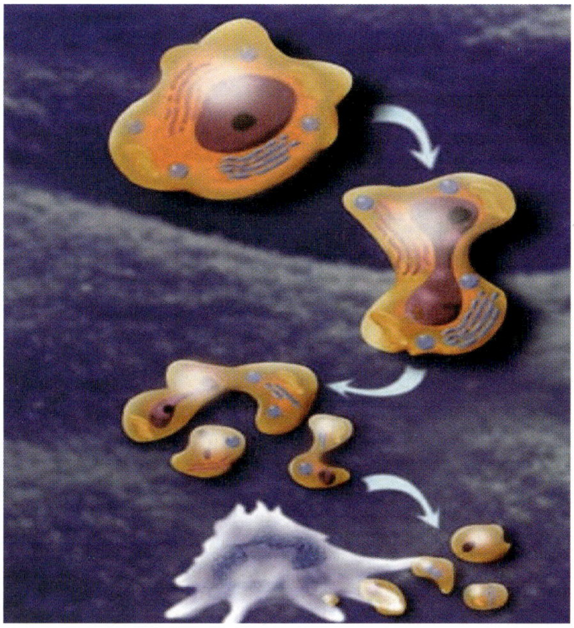

그림 4-2. 세포의 자살 프로그램에 의한 미소핵 생성과정

인체의 어느 조직이나 장기에서도 그 조직의 기능을 위해서는 같은 역할을 하는 대규모 집단의 세포가 필요하다. 가령 간을 예로 든다면 간에는 동일 기능을 갖는 동종의 세포만도 적어도 수억 개가 된다. 이렇게 많은 세포 중에서 수천개 정도의 세포가 죽는 경우를 가상하더라도 외형상의 간 기능의 저하는 나타나지 않는다. 그러면서, 시간이 지나면 사멸하여 소실된 부족한 세포는 새로 보충됨으로써 임상학적인 측면에서는 영향이 없는 것으로 된다.

그러나, 사멸하는 세포의 수가 훨씬 많아 전체의 1/10 또는 그 이상에 이른다고 가정하면 해당 장기가 정상적인 기능을 수행할 것으로 기대되지는 않는다. 방사선피폭으로 많은 수의 세포가 영향을 받기 위해서는 피폭하는 방사선의 양이 많아야 하며, 또 생명체의 복구 작용이 충분히 뒤따르지 못할 정도로 짧은 기간에 피폭해야 한다. 방사선피폭으로 사멸하는 세포의 수는 피폭하는 방사선의 양에 비례한다고 볼 수 있는데, 세포 사멸의 비율이 일정한 수준에 이를 때까지는 임상적으로 병변은 나타나지 않는다. 즉, 방사선피폭으로 세포의 사멸이 일어나고 그로 인한 건강 영향이 나타나는 데에는 일정 수준의 방사선피폭을 넘어서야 한다. 약 1% 발생률을 나타내는 선량의 수준을 문턱선량이라고 부른다. 문턱선량은 피폭하는 개인의 체질이나 건강 상태에 따라 약간의 차이가 있을 수가 있으나 문턱선량을 넘는 방사선량을 피폭하면 그 사람에게는 대체로 해당 장애가 발생할 것으로 볼 수 있다. 이렇게 일정한 문턱선량을 초과하면 거의 필연적으로 나타나는 영향을 결정론적 영향이라고 부른다.

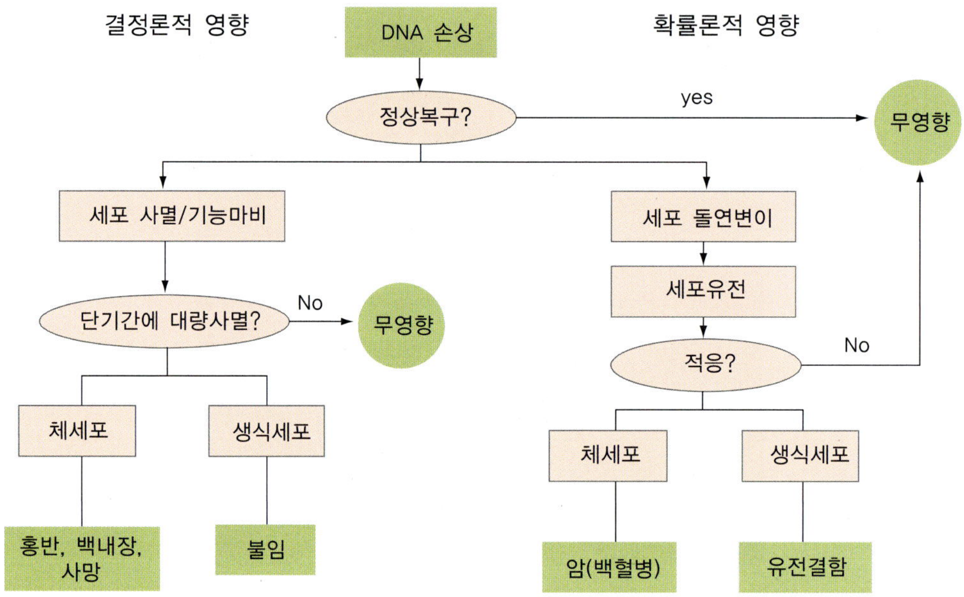

그림 4-3. 결정론적 영향과 확률론적 영향의 발현 개념도

결정론적 영향의 구체적 증상은 피폭부위에 따르다. 개체를 이루고 있는 체세포의 사멸이나 기능마비로 인한 장애라면 피부에는 홍반, 수종, 궤양 등과 같은 영향이 예상되고, 눈의 수정체에서는 백내장 또는 수정체의 혼탁, 신체내부의 특정 장기라면 그 장기의 기능부전 및 부작용 등이 있을 수 있다. 만약 전신의 여러 중요 장기가 동시에 피폭을 받았다면 그 사람의 생명도 위협받을 것이다. 피폭조직이 생식세포라면 생식에 필요한 정자나 난자를 생산하지 못하거나 기능이 낮아져 건강영향의 귀결점은 불임이 될 것이다.

돌연변이 세포가 세포유전을 거쳐 암세포로 발전하는 과정은 반드시 일정한 경로가 정해져 있는 것이 아니라 초기 돌연변이의 유형과 세포유전의 과정이 우연성의 지배를 받기 때문에 암의 발현은 확률론적(또는 통계적) 법칙을 따르게 된다. 방사선피폭에 의한 세포의 돌연변이로부터 암이나 백혈병이 발생하는 효과를 확률론적 영향이라 한다.

생식세포의 돌연변이에서 비롯하는 유전결함도 마찬가지이다. 생식세포 DNA의 손상된 부위가 유전적으로 유의한 정보를 수록하는 부분이 되는 것도 확률론적이지만 그렇게 돌연변이한 세포가 분열하여 생성한 정자나 돌연변이된 난모세포가 성장한 난자가 수태하여 후손을 낳게되는 것도 많은 경우의 수 중 하나로서 역시 확률론적이다.

확률론적 영향은 그 발생확률이 피폭선량의 증가에 비례하며 결정론적 영향의 경우와는 달리 어떤 문턱선량이 없는 것으로 간주한다. 즉, 적은 선량에서도 그 선량에 비례하는 만큼의 발생 위험(확률)이 뒤따른다고 보는 것이다. 그러나 실제로 낮은 선량에서도 위험이 비례하고 있는가 아닌가에 대한 확실한 증거는 없다. 이 문제는 본질적으로 명확한 답을 구하기가 어려운 부분이다. 그러나 방사선방호의 목적을 위해서 높은 선량에서의 선량과 영향 발생 확률 사이의 상관관계가 낮은 선량에도 같은 율로 적용될 것이라는 단순한 가정을 도입하고 있다. **그림 4-4**는 결정론적 영향과 확률론적 영향의 특성을 대비하여 보인 것이다.

결정론적 영향에서 볼 때 극소수의 세포가 영향을 받은 것도 영향이지만 임상적으로 의미있는 선을 넘지 않는다면 건강영향으로 볼 수는 없다. 그런데 외부적 자극이나 공격에 대한 신체의 반응에는 개인적 차이가 있으므로 어떤 사람은 보다 낮은 선량에서 영향이 발현되며 또 다른 사람은 보다 높은 선량에서 증상이 나타날 것이다. 그러한 개인적 편차는 아마도 정

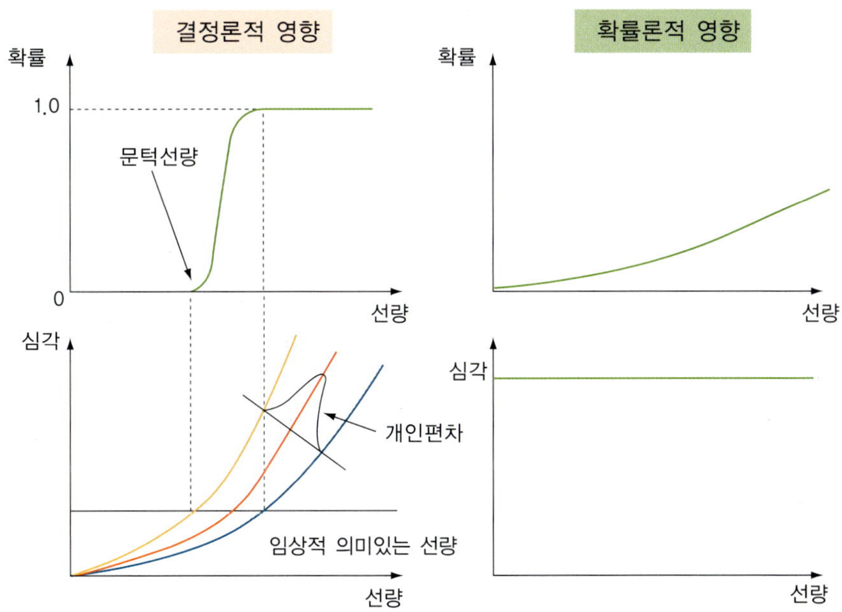

그림 4-4. 결정론적 영향과 확률론적 영향의 개념 비교

규분포에 가까울 것이므로 선량에 따른 영향의 발현빈도로 이전해 보면 **그림 4-4**의 제2사분면에 보인 것처럼 문턱선량까지는 영향의 위험이 없다가 문턱선량을 넘으면 빠르게 증가하여 확률이 1.0으로 되는 S곡선 형태가 된다. 영향발현에서 개인편차의 크기는 고려하는 영향의 종류에 따라 다르다.

반면 확률론적 영향에서는 선량에 비례하여 증가하는 것이 심각도가 아니라 발현확률 자체이다. 심각도는 선량과 무관한 것으로 생각된다. 가령 10 mSv를 피폭하여 발현한 암과 100 mSv를 피폭하여 발현한 암에서 심각도는 암병리가 결정하는 것이지 그 암을 초래한 원인인 방사선량은 무관하다.

표 4-1은 결정론적 영향과 확률론적 영향의 특성을 대비하여 요약한 것이며, 결정론적 영향이 급성(acute)이라 함은 일반적으로 영향의 발현 시기가 피폭 후 대체로 주 단위의 단기간인 경우를 말하며 지발성이란 장기간(년 단위) 후에 나타나는 것을 말한다. 그러나 엄밀하게 어떤 특정 기간을 경계로 하는 것은 아니다. 또 결정론적 영향이 장기간 후에 발현하는 경우가 없는 것은 아니다.

표 4-1. 결정론적 영향과 확률론적 영향의 특성비교

영향	결정론적 영향(deterministic effect)	확률론적 영향(stochastic effect)
발생기전	급성 고선량 피폭으로 인한 세포사 또는 급성반응에서 기인하는 영향	세포의 돌연변이와 세포유전의 결과로 발생 가능한 영향
인과관계	피폭과 영향 발현의 인과관계가 필연적임	영향의 발현을 우연성이 지배함
선량효과	증상의 심각도가 선량에 비례	영향의 발생확률이 선량에 비례
문턱선량 존재	영향의 정도가 임상학적으로 중요하지 않은 문턱선량 존재	문턱선량이 없이 선량에 비례하는 위험이 있는 것으로 가정
발현시기	대체로 급성	지발성(잠복기)
임상적 특성	증상의 특이성 있음	타 원인 영향과 구분 불가
방호개념	선량을 문턱치 이하로 유지하면 방지 가능	위험을 합리적 범위에서 최소화
관심 영역	사고 피폭이나 치료방사선 분야	일상 저선량 피폭
영향의 예	홍반, 백내장, 혈액상 변화, 불임	암, 백혈병, 유전 결함

결정론적 영향의 증상에서 특이성이 있다함은 그 원인이 방사선피폭임을 추론할 수 있는 임상적 특성이 있다는 것이다. 예를 들면 피부 화상의 경우 방사선화상은 일반화상보다 손상되는 깊이가 깊기 때문에 방사선 화상의 소견은 비교적 용이하게 구분할 수 있음을 의미한다.

그러나 확률론적 영향에서는 특이성이 없으므로 나타난 임상증상으로부터 그 원인을 규명하는 것이 본질적으로 불가하다. 이 점은 확률론적 영향이 낮은 선량에서도 발생할 수 있다는 가정과 함께 낮은 선량에서 방사선위험에 대한 논란의 소지를 제공하고 있다.

문턱선량이 있는 것으로 간주하는 결정론적 영향과 없는 것으로 가정하는 확률론적 영향은 방사선방호의 개념과 접근을 다르게 만든다. 상당한 건강영향의 문턱선량은 일반적으로 방사선 작업종사자들이 피폭하는 선량보다는 훨씬 높기 때문에 총 피폭선량을 이 문턱선량보다 낮게 유지함으로써 결정론적 영향은 "방지"가 가능하다. 그러나 확률론적 영향에 대해서는 "소위 문턱 없는 선형비례 가정(linear no threshold hypothesis)"을 전제로 하고 있으므로 낮은 선량에서도 그 선량값에 비례하는 만큼의 위험은 수반되는 것으로 본다. 따라서 선량이 영(0)이 아닌 한 위험이 영은 아니므로 "방지"는 불가하다. 따라서 확률론적 영향에 대한 방호의 개념은 "방지"가 아니라 선량을 "합리적 최소(as low as reasonably achievable: ALARA)"로 유지함으로써 위험을 "낮춤"을 목적으로 하고 있다.

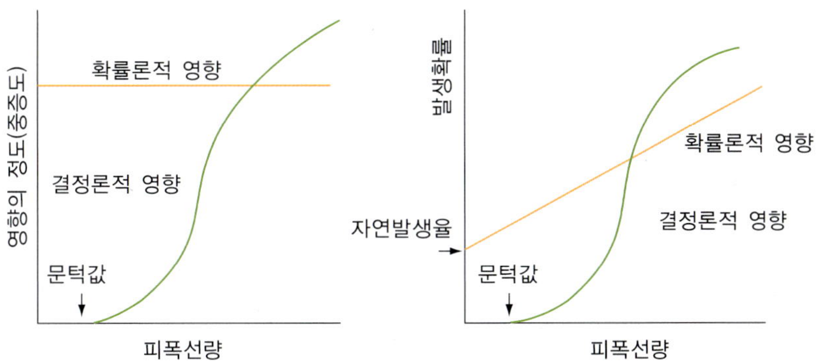

그림 4-5. 확률론적 영향과 결정론적 영향

결정론적 영향은 단기간 높은 선량의 피폭을 전제로 하기 때문에 일상적인 방사선취급자에게 나타날 것으로 예상되는 영향은 아니다. 정상적인 경우 한 개인의 생애 피폭선량이 결정론적 영향의 문턱선량에 미치지 않는다. 따라서 결정론적 영향이 관심의 대상이 되는 경우는 사고와 의도적으로 고선량에 피폭되는 행위에 한정된다.

2) 확률론적 영향

문턱값의 기준이 없고 선량이 증가함에 따라 발생빈도가 증가하는 것으로 안전수칙을 지켜 피폭선량을 최소화해야 한다. 암, 백혈병, 유전적 영향 등이 있다.

3) 결정론적 영향

선량문턱이라는 최소한의 선량이 있고 이 문턱값을 넘어서면 발생이 나타나는 것으로 이의 방지는 선량당량한도를 충분히 낮게 설정하여 일생 동안 또는 취업기간 동안 받은 피폭선량이 문턱값 선량을 넘지 않도록 해야 한다. 수정체의 혼탁, 피부의 악성장애, 골수세포의 감소, 생식세포의 장애 등이 있다.

4) 생물 자체의 요인

세포분열 중에 있는 세포가 휴지시기 세포보다 민감하여 발육기에 있는 어린 개체들이 발육을 끝낸 어른개체보다 방사선감수성이 높다.

5) 방사선 자체의 요인

알파선이 감마선보다 효과가 크며, 같은 선량을 받더라도 짧은 시간이 오랜 시간보다 효과가 크다.

3. 세포에 대한 작용

1) 세포증식기사망

세포 분열장애로 방사선은 세포분열을 억제하며 결과적으로 세포의 죽음을 이르게 된다. 방사선 손상을 입은 세포라도 1~수회 분열을 일으키며 개중에는 DNA 합성, 세포 단백질 합성하되 그 최종 과정인 세포질분열 손상 때문에 이루어지지 못하고 큰 세포를 형성하는 수가 있다. 세포는 방사선을 조사받으면 일시적으로 감소되고, 최저값에 도달한 후 다시 분열수가 급격히 증가하는 것을 볼 수 있다. 이와 같이 분열이 정상보다 늦어진다.

2) 세포분열간기사망

세포분열간기사망은 분열과 분열 사이의 휴지시기에 있는 세포가 방사선을 조사받으면 분열하지 않고 죽는 것을 말한다.

3) 돌연변이(Mutation)

(1) 유전자 돌연변이 : 염색체에 배열되어 있는 유전자 자체에 변화를 일으키거나 염색체의 미세한 구조변화에 의한 돌연변이이다.

(2) 염색체 이상 : 염색체의 많은 구조변화로 결실, 중복, 역위, 전좌 등이 생겼을 때이다.

4. 조직의 방사선 감수성

같은 선량을 받는다 하여도 생물체의 방사선감수성에 따라 **표 4-2**와 같이 방사선의 영향의 정도가 달라진다.

표 4-2. 조직에 따른 감수성의 차이

감수성	조직
높음	림프조직, 조혈계(골수), 정자 형성조직, 난포 여포조직, 장 상피조직
약간높음	구인두상피, 표피상피, 모근여포, 방광상피, 식도상피, 요세포 상피
중등도	보통의 간질 결합조직, 신경조직, 모세혈관, 성장기의 뼈 및 연골
약간낮음	뼈, 연골, 타액선, 폐, 신장, 비장, 췌장, 뇌하수체, 갑상선, 부신, 간 등
낮음	근육, 신경

1) 세포 재생계

세포의 재생능력이 클수록 감수성이 높고 세포분열 기간이 길수록 높으며 형태적 기능적으로 미분화일수록 높다.

2) 잠재적 재생계

평상시에는 거의 세포분열을 하지 않지만 손상을 받게 되면 분열조직으로 변한다. 대표적 조직으로는 간이 비재생계와 재생계의 중간 위치이다.

3) 비재생계

신경세포는 성인에 도달하면 분열하지 않는다. 이와 같은 조직을 비재생계라고 하며 방사선감수성은 세포 재생계나 잠재적 재생계에 비해 적다.

5. 인체에 대한 영향

1) 방사선피폭에 따른 증세

방사선을 일시에, 다량의 방사선피폭을 받을 때 나타나는 영향에서 비교적 짧은 기간 내에 나타나는 영향은 다음 **표 4-3**과 같다.

표 4-3. 급성전신피폭 후 선량효과 관계(X선 혹은 감마선)

전신 선량(Gy)	임상 및 검사 소견
0.05 ~ 0.25	무증상, 통상적 혈액검사는 정상, 염색체이상 보임
0.50 ~ 0.75	무증상, 소수에서 백혈구 및 혈소판 약간 감소
0.75 ~ 1.25	10~20%에서 2일 안에 전구증상(식욕부진, 오심, 구토, 피로)을 유발하는 최소 급성피폭선량, 상당수에서 백혈구 및 혈소판 약간 감소
1.25 ~ 2.00	일시적 무력감 증상발현, 대부분에서 조혈계 변화보임 48시간 안에 림프구 50% 감소
2.4 ~ 3.4	대부분 환자에서 중증 무력증상, 치료하지 않으면 50% 사망, 48시간 안에 림프구 75%이상 감소
> 5	2주안에 위장관계증후군으로 급성방사선증후군 진행 대부분 피폭자에서 출혈, 사망
> 50	심혈관계, 위장관계 및 중추신경계 합병증으로 24~72시간 안에 사망

2) 조혈장기의 변화

조혈장기는 인체의 각 장기에서 가장 방사선에 예민한 장기의 하나이며 방사선의 영향은 순환혈액을 검사해서 쉽게 알 수 있어, 혈액검사는 방사선장애를 판단하기 위한 가장 편리한 수단이며, 중요한 진단법의 하나이며 증상은 다음 **표 4-4**와 같다.

표 4-4. 방사선피폭에 따른 혈액의 변화

조사선량(Gy)	혈액	증상
0.05 ~ 0.25	초기 백혈구 증가	급성변화
0.25 ~ 0.50	림프구 감소	아급성변화
0.50 ~ 1.00	림프구 감소	만성변화
1.00 ~ 2.00	백혈구, 단구 감소	백혈병
2.00 ~ 4.00	백혈구, 전구, 적혈구 감소, 출혈 경향	진성다혈증
4.00 ~ 10.00	백혈구의 급격한 감소, 적혈구, 전구의 감소, 출혈	재생불량성 빈혈

3) 생식기의 변화

방사선감수성이 높고 세포재생계 조직의 대표로 고환을 들 수 있고, 또 유전적 영향 등을 고려하여 남녀 생식선은 중요한 조직이며, 방사선피폭 시에 나타나는 증상은 다음 **표 4-5**와 같다.

표 4-5. 방사선피폭 시에 생식기의 증상

장기	조사선량(Gy)	증상
고환	1.5 ~ 2.5 3.0 6.0	수 주간은 변화없으나, 그 후 일시적 불임 영구불임, 상당기간 불임 완전히 영구불임
난소	5.0 이하 일회 조사시 5.0 분할 조사시 1.5	일시적 불임 영구불임 영구불임

4) 피부

방사선피폭을 다량으로 받으면 **표 4-6**과 같은 증상이 발생한다.

표 4-6. 피부의 변화

도	주된 변화	병리	조사선량(Gy)
제1도	탈모	모낭의 변화	1-3
제2도	홍반 색소 침착	모세혈관 변화	3-12
제3도	수포 형성	표피의 변성	12-18
제4도	궤양 형성	전층의 괴사	20

5) 눈

결막은 피부와 같이 방사선에 의한 결막염을 일으킨다. 눈의 효과로 중요한 것은 수정체(lens)이며 이 상피세포가 장애를 받아 변성, 수정체의 혼탁을 일으킨다. 수정체의 혼탁이 심해지면 백내장이 생긴다. 1.0~2.0 그레이에서 백내장이 나타난다. 특히 중성자선은 백내장의 발생률이 높다.

6) 뼈의 변화

태생기 또는 성장기에 있는 뼈는 감수성이 높다. 뼈에 대한 작용으로 뼈 성장의 억제(태아, 유아기의 피폭), 골괴사, 골다공증, 골종양 등을 들 수 있다.

7) 폐의 변화

중등도 이하의 감수성이 있다. 방사선치료(3.0~4.0 Gy 조사 시) 후 방사선 폐염이 발생한다. 조사 1개월 이상 경과하여 폐 섬유조직증식(fibrosis)이 빈발한다.

6. 유전적 영향

개체가 방사선을 받으면 장애가 그 후의 세대에 나타나는 수가 있다. 이것을 유전적 영향이라 한다. 유전적 영향에는 유전자 자체가 변화하는 돌연변이(유전자돌연변이)와 염색체가 절단되거나 염색체수에 이상을 일으키는 염색체 이상의 2가지 형이 있다.

이러한 것이 체세포에 일어날 때 개인의 수명단축이나 암의 발생과 관련돼 있을 가능성이 있는데 그 영향은 개체에 따라 다르다.

한편 생식세포에 일어날 때는 다음 대에 전해진다. 3~15주 특히 염려되는 것은 수정 후의 피폭이며, 그것에 의한 기형아의 발생이다. 임신초기에는 유산이 많고, 임신 후 수 개월째에는 기형아의 발생률이 높다.

7. 방사선장애의 치료

최대허용선량을 초과해서 피폭되었거나 방사선장애증상이 나타났을 경우에는 경험이 많고 권위 있는 의료기관에서 치료를 받아야 한다.

방사선장애 특유의 치료방법이란 것은 없고, 단지 대증적으로 조치할 수밖에 없는 경우가 대부분이므로 방사선장애가 일어나지 않도록 미연에 방지하기 위해서 최대한 노력을 하지 않으면 안된다.

내부오염의 일반적인 치료방법으로는 위세척, 구토제, 제산제, 흡착제, 설사약을 복용과 물을 많이 먹어 희석 배설하는 것이 있다.

예방 약제로는 요오드화칼륨(potassium iodide: KI)을 미리 복용하여 방사성옥소의 갑상선 흡수를 억제한다. 또는 프러시안블루(prussian blue)를 투여하여 방사성 세슘, 탈륨이 위장에서 흡수를 막고 결합하여 배설을 촉진한다.

피폭선량이 매우 많은 경우에 문제가 되는 것은 방사선 방호제(sytamin, AEA, MEA)를 사용해서 방사선의 영향이 나타나기 전에 방지하는 방법과 골수이식(조혈모세포) 등에 의한 적극적인 치료방법이 있는 정도이다.

제 5 장 방사선 측정

1. 방사선 계측기술

1) 방사선 측정 목적

방사선을 측정하는 목적은 어떤 검체에 들어있는 방사능의 확인, 방사선 종류(알파, 베타, 감마 등), 방사선작업장 내 방사선량의 강도 또는 방사성핵종의 분석 등 다양하다. 방사선은 인체의 오감에 의해 확인하는 것이 불가능하다. 따라서 현재 상용화되어 사용하고 있는 모든 방사선측정기들의 기본적인 측정원리는 방사선과 물질과의 상호작용에 의해 만들어진 정보를 측정 가능한 신호로 변환하여 방사선을 측정하게 되어있다. 아래의 **표 5-1**은 현재 사용되고 있는 일부 검출기들의 검출원리와 특징을 보여주고 있다.

표 5-1. 검출기들의 검출원리와 특징

검출원리	검출기 명칭	측정대상 방사선	비고
전리작용	전리함 비례계측관 GM관	베타/감마 선량률 알파/베타 베타/감마	선량률 평가 적합 에너지 분해능이 없음
여기작용	NaI(Tl), CsI(Tl) ZnS(Ag) LiI(Eu) 액체섬광(LSC)	감마선 알파선 중성자 저에너지 베타, 알파	섬광작용 ^{3}H, ^{14}C 핵종의 측정에 적합
화학작용	Fricke(프릿케) 선량계	선량평가	대선량 측정에 적합
감광작용	필름	선량평가	감광작용
결함유발	고체비적(CR-39, LR115)	알파/중성자	환경 문제 핵종(^{222}Rn), 속중성자

방사선은 냄새도 맛도 없고, 볼 수도 들을 수도 없으며, 피부로 느낄 수도 없어 사람이 직접 감지할 수 없다. 그러므로 방사선이 물질과 서로 상호작용하는 성질을 이용하여 만든 방사선측정기를 사용하여 간접적으로 방사선원의 위치와 방사선의 종류 및 세기를 알 수 있다.

2. 검출기의 원리

1) 기체의 이온화

하전입자가 공기를 지나갈 때에 전리작용에 의해서 생긴 이온이 전극에 모여서 전기적 신호로 바뀌어 측정된다. **그림 5-1**과 **5-2**는 전극의 인가전압과 모여진 이온수(즉 전류 혹은 펄스 파고치)의 관계이다.

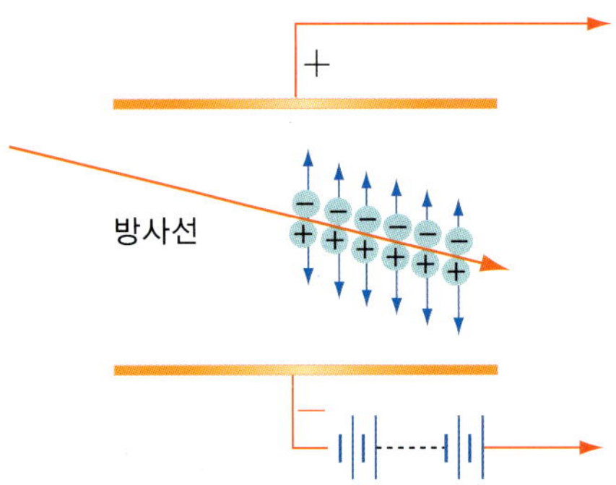

그림 5-1. 기체전리를 이용한 검출기의 원리

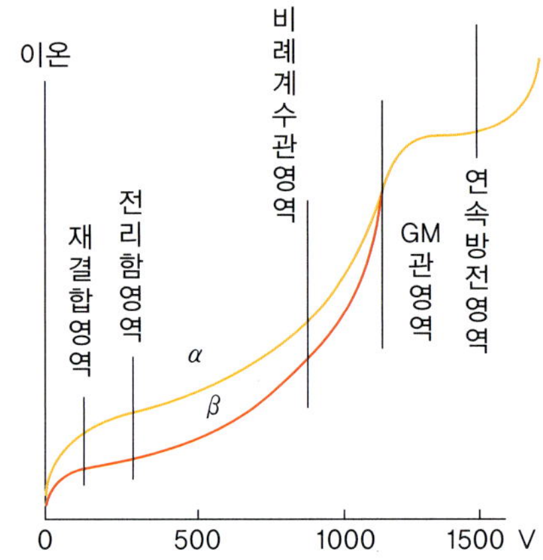

그림 5-2. 이온과 전압과의 관계

이 영역을 이용한 것이 전리함, 비례계측관, GM관 등의 검출기가 있다.

2) 고체(반도체)

게르마늄(germanium)의 반도체에 전장을 만들고 그 반도체에 방사선을 통과함으로써 생긴 전자를 전극에 모아서 전기적펄스로 바꾼다. 반도체검출기 특히 감마선은 매우 낮은 에너지까지 측정할 수 있고, 에너지 분해능도 우수하다. 다만 유효체적이 작으므로 검출효율이 낮은 결점이 있다.

3) 섬광 작용

하전입자가 섬광물질을 통과할 때 생긴 순간적인 빛을 광전자증배관에 받아서 빛의 양에 비례한 크기의 펄스 신호로 바뀌어서 측정된다. 발광한 빛의 세기는 섬광체내에서 하전입자가 잃은 에너지에 비례하기 때문에 입사방사선의 계측이 에너지 측정도 가능하다.

섬광체에는 NaI의 무기결정, 안트라센 등의 유기결정, 플라스틱, 액체 등이 있다. 이와 같은 검출기를 사용한 것을 섬광계측기라 하며 현재 많이 사용되고 있다.

4) 기타 작용

방사선에는 사진유제에 대한 감광작용이 있다. 이것을 이용한 것으로는 개인피폭선량측정용 필름뱃지와 방사성 물질의 분포를 조사하는 자가방사기록법(autoradiography) 등이 있다. 또 방사선을 받는 LiF, CaF_2 등 발광물질을 가열하면 넓은 선량범위까지 선량에 비례한 양의 발광(luminescence)을 낸다. 이것을 열발광현상이라 하고 열발광선량계(thermo luminescence dosimeter: TLD)가 있다.

3. 검출기의 전자회로

방사선검출장치에는 다음과 같은 전자회로를 필요로 하고, 그것이 장치의 대부분을 차지하고 있다.

1) 전치 증폭기(Preamplifier)

검출기에서 작은 펄스를 어느 정도 증폭하기 때문에 검출부위의 바로 뒤에 붙여져 있다.

2) 증폭기(Amplifier)

펄스의 높이를 일정한 비율로 증폭하기 때문에 그 직진성이 중요시되고 있다.

3) 파고분석기(Pulse height analyzer)

여러 가지 입력펄스에서 특정 높이의 펄스만을 취하기 때문에 단일채널형과 여러 개의 창(window)을 가지고 동시에 많은 파고치의 펄스를 출력하는 다중채널형이 있다. 용도는 방사선의 에너지 분석에 제한되지 않고 광범위하게 사용하고 있다.

4) 계측율계(Ratemeter)

계측율을 cpm 또는 cps 단위로 표시하거나 바늘의 진동에 따라 표시되기 때문에 시간적인 계측율의 변화를 볼 수가 있다. 계측율의 변화에 대한 응답의 속도를 나타내는 값을 시간상수(time constant)라 부르며 이것을 크게 하면 계측율을 어느 정도 원활하게 할 수 있다.

5) 계측기(Scaler)

증폭기 또는 파고분석기의 출력펄스의 수를 계측해서 표시할 수 있으므로 전치시간법(preset time)과 전치계측법(preset count)이 있다.

6) 기록법

아날로그(analog)기록법으로써 계측율의 시간적 변화를 기록하는데는 펜(pen)이나 자기테이프 등이 있어 간단하다.

디지털(digital)기록법으로는 자기기억장치에 기억해서 결과를 미리 계산기에 처리하는 방법이 있으며 최근에 많이 이용되고 있다.

7) 안정 전압 전원

각종 전자회로에 공급하는 전원으로서 이러한 작동을 안정하게 보존하기 위해서 사용된다. 특히 광전자증배관에는 800~1,200 볼트 정도의 안정도가 높은 고전압(high voltage)이 필요하다.

4. 반측치(Full width half maximum: FWHM) 측정

1) 반측치 정의

에너지분해능을 평가하는데 가장 중요한 인자는 감마선과 계측기와의 광전효과에 의해 발생된 피크(전에너지흡수)인 계측값으로부터 결정되는 반측치(FWHM)이다. 반측치는 아래의 **그림 5-3**에서와 같이 감마선 스펙트로메트리에서 연속 컴프턴스펙트럼의 배후방사능을 제외한 광전피크에서 최대 계측값의 1/2이 되는 양쪽 에너지의 차이로 단위(dimension)는 에너지(keV)의 단위이다.

분해능(R)은 다음과 같이 정의된다.

$$분해능(R) = \frac{FWHM}{E_O} \times 100 = 반측치 / 광전피크에너지$$

즉 분해능(R)이 크면 분해능이 나쁜 것을 의미하고, R이 작으면 분해능이 좋은 것을 의미한다. 또한 위의 식으로부터 FWHM X 100의 폭이 작을수록 에너지분해능이 좋음을 알 수가 있다.

또한 분해능 R은 생성되는 정보원의 수와 다음과 같이 정의할 수가 있다. 즉 생성되는 정보원 N이 클수록 에너지분해능이 좋다는 것을 의미하며, 이는 앞에서 기술한 바와 같이 W 값이 작을수록 분해능이 좋다는 것과 일맥 상통한다.

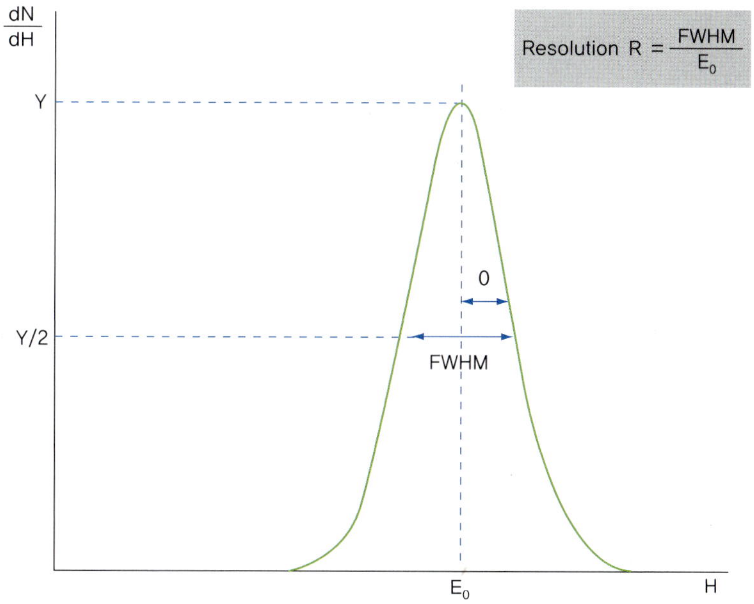

그림 5-3. 반측치

에너지분해능은 % 분해능(resolution: R)을 통해 방사선계측기의 에너지분해능의 능력을 판단할 수 있는데 다음과 같이 정의되고 있다.

$$분해능(\%) = \frac{FWHM}{E_0} \times 100$$

예) 137Cs를 Ge(Li) 검출기로 측정하여 FWHM이 30 keV인 경우 분해능은 ? (광전피크 에너지는 662 KeV임)

$$\frac{30}{662} \times 100 = 4.53\%$$

에너지분해능의 척도를 나타내는 반측치(FWHM)는 하나의 인자에 의해 결정되는 것이 아니라 다양한 인자들에 의해 결정된다.

5. 방사선 계측의 통계

1) 계측치의 통계오차

방사선의 계측에는 반드시 통계오차가 따른다. 일정시간내의 계측값(x)는 각 측정값에 따라서 조금씩 다르지만 평균값($\overline{x}$)은 푸아송 분포(poisson distribution)를 나타낸다. 이 변동의 정도를 나타내는 것이 표준편차(standard deviation: SD)이다. 여기에서 1회로 x 계측을 얻었을 때 $\overline{x}$는 명확하지 않지만 $x = \overline{x}$ 라고 생각되기 때문에 보통 정확한 계측값을 $x \pm \sqrt{x}$으로 표시한다.

따라서 계측의 정도를 높이기 위해서는 좋은 검출기를 사용하지만 계측시간을 길게 하는 연구도 필요하다.

2) 배후방사능(Background)의 고려

배후방사능은 일반적으로 자연의 방사성핵종과 우주선 또 광전자증배관의 열잡음에 의한 자연계측이 포함되기 때문에 이것을 빼지 않으면 안 된다. 검체의 계측을 A, 배후방사능계측을 B로 하면 참값 계측은 $\mathrm{A-B \pm \sqrt{A+B}}$ 이다.

6. 개인 방사선 선량계

방사선의 선량률 측정은 주변에 있는 환자나 방사성물질이 오염된 것으로부터 작업종사자를 보호하는 데 있다. 또 사람이 작업을 하거나 주거하는 환경의 방사선오염이나 방사성물질로 인한 오염 정도를 일정 한도 이하로 유지하여, 방사선작업자나 일반인이 불필요한 피폭

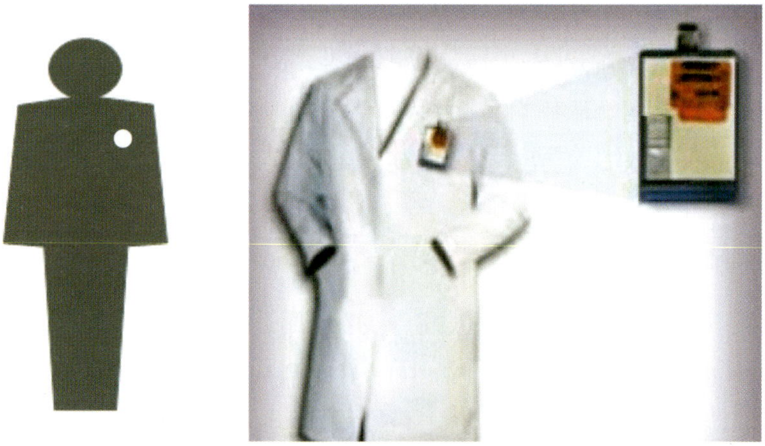

그림 5-4. 개인방사선선량계 착용 위치

을 피하고, 허용된 이상의 피폭이 일어나지 않도록 오염을 측정하는데 있다. 사용목적에 따라 오염관리용 측정기는 개인용과 일반용으로 나눈다.

방사선작업종사자는 법적으로 개인피폭관리기기(열발광선량계, 광자극발광선량계, 필름뱃지)를 1개 이상 착용하여야 한다. 보조선량계로 포켓선량계, 경보(alarm)선량계, 반지(ring)뱃지 등이 있다.

착용 위치는 통상적으로 **그림 5-4**와 같이 왼쪽 앞 가슴 주머니에 착용하며 개인선량계는 방사성물질이 있는 곳에 보관해서는 안된다. 방사선작업자에게 개인선량계 지급은 방사선안전관리실에서 방사선작업자의 개인피폭관리기기를 분기마다 수거하여 측정실로 보내고, 새로운 개인피폭관리기기를 다시 나누어 주며 측정값은 기록하여 영구 보관한다. 필름뱃지와 포켓선량계의 비교는 **표 5-2**와 같으며, 열발광선량계와 광자극발광선량계의 비교는 **표 5-3**과 같다.

1) 열발광선량계(Thermo luminescence dosimeter: TLD)

최근 측정기의 발달로써 주목을 끌게 된 것은 열발광선량계(Thermo luminescence dosimeter: TLD)이다. TLD는 방사선에 조사된 물질을 가열하면 그 물질이 방사선피폭선량에 비례하여 빛이 발생하는 작용을 이용한 것이다.

2) 광자극발광선량계(Optical stimulate luminescence dosimeter: OSLD)

방사선에 의해 생성된 자유전자 또는 정공을 격자결함에 의해 포획중심에 잡아놓고 이것을 일정파장의 광으로 자극함으로서 다른 포획중심에 잡혀있던 일부 자유전자 또는 정공이 재결합시킬 때 발광이 방출되고 이 발광을 측정하여 선량을 산출하는 측정기를 말한다.

3) 필름뱃지(Film badge)

방사선 작업기간 각 개인이 받은 방사선량을 방사선필름의 흑화정도를 측정함으로써 피폭선량을 알 수 있는 개인방사선 방호감시기구이다. 이때 입사 방사선의 선질을 뱃지 자체로 결정할 수 있도록 뱃지 안에는 **그림 5-5**와 같이 4개의 창을 만들어 4종류의 여과판이 끼워져 있다.

표 5-2. 필름뱃지와 포켓선량계의 비교

구분	필름뱃지	포켓선량계
장점	기록이 영구보존된다. 가볍고 착용이 간단하다. 충격에 강하다.	직접 판독할 수 있다. 방향에 영향이 적다. 온도습도에 영향이 적다.
단점	방향에 따라 오차가 생긴다. 에너지 의존성이 크다. 온도 습도의 영향을 받는다.	충격에 약하다. 보존이 안된다.

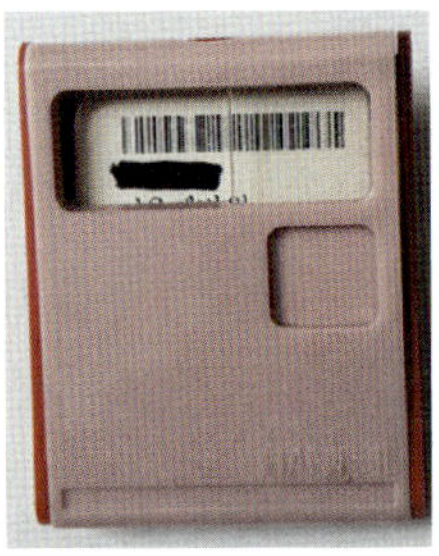

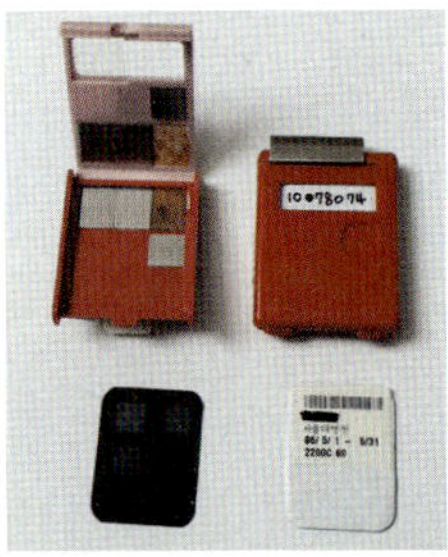

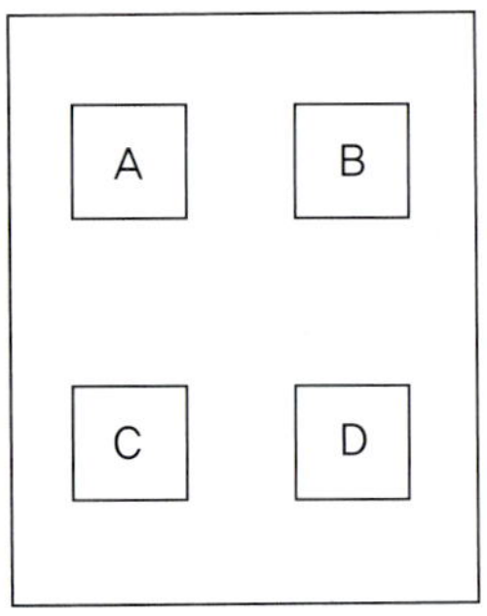

A : 0.6 mm 납판 + 0.4 mm의 알미늄판
B : 0.2 mm 구리판 + 0.8 mm의 알미늄판
C : 1.0 mm의 알미늄판
D : 여과판이 없다.

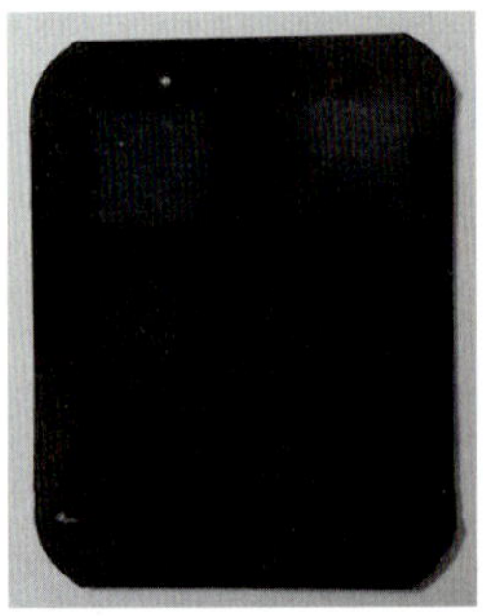

그림 5-5. 필름뱃지

표 5-3. 열발광선량계와 광자극발광선량계 비교

구분	열발광선량계(TLD)	광자극발광선량계(OSLD)
측정범위	0.1 mSv - 10 Sv	0.01 mSv - 10 Sv
검출한계(LLD)	0.1 mSv	0.01 mSv
특성	10%	5%
선량직선성	1.00(오차 ±0.1)	1.00(오차 ±0.02)
오차	0.01 0.05	0.01 0.01
사용환경	온도, 습도	영향 없음
반복측정	불가능	가능
누적선량	불가능	가능
방향의 의존성	우수	양호

4) 포켓선량계(Pocket dosimeter)

작업하면서 방사선 조사선량을 간단히 알 수 있는 기구로서, 작업 중 신체일부에 부착할 수 있게 만든 만년필형으로 되어 있다.

5) 개인방사선선량계

개인방사선선량계는 다음 **그림 5-6**과 같은 것들이 있다.

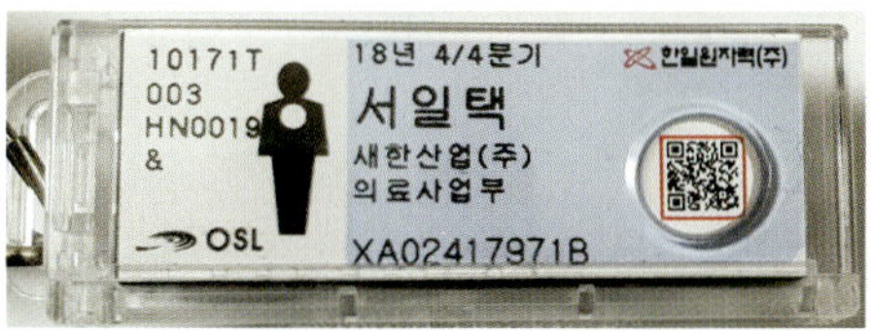

광자극발광선량계(OSLD)

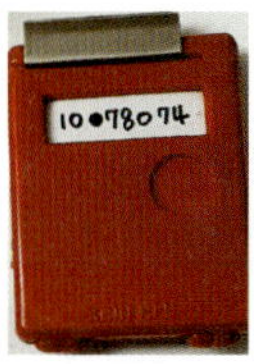

필름뱃지

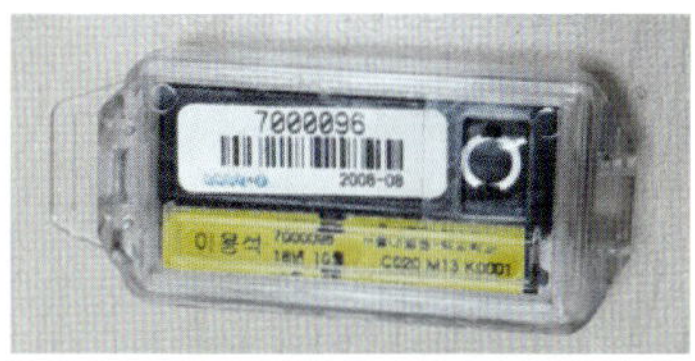

열발광선량계(TLD)

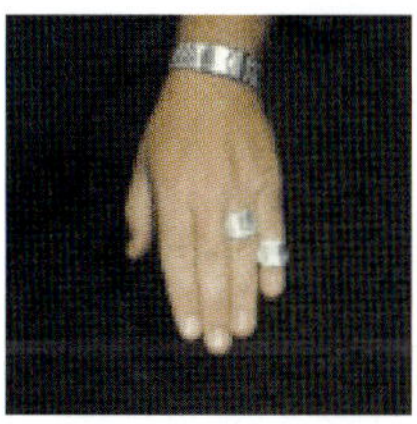

반지(ring) 뱃지

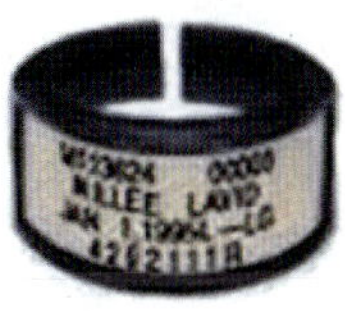

반지뱃지

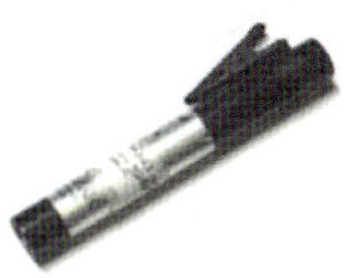

포켓선량계

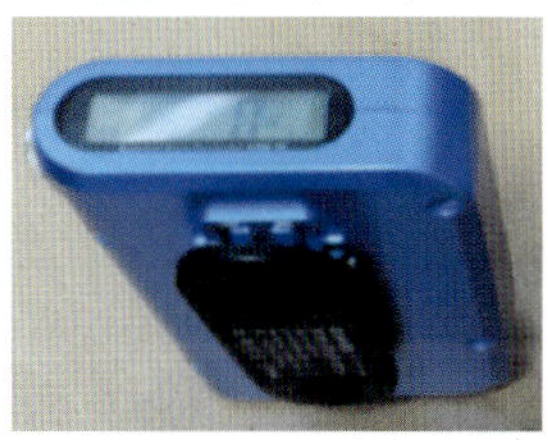

경보(alarm)선량계

그림 5-6. 개인방사선선량계

7. 환경 방사선 측정기

일반 환경 오염측정을 위한 측정기에는 GM계측관(GM counter), 전리함(ionization), 비례계측관(proportional counter), 섬광검출기(scintillation detector), 기체유입(gas flow), 반도체검출기(solid state detector) 등이 있으며 일반적으로 검출기부 → 전자회로부 → 측정계기부 그리고 전력공급부 등으로 구성되어 있다.

1) 방사능측정기(Survey meter)

방사능측정기에 대표적인 것으로는 가이거뮬러계측기(Geiger Muller counter: GM)로 GM 영역에서는 방사선의 입사에 따라 생긴 기체이온은 다른 기체분자에 충돌해서 2차, 3차 이온을 만들어 방전을 일으킨다. 이 결과 1차 전리의 양에 관계없이 일정한 높이를 갖는 펄스를 얻을 수 있다. 따라서 GM관은 방사선의 수를 계측하는 검출기이며 에너지 측정에는 사용할 수 없다.

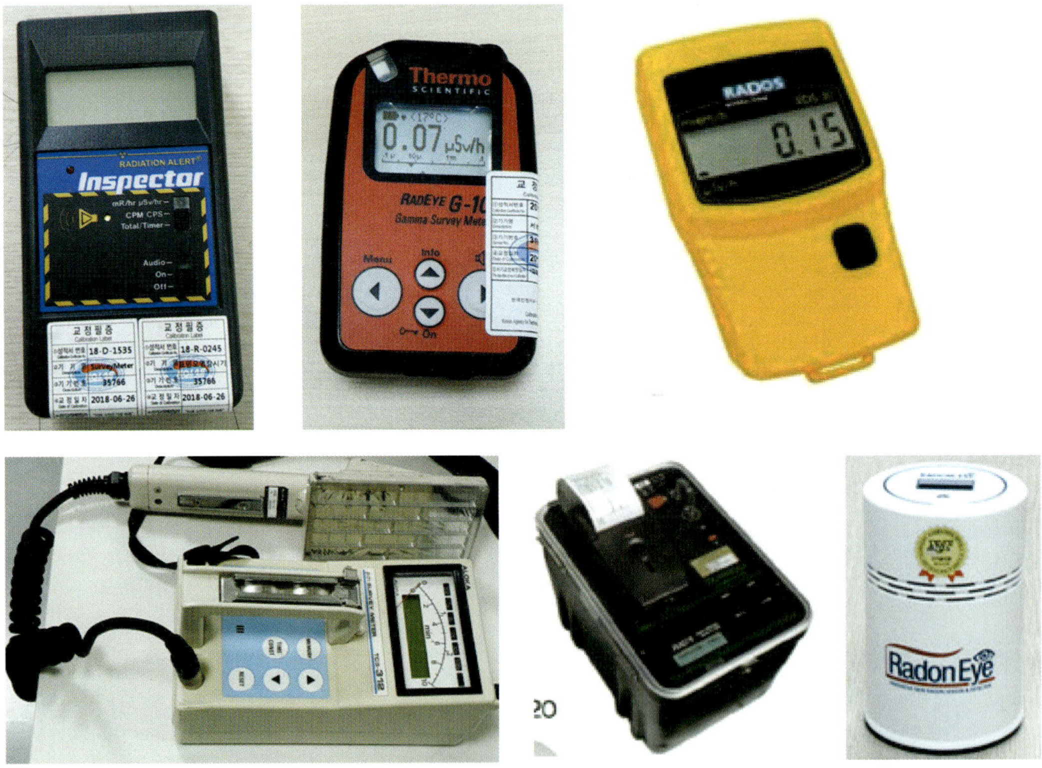

그림 5-7. 방사능측정기

구조는 **그림 5-8**과 같이 원통형의 음극과 텅스텐선의 양극으로 이루어지고, 1/10기압 정도의 Q가스(헬륨 99%, 이소부탄 1%) 혹은 PR 가스(알코올 90%, 메탄 10%)로 봉합되어 있으며 스텐레스 상자 혹은 얇은 운모의 창으로 되어 있다. 계측율은 감마선에서는 1~2%로 낮지만 유효체적내에 들어온 베타선에서는 100%이다.

계측율과 전극전압과의 관계는 GM관의 고원부(plateau) 특성이라 부르며, **그림 5-9**와 같이 약 1,000V 정도에는 거의 일정의 계측율을 나타내는 고원부 영역이 있고, 이 범위내에서 동작전압을 설정한다.

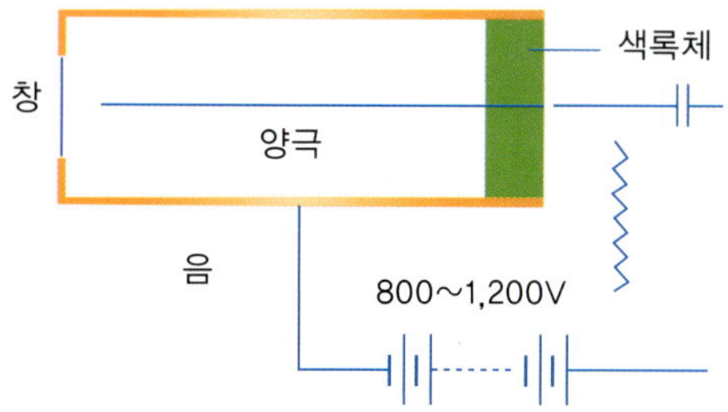

그림 5-8. 광전자증배판

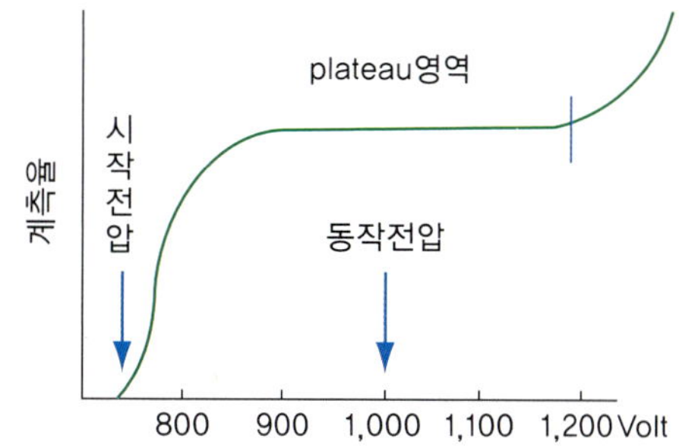

그림 5-9. 계측율과 전극전압

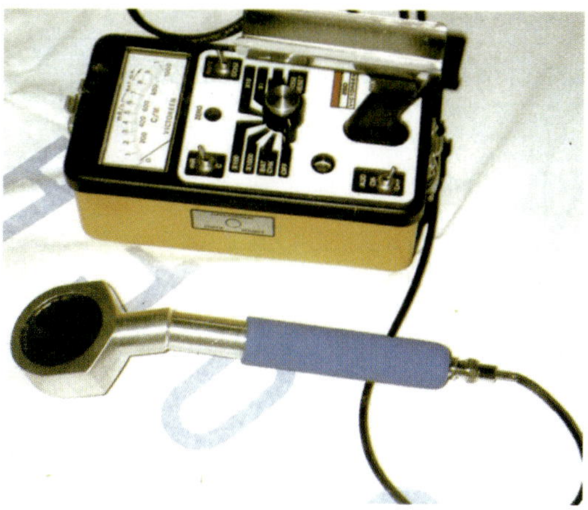

그림 5-10. 가이거뮬러계측기

제6장

감마선계측기 (Gamma counter)

방사면역측정법(RIA)에 많이 이용되고 있는 방사성핵종에는 옥소(^{125}I)와 코발트(^{67}Co)가 있으며 대사측정으로 철(^{59}Fe)이 있으며 감마선을 방출하고 있다. 이들 핵종이 가지는 방사선(주로 감마선)의 고유 에너지(MeV 또는 keV)는 각각 다르다. 각 핵종이 방출하는 방사선을 계측하기 위해서 감마선계측기를 사용하는데 구성은 다음과 같다. 선원 → 방출(감마선) → NaI 섬광체 → 광전자증배관 → 증폭기 → 파고분석기 → 표시부

방사성핵종에서 방출한 감마선은 섬광체내에서 광전효과, 컴프턴산란, 전자쌍생성에 따라 2차 전자로 바뀌고, 어떤 종류의 섬광을 내어 같은 섬광체내에 미량 혼합하여 존재하는 NaI(T)에 따라 파장이 길게 된다. 다음에 광전자증배관에서 증폭된 전기에너지는 파고분석 형성회로에서 펄스신호로 바뀌고 최종적으로는 표시부상에 계측값으로서 읽을 수 있다. 감마선계측기의 관리면에서 일반적으로 문제가 되는 것은 장치 자체의 구성이 복잡한 점이나, 에너지의 교정과 카이제곱검사 및 배후방사능을 정기적으로 측정하면 장치의 보수를 겸한 관리를 비교적 쉽게 할 수가 있다.

감마선계측기는 3 cm 정도의 NaI(TI) 결정 우물형으로 구성되어 그 가운데 검체를 넣은 시험관 등을 삽입해서 측정할 수 있다(**그림 6-1**). 검체에서의 감마선은 4π의 입체각으로 섬광체에 입사하기 때문에 검출효율이 좋으며 혈액, 소변의 미량인 방사능 측정에 좋다. 여러 개의 검체 측정에서는 액체량을 일정하게 하지 않으면 기하학적 조건에서 검출 효과가 변하기 때문에 주의가 필요하다.

이것은 베타선도 계측할 수 없는 것은 아니지만 섬광체를 밀봉하고 있는 알미늄판을 통과하는 감마선이 주된 대상이 된다. NaI(Tl) 결정의 특징은 감마선에 대해서 검출효율이 높은 것과 발광량이 크고, 또 빛의 양과 섬광체에서 잃은 감마선 에너지와의 비례성이 뛰어나다. 섬광의 감쇠시간은 10^{-8} sec 정도로 짧고 시간적 분해능도 좋다. 섬광은 광전자증배관을 통

과함에 따라 광량에 비례한 크기의 전기적 펄스로 바뀐다.

검출기 부위에는 배후방사능을 줄이기 위해서 납으로 차폐(shield)되어 있다.

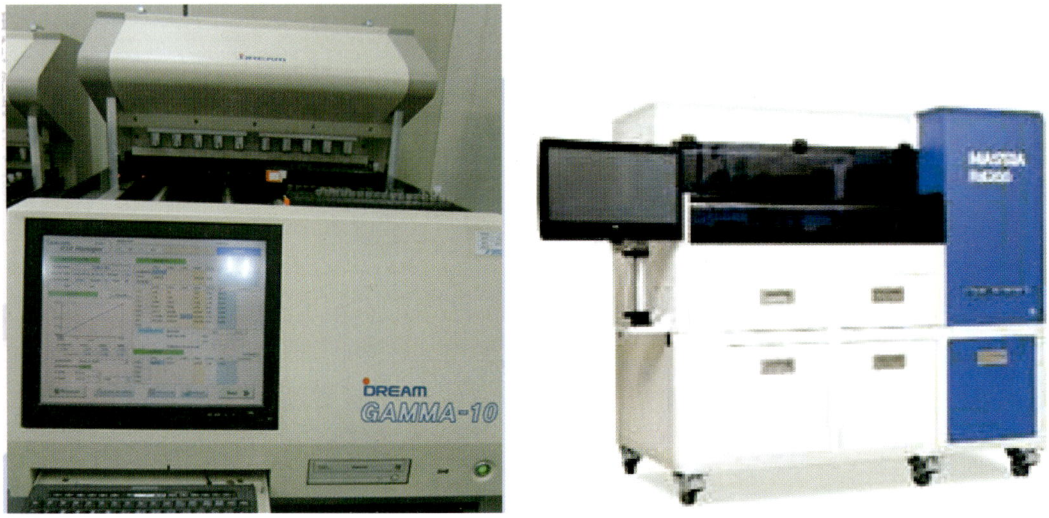

그림 6-1. 감마선계측기(Dream Gamma-10과 Massia R4200)

1. 측정원리

1) 흡수과정

하전입자 방사선이나 전자파방사선이 섬광체(NaI(Tl) crystal)에 입사되면 전리 및 여기작용을 통해서 갖고 있는 에너지를 모두 섬광체에서 발산하므로 흡수된다.

2) 섬광과정

섬광체에 흡수된 에너지는 열에너지와 빛으로 나타나는데 발광효율은 1 광자에 30 eV 정도로 이때 미량의 불순물은 발광중심으로 작용한다.

3) 섬광의 전기적 펄스 전환

섬광체에서 발생된 빛이 광전자증배관의 광전음극관에 조사되면 광전효과에 의한 광전자가 방출되고 다이노드에서 증배되어 양극관으로 들어가 전하펄스를 만든다. 이때 전하의 총량은 섬광체속에서 소비된 방사선의 에너지에 비례한다.

2. 측정기의 구조

1) 섬광검출기

(1) 섬광물질의 발광원리

흡수된 방사선 에너지의 일부를 가시광선 영역의 빛으로 변환하여 내보내는 성질이 있는 물질을 섬광물질(scintillator)이라 한다. 섬광물질은 고체, 액체, 기체 형태의 것이 있으며 유기물질이 있는가 하면 무기물질도 있다. 대개 액체 섬광물질로 사용되는 것들은 유기섬광물질을 적절한 유기용매에 녹인 것이다.

섬광검출기란 섬광물질에서 방출되는 빛으로 방사선을 검출하고 빛의 양으로 에너지를 측정하는 것이므로 이상적으로는 다음과 같은 특성을 가져야 한다.

* 하전입자의 운동에너지를 빛으로 변환하는 효율이 높을 것
* 광출력이 입사방사선 에너지에 비례할 것.
* 빛의 검출이 용이할 것(가시광선에 대해 투명할 것).
* 필요한 크기로 가공할 수 있는 결정을 얻을 수 있을 것
* 빛이 전반사되는 확률이 낮도록 물질의 굴절률이 유리와 비슷할 것.

아래의 **표 6-1**은 무기섬광물질과 유기섬광물질의 특징을 상호 비교한 예이다. 발광효율은 무기섬광물질의 경우 NaI(Tl)에 대한 발광을 100%로 가정하여 무기섬광물질에 대한 빛의 발광효율을 상대효율로 표시되며, 유기섬광물질의 경우 안트라센(anthracene)을 100%로 가정하여 상대효율로 통상적으로 분리하여 평가한다. 전체적으로 유기섬광물질에 비해 무기섬광물질이 발광효율은 좋으며, 천이속도는 유기섬광물질이 좋기 때문에 빠른 계측에 주로 유기섬광물질이 사용된다. 입사방사선의 에너지와 발광량의 관계를 나타내는 선형성의 경우 무기섬광물질이 유기섬광 물질에 비해 좋은 것으로 알려져 있다.

표 6-1. 섬광체의 특징

구분	무기섬광물질	유기섬광물질
발광효율	높다	낮다
천이속도	느리다	빠르다
선형성	좋다	좋지 않다
종 류	NaI(Tl), CsI(Tl), Lil(Eu) 등	LSC, 플라스틱섬광검출기

(2) 섬광검출시스템

섬광검출시스템은 섬광물질, 광전자증배관, 전치증폭기, 주증폭기, 계측기 등으로 구성된 검출시스템이다. 입사한 감마선과 섬광물질과의 상호작용으로 발생된 빛은 반사체(MgO)에 의해 광음극(photo cathode)으로 모이게 되고 빛과 광음극과의 상호작용인 광전효과에 의해 전자가 발생된다. 발생한 전자는 광전자증배관에서 대략 10^6정도의 증배가 된다.

광전자증배관은 10~14단의 다이노드(dynode)로 구성되어 있고, dynode의 재질은 BeO, MgO 등으로 제작된다. 10단의 다이노드로 구성되어 있는 방사선계측시스템으로 가정 시 동작전압을 700 V를 인가하였을 경우 각 다이노드별 전압차는 약 70 V의 차이를 보이는 것으로 생각하면 된다.

광전자증배관은 지자기 등에 의해 전자의 궤적에 영향(다이노드로 향하는 전자의 방향에 영향을 주어 전자증배 정도가 감소)을 줄 수 있으므로 이를 최소화하기 위해 미세금속(micro-metal) 철과 니켈의 합금으로 자기장차폐(magnetic shielding)가 되어있다. 광전자증배관에서 발생된 펄스 = V(동작전압) × 0.7^N에 비례하므로 안정적인 고전압(high voltage) 공급 장치가 필요하다. 여기서, N은 다이노드의 수를 의미하므로 10단의 다이노드를 갖는다고 가정할 때 발생되는 펄스에 상당한 차이가 있음을 알 수 있으며 이는 섬광검출기의 경우 계측값이 동작전압에 상당히 민감함을 알 수 있다.

1) NaI(Tl) 검출기

NaI(Tl) 검출기는 섬광검출기 중 가장 많이 사용되는 검출기로 발광효율이 매우 높은 특징을 갖고 있다. NaI(Tl) 검출기에는 미량의(0.2% 정도) 탈륨(Tl)을 함유하고 있는데 Tl은 독성이 있어 조해성으로 녹아 흐른 검출기의 경우 취급시 주의가 필요하다. 검출기는 감마선에 대한 검출효율(기체검출기는 감마선에 대한 효율이 보통 1% 미만임)이 매우 크다. 그러나 NaI는 조해성(hygroscopic: 공기중 습기를 흡수하여 자체 분해)이 있으므로, 알루미늄 재질의 용기에 밀봉되어 제작되므로 원천적으로 투과력이 약한 베타선과 알파선과 같은 하전입자의 측정은 불가능하다. 또한 검출기는 기계적, 열적인 충격에 약하므로 방사선측정 과정에서 주의가 필요하다(결정이기 때문에, 깨지거나 갈라짐이 발생할 수 있음).

(1) 섬광체

검출기는 섬광체(scintillator)와 광전자증배관으로 되어있으며 섬광체는 빛의 흡수가 크고 섬광체에서의 방출과 광전면에서 받아들일 수 있는 감도분포가 일치되어야 하고, 발광효율이 균일하고 좋아야 하며, 배후방사능도 적으면서 크기가 큰 단결정이면 좋다.

(2) 무기섬광 검출기

현재 가장 많이 쓰이는 섬광체는 NaI(Tl)으로 장점과 단점은 다음과 같다.

장점

① 옥소는 원자번호(53)가 크고 밀도(3.67 g/cm^3)가 높아서 대부분의 감마선에 대한 검출효율이 높다.

② NaI 결정은 직경과 두께를 임의대로 제작할 수 있다.

③ 탈륨(Tl : 0.1~0.5%) 활성제를 첨가하여 수십 배의 발광효율을 높일 수 있다.

단점

① 온도의 변화(2~5℃/시간)에 약하다.

② 습도의 변화에 약하므로 보통 알루미늄 용기에 밀봉되어 있다.

2) 광전자증배관(Photomultiplier tube: PM tube)

광전자증배관은 **그림 6-2**에서 보듯이 미약한 빛을 광전자증배관 효과에서 광전자로 바꿔고, 약 100V의 전위차를 가진 10단계의 다이노드(dynodes)에 따라 2차 전자의 수를 100만배 정도 증폭하는 진공관이다. 인가전압은 1,000볼트 정도이지만 약간의 전압변동에도 증폭률은 크게 변화하기 때문에 안정된 전압의 전원이 필요하다. 즉 결정으로부터 나온 빛에너지를 증폭하는데 있다.

(1) 광전음극관(Photocathode)

스칸듐(scandium: Sc)과 안티모니(antimony: Sb)의 극히 앏은 반투명피막을 중첩시켜서 석영창의 내측에 중첩시킨 것으로 여기서 빛을 받아서 광전효과에 의해 광전자가 발생한다.

(2) 다이노드(Dynode)

2차 전자증배관으로 보통 10단 이상 있으며 각 단마다 인가전압을 증가시켜 주면 전자의 가속과 접속을 한다. 따라서 고도의 안정된 전원이 요구된다.

(3) 양극(Anode)

수집전극은 증가시킨 전자를 수집한다.

그림 6-2와 같이 결정으로부터 발광된 빛의 강도는 결정체에 입사되는 감마선의 에너지에 정비례하고, 광전면으로 방출된 전자의 수는 결정체에서 받아들인 빛의 강도에 정비례하며, 파고는 최종 다이노드에서 받아들인 전자수에 비례한다. 결국 광전면에 의해 방출된 전자의 수와 관계가 있다.

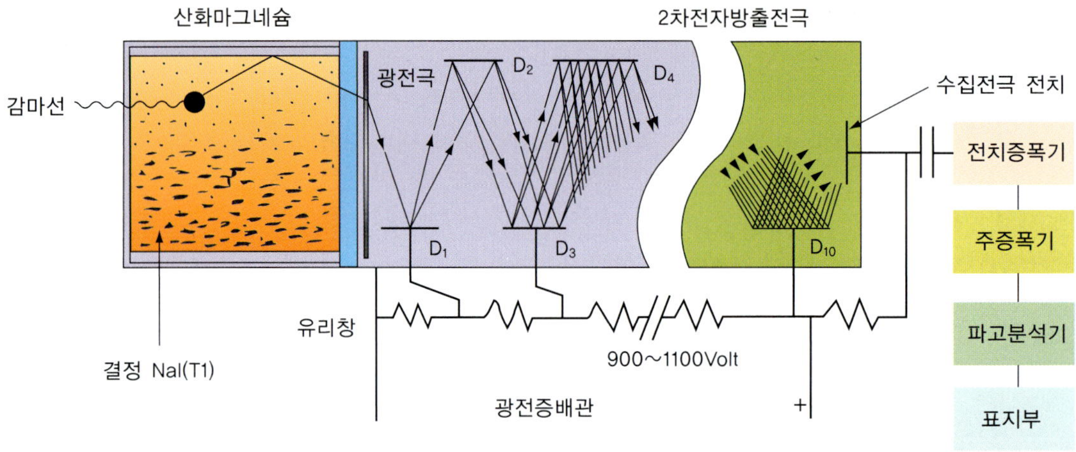

그림 6-2. 검출기 광전자증배관

3) 고전압(High voltage)

광전자증배관에 전자의 증폭을 위해서 각 단에 균등하게 약 900~1,100 볼트의 고전압을 공급해야만 한다. 이 전압에 따라 2차 전자의 수가 직접 좌우된다.

4) 증폭기(Amplifier)

검출기 뒤에는 증폭기가 있어 검출기에서 발생된 전기신호들이 수만 배까지 증폭되며 이 전기신호들이 증폭기를 지나는 동안 전압파로 변하게 되며, 이 전압파들의 높이를 일정한 비율로 증폭시키거나 또는 감소시킬 수 있도록 하는데 보통은 계측 이득을 위해 낮은 에너지를 증폭시켜서 측정한다.

[보기] 표시 : 32, 16, 8, 4, 2, 1 또는 4, 2, 1.0, 0.5, 0.25로 한다.

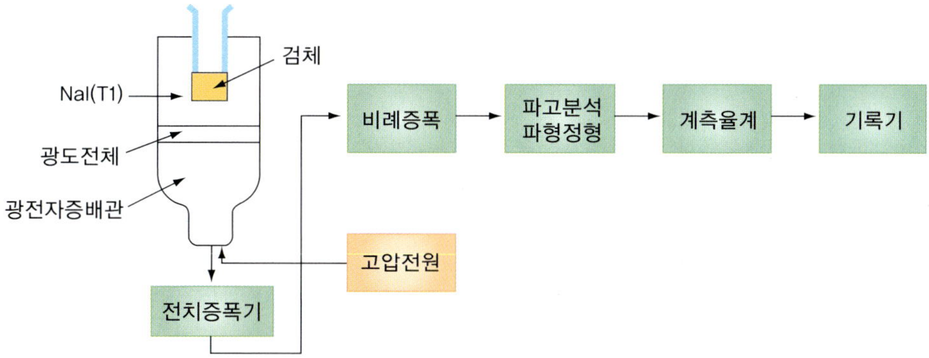

그림 6-3. 섬광검출기의 구조

5) 파고분석기(Pulse height analyzer)

광전자증배관의 출력 펄스 높이(전압)을 분석함에 따라 입사 감마선의 에너지를 알 수가 있다. **그림 6-4** A에서 나타난 크고 작은 펄스 중 파고 분석치 V_1과 V_2 사이에 들어가고 있는 펄스만을 측정하므로, 여기에 해당되는 에너지폭의 감마선만을 선택해서 계측할 수 있다.

섬광계측기에서 단일 에너지의 감마선을 계측하면 보통 **그림 6-4** B와 같이 분포를 얻을 수가 있다. 실제로 감마선의 에너지는 전체 에너지 흡수에 의해서 얻어진 광절정(photo peak)에 해당하고 그 이외의 분포는 컴프턴 반조전자, 후방산란 등이다. 보통 감마선계측에서는 광절정을 계측하도록 창폭을 설정한다.

사용자에 의해 어느 일정한 높이의 펄스들을 선택하고 그 외의 파고의 펄스들을 제거하여 필요한 수준(level)까지 증폭된 신호만 계측할 수 있는 전자회로장치이다.

보통 창(window) 조정은 **그림 6-5**와 같이 최고점 에너지에서 25%인 저 준위(low level)를 뺀 값에 2배를 해준다.

여러 가지 입력 펄스에서 특정 높이의 펄스만을 취하기 때문에 단일채널형과 여러 개의 창을 가지고 동시에 다른 파고치의 펄스를 출력하는 다중채널형이 있다. 용도는 방사선의 에너지 분석에 제한되지 않고 광범위하게 사용하고 있다.

6) 기록 장치(Recording system)

출력신호를 계측기록하는 장치로써 컴퓨터를 사용하여 자동적으로 전산처리되어 프린트되고 있다. 실제로 방사면역측정법의 경우 표준곡선까지도 자동적으로 그려져서 검사가 얻으려는 미량물질의 측정값들이 프린터를 통하여 기록되고 있다.

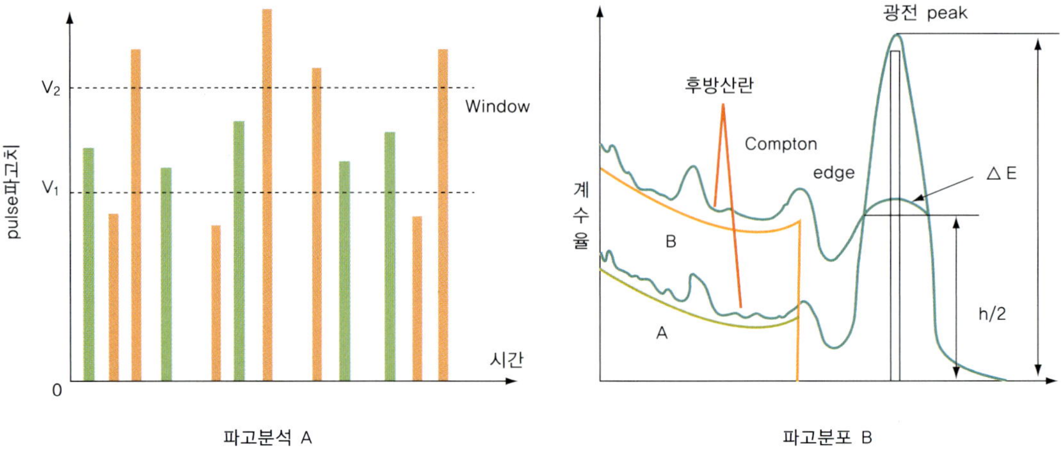

그림 6-4. 파고분석기 창(window)폭에 들어온 펄스만 계측

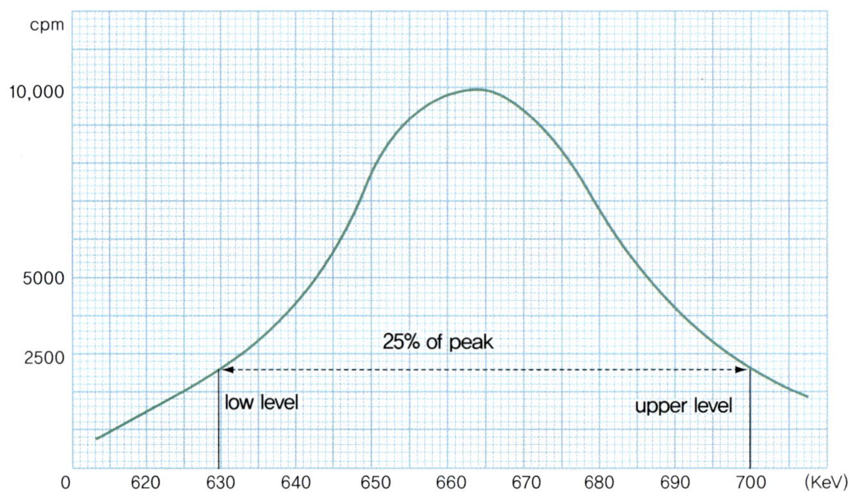

그림 6-5. 창(window)의 조정

7) 우물형 섬광검출기(Well type scintillation counter)

우물형 섬광검출기가 사용되는 분야는 주로 핵의학, 핵화학 분야에서 사용하는 검출기로 인체의 배설물이나 혈액 등의 검체를 시험관 또는 병에 넣어 방사능을 측정하는데 적합한 검출기이다. 검출기는 실린더형의 검출기에 비해 액체검체의 측정이 용이할 뿐만 아니라 검체를 계측기의 내부 벽면에 위치시켜 방사선을 측정할 수 있는 관계로 기하학적 측정효율이 매우 높은 특징을 갖고 있다.

우물형 섬광검출기의 구멍은 **그림 6-6**과 같이 결정의 중심에 위치하는 표준형이 많으며 변형형, 대향형 등이 있다. 표준형은 검체의 용량이 커짐에 따라서 같은 값이 검체보다도 측정 중심의 위쪽으로 이동하기 때문에 계측효율이 나쁘게 되어 단위 용적당의 계측율은 점차로 적어진다. 변형형은 적당한 지지 용구를 사용하여 검체중심을 우물의 중앙에 합치도록 하면, 1~3 cm^3 정도까지는 용량에 비례하여 계측율은 증가하여 단위 용적당 계측값은 변하지 않는다. 대향형에서는 측정용량의 크기와 관계없이 단위 용적당의 계측값은 대체로 변하지 않는다.

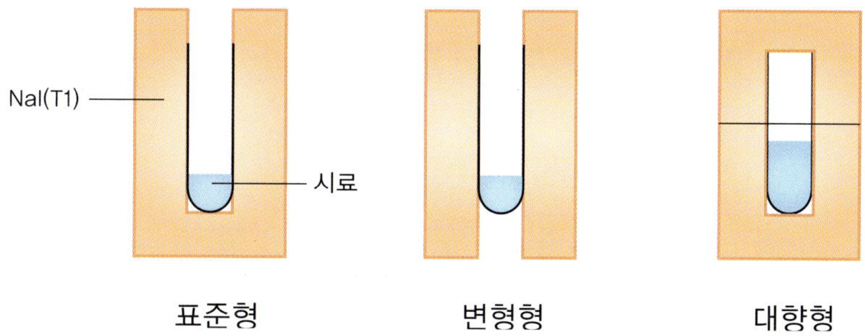

그림 6-6. 우물형 섬광검출기 내부

3. 점검 사항

1) 에너지 분해능(Energy resolution)

에너지 분해능은 광전자증배관의 증폭비율의 통계적 변화에 따라 10% 정도로 하고 있다. 또 큰 결정의 섬광체에 의한 것은 검출효율이 높게 되고, 또 컴프턴 산란광자의 결정이 포함되는 확률이 적기 때문에 광절정(photopeak)의 점유비율도 크게 된다.

최고 계측값의 50%를 계측한 고 준위에서 저 준위를 뺀 값을 최대 에너지로 나누어 백분율을 구한다. 반측치(full with half maximum: FWHM)를 구한다.

$$분해능(R) = \frac{\Delta E}{E} \times 100\%$$

2) 계측기 계측효율(Count efficiency)

계측기가 입사된 방사능을 얼마나 계측하였는지를 알아보는 효율이다.

$$계측효율(\%) = \frac{분당\ 계측값(cpm)}{분당\ 붕괴값(dpm)} \times 100 = 60 \sim 70\%$$

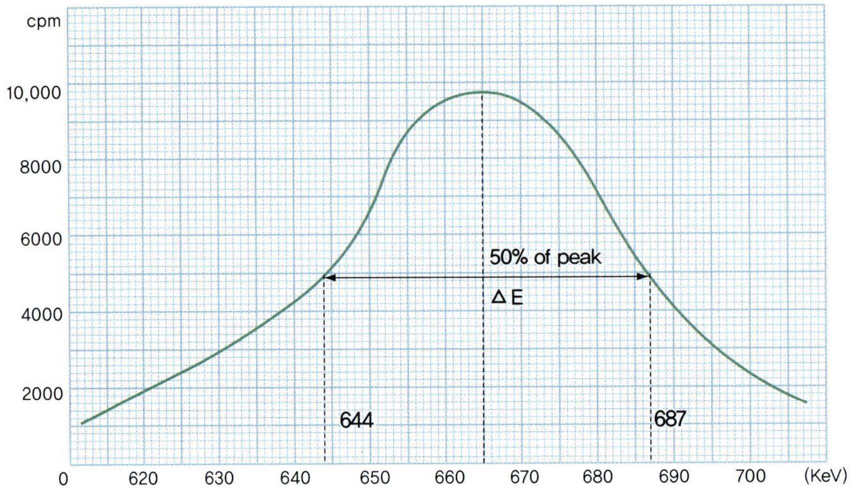

$$\text{에너지분해능\%} = \frac{(687-644)}{665} \times 100 = 6.4\%$$

그림 6-7. 에너지 분해능

물론 효율은 100%이면 가장 이상적인 것이다. 섬광계측기의 성능을 평가하는 기본적인 변수의 하나가 측정효율이다. 효율은 계측기의 입력에 대한 출력의 비율을 정확하게 표시하는 것이다. 바꾸어 말하면

$$\text{효율(\%)} = \frac{\text{출력(output)}}{\text{입력(input)}} \times 100$$ 이다.

이때 입력은 실제의 방사성핵종이 방출하는 방사선의 양이 되고, 출력은 계측기가 보여 주는 방사능측정의 양이 된다. 효율은 다음과 같은 질문에 해답을 준다.

(1) 얼마나 많은 방사선 방출이 일어났는가, 혹은 계측기에 얼마나 많은 방사선 방출이 수록되었는가?

(2) 얼마나 많은 정도의 방사선 방출이 계측기에 수록되지 않았는가?

4. 사용방법

1) 준비와 점검

(1) 충분한 준비시간을 두기 위해서 사용하기 30분 전에 전원을 켜 놓는다.

(2) 계측하려는 핵종의 에너지에 제일 적당한 상태로 설정하기 위해서 최고 에너지의 20% 정도로 창을 맞춘다.

(3) 최고전압을 조절하고 정확한 창을 설정한다.

(4) 계측기의 직선성을 점검하기 위하여 반감기를 알고 있는 핵종을 시간 별로 계측하여 계측값이 반대수 그래프지에서 직선을 이루는가 확인해야 한다. 이때 계측값이 5,000 cpm 이상 20,000 cpm 이하이면 적당하다.

(5) 반감기가 1.7×10^7년으로 길고, 에너지가 ^{125}I와 비슷한 ^{129}I를 표준선원으로 하여 일일 변동과 일차변동을 확인해야 한다.

(6) 계측기에 사용되는 전원은 전용회로를 확보해야 하고, 주위에 전기공사를 할 때에는 계측기를 사용하지 않는다.

(7) 계측기 자체가 핵종에 의해 오염되면 배후방사능을 상승시키므로 주의하고, 원인 불명으로 상승했을 경우에는 섬광체의 손상이나 검출기 내부의 오염일 때는 예비 부품으로 교환하고 교환 후에는 배후방사능 계측값을 확인한다.

(8) 사용 전에는 언제나 배후방사능 계측값을 측정해야 한다.

2) 검체의 계측

(1) 검체의 양이 일정해야만 한다. 검체의 용량이 너무 많으면 계측오차가 커지므로 **그림 6-8**과 같이 적당한 용량으로 조절하고 균일하게 만들어 계측해야 한다.

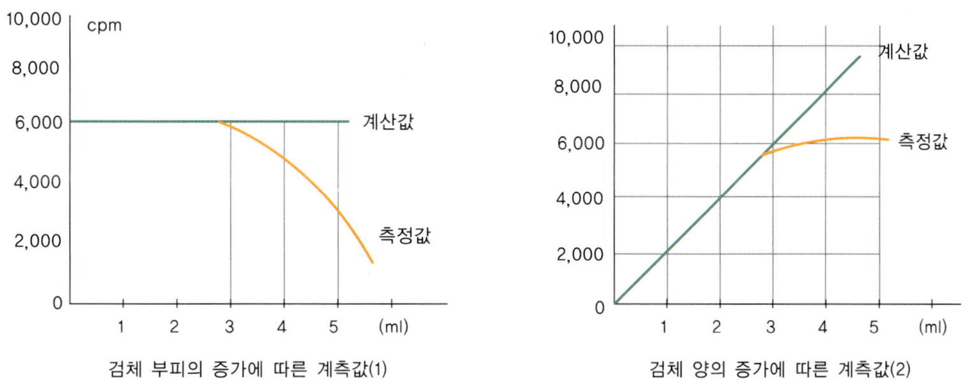

그림 6-8. 검체의 양

(2) 계측에 사용하는 용기가 일정해야 한다. 검체를 담는 시험관은 균일한 플라스틱 제품을 사용하는 것이 좋으며, 유리제품은 감마선을 흡수하는 성질이 있고 두께가 일정하지 않아 오차가 많다.

(3) 계측하는 시험관에서 검체의 위치가 **그림 6-9**와 같이 검출기내의 중앙에 오도록 한다.

(4) 검체의 계측값은 5,000~20,000 cpm으로 하는 것이 좋다.

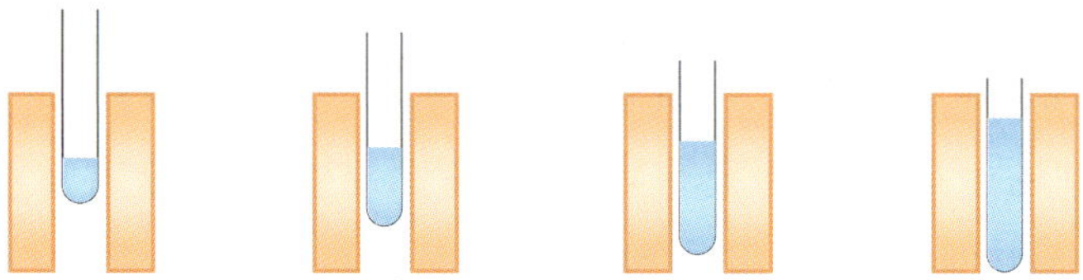

그림 6-9. 검체의 용량에 따른 검출기 내의 위치

5. 에너지의 교정

에너지교정은 계측하려고 하는 핵종을 제일 적당한 상태로 설정하는데 있다.

(1) 단일 peak를 갖고, 알고 있는 핵종을 조정용 선원으로 준비한다.

(2) 선원은 3.7~18.5 KBq의 ^{129}I 같은 에너지가 적고, 반감기가 긴 선원을 측정기의 검출기에 놓는다.

(3) ^{129}I의 광절정(photopeak)인 37 keV를 중심으로 양쪽에 3% 정도 좁은 파고분석기창을 설정한다.

(4) 낮은 설정 값부터 시작하여 최대 계측이 될 때까지 이득조절단자를 조절한다.

(5) 다음 측정 시에 비교하기 위해 설정값을 기록해 둔다.

(6) 증폭기 이득과 고전압 설정은 거의 일정해야 한다. 설정값이 변하는 것은 고전압 공급이나 증폭기 회로의 불안정을 나타내는 것이다. 창 설정값이 점진적으로 변하는 것은 결정 주위의 용접밀폐 결함이거나 섬광체결정과 광전자증배관과의 결합의 결함을 의미한다.

(7) 선원의 1분간 측정값을 구한다. 처음에 선원을 10회 측정하여 방사능붕괴를 교정하여 구한 평균값의 3표준편차 이내에 들어가야 한다.

(8) 만약 3SD를 넘으면 측정을 다시 한 번 시행한다. 두 번째도 넘으면 배후방사능이 증가되어 있나 검사하고 재조정하거나 수리한다.

(9) 이 방법은 옥소(^{125}I), 코발트(^{57}Co) 또는 철(^{59}Fe) 등 다른 방사성 선원에 대해서도 실시한다.

광전자증배관에 전기회로가 접속되어 있는 고전압(high voltage) 다이얼을 낮은 쪽에서 높은 쪽으로 이동시켜 계측율계의 움직임이 최대로 된다고 생각되는 부위에 예비설정을 하고 그 사이에서 고전압의 눈금 간격을 0.2씩 이동하며 계측한다. 계속해서 또 다시 0.2씩 이동하며 계측을 반복하고 이곳에서 계측값이 최대한이 되도록 고전압을 설정하면 그 고전압이 제일 적당한 고전압이다. 정밀하게 계측하기 위해서 2번 이상 반복한다. 보통 에너지교정은 1개월에 1회 정도 실시하는 것이 바람직하다. 또 감마선계측기의 각 부분의 전기적 조정 후 또는 고장 수리 후에는 반드시 고전압 교정을 한다. 조정용 선원으로써 사용되고 있는 핵종에는 테크네슘(^{99m}TC, 141 keV), 옥소(^{125}I, 35 keV) 등도 사용할 수 있지만, 옥소(^{129}I, 37 keV)는 반감기가 1.7×10^7년으로 길기 때문에 감마선계측기 이외의 다른 관리용 선원으로도 사용할 수 있다.

사용시에 주의할 점

(1) 기계작동 준비에 필요한 시간(분)은 검사실 온도에 좌우되는 것을 고려해서 1개월에 1회 정도 점검한다.

(2) 같은 선원을 표준선원으로 하여 기기의 일일변동, 일차변동을 1개월에 1회 정도 파악한다.

(3) 미리 알고 있는 핵종의 물리적 감쇠의 확인 선원으로서는 반감기가 6시간으로 짧은 테크네슘(^{99m}Tc)을 사용하고, 반대수 그래프지에 계측값을 시간이 지남에 따라 표시(plot)하여, 그 직선성이 103부터 105까지 계측값을 확인할 수 있으면 좋은 것이다. 1개월에 1회 정도 정기 점검한다.

(4) 입력용 전원의 안정성 보장은 전기 설치를 할 때 미리 감마선계측기용 전용회로를 확보해 놓는다. 또 설치 주변에서의 전기 기구 사용의 공사를 할 때는 계측을 안하는 것이 좋다.

(5) 배후방사능의 계측은 검사 전 핵종에 의한 오염 유무를 확인하기 위해 매일 측정하고 계측값은 기록하여 보관한다. 원인불명의 배후방사능이 상승했을 때 고전압의 부품이 오래된 것도 있다. 또 검체의 취급부주의에 따른 NaI(Tl) 섬광체의 손상, 계측기 내부의 오염에 의한 배후방사능 상승 시에는 같은 예비품을 항상 비치해 놓고 교환해야 하며, 교환 후에는 반드시 배후방사능이 내려갔는지를 확인한다.

제 7 장
베타선계측기
(Liquid scintillation counter)

액체섬광계측법은 낮은 에너지의 베타선을 측정하기 위해서 개발된 방법으로, 액체섬광계측기(liquid scintillation counter)는 베타선을 측정하기 때문에 일반적으로 베타선계측기라고 한다. 현재 의학적으로 이용되는 주된 베타선 방사체들로 이 중에서 베타 max가 2~300 keV 이하의 비교적 낮은 에너지 베타선을 저에너지 베타방출체라 부르고 있다. 특히 생물학과 의학에 깊은 관련이 있는 것을 열거하면 **표 7-1**과 같이 삼중수소(^{3}H), 탄소(^{14}C), 인(^{32}P), 유황(^{35}S), 칼슘(^{45}Ca), 철(^{59}Fe) 등이다. 이 가운데도 삼중수소(^{3}H), 탄소(^{14}C)는 중요하다.

표 7-1. 베타선 방출 방사성물질

핵종		반감기	주요 베타선 에너지(keV)	핵종		반감기	주요 베타선 에너지(keV)
삼중수소	^{3}H	12.26년	19	유황	^{35}S	87.5일	167
탄소	^{14}C	5,730년	156	칼슘	^{45}Ca	164일	257
인	^{32}p	14.3일	1,710	철	^{59}Fe	44.5일	466

1. 측정원리

액체섬광계측법의 원리는 일종의 섬광계측법이다. 섬광체가 액체이고 검체를 섬광체 속에 녹여서 측정한다. 이 관계는 **그림 7-1**과 같다.

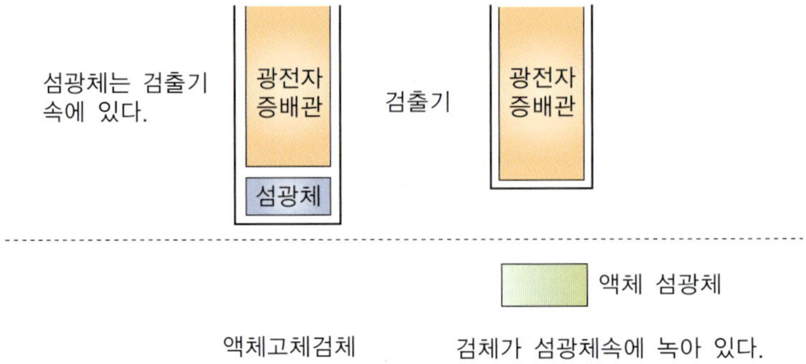

그림 7-1. 감마선계측기와 베타선계측기의 원리 비교

액체섬광체 속에 검체를 용해시키면 검체에서 방출되는 베타선은 여러 방향으로 섬광을 발광시키게 된다. 이 베타선은 섬광체에 도달할 때까지 흡수되는 염려는 없고 측정효율을 높인다.

이상과 같이 생각해보면 낮은 에너지의 베타선이 문제없는 것 같이 보이지만 실제로는 검체를 어떻게 해서 액체섬광체 속에 용해시키는가와 소광(quenching)의 문제 등 여러 가지 복잡한 점이 있다.

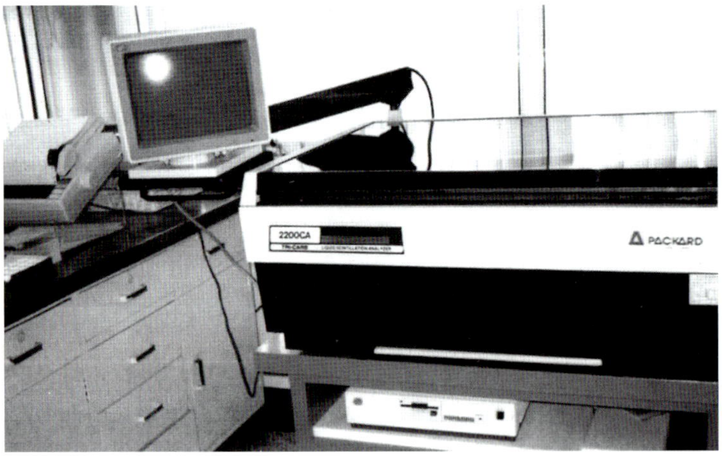

그림 7-2. 액체섬광계측기(베타선계측기)

2. 측정기의 구조

1) 광전자증배관

섬광체에서 발광한 것을 전자의 흐름으로 바꾸고 이것을 10~14단계 증폭작용 시킨다. 액체섬광체는 고체섬광체에 비해 발광률이 나쁘고 발생한 광자의 수는 상당히 적다.

광전자증배관에서 열잡음을 줄이게 하려면

(1) 열잡음이 적은 광전자증배관을 선택하여 사용하고

(2) 광전자증배관은 10℃ 이하로 냉각시키며

(3) 동시계측회로의 사용은 양쪽 광전자증배관에서 동시에 나오는 펄스만을 측정하도록 하고, 어느 한쪽의 광전자증배관에서만 나오는 펄스는 측정되지 않는다.

(4) 열잡음은 무작위적으로 발생하므로 어느 한쪽 광전자증배관의 잡음펄스와 다른 쪽의 그것이 같은 시각에 일어나서 동시 계측될 확률은 아주 적다.

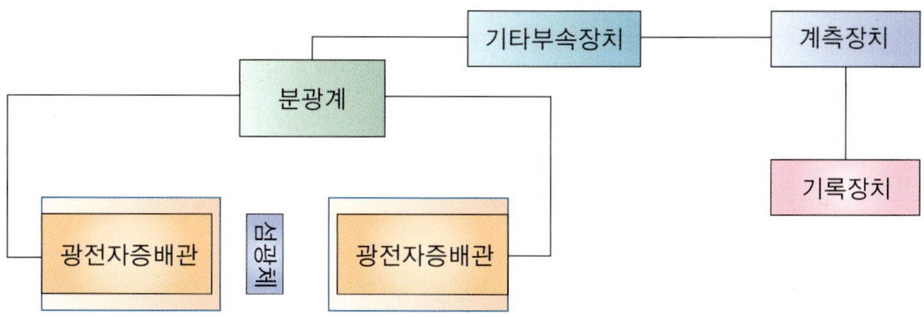

그림 7-3. 베타선계측기의 구조

2) 분광계(Spectrometer)

분광계는 감마선계측기의 증폭기와 파고분석기의 일을 하는 것으로, 광전자증배관에서 증폭되고 동시 회로를 통한 신호의 크기에 따라 분류하는 것이다.

3) 계측장치, 기록 장치 모두 자동화되고 있다.

4) 기타 부속장치

감마선계측기와 다른 것은 외부 표준선원으로 소광(quenching)의 교정을 자동적으로 할 수 있는 부속장치가 있다.

3. 액체섬광체(Liquid scintillator)

액체섬광체는 베타선의 에너지를 받아서 빛으로 바꾸어주는 목적을 갖는 물질이며 유기용매 중에서 여러 가지 섬광물질을 용질로써 용해시키며 이러한 용매와 용질의 선택 등은 다음과 같다.

1) 용질(Solute)

용질은 섬광을 내고 발광된 빛의 파장이 광전자증배관에 발광된 빛의 파장이 광전자증배관에 일치하고 있는 것을 측정하며 효율을 높이는데 중요하다. 이와 같은 목적을 위해서는 2가지의 용질을 사용하는 것이 보통이며 **표 7-2**와 같다.

제1용질 : 용매에서 에너지를 받아서 발광한다.

제2용질 : 광전자증배관의 파장에 맞게 긴 파장의 빛으로 바꾼다.

표 7-2. 용질의 종류

용질의 종류	섬광체 종류
제1용질	PPO, PPP, PBD, buthyl PBD, BBOT
제2용질	POPOP, dimethyl POPOP, bis MSB

2) 용매(Solvent)

용매는 유기섬광체를 녹일 수 있는 용액으로 검체 및 용질의 용해성이 높아야 하고, 화학적으로 순수한 물질이어야 한다. 또 동결점이 낮은 것이어야 한다. 용매의 종류는 **표 7-3**과 같다.

표 7-3. 용매의 종류

용매	어는 점(1℃)	상대적 파고	용해성
톨루엔(toluene)	−95℃	1.00	지용성
키실렌(혼합물)(xylene)	−20℃	0.97	지용성
1.4다이옥세인(1.4 dioxane)	12℃	0.70	지용성

3) 액체섬광체와 검체

(1) 지용성 물질 검체 : 탄화수소, 알코올, 지질, 지방산, 스테로이드

PPO	5 g
POPOP	0.1 g
Triton X-100	333 ml
Toluene	667 ml 잘 혼합하여 1 L되게 녹인다.

(2) 수용성 물질 검체 : 물, 염류, 아미노산, 당

PPO	5 g
POPOP	0.2 g
Naphthalene	60 g
Ethyleneglycol	20 ml
Methanol	100 ml
P-dioxane	880 ml으로 잘 혼합하여 1 L되게 녹인다.

4. 검체(Sample)의 처리법

삼중수소(^{3}H), 탄소(^{14}C) 등의 검체는 이론적으로 측정이 가능하지만 실제로 측정하는 데는 액체섬광체속에 검체를 용해시키지 않으면 안된다. 특히 의학의 분야에 있어서 검체가 복잡하고 방법이 번잡하므로 검체 처리의 단계가 어려운 점이 많다. 이 때문에 검체처리법의 적당한 점을 찾기 위해서 될 수 있는 대로 효율을 좋게 하고 많은 수의 검체를 측정하면서 짧은 시간에 처리하는 방법을 강구해야만 한다.

5. 측정용기

액체섬광계측기에는 **그림 7-4**와 같이 전용 측정용기가 있기 때문에 이것을 사용하면 별 문제가 없다. 측정은 약 20 ml 용량의 유리제품과 합성수지 뚜껑을 한 병을 사용한다. 보통

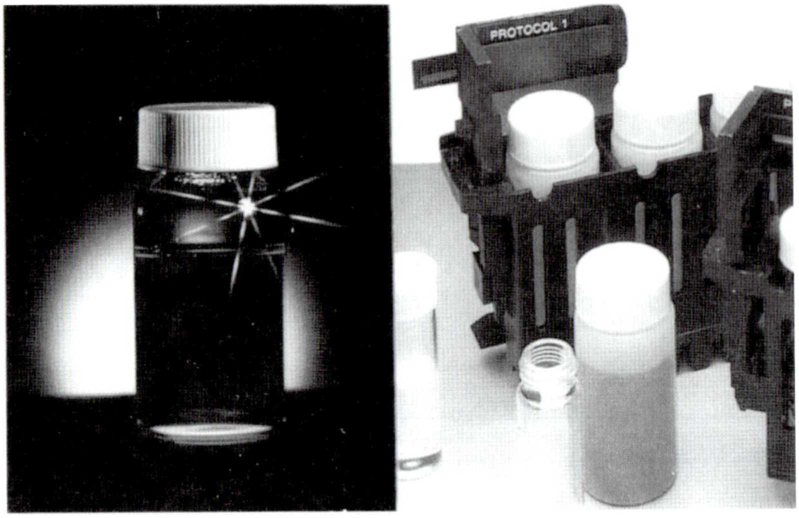

그림 7-4. 베타선 측정용기

의 유리에서는 천연의 칼륨(^{40}K)이 포함되어 있어 천연 방사성원소인 칼륨(^{40}K)으로 인하여 다른 제품보다 배후방사능이 높은 단점이 있다. 그러나 동시회로를 사용하면 교정이 가능하다. 폴리에틸렌 제품의 용기를 사용할 때는 첫째 장점이 배후방사능을 줄일 수가 있다. 이것은 ^{3}H에서 현저하게 나타난다.

6. 소광(Quenching)

용매의 종류나 불순물의 영향으로 섬광체(scintillator)의 발광효율이 저하되는 것을 말한다. 예를 들면, 이론적으로 1분에 10,000 cpm의 검체가 있다고 가정하고 액체섬광계측기의 효율이 50%라면 5,000 cpm으로 계측되어야 하지만 실제는 그 이하로 계측된다. 이것은 용매자신 또는 용매 중의 불순물의 영향과 검체 자체로부터 발광효율이 저하되기 때문이다. 소광은 화학적소광, 색소광, 효소소광, 희석소광, 광학적소광으로 나눌 수가 있다.

1) 화학소광(Chemical quenching)

섬광체 중에 포함된 물질의 화학적 성질에 의해서 일어나는 소광을 말한다. 예를 들면, 방사선 에너지가 용매(solvent)에서 제1용질로 옮길 때 그 사이에 불순물(비형광체)에 의해 선 에너지가 포획되어 비형광물질로 전해진다. 100이라는 선 에너지가 100이라는 빛에너지로 변하지 못하고 그 이하로 떨어지는 현상을 말한다. 화학소광을 일으키는 물질은 알코올, 포화탄화수소, 에텔, 에스텔, 케톤, 아민, 지오펜, 알데히드 등을 열거할 수 있다.

2) 효소에 의한 소광

효소는 용매속에 녹으면 다른 기체(질소)에 의하여 강한 소광을 나타낸다. 실온에서 보통의 공기와 평형에 도달하고 있는 검체도 질소(N_2)를 통과해서 산소를 제거함으로 삼중수소(^3H)에서는 1~2%, 탄소(^{14}C)에서는 3% 정도의 효율을 보인다.

3) 색소광(Color quenching)

섬광체에 착색물질이 존재하면 일단 발광한 섬광이 광전자증배관에 도달하기 전에 흡수가 일어나는 것을 색소광이라 한다. 예를 들면, 베타선 에너지가 빛에너지로 변환하지만 광전자증배관의 감광 파장영역과 일치되지 않아 최종적으로 전기 펄스가 보다 적게 된다. 섬광체액의 파장이 긴 황색 혹은 적색의 영역을 갖는 경우는 단파장쪽에 흡수 스펙트럼을 가지게 되어 PPO의 발광 스펙트럼과 겹쳐 강한 색소광을 보이므로 계측효율은 저하된다. 반대로 섬광체액이 청색을 띠고 있는 경우는 긴 파장쪽에 흡수 스펙트럼을 갖게되어 색소광이 약하게 된다.

4) 희석소광(Dilution quenching)

액체섬광체에 검체 혹은 다른 물질을 첨가함으로써 희석이 된다. 이 결과로써 에너지 전달과정의 능동적인 장해가 생기는 소광을 말한다.

5) 광학적 소광(Optical quenching)

섬광검체 계측병(counting vial)이 얼거나 그 병에 지문 등이 찍혀 빛의 흡수가 일어나는 소광을 말한다.

제 8 장 방사성의약품

1. 방사화학

1) 특징

방사성동위원소가 이용되는 장점은 방사화학 방법으로 아주 적은 양까지 정량할 수 있고, 특히 감마선과 양전자 방출체이면 비파괴 연속정량이 용이하다. 지극히 한정된 특별한 예를 제외하고 방사성동위원소는 그 안정동위원소와 같다. 방사성물질이 있을 때 그 단위질량 중에 있어서 단위시간 내에 일어나는 붕괴수를 그 물질의 비방사능(specific activity)이라 하고 dps/g, GBq/g, dps/mol 등의 단위로 표시된다.

2) 원자로에 의한 제조방법

방사성동위원소를 이용에 적합한 상태로 얻는 방법으로는 표적(target)에 조사하여(원자핵반응에 의해서) 목적의 방사성동위원소를 만들고 그 방사성동위원소를 피사체 표적에서 분리정제하여 그것을 이용하는데 적합한 물리화학적 상태로 조제한다.

따라서 제조과정은 표적 제작, 조사(irradiation), 화학분리, 조제, 표지화합물의 합성, 순도검정으로 된다. 다만 코발트(^{60}Co)와 이리듐(^{192}Ir) 같은 감마선원은 금속표적을 원자로에 조사하면 좋다. 또 중성자(n, r)반응 생성물과 같이 목적의 방사성동위원소가 표적과 같은 원소인 경우는 표적에서의 분리과정은 필요가 없다.

조사(irradiation)에는 원자로 또는 사이클로트론이 사용되고 기타 조사장치에 의한 방사성동위원소의 생산은 지극히 특수한 경우에 한한다.

3) 사이클로트론(Cyclotron)에서 제조 방법

사이클로트론에서 제조되는 방사성동위원소는 크게 2가지로 나누는데 하나는 반감기가 아주 짧은 것을 사용하기 위해서 "내부의(in house)"사이클로트론과 반감기가 어느 정도 길어 멀리 운반이 가능한 동위원소이다.

현재 사이클로트론에서 생산되는 동위원소로 가격이 비싸거나 테크네슘으로 표지가 되지 않는 방사성의약품으로 진단이 안되는 경우에만 국한되어 사용할 수 있는 실정이다.

반감기가 짧은 동위원소는 산소(^{15}O), 질소(^{13}N), 탄소(^{11}C), 불소(^{18}F) 등 양전자를 방출하는 동위원소로 의용생체 사이클로트론을 갖추고 있는 의료기관에서만 사용할 수 있다.

반감기가 긴 동위원소는 코발트(^{57}Co), 갈륨(^{67}Ga), 인디윰(^{111}In), 옥소(^{123}I), 탈륨(^{201}Tl) 등이 반감기가 충분히 길어 먼 곳까지 운반하여 사용하고 있으며 상품화되어 있다.

4) 발생기(Generator)

핵의학에서 체내검사에 가장 많이 사용되고 있는 테크네슘(^{99m}Tc)은 과도평형의 원리를 이용하여 $^{99}Mo/^{99m}Tc$ 발생기로부터 얻을 수 있다. 어미핵종 몰리브댄(^{99}Mo)의 반감기는 67시간이고 딸핵종 ^{99m}Tc은 6시간이다.

5) 방사평형

방사평형은 어미핵종과 딸핵종이 함께 방사성으로 있고, 딸핵종의 반감기가 어미핵종의 반감기보다 짧을 때 어떤 일정시간 후 양쪽의 원자수의 비가 일정하게 된다.

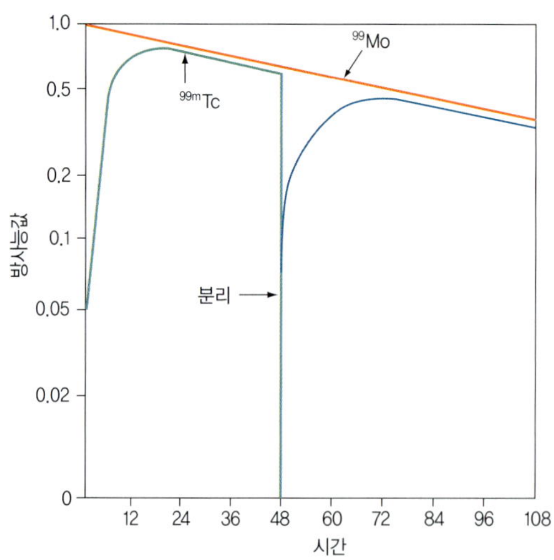

그림 8-1. $^{99}Mo/^{99m}Tc$ 발생기 내에서의 ^{99}Mo와 ^{99m}Tc의 방사능 변화

그림 8-1과 **그림 8-2**는 방사평형으로 딸핵종은 어미핵종의 반감기에 따라서 감쇠하는 현상을 말한다. 발생기는 이 현상을 이용하고 있다.

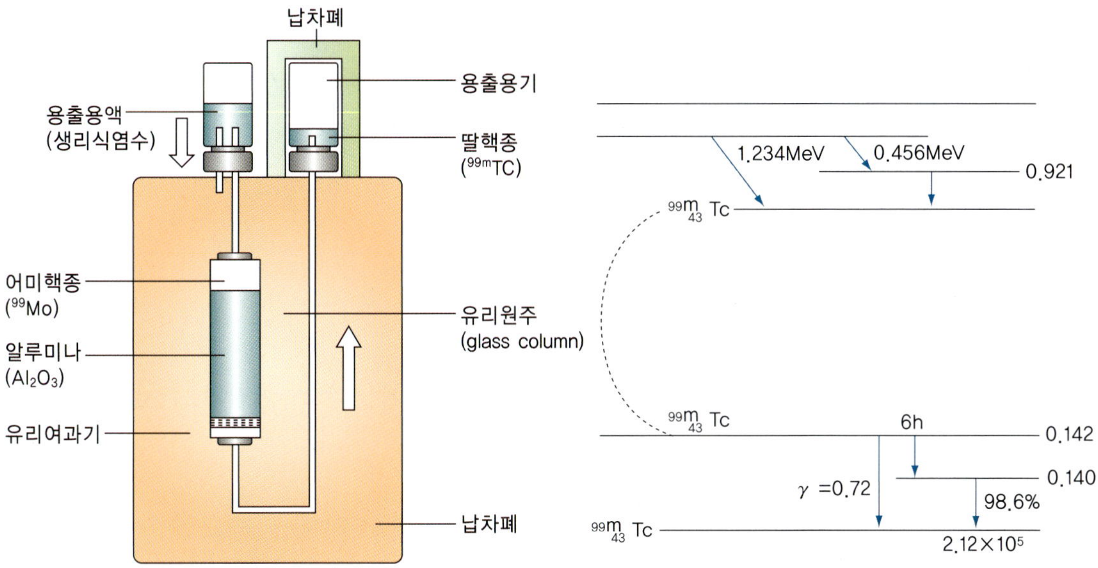

그림 8-2. ^{99}Mo / ^{99m}Tc 발생기(generator)의 구조와 몰리브댄(^{99}Mo)의 붕괴도

2. 방사성의약품(Radiopharmaceuticals)

방사성동위원소를 포함한 의약품을 말하며, 방사성동위원소 및 방사성동위원소 표지화합물이다. 이것은 방사선을 방출할 뿐 의약품과 같은 약리효과는 없다.

1) 구분

(1) 영상(Imaging) 검사용

보통 환자에게 방사성의약품을 투여하여 장기 형태(morphology), 섭취율(uptake), 동태기능(dynamic function) 등을 보거나 치료(therapy)를 목적으로 사용한다. 특징으로 진단에는 감마선을 방출하는 핵종을 주로 사용하고 치료에는 베타선을 방출하는 핵종을 사용한다.

환자의 체내에 투입되므로 방사선피폭이 있어 반감기가 짧고, 투여하는 양은 적을수록 좋으며 법적 규제를 받는다.

요구조건으로는 독성(toxicity)과 항원성(antigenicity)이 없고, 체내에서 분해되거나 발열을 일으키지 않고, 배설의 대사를 미리 알 수 있어야 한다.

(2) 검체(Sample) 검사용

환자에게서 검체를 취하여 방사성의약품과 반응시켜 검체 중의 미량물질을 정량하는 목적으로 사용한다. 특징으로는 저에너지의 감마선을 방출하는 핵종으로 반감기가 조금 길며 사용량이 미량이다. 요구조건으로는 정량하려는 목적 물질과 같아야 하고, 특이반응을 하며, 방사성동위원소표지가 가능해야 한다.

2) 선택의 고려 사항

방사성의약품을 선택할 때는 방사선의 종류, 화학적 형태, 순도, 반감기, 독성 등을 고려해야 한다.

(1) 형태

담체(carrier)는 안정원소와 불안정 동위원소로만 구성되어 있는 것을 말한다. 즉 담체가 적을수록 순수한 방사성동위원소 물질이다.

(2) 순도

비방사능이 높고 방사화학적 순도(purity)가 높아야 한다. 비방사능(specific activity)이란 단위 질량당 방사능량(dps/g, 37 GBq/g, dps/mol, 37 MBq/mMol)으로 표시된다.

(3) 반감기

보통 약품과는 달리 반감기(half life)가 있어 방사능 붕괴(decay)가 일어나 반감기로 인한 사용까지의 기간에 한계가 있어 구입이 용이하고 경제적이어야 한다.

(4) 독성(부작용)

체내에서 독성을 일으키지 않고, 방사선피폭으로 인한 장해가 적어야 하므로 방사능의 사용량은 에너지와 반감기 등을 고려하여 결정한다.

(5) 멸균

감염에 대한 멸균처리가 잘되어야 한다. 열에 안정한 물질의 경우는 고압증기멸균법을 사용하고, 열에 불안정한 물질의 경우는 세공여과법을 사용하는데 필터의 세공크기는 0.45 ㎛ 이하이어야 하고, 정맥 투여 제제인 경우 반드시 0.22 ㎛ 이하의 것을 사용해야 0.3 ㎛ 크기인 녹농균까지 제거할 수 있다.

3) 취급 방법

방사성의약품은 방사선을 방출하므로 원자력안전법에 따라 저장, 분배, 사용하고 폐기하여야 한다.

(1) 먼저 방사성의약품을 확인하고 표지를 붙인다.
(2) 붕괴표(decay chart) 등을 이용하여 방사능의 양을 계산한다.
(3) 보관은 방사선을 차단할 수 있는 용기에 넣어 냉암소에 보관한다.
(4) 사용 시에는 멸균하여 감염 및 오염을 방지한다.
(5) 표시된 유효기간에 따라 사용한다.

표 8-1. 사용 방사성의약품

핵종		반감기	화학식 또는 약품명	응용
인	^{32}P	14.2일	Na_2HPO_4	진성적혈구다혈증의 치료
크롬	^{51}Cr	27.8일	Na_2CrO_4	적혈구 표지
철	^{59}Fe	44.5일	Fe citrate	철대사
코발트	^{57}Co	271.8일	비타민 B_{12}	실링 검사
갈륨	^{67}Ga	78시간	Ga citrate	종양 스캔
테크네슘	^{99m}Tc	6시간	$NaTcO_4$	각종 장기 스캔
옥소	^{125}I	60일	NaI	방사면역측정(RIA)
옥소	^{131}I	8일	NaI	갑상선 기능검사, 치료

3. 방사성의약품의 정도관리

어떤 방사성의약품이 인체에 사용하기에 적당한 가를 알아보기 위하여 화학적, 생물학적, 물리적, 그리고 방사성의 특성을 결정하는 것이다. 이중 방사화학적 순도의 결정은 정도관리

업무에서 가장 기본이 되는 것이다.

방사화학적 순도(purity)라 함은 어떤 방사성의약품이 화학적으로 얼마나 순수한가 하는 것을 말하며, 이를 결정하기 위해서는 표지동위원소와 표지되지 않은 동위원소를 분리하여 각각의 방사능을 측정하여 전체 방사능에 대한 표지방사능의 비를 구함으로써 구해진다. 이때 구해진 값은 90% 이상이 되어야 한다. 표지동위원소와 표지되지 않은 동위원소는 화학적인 성질에서 차이가 있으므로 이의 분리에는 크로마토그라피가 쓰여진다. 순도가 낮은 방사성의약품을 환자에게 투여해서는 안된다. 방사화학적 순도의 저하를 일으키는 요인으로 다음과 같은 것을 들 수 있다.

1) 방사화학적 순도가 저하되는 원인

(1) 여과지를 준비하는 과정에서 손으로부터 지방분 등의 오염된 것 사용

(2) 부적절한 용매의 사용

(3) 다른 테크네슘(^{99m}Tc) 방사성의약품으로 오염된 용매의 사용

(4) 가위, 집게, 여과지 등 기구의 오염

(5) 점적(spot)이 너무 크거나, 과량의 용매 사용으로 인한 용매의 오염

(6) 용매가 휘발하여 위 부분까지 이동하지 못하거나, 용매가 스트립의 끝부분 이상으로 이동

(7) 크로마토그라피 여과지위에서의 테크네슘(^{99m}Tc) 방사성의약품의 재산화

(8) 스트립을 전개시키는 도중에 TLC 탱크를 이동시킬 경우 용매의 이동이 불규칙하게 된다.

(9) 혼합용매를 사용할 경우 각각의 용매가 잘 섞이지 않았거나, 한 용매가 다른 용매에 비해 더 빨리 증발하여 두 용매사이의 농도가 변했을 경우

(10) 크로마토그라피 스트립이 습기를 흡수했을 경우

2) 방사화학적 순도가 낮을 경우의 조치 방법

(1) 정도관리방법을 재검토한 후 정확하고 조심스럽게 크로마토그라피를 다시 한다.

(2) 방사화학적 순도가 계속해서 낮을 경우에는 키트를 버리고 다른 키트를 사용한다.

(3) 만약 같은 로트 번호를 갖는 여러 병이 낮은 방사화학적 순도를 가질 경우 제조회사에 문의한다.

4. 방사성크로마토그라피(Radiochromatography)

1) 크로마토그라피의 개념

크로마토그라피는 물질의 순도를 알기 위해 분리 및 분석의 강력한 수단으로 이동상과 고정상이 있으며, 이동상이 고정상 위를 움직여 가는 것을 전개라 하는데 이 전개에 의하여 물질의 각 성분이 분리된다.

어떤 물질등의 이동상과 고정상은 분배계수의 차이에 의하여 이동상이 움직임에 따라 분리된다. 즉 고정상에 대한 이동상에의 분배계수가 각각 a, b인 두 물질 A, B가 섞여 있다 하고 이동상이 고정상을 따라 움직인 거리를 ℓ이라 한다면 두 물질 A, B가 움직인 거리 ℓA, ℓB는 각각

$$\ell A = a \times \ell$$

$$\ell B = b \times \ell$$

로 나타낼 수 있다.

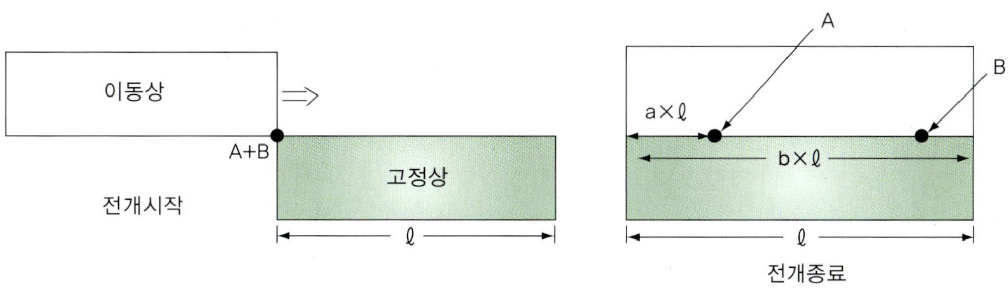

그림 8-3. 크로마토그라피의 원리

2) 크로마토그라피의 종류

이동상과 고정상으로 나누어 액체-고체, 액체-액체, 기체-액체 또는 기체-고체가 있으며 액체-고체 크로마토그라피는 이동상으로는 물, 완충액, 용매(벤젠, 아세톤 등)가 있으며 고정상으로는 종이, 알루미나, 실리카겔, 이온교환수지, 활성탄, 세파텍스 등이 있다. 액체-액체 크로마토그라피는 이동상으로는 유기용매 또는 물이 있으며, 고정상으로는 물 또는 유기용매가 있다. 기체-액체 또는 기체-고체 크로마토그라피는 이동상으로는 질소, 헬륨 등이 있으며, 고정상으로 메틸규소(methyl silicon), Carbowax 등이 있다. 이름으로는 고성능 액체(high performance liquid: HPLC), 종이(paper), 박층(thin layer: TLC), 가스(gas: GC), 칼럼(column) 크로마토그라피로 분류한다.

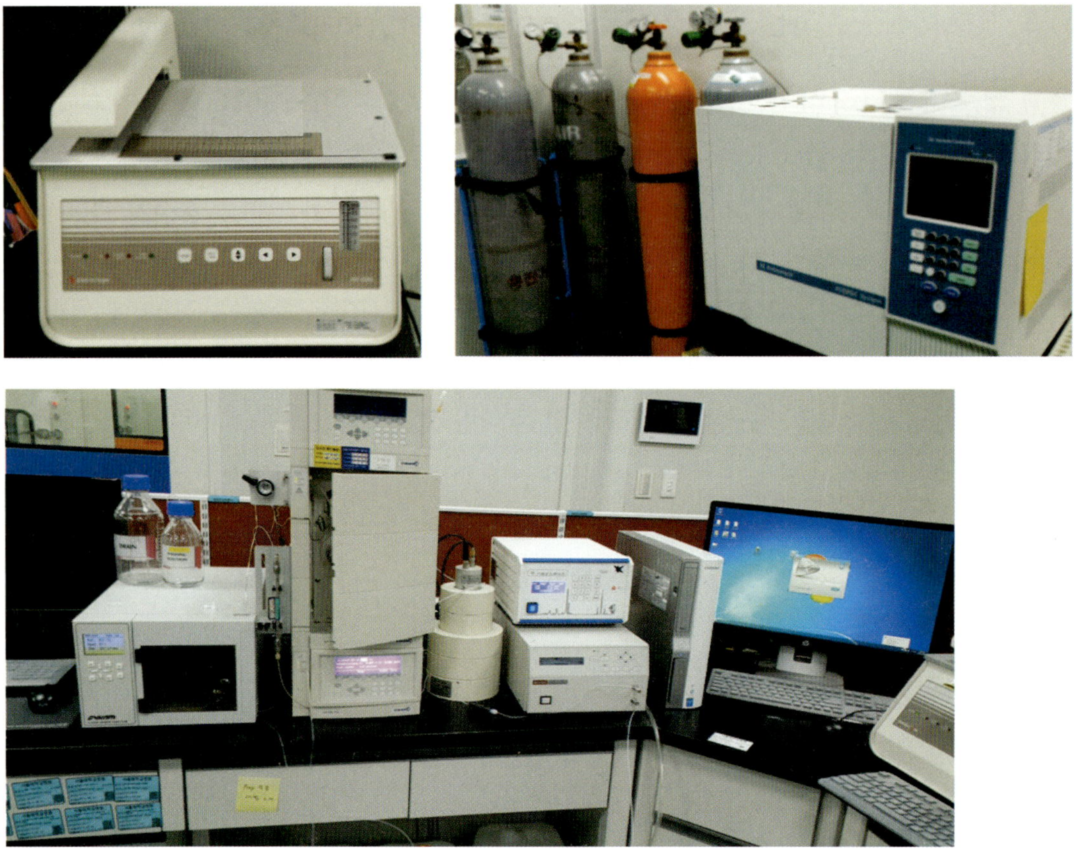

그림 8-4. 크로마토그라피(TLC, GC, HPLC)

3) 종이 크로마토그라피

일반적으로 수행하는 방사성의약품의 방사화학적인 순도측정은 주로 간단하고 저렴한 종이 크로마토그라피 방법을 많이 사용하고 있다.

기기 및 재료는 감마카메라, 감마선계측기, 컴퓨터 시스템, 지지체(와트만 종이, TLC) 1×7 cm, 용매(아세톤, 생리식염수, 85% 메틸알코올), 기타 비품(모세시험관, 알코올램프, 테이프, 가위, 온도계, 초시계, 연필, 필름 등)이 필요하다.

4) 전개방법

고정상으로 폭 2 cm에 길이 10 cm 되는 와트만 종이의 2 cm 되는 곳에 표지방사성동위원소를 떨어뜨리고, 용매에 담기어서 유리형과 결합형을 분리시킨다.

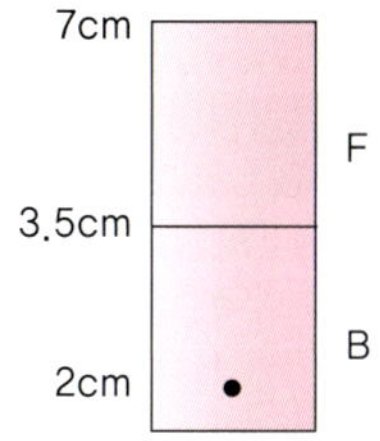

$$\text{유리형} = \frac{F}{F + B} \times 100$$

$$\text{결합형} = \frac{B}{F + B} \times 100$$

그림 8-5. 상승전개법의 원리

전개 결과는 유리형(free form)과 결합형(bound form)으로 이루어지며, 표지효율은 약제가 떨어뜨린 곳에 있는 것과 용매전단까지 올라가는 형태가 있기 때문에 방사성동위원소와 결합시킬 약제의 약리적성질을 잘 알아야 한다.

(1) 우선 알코올램프를 이용하여 모세시험관을 달구어서 가늘게 만든다.

(2) 전개시킬 병 또는 시험관속에 용매(생리식염수, 아세톤, 85% 메틸알코올 등)를 각각 1 ml을 분주한다.

(3) 표지반응이 끝난 방사성의약품을 모세시험관에 취하여 고정상(종이, TLC 등)의 하단 2 cm에 점적한다.

(4) 전개시킬 병 또는 시험관속에서 5분 동안 전개시킨다.

(5) 전개가 완료되는 것을 확인하고, 각 실험실의 실정에 맞는 방법을 취하여 계산한다.

5) 결과 계산

(1) 지지체의 절단에 의한 방법

상승시킨 지지체는 1 cm 또는 적당히 잘라서 깨끗한 시험관에 넣어서 감마선계측기에서 측정하여 계산할 수 있는 방법이다.

(2) 필름(film) 감광에 의한 방법

완전히 전개시킨 것을 감광필름과 같이 암실에서 6~24시간 감광시켜서 현상하여 봄으로 알 수 있는 방법이다.

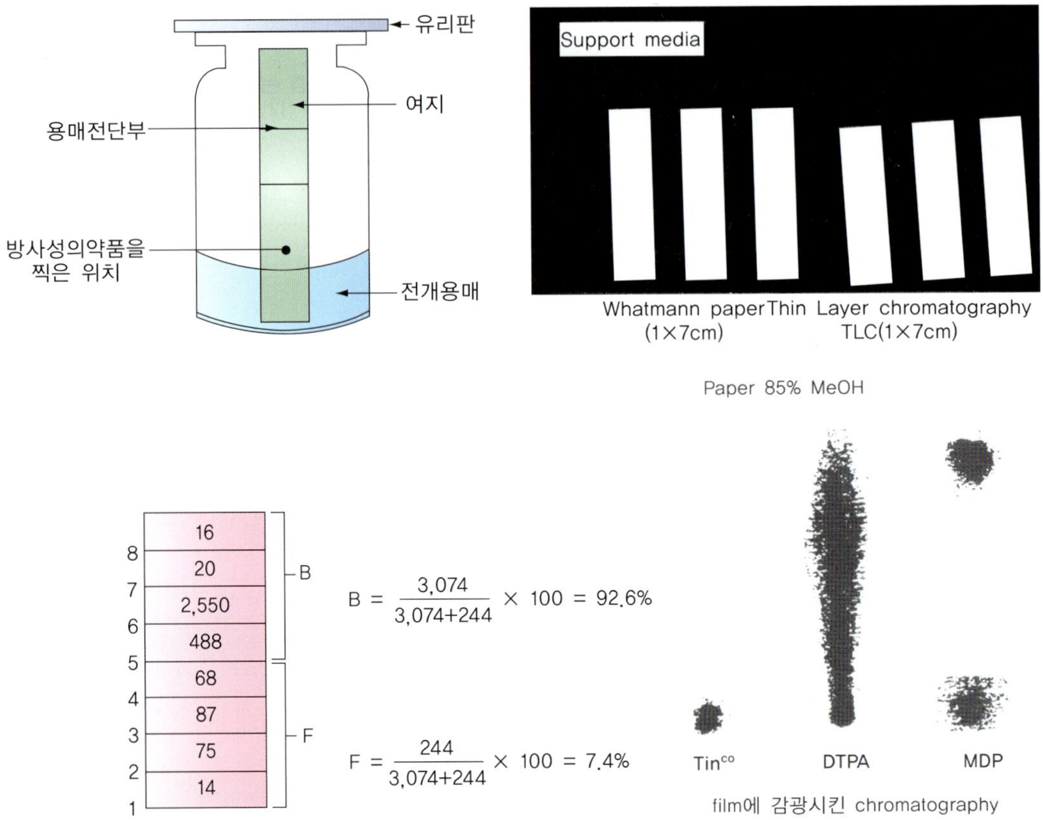

그림 8-6. 상승전개 후 종이절단에 의한 방법과 크로마토그라피

(3) 감마카메라 촬영에 의한 방법

완전히 전개시킨 것을 깨끗한 필름 위에 봉합시켜 감마카메라로 촬영하여 분류시켜 보는 검사법이다.

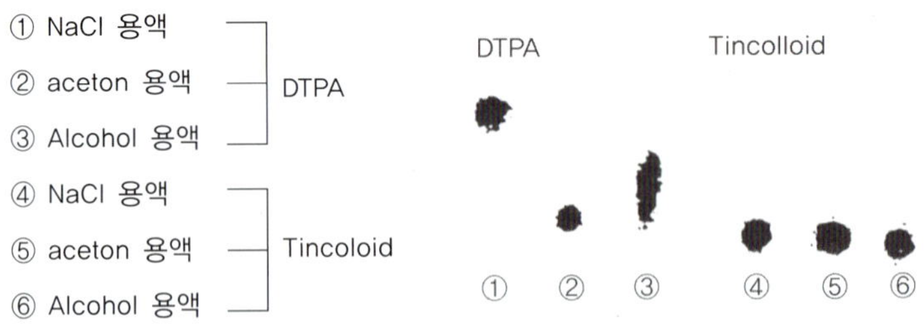

그림 8-7. 감마카메라로 촬영한 결과

제9장

체내 · 체외검사

1. 사구체여과율(Glomelular filtration rate: GFR) 검사

1) 사구체여과율의 검사

사구체여과율은 신사구체에서 단위시간당 여과된 혈장량으로 단위는 ml/분(minute)이다. 이눌린은 일회통과 때 혈장유량의 20% 즉 사구체여과율 만큼 배설된다. 이눌린을 써서 측정하는 방법은 복잡하여 임상에 쓰기 어렵다. 크레아티닌제거율을 대신 쓰는데 크레아티닌이 일부 신세뇨관을 통하여 분비되므로 크레아티닌제거율은 사구체여과율을 과대평가한다.

^{51}Cr EDTA, ^{99m}Tc DTPA등이 쓰인다. ^{51}Cr EDTA은 주사하고 되풀이 채혈하여 제거율을 구한다. ^{99m}Tc DTPA는 74 MBq을 주사하고 ① 여러번 채혈하거나 ② 한 번 또는 두 번 채혈하거나 또는 ③ 소변을 모으는 방법들 중 하나로 제거율을 구한다.

2) 제거율 검사방법

(1) 일회정맥주사 후 여러번 채혈한 혈장 방사능곡선 접합법

주사된 방사성의약품(Q_0)이 소변으로 배설될 때까지 여러번 채혈 측정하여 혈액방사능 곡선을 얻고, 곡선접합하여 혈장내 값(P(t))을 구하고 다음 식으로 사구체여과율을 계산한다.

$$\text{신장제거율} = \frac{Q_0}{\int_0^\infty P(t)dt}$$

방사성의약품의 혈장내 값이 이중지수곡선을 따라 감소한다고 가정하면 값(P(t))은 $C1e^{-\lambda 1t}+C2e^{-\lambda 2t}$(C1, C2 : 상수, t : 시간)이다. P(t)를 적분한 값은 $\frac{C_1\lambda_2+C_2\lambda_1}{\lambda_1\lambda_2}$, 이로 부터 구한 신장제거율은

$$신장제거율 = \frac{Q_0\lambda_1\lambda_2}{C_1\lambda_2 + C_2\lambda_1}$$

혈장내 방사성의약품의 값이 단일지수곡선을 따른다고 가정하면 값(P(t))은 $Ce^{-\lambda t}$이다. P(t)를 적분하여 구한 혈장값 적분값은 C/λ이고 사구체여과율은

$$신장제거율 = \frac{Q_0\lambda}{C} \text{ 이다.}$$

단일지수곡선으로 추정한 혈액값 적분값은 실제보다 과소평가되어 사구체여과율은 조금 과대평가된다.

(2) 정맥주사 후 혈액방사능 1회 또는 2회 채혈법

체표면적과 상관된 방사성의약품의 분포용적과 정해진 채혈시각에 구한 방사능값과 사이의 상관관계를 추정하고, 1회 또는 2회 채혈한 방사능값으로부터 시간방사능곡선을 추정한다. 이 추정한 시간방사능곡선으로 위의 두 가지 방법으로 사구체여과율을 구한다.

3) 측정원리

사구체여과율(glomerular filtration rate: GFR) 검사는 신장기능 상태를 잘 반영하여 신장질환이 있는 환자의 신장 손상 정도와 병의 진행을 파악하고, 치료 시 수분과 전해질 조절 및 신장을 통해 배설되는 여러 약제의 용량을 결정하기 위하여 이용되는 매우 중요한 검사이다. 그러므로 GFR 검사에 정량적이고 재현성이 좋은 방법이 필요하게 되었고 요소제거율(urea clearance), 인슐린제거율(insulin clearance), 크레아티닌제거율(creatinine clearance), 방사성동위원소를 이용한 GFR검사 등 여러 가지 방법으로 측정되어져 왔다.

방사성동위원소를 이용한 사구체여과율 검사 중 ^{51}Cr EDTA를 이용한 GFR검사는 소변을 모을 필요없이, ^{51}Cr EDTA 주사 후 3시간, 5시간 두 번의 채혈로 사구체여과율을 측정할 수 있다. 이 방법은 간편하고 약물이나 방사능에 의한 부작용이 없고 정확도, 재현성이 우수한 검사로 널리 알려져 왔다. 최근에는 종전의 생리적 동역학에 의거한 사구체여과율의 계산방법 대신에 어느 특정시간의 이론적 분포용적(theoretical volume distribution)을 구하고, 이론적분포용적의 실제 사구체여과율과의 실험적, 상관성율에 근거를 둔, 단 1회 채혈방법이 연구되고 있다.

4) 검사방법

(1) 환자의 준비

① 키, 몸무게 측정　　② 핵의학 검사 유무 확인

(2) 조작순서

① ^{51}Cr EDTA 1.85 MBq를 생리식염수 6 ml로 희석한다.

② 무게를 측정(주사기 무게 + ^{51}Cr 표준액 + 정맥주사량)한다 ………… W_1

③ 200 ml의 부피측정플라스크에 주사기 중(W1)의 1 ml를 옮겨 표준액으로 사용한다.

④ 무게를 측정(주사기 무게 + 주사량)한다. …………………………………… W_2

⑤ 생리식염수 5 ml가 든 주사기에 나비바늘을 연결하여 정맥주사 통로를 확인, 고정시킨다.

⑥ 고정된 나비바늘에 공기 1 cc 정도를 넣은 ^{51}Cr EDTA 주사기를 연결하여 수직으로 주사하여 주사기내의 ^{51}Cr EDTA가 전량 주사되도록 한다. ……… 시간기록

⑦ 생리식염수가 든 주사기로 연결하여 나비바늘내의 ^{51}Cr EDTA를 밀어내기 위해 주사한다.

⑧ 주사 후 ^{51}Cr EDTA 주사기의 무게를 측정한다. …………………………… W_3

⑨ 주사 후 3시간, 5시간 후에 EDTA 시험관에 채혈한다. ……………… T_1, T_2

⑩ 표준액, 3시간, 5시간 혈장을 1 ml씩 취하여 계측한다. ……… S_1, C_1, C_2

참고 : ⑨ ⑩번 소아의 경우 : 2시간, 4시간후 채혈

(3) 주의사항

① 정밀도가 1 mg 이상인 천평(balance)을 사용한다.

② 시간은 분 단위까지 기록한다.

③ 표준액과 검체는 같은 시간에 계측한다.

④ 20분 이상 계측하여 계측오차를 줄인다.

⑤ 모든 조작과정에서 방사성동위원소의 유실이 없도록 한다.

⑥ 임산부, 심한 부종환자, 복수상태 환자는 제외한다.

5) 계산

(1) 성인인 경우(2회 채혈)

$$E_1 = \frac{\theta \circ}{\int P\ dt} = \frac{\theta \circ \lambda}{C}$$

$$E_1 = \frac{Wi \times S \times 200}{W_s} \times \frac{In(C_1/C_2)}{\delta t} \times \frac{C_2^{(t1/dt)}}{C_1^{(t2/dt)}}$$

GFR = {(0.990778 E_1 − 0.001218 E_2^1) − 3.7} × 1.1 = (　　) ml/min

체표면적(BSA) = {(kg)0.425 ×(cm)0.725 ×71.84}/10000 = (　　) m^2

환자 체표면적으로 보정한 사구체여과율

= 사구체여과율 × 1.73/체표면적 = (　　) ml/min/1.73 m^2

(2) 소아 · 성인(1회 채혈)

GFR = 2.602 V120 − 0.273

$$GFR = \frac{Dose}{At1 \times e^{(0.008)(t1-120)}} \times 2.602 - 0.273 = (\quad) ml/min$$

$$V_{120} = \frac{Dose}{A_{120}}$$

* A_{120} = 2시간 후의 혈중 방사능

* At1 = 120 + a 분, 후의 혈중 방사능

* 성인일 때는 A_{180} 적용

(3) 소아(2회 채혈)

GFR = E1 × 0.85(ml/min)

GFR = (　　) ml/min × 1.73/BSA(m^2) = (　　) ml/min/1.73 m^2

* E1 = 혈장제거율(plasma clearance)

6) 정상범위

(1) 남자 : 119.5 ± 30.3 ml/min/1.73 m^2

(2) 여자 : 125.2 ± 28.2 ml/min/1.73 m^2

사구체여과율(GFR) 작업 계획서

이름		의뢰처	
검사일자		생년월일	

최근 핵의학검사를 받은적이 있는가?	예	아니요

몸무게	kg	키	cm

체표면적(BSA) = 몸무게(kg) × 0.425 × 키(cm) × 0.725 × 71.84 / 10,000
= (   ) × 0.425 × ( ) × 0.725 × 71.84 / 10,000 = m^2

1 무게	
방사성동위원소 ^{51}Cr이 든 주사기 무게	W_1 = mg
방사성동위원소 ^{51}Cr이 든 주사기 표준액 사용 후 무게	W_2 = mg
방사성동위원소 ^{51}Cr이 든 주사기 주사 후 무게	W_3 = mg
표준액 무게	Ws = W_1 - W2 =
주사한 ^{51}Cr 무게	Wi = W_2 - W3 =

2. 채혈 시간

구 분				주사 후 시간
정맥주사	Ti =	오전/오후		0
1차 혈액 검체 채혈시간	T_1 =	오전/오후	ti = T_1 - Ti	
2차 혈액 검체 채혈시간	T_2 =	오전/오후	t_2 = T_2 - Ti	
1차 채혈과 2차 채혈 시간 차이	&i =	T_2 - T_1		

3. 감마선계측기에서 검체의 방사능 측정

배후방사능	cpm	
1차 혈장 검체 계측값	C_{1a} = ( ) cpm	C1b = ( ) cpm
2차 혈장 검체 계측값	C_{2a} = ( ) cpm	C2b = ( ) cpm
표준액 계측값	Sa = ( ) cpm	Sb = ( ) cpm

1차 혈장 검체 평균 계측값	C_1 = (C1a + C1b) / 2 - 배후방사능 cpm = ( )
1차 혈장 검체 평균 계측값	C_2 = (C1a + C1b) / 2 - 배후방사능 cpm = ( )
표준액 평균 계측값	S = (Sa + Sb) / 2 - 배후방사능 cpm = ( )

4. 사구체여과율 계산

환자 체표면적으로 보정한 사구체여과율
= 사구체여과율 × 1.73/체표면적 = ml/min/1.73 m^2

2. 적혈구량(Red blood cell volume) 검사

1) 적혈구량 검사

가장 흔히 사용되는 방사성핵종으로 국제혈액학 표준위원회(International Committee for Standardization in Hematology: ICSH)에서 추천하는 방법을 이용하면 ±2% 정도의 오차밖에 나지 않는다. +6가의 크롬이온(chromate ion)은 적혈구막을 투과해서 +3가의 방사성크롬(^{51}Cr)로 환원된 다음, 혈색소의 베타체인(β chain)에 강하게 결합하는 특성 때문에 적혈구에 쉽게 표지시킬 수 있다. 또한 일단 결합된 방사성크롬(^{51}Cr)은 용출이 더디고, 방출된 방사성크롬(^{51}Cr)은 다시 이용되지 않으며, ^{51}Cr은 물리적으로 방사능 계측에 적당한 성질을 가지고 있다.

단점으로는 반감기가 27.8일로 비교적 길고, 기술적인 문제로 정맥주사시의 일혈(extravasation), 혈액내에 환원제가 존재할 경우 표지가 어려운 점, 표지된 "표준혈액"에서 혈액응고와 표지된 적혈구의 용혈 등을 들 수 있다.

피검자의 혈액 10 ml를 항응고액(ACD 혹은 헤파린)이 든 용기에 채혈하여 3.7 MBq의 방사성크롬(^{51}Cr)을 넣고 37℃에서 반응(incubation)한다. 이 때 항응고제로 ACD를 사용했을 때는 60분, 헤파린을 사용했을 때는 37℃에서 60분간 반응(incubation)하면 대부분 방사성크롬(^{51}Cr)은 적혈구와 결합하고 10~20%만이 혈장에 남는다. 남은 방사성크롬(^{51}Cr)이 더 이상 적혈구에 결합하는 것을 방지하기 위해서는 적혈구를 생리식염수로 2회 세척하거나, 보다 쉽고 시간이 적게 드는 방법으로는 아스코르브산 1 ml(100 mg)을 첨가하여 비결합 방사성크롬(^{51}Cr)을 +6가에서 +3가로 환원시켜주면 된다.

이렇게 얻어진 혼합물중 일부를 표준혈액으로 남기고 정확히 10 ml를 피검자에 빠른 속도로 정맥 주입한다. 이때 방사성크롬(^{51}Cr)이 주사기 안에 남지 않도록 3회에 걸쳐 혈액을 뽑아 정맥속에 재 주입한다. 일반적으로 15~30분 후, 심한 비종대나 간종대가 있으면 30~60분 후에 피검자의 반대쪽 팔에서 10 ml의 혈액을 채혈하고, 이 혈액의 헤마토크리트와 표준혈액의 헤마토크리트값을 측정한다. 마지막으로 표준혈액의 전혈 및 혈장 각 1 ml의 방사능과 피검자의 전혈 및 혈장 각 1 ml의 방사능을 감마선계측기로 측정한다.

2) 목적

적혈구량을 알 수 있어 진성다혈증(polycythemia vera)과 출혈에 의한 혈액량의 감소를 구분할 수 있다.

3) 측정원리

적혈구에 방사성동위원소를 표지(tag)시키는데 이때 방사성크롬($^{51}Cr\ Na_2O_4$)은 +6가의 경우 적혈구막을 통과하여 혈색소의 베타글로불린에 결합하여 +3가 된다. 일단 결합된 방사성크롬(^{51}Cr)은 적혈구가 수명을 다하여 파괴될 때까지 적혈구 내에 존재하고 용출(elution)은 하루 1% 이하이다. 따라서 방사성크롬(^{51}Cr) 표지적혈구를 정맥주사 후 혈액과 완전히 혼합된 후 채혈하여 희석된 방사능을 측정함으로써 혈액량을 알 수 있다.

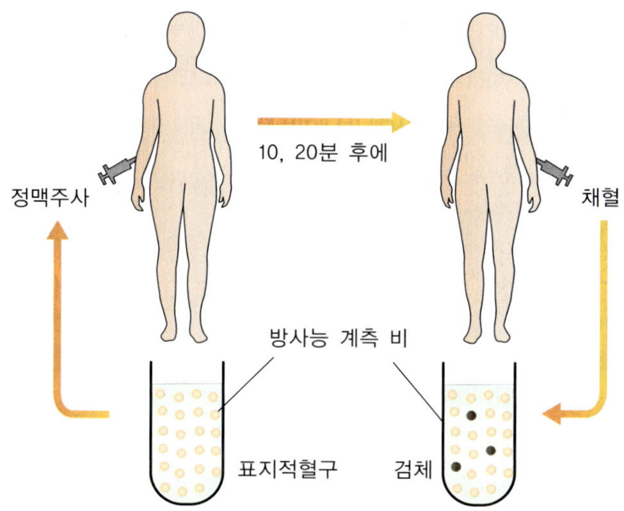

그림 9-1. 적혈구량의 측정

4) 시약

(1) 방사성동위원소 : 방사성크롬($^{51}CrNa_2O_4$) 3.7 MBq

(2) 응고방지제 : ACD 액 20 ml

5) 검사방법

(1) 방사성크롬(^{51}Cr)에 의한 적혈구 표지법은 20 ml의 주사기에 4 ml의 ACD를 넣고, 환자의 정맥에서 10 ml의 혈액을 무균적으로 채혈한다.

(2) 준비된 무균 캡 시험관에 혈액을 넣고, 방사성크롬($^{51}CrNa_2O_4$) 3.7 MBq를 넣어 잘 혼합한 다음 37℃에서 60분간 반응(incubation)시킨다.

(3) 표지가 끝나면 꺼내어 500 g에서 10분간 원심분리하여 상층액(혈장)을 버리고 생리식염수를 넣어 다시 500 g에서 10분간 원심분리를 하고 상층액은 버린다. 생리식염수를 넣어 처음과 같은 혈액을 만든다.

(4) 주입은 표지완료 된 혈액 10 ml를 정맥주사한다.

(5) 주사 후 10분에 반대 팔에서 헤파린 주사기로 6 ml 정도 채혈한다.

(6) 검체는 시험관에 2 ml씩 2개 준비한다.

(7) 표준액은 환자에게 주사하고 남은 표지혈액을 2 ml씩 2개의 시험관에 넣는다.

(8) 표준액과 검체의 방사능을 감마선계측기에서 계측한다.

6) 계산

$$\text{혈액량} = \frac{\text{표준액(2 ml) 계측값} - \text{대조 계측값}}{\text{검체(2 ml) 계측값} - \text{대조 계측값}} \times \text{주사량} \times \text{희석배수}$$

예) 검체 계측값 : 1,650 cpm

표준액 계측값 : 6,150 cpm

대조 계측값 : 150 cpm

주사량 : 10 ml

희석배수 : 100배

$$\text{혈액량(ml)} = \frac{(6{,}150 - 150)}{(1{,}650 - 150)} \times 10 \times 100 = \frac{6{,}000}{1{,}500} \times 10 \times 100 = 4{,}000$$

$$\text{적혈구량} = \frac{\text{혈액량} \times \text{Hct\%}}{100\%}$$

혈장량 = 혈액량 − 혈구량

7) 정상범위

정상범위는 혈액량 55~71 ml/kg, 적혈구량 25~35 ml/kg, 혈장량 30~45 ml/kg이다. 혈액량의 증감을 알 수 있어 병의 진단(진성다혈구증, 쇼크)과 치료(수혈, 수액)에 필요한 경우 측정한다.

3. 적혈구 수명(RBC survival time) 검사

1) 목적

용혈성빈혈과 같이 적혈구 파괴를 촉진하고 있는 질환의 진단이나 치료경과 관찰에 필요하다.

2) 측정원리

적혈구에 방사성크롬을 표지하여 그 소실일자를 보는 것으로 크롬은 +6가의 경우 적혈구막을 통과하여 혈색소의 글로불린과 결합하고 +3가로 된다. 이 결합은 제법 안정하지만 수명이 다한 적혈구는 1일 1% 전후 파괴되고 있다. 파괴된 이 적혈구내의 +3가의 크롬은 다시 적혈구와 결합하지 못하고 배설된다. 즉 정맥주사 후 혈액 중의 방사능을 시간적으로 계측하면 표지적혈구의 잔존율, 곧 수명을 알 수 있다.

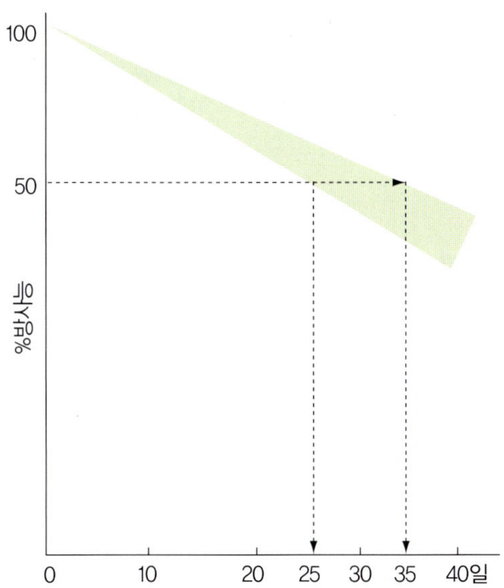

그림 9-2. 무작위표지(^{51}Cr sodium chromate)법에 의한 적혈구의 혈중소실부분. 그늘진 부분이 정상범위이며 점선은 T½를 가리킴

3) 시약

(1) 방사성동위원소 : 방사성크롬($^{51}CrNa^{2}O^{4}$) 7.4 MBq

(2) 응고방지제 : ACD 액 20 ml

4) 검사방법

(1) 응고 방지제(ACD)가 4 ml 들어 있는 주사기로 20 ml의 혈액을 채혈하여 30 ml의 멸균시험관에 넣는다.

(2) 방사성동위원소인 방사성크롬($^{51}CrNa^{2}O^{4}$) 3.7 MBq를 넣고 혼합한다.

(3) 항온수조(37℃)에서 60분간 반응시킨다. 5분 간격으로 혼합한다.

(4) 표지가 끝나면 비타민 C(ascorbic산) 100 mg을 가하고 혼합 후 10분 후에 환자에게 정맥주사한다.

(5) 주사 후 24시간 및 격일로 2주간 5 ml를 채혈한다(반드시 항응고제를 넣는다).

(6) 혈액을 3 ml씩 시험관에 넣는다.

(7) 마지막 날까지 마개를 잘하여 모아둔다.

(8) 마지막 날 모든 검체를 같은 시간에 감마선계측기에서 계측한다.

5) 계산

(1) 계측값을 반대수 그래프지에 그린다.

(2) 0일의 계수값을 찾아내고 그의 반이 되는 일자를 찾는다.

6) 정상범위

정상인의 평균 반감기는 25~35일이며 이는 약 120일이 된다. 용혈성빈혈과 같이 적혈구 파괴를 촉진하고 있는 질환의 진단이나 치료경과 관찰에 도움이 된다.

4. 실링검사(Schilling test)

비타민 B12 흡수검사의 표준검사법으로 인정받고 있으며 방법도 비교적 간단하다.

검사 전날 밤 자정 이후부터의 공복상태에서 아침에 정상식에 함유되어 있는 비타민 B12 양과 비슷한 생리적 양인 0.5 μg의 방사성비타민 B12를 반컵 정도의 물과 함께 경구투여하고, 이때부터 24시간(신기능장애환자 등 필요에 따라서는 72시간까지) 소변을 모으는 한편, 이와 동시에 혹은 2시간 후에 1,000 μg의 비방사성 비타민 B12를 근육주사(flushing injection)하여 간 및 혈장내의 정상적인 비타민 B12 결합장소를 일시적으로 포화시켜, 경구 섭취 후 약 3시간부터 장에서 흡수되기 시작하는 방사성 비타민 B12가 체내에서 결합되지 못하고 소변으로 배설되게 한다.

한편으로는 검사 전날 따로 모은 소변을 1~2 L까지 물로 희석시킨 후 방사능을 측정하여 배후방사능으로 삼고, 검사후 채취한 소변과 투여되는 방사성비타민 B12 자체에 대해서도 같은 방법으로 통하여 방사능을 계측하고 배후방사능을 빼서 순계측율(net counting rate)을 산출한다. 소변방사능을 24시간 소변량과 곱한 값, 즉 검사 후 24시간 동안 소변을 통해 배설된 방사능량의 투여방사능량에 대한 백분비로 표시되는데, 비타민 B12의 24시간 소변배설률은 정상인에서 7% 이상 이어야 한다.

$$\text{배설률}(\%) = \frac{\text{소변 방사능 계측값}(cpm/ml) \times 24\text{시간 소변량}(ml)}{\text{투여 방사능량}(cpm)}$$

실링검사는 비타민 B12의 흡수능력 여부를 알기 위해 오래전부터 사용되어 왔으며 악성빈혈을 진단하는데 이용된다.

비타민 B12(cyanocobalamin)는 위의 내인자와 결합하여 소장에서 흡수된다. 악성빈혈(pernicious anemia)은 내인자가 결핍되었기 때문에 비타민 B12(vitamin B12)의 흡수가 장애되어 빈혈을 일으키는 질환이다.

비타민 B12의 분자 중에 Co를 코발트(^{57}Co) 혹은 코발트(^{58}Co)에 표지하여 투여하고 흡수 및 배설률을 측정하는 것으로 비타민 B12의 흡수장애의 유무, 바꾸어 말하면 악성빈혈의 진단을 용이하고 정확히 알 수 있다. 비타민 B12는 체내 모든 조직을 성숙시키며 소장에서 흡수된다.

부족시 골수, 위장, 신경조직 등에 큰 영향을 미치며 혈액상에서 적혈구의 모양이 불규칙하고, 백혈구는 커지며, 그 수가 매우 감소되며, 복통이나 설사를 하는 등의 증세가 온다.

1) 측정원리

시안코발라민(^{57}Co Cyanocobalamin)을 경구로 투여하면, 소장에서 흡수되고 과량의 비방사능 비타민 B12를 비경구(근육주사)로 투여하면, 흡수된 방사성코발트(^{57}Co) 비타민 B12는 소변으로 배설된다.

2) 시약

(1) 방사성표지비타민 B12 : 18.5 kBq/0.5 ㎍ Vitamin B12(고체, 액체)

(2) 비방사성비타민 B12 : 1 mg 비표지 비타민 B12

3) 환자가 지켜야 할 일

(1) 최소 8시간 이상 공복으로 한다.

(2) ^{57}Co 비타민 B12 투여 전 소변을 대조용으로 한다.

(3) 환자에게 ^{57}Co 비타민 B12 투여 2시간 후 1 mg의 비타민 B12를 근육주사 한다. 24시간 소변을 잘 모을 것을 충분히 주의시킨다.

(4) 대변을 볼 때에의 소변도 모은다.

(5) 끝나는 시간에 다시 소변을 보아서 모은다.

(6) 소변의 보관은 특별한 주의가 필요 없다.

4) 검사방법

(1) 투여 전 대조용 소변 30 ml를 모은다.

(2) 방사성표지코발트(^{57}Co) 비타민 B12를 18.5 kBq 경구투여

(3) 투여 후 2시간이 되면 1 mg의 비타민 B12를 근육주사 한다.

(4) 경구투여 한 표지비타민이 고체인 경우는 4시간, 액체는 2시간 후 음식섭취를 하도록 한다.

(5) 하루동안(24시간) 소변을 모은다.

(6) 잘 혼합후 소변의 양을 측정하고 5 ml 시험관에 넣는다.

(7) 대조용 소변도 5 ml를 시험관에 넣는다.

(8) 표준액은 경구투여한 방사성표지코발트(^{57}Co 비타민 B12) 18.5 kB를 1,000 ml에 녹여서 5 ml 시험관에 넣는다.

(9) 대조, 검체, 표준액의 방사능을 감마선계측기에서 10분 계속 계측한다.

5) 계산

$$\frac{\text{소변량} \times (\text{검체 계측값} - \text{대조 계측값})}{1{,}000 \times (\text{표준 계측값} - \text{대조 계측값})} \times 100 = (\qquad)\%/24\text{시간 소변}$$

6) 정상범위 및 임상적용

정상인의 24시간 소변에 배설률은 7% 이상을 나타낸다. 배설률이 7% 이하이면, 1주일 후에 600 mg의 내인자(intrinsic factor: IF)투여하고 다시 검사한다. 다시 검사하였을 때 7.0%

이상의 배설률을 보이면 악성빈혈, 위암 등을 동반되는 내인자 부족에 의한 것이며, 계속하여 7% 이하의 배설률을 보이면 장내병변으로 흡수불량에 저하임을 알 수 있다.

비타민 B12가 부족되는 경우는 위에서 내인자분비의 저하로 흡수불량과 장내 세균증식으로 인한 비타민 B12의 파괴와 손실 등이다.

5. 철대사(Ferrokinetics) 검사

소화관으로부터 흡수된 철은 혈장 중의 베타글로불린의 트란스페린에 결합되어 철을 필요로 하는 조직에 운반되어 골수 85%, 간 비장에 15% 축적되고, 그 후에 적혈구에 이용되어 점차 혈액중에 나타난다. 조혈기능이 항진되었을 때 철의 수요는 많아지고 투여한 철은 빨리 혈액중에 나타나며, 방사성철이 이용되는 비율은 높고 조혈기능이 저하할 때는 반대로 느려진다. 방사성철(^{59}Fe citrate)을 이용한 검사법에는 혈장철소실속도(plasma iron disapperance: PID), 적혈구철이용율(red blood cell iron utilization: RCIU), 혈장철교대율, 경구철흡수율 등이 있으며 혈장철소실속도 검사는 다음과 같다.

1) 측정원리

방사성철을 정맥내에 주입하고 철의 이동상황을 혈액을 채혈하여 측정한다.

2) 시약

방사성동위원소 : 방사성철(^{59}Fe) 구연산염(citrate) 370 kBq

3) 검사방법

(1) 방사성동위원소인 방사성철(^{59}Fe) 구연산염(citrate) 370 kBq를 혈장과 혼합하여 정맥주사한다.

(2) 주사 후 15, 30, 60, 90, 120분에 5 ml씩 채혈한다.

(3) 채혈된 혈액을 1,000 g에서 5분간 원심 분리한다.

(4) 상층액(혈장)을 2 ml 시험관에 각각 넣는다.

(5) 감마선계측기에서 방사능량을 계측한다.

4) 계산

(1) 계측값을 반대수 그래프지에 옮긴다.

(2) 각 점을 연결하고 0분에서의 값을 구한다.

(3) 0분에서의 반이 되는 계측값을 나타내는 시간을 기록한다.

(4) 기록은 PID = (　　　)분

5) 정상범위

(1) 정상인 60~100분

(2) 재생불량성빈혈 100분 이상

(3) 철결핍성빈혈 60분 이하

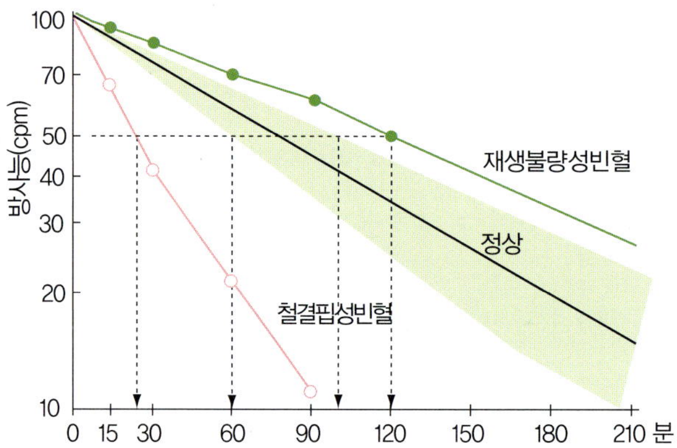

그림 9-3. 혈장철소실속도(PID) 검사

6) 혈장철소실속도(PID) 검사의 실험

혈장철소실속도검사를 시행한 3명의 환자에게서 다음 **표 9-1**과 같은 방사능계측값을 얻었다. 환자 ㉮ ㉯ ㉰의 PID를 **그림 9-4**에서 구하여 본다.

표 9-1. 검체 혈장의 시간 별 계측값

구분	0분	15분	30분	60분	90분	120분	PID
㉮	(14,000)	12,465	11,196	8,750	7,000	5,545	(90)분
㉯	(　　　)	9,800	7,005	3,520	1,780	900	(　　)분
㉰	(　　　)	13,300	12,650	11,400	10,450	8,850	(　　)분

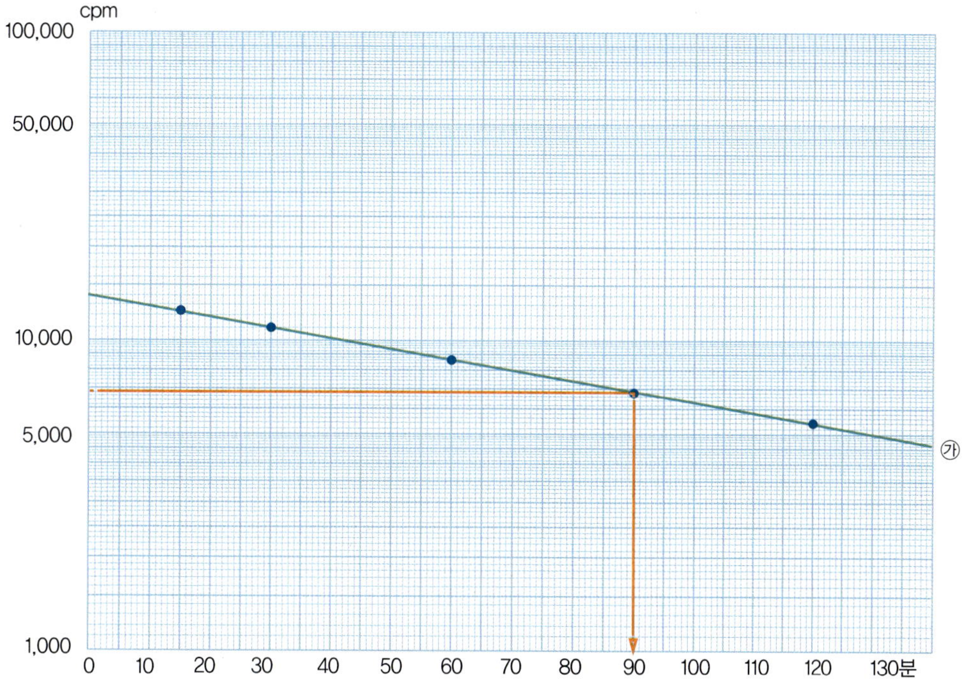

그림 9-4. 반대수 그래프지

제 10 장

방사면역측정법
(Radioimmunoassay: RIA)

1. 방사면역측정법(Radioimmunoassay)

1959년 로잘린 얄로우(Rosalyn Yallow)와 솔로몬 버슨(Solomon Berson)이 최초로 방사면역측정법에 의하여 혈액 중의 인슐린을 측정함으로써 시작되었다. 로잘린 얄로우(Rosalyn Yallow)와 솔로몬 버슨(Solomon Berson)은 의학에 미친 중요한 분석적 기술의 공헌으로 1977년 의학 · 물리학 부문의 노벨상을 수상했다.

방사면역측정법은 개발 초기에는 실험실에서 연구 분야에만 국한되어 사용되었지만, 60여년이 지난 지금에 와서는 현대의학은 물론 유전공학과 생물학의 각 분야에서 지대한 영향을 미치고 있다.

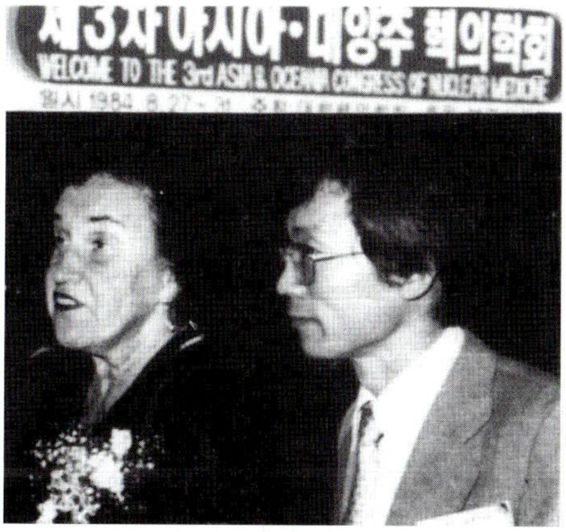
WELCOME TO THE 3rd ASIA & OCEANIA CONGRESS OF NUCLEAR MEDICINE

Rosalyn Yalow 박사와 저자(1984년)

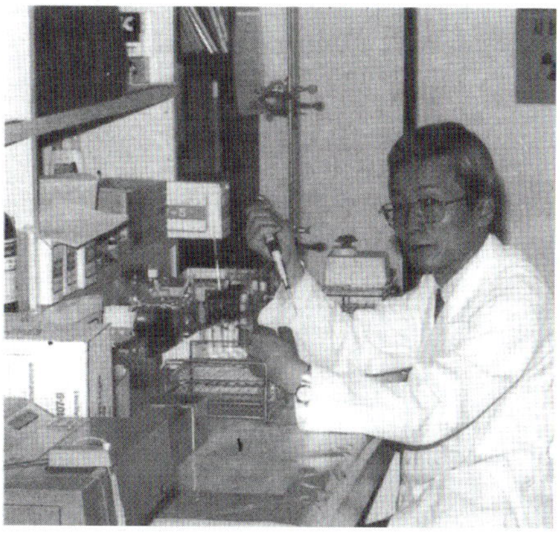

방사면역측정 검사실에서의 저자(1992년)

이전에는 힘들고 시간이 오래 걸리면서 어려운 생물학적검사(bioassay)나 간접적 화학 방법으로 임상실험에서 측정가능한 범위는 밀리그램(milligram: mg), 마이크로그램(microgram: μg)까지 였으나, 방사면역측정법이 개발 보급되면서 나노그램(nanogram: ng), 피코그램(picogram: pg)까지 측정하게 되었다. 더 중요한 것은 방사면역측정법의 발전으로 과거의 방법보다 빠르며, 쉽고 적은 양까지 측정가능하여 단백질, 호르몬, 비타민, 약제 등에 손쉽게 이용되고 있다.

방사면역측정에 의한 물질들은 다음 **표 10-1**과 같다.

표 10-1. 방사면역측정 물질

구분	임상적용	측정 물질
단백 호르몬	뇌하수체	ACTH, ADH, FSH, LH, GH, Prolactin, TSH
	칼슘대사	Calcitonin, PTH
	췌장	Insulin, C peptide, Glucagon
	소화관	Gastrin, Secretin
	혈관	Angiotensin I, Angiotensin II
	태반	HCG, hPL
비단백	스테로이드	Aldosterone, Androsterone, Androstenedione, Cortisol, DHEA DHEA-S, Estradiol, Estriol, PGR, Testosterone
	갑상선	Thyroxine, Trioiodothyronine, Free T4, TSI
호르몬 이외의 물질	약제	Cyclosporin, Digoxin, Digitoxin, Gentamycin
	사이크릭핵	cAMP, cGMP
	효소	Elastase 1, PAP, Pepsinogen
	바이러스	HBsAg, HBsAb, HBeAg, HBeAb, HBcAb(IgG, IgM), HDV Ab, HCV Ab, HAV Ab(IgG, IgM)
	종양관련	AFP, CA 19-9, CA 125, CEA, NSE, SCC, TPA, PSA, CA 15-3
	단백질성분	IgE, IgE RAST, TBG, β_2 microglobulin, B-TG, PF4, Ferritin, Myoglobin, Tg
	항체	anti ds DNA, TgAb, MicAb
	기타	Vitamin B12, Folate

방사면역측정법은 특이결합물질로 항체(antibody)가 이용되었을 때 적당한 말이다. 이후 항체 이외의 여러 가지 특이결합물질을 이용하게 되면서 이 용어가 부적당한 경우가 생겨났으며, 여기에 따라 포화분석(saturation analysis), 경합적단백결합측정법, 방사효소분석(radioenzymatic analysis), 면역방사계수측정법(immunoradiometric assay), 방사수용체측정법

(radioreceptor assay) 등의 이름이 사용되고 있다. 또 효소(enzyme)나 형광(fluorescent)이 사용되었으면 효소면역측정법(enzyme immunoassay)이나 형광면역측정법(fluorescent immunoassay)으로 부르고 있다.

2. 특성(quality)

1) 민감도(Sensitivity)

방사면역측정법(RIA)이 높은 민감도를 갖기 위해서는 표지항원이 높은 비방사능(specific activity)을 가져야 한다. 비방사능은 한 분자(molecule) 안에 몇 개의 방사성 표지물이 들어 있는가를 나타내는 것으로, 이것이 높을수록 많은 방사선을 내게 되어 쉽게 계측할 수 있고 동시에 낮은 양도 측정이 된다.

우리가 사용하는 RIA 시스템 안에 포함된 표지항원의 양은 측정하려는 검체에 포함된 항원 양의 범위에 있어야 하며, RIA를 이용하려는 목표가 극히 낮은 항원량을 측정하는데 있으므로 이 시스템에 있어야 하는 극히 소량의 항원에 포함된 방사능의 양이 많아야 한다. 다시 말하면 비방사능이 높아야 측정이 가능하다. RIA에서 측정되는 것은 방사능의 양이다.

RIA의 민감도는 표지항원의 비방사능 뿐 아니라 앞서 말한 바와 같이 항체의 항원에 대한 친화력에 따라 달라지게 되므로, 가능하면 높은 친화력을 가진 항체를 얻어 두는 것이 민감도를 높이는데 중요한 요인이 된다.

실제 측정에 있어서는 이 이외에도 여러 가지 조건이 관여하며 반응시간, 온도, 검체의 양 등이 문제가 되겠고 다른 물질과의 교차반응도 문제가 된다.

2) 특이성(Specificity)

RIA의 특이성은 항체가 항원에 대하여 열쇠 · 자물쇠의 관계처럼 특이하게 약간의 다른 구조를 가진 물질을 구별할 수 있는 성질에 달려 있다. 대표적인 예로 T3에 대한 항체는 T4와 1% 이하의 교차반응을 일으킬 뿐인데 T3와 T4는 단지 옥소원자가 하나 더 있고 없고 차이밖에 없다.

항체를 만들고 나면 이 항체와 구조가 유사한 여러 가지 물질과 반응시켜 보아야 하며, 교차반응은 보통 항체와 결합하는 방사능표지화합물(표지항원)을 50% 유리시키는 양의 분자량비(molar ratio)로 따지게 된다.

즉 T3와 T4의 교차반응이 1%라고 하는 것은 T3 항체는 T3 보다 약 100배 이상의 T4가 있을 때 반정도의 T3(50%)를 유리시키는 셈이 된다.

3) 교차반응(Cross reaction)

측정하려는 물질의 유사물질이 분석 시험에 얼마나 간섭하는가의 정도를 말한다.

4) 재현성(Reproducibility)

다음 측정에도 같은 값을 나타내주는 정도를 말한다.

5) 회수율(Recovery rate)

측정물질에 어떤 정확한 함량을 첨가하여 측정 그 후 첨가량이 회수되는 율을 말한다.

3. 구성 요소

1) 항원(Antigen: Ag)

표준항원, 표지항원, 항체의 생성은 순수한 항원에 의존하고 있다. 전기영동법, 크로마토 전기영동법, 겔 여과법, 이온교환 크로마토그라피와 염과 유기용매에 의한 침전과 같은 여러 가지 방법들이 생체로부터 호르몬의 추출과 정제를 위하여 이용되고 있다. 합성적으로 만든 많은 종류의 호르몬들이 현재 사용되고 있으며 역가(titer)나 순도가 높은 것이 이상적이다.

동물체내에서 특이항체를 생성해야 하고 생성된 항체와 증명할 수 있는 특이적인 반응을 해야 한다.

2) 항체(Antibody: Ab)

항원의 자극을 받아 림프구나 형질세포가 만들어 내며, 기본구조는 한 쌍의 가벼운 사슬(light chain)과 무거운 사슬(heavy chain)로 되어 있고, 두 개의 항원 결합부위를 갖고 있다. 같은 항원으로 계속 반복하여 자극을 주면 항체의 생산은 크게 증가한다. 이런 과정을 면역화(immunization)라고 부르고 생성된 면역글로불린은 항원에 대하여 극히 높은 결합특이성을 나타낸다. RIA에서 면역글로불린(immunoglobulin)은 IgG가 대부분이다.

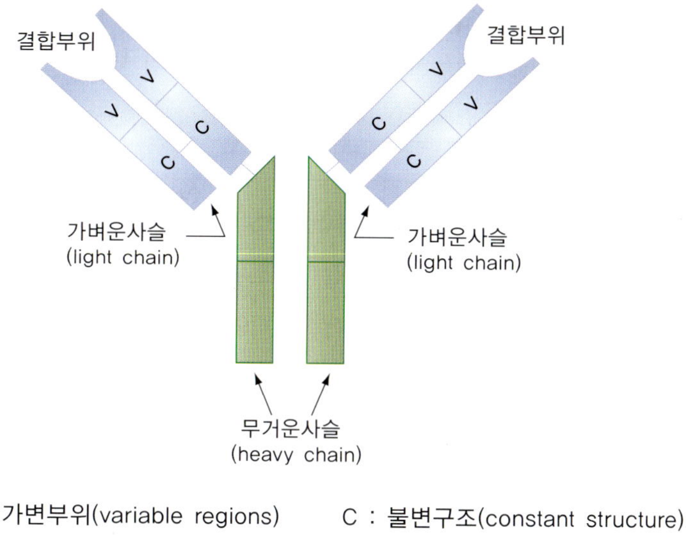

그림 10-1. 항체의 기본구조

항체를 만들기 위해서 항원의 조건으로 분자량이 4,000~6,000 이상인 단백질화합물 이어야 한다. 스테로이드호르몬 및 약품과 같이 분자량이 작은 물질은 분자량이 많은 단백질 혹은 폴리펩티드와 결합하여야만 항원이 된다. 이때에 결합이전의 작은 분자를 합텐(hapten)이라 하고, 결합된 후의 것을 콘쥬게이트(conjugate)라 한다.

항체의 생성에는 분자의 크기, 화학적 성분, 주사하는 시기, 보강제(adjuvant)와 항원의 총주사량, 주사경로, 동물종족의 선택 등이 중요하다.

실제 항체를 얻으려면 보통 토끼나 기니아피그(guinea pig) 등에 항원을 주사하게 되는데 흔히 보강제를 같이 혼합하여 쓰며, 이는 항체를 생산하는 림프조직을 자극하고, 주사된 항원이 피하에서 급속히 소실되지 않고 지연시킴으로써 지속적으로 자극을 받을 수 있게 하여 높은 역가의 항체를 얻는데 도움이 된다.

(1) 다세포군항체의 생산

면역원(immunogen)은 면역반응을 자극하는 물질로 항체와 면역학적으로 반응하는 항원과는 다르다. 동일 분자가 항상 면역원과 항원으로 모두 작용하는 것은 아니다. 일반적으로 면역원성은 분자량과 관계가 있다. 분자량 5,000 이상인 단백질이나 펩티드 등은 좋은 면역원이 된다. 다당류 같은 다른 물질의 경우 면역반응을 유발하는데 필요한 분자량이 더 클 수도 있다. 지질, 핵산 같은 단순 고리의 아미노산은 면역원성이 아주 약하다. 자체 면역원성이 없는 저 분자량 물질에 대한 항혈청을 생산할 필요가 있을 때는 알부민 등의 더 큰 분자와 접합시켜 면역한다. 면역원성 접합체에 대해 생산된 항체와 반응하는 저분자량 물질을 합텐이라고 한다. 이 원리에 의해 스테로이드, 약물 같은 작은 분자에 대해서도 수많은 항혈청이 생산되었다.

항체반응은 아주 다양한 성격을 갖고 있기 때문에 실제적으로 어느 한 가지 방법이 월등하다고 할 수 없고, 특정방법의 재현성도 높지 않다. 항혈청의 생산에 이용할 동물의 선택은 필요한 항혈청의 양과 그 동물에 대한 항원의 이질성에 좌우된다. 대부분의 경우 일차면역 후 몇 차례의 반복주사(booster)가 필요하다. 일차면역에는 순수한 항원이 가장 좋다. 일차면역 후 고역가의 항체가 생성된 동물을 골라 이차면역을 한다. 이차면역에는 순도가 낮은 항원을 보강제 없이 투여할 수도 있다. 항체생산의 기간은 아주 다양하며 항원의 성분과 항원투여 경로와 시기와 함께 사용하는 면역보강제의 종류 등에 좌우된다.

생성된 항혈청은 특이도, 친화도, 역가를 측정하여 가장 적합한 것을 선택하여 방사면역측정법(RIA)에 이용한다.

(2) 단세포군항체의 생산

생쥐(mouse)의 특이 림프구와 골수종세포를 체외에서 융합하여 원래 림프구의 항체 생산 능력을 유지한 채로 무한정 증식이 가능한 잡종세포(hybridoma)를 만들 수 있다. 이들 세포 중에서 고도의 특이성을 가진 완벽한 항체를 생산하는 세포를 선별하여 항체를 다량 생산할 수 있고 또 세포의 저장, 분배가 가능하므로 하나의 클론에서 특이항체를 항구적으로 공급할 수 있다. 또 순수하지 않은 면역원에 대한 항체의 생산에도 특히 유용하다.

단세포군항체의 제조에는 정제된 항원은 필요없고, 잡종세포 중에서 유용한 항체를 생산하는 세포만을 선별할 수 있다. 예를 들어 어떤 형태의 세포막에는 세포막항원은 분리가 어렵고 더욱이 세포막의 완전한 구조가 손상되면 항원구조에도 변화를 초래할 수 있다.

잡종세포(hybridoma)기법은 암세포와 정상세포를 융합하여 만든 잡종세포로, 이러한 문제를 해결하는데 극히 유용하며 세포형태에 특이할 많은 항체들이 생산되었다. 또 불순물이 섞인 항원으로 생산할 단세포군항체들은 항원의 정제에도 이용되고 있다. 전통적인 RIA에서 단세포군항체는 다세포군항체보다 특별한 장점은 없으나 IRMA에서는 극히 유용하다.

3) 방사성 추적자(Radioactive tracer)

방사면역측정법(RIA)에서 항원 · 항체반응의 결과는 결합된 항체 안의 항원량이나 유리형의 항원량은 실제 그 안에 존재하는 방사성동위원소의 양을 계측하게 된다.

측정시스템의 민감도는 표지항원의 비방사능(specific activity)에 크게 달려 있어 추적자(tracer)의 이용은 RIA의 큰 장점이며 동시에 항상 문제가 된다. 물리적으로 반감기가 짧은 것은 계측 숫자를 크게 증가시켜 주는 이점이 있으나, 오랫동안 두고 쓸 수 없어 실제 사용하는 데는 표지항원을 충분한 기간 동안 쓸 수 있도록 반감기가 비교적 긴 추적자를 사용하는 것이다.

한편 감마선을 내는 방사성핵종은 베타선을 내는 것보다는 다루기가 훨씬 쉽고 간편 할뿐 아니라 값도 싸다. 베타선을 내는 것을 다루려면 검체에 색소가 없도록 하거나 소광(quenching)교정과 계측결과를 교정하는 등 그 취급에 크게 신경을 써야 한다.

표지항원의 제조법으로 가장 많이 쓰이는 방법은 헌터와 그린우드(Hunter & Green wood)법으로 이 방법은 I을 Io로 변화시키는 산화제로써 클로라민 T(chloramine T)를 사용하는 것이다. 쉽고 특별한 기구가 필요하지 않으며 빠를 뿐 아니라 값도 싸다.

감마선을 내는 방사성핵종에서 방사성옥소(radioiodine)가 가장 많이 이용되고 있다. 그 이유는 방사성옥소가 대부분의 단백질호르몬에 쉽게 표지할 수 있기 때문이다. 특히 ^{125}I가 가장 흔히 쓰이는데

(1) 반감기가 60일로 사용하는데 적당하고 비교적 장기간 저장할 수 있다는 점

(2) 감마선을 내며 35 keV의 낮은 에너지를 방출하여 높은 계측효율을 얻을 수 있다는 점

(3) 비교적 적은 차폐(shield)만으로도 이용할 수 있다는 점

대부분 방사성 옥소가 표지되는 것은 항원의 티로신(tyrosine) 일부분이 있거나 티로신이 없거나 반응하기가 어려운데 있는 분자를 방사성옥소로 표지하는 데에는 다른 방법을 이용하게 된다. 그 하나는 티로신이 들어 있는 펩티드와 항원을 결합시켜 유도체(derivative)를 만들고(^{125}I tyrosydigoxin의 경우) 여기에 ^{125}I를 표지한다.

4) 방사성표지항원의 제조법

표지항원 제조법은 헌터와 그린우드(Hunter & Green wood)의 클로라민 T법을 사용한 옥소표지법으로 제조한다. **그림 10-2**와 같이 이 방법은 옥화물(iodide)을 산화시켜 옥소(iodine)로 전환시키고, 이를 단백질분자내의 티로신과 표지케하는 것으로써 산화제 클로라민 T를 사용하여 산화시킨 옥소를 호르몬에 부착시키고, 여분의 옥소를 소디윰 메타바이설파이트(sodium metabisulfite)로 환원시키며 이를 세파텍스칼럼을 이용하여 표지호르몬을 분리한다.

표지에 필요한 시약은 다음과 같다.

(1) 항원 : 표지하고자 하는 항원은 순도가 높아야 한다.

(2) 산화제 : 클로라민 T(chloramine T) (25 mg/10 ml)

(3) 환원제 : 소디윰 메타바이설파이트(sodium metabisulfite) (25 mg/10 ml)

(4) 완충액 : 인산염 완충액(0.4 M pH 7.5)

(5) 칼럼 : 세파텍스(G-75)(1 g/0.4 M 인산염 완충액, 0.15 M NaCl pH 7.4)

(6) 단백질 : 우혈청알부민(BSA) (20 mg/1 ml)

(7) 방사성동위원소 : ^{125}I Na (74 MBq/50 ㎕)

표지하는 순서는 다음과 같다.

(1) 세파텍스(G-75) 1 g을 평량하여 인산염완충액(0.15 M saline pH 7.4 buffer) 20 ml 에 넣어 24시간 4℃에 두어 평형에 이르게 한다.

(2) 칼럼(column)에 세파텍스를 넣고 20 mg/ml의 BSA를 넣는다.

(3) 표지 화합물 반응

① 방사성동위원소(Na ^{125}I : 74 MBq/50 ㎕)에

② 인산염 완충액(0.4M) 25 ㎕를 넣는다.

③ 항원(2.5 ㎍/5 ㎕)을 넣은 후 혼합한다.

④ 신선하게 만든 클로라민 T액을 10 ㎕ 넣고, 약 30초간 반응시킨다.

⑤ 반응이 끝나자마자 신선하게 만든 소디윰 메타바이설파이트(sodium metabisulfite) 용액 25 ㎕를 넣어 산화를 정지시킨다.

(4) 이렇게 만든 반응물을 준비된 세파덱스칼럼에 바로 넣고 여액을 0.5 ml씩 취한다.

(5) 여액을 감마선계측기에서 계측하여 그래프를 그린다.

(6) 처음의 절정(peak)을 이루는 시험관을 취하여, 일정량씩 나누어 -20℃에 냉동 보관하고, 실험할 때마다 꺼내어 사용한다.

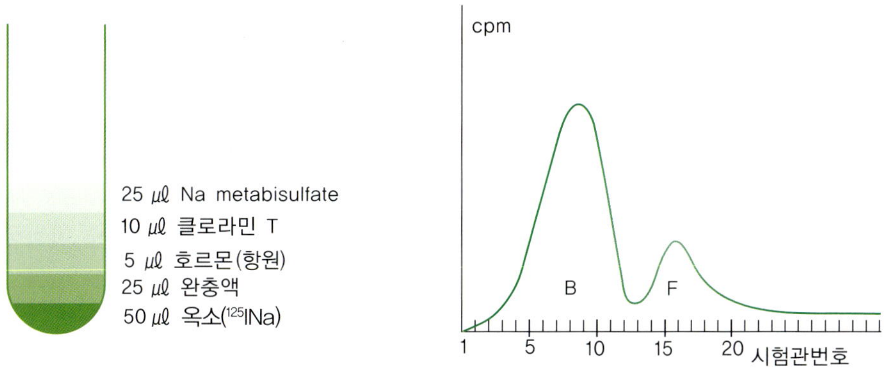

그림 10-2. 표지항원의 제조 및 분리

5) 표준(standard)물질

표준물질은 항원(antigen: Ag)으로 사용될 수 있도록 순수한 형태로 구입이 가능해야 한다. 이는 매우 순수한 항원으로써 정확하게 항원의 분석물질로서의 화학적 동일성은 방사면역측정의 평가에 대한 하나의 성립 조건이다.

표준물질은 세계보건기구(World Health Organization: WHO)가 역가와 안전성을 철저히 조사하여 채택하는 국제표준물질(international standard)이 가장 신뢰도가 높다. 표준물질의 목적은 검체의 알 수 없는 양을 비교할 수 있는 표준물질의 알 수 있는 양에 대한 용해물의 곡선을 정하는 것이고, 안정된 실험 간의 비교를 보장하는 것이며, 얻어진 결과들을 다른 검사 방법들에서의 측정된 양이나 다른 실험들과 비교하는 것이다. 표준곡선 구성은 거의 대부분의 방법들에서 각각의 검사와 함께 시행되어야 한다는 것을 강조하기 위해 여기에 언급한다. 같은 표준곡선들이 같은 용해물들과 방법들에도 불구하고 계속적인 규명을 위한 비교원리로서 표준액을 사용함으로써 최상의 상태로 완성될 수 있다. 이것이 의미하는 바는 관리혈청의 양이 상승된 범위에 떨어지는 것은 물론 예측한 값들의 낮은 범위 내에 떨어지는 것을 의미하는 것이다. 이러한 변동의 폭은 실험 간의 변동들을 파악하기 위한 최상의 범위를 제공한다. 따라서 그 검사의 재현성은 기준에 의해 평가될 수 있다. 이러한 목적을 위해 사용된 관리혈청은 개별적으로 포장된 많은 양을 구입하는데 이전에 사용되었던 관리혈청과 같은 것을 갖고 규명을 되풀이하기 위해서이다. 이들 물질들은 저장시키기 위해 냉동 건조된다.

4. 측정원리

방사면역측정법의 원리는 항원과 항체의 반응에 있어서 항체에 대한 비표지항원과 표지항원과의 사이에 일어나는 경쟁반응을 응용하는 데 있다.

먼저 측정목적의 물질을 항원으로 하고, 항원에 대한 항체를 미리 동물을 이용하여 만들고, 항원에 방사성동위원소를 표지한 표지항원(*Ag)을 만든다.

$$\frac{[Ag]\ [Ab]}{[Ag \cdot Ab]} = K_1 \qquad \frac{[^{*}Ag]\ [Ab]}{[Ag \cdot Ab]} = K_2 \qquad (1)$$

또는 $$\frac{[Ag \cdot Ab]\ [^{*}Ag]}{[Ag \cdot Ab]\ [^{*}Ag]\ [Ab]} = K_2 \qquad (2)$$

전제 조건 : (1) Ag + *Ag 〉 Ab

(2) *Ag과 Ab 일정(미지의 검체를 알기 위해)

Ag* (표지항원) + Ab (특이항체) ⇌ Ag*Ab (표지항원–항체 결합체)

\+

Ag (항원)

⇅

AgAb(항원 · 항체 결합체)

그림 10–3. 방사면역측정법의 기본원리

검체의 항원과 일정량의 표지항원을 일정량의 항체(Ab)와 반응시켜 항원 · 항체(Ag · Ab)와 표지항원 · 항체(*Ag · Ab)를 만든다. 이것을 항체와 결합했다는 의미에서 결합형(bound form: B)이라 부르고, 항체와 결합하지 않은 항원과 표지항원은 유리상태에 있고 이를 유리형(free form: F)이라 부른다(**표 10–2**). 이와 같이 반응에서 항원의 양에 따라 표지항원이 항체와 결합하는 비는 항원이 많으면, 표지항원이 항체와 결합하는 양은 적어지고, 반대로 항원의 양이 적으면, 표지항원은 항체와 많이 결합한다.

항원과 항체와의 반응이 평형상태에 이르렀을 때 이 반응의 관계식은 다음과 같이 된다.

표 10-2. 방사면역측정법의 원리

항원	+	표지 항원	+	항체	⟶	결합형(bound form)		유리형(free form)	
1. 항원			+	항체	⟶	항원 · 항체			
Ag			+	Ab	⟶	Ag · Ab			
100			+	100	⟶	100 · 100			
2. 표지항원			+	항체	⟶		표지항원 · 항체		
		*Ag	+	Ab	⟶		*Ag · Ab		
		*100	+	100	⟶		*100 · 100		
3. 항원	+	표지항원		항체	⟶	항원 · 항체,	표지항원 · 항체	항원	표지항원
Ag	+	*Ag	+	Ab	⟶	Ag · Ab	*Ag · Ab	Ag	*Ag
100	+	*100	+	100	⟶	50 · 50	*50 · 50	50	*50

표 10-2에서 표지항원은

표지항원(*Ag)의 $\frac{F}{T}$와 항원(Ag)의 $\frac{F}{T}$는 같으며

표지항원(*Ag)의 $\frac{B}{T}$와 항원(Ag)의 $\frac{B}{T}$는 같다.

다음 **표 10-3**은 방사면역측정에서 무엇이 어떻게 얼어나는지를 설명하고 있다.

"가"- 항원(Ag)의 숫자를 나타내며 시험관 2에서 7까지는 표준항원을 증가하면서 넣고 시험관 8에는 검체를 넣으며 시험관 1에는 넣지 않는다.

"나"- 표지항원(*Ag)의 숫자를 나타내며 시험관 1에서 8까지 같은 양을 넣는다.

"다"- 항체(Ab)의 숫자를 나타내며 시험관 1에서 8까지 같은 양을 넣는다.

"라"- 시험관 1에서 8까지의 각 시험관에 넣은 항원과 표지항원을 더한 전체수를 보여준다.

"마"- 항원과 표지항원이 항체에 결합할 수 있는 숫자를 보여 준다.

"바"- 각 시험관속에 있는 결합되지 않은 유리항원(Ag, *Ag) 숫자를 보여 준다.

"사"- 표지항원이 항원과 비례하여 항체에 결합한 결합형의 숫자를 보여 준다.

"아"- 표지항원이 항원과 비례하여 항체에 결합하지 못한 유리형의 숫자를 보여 준다.

"마", "바", "사", "아"에서 항원과 표지항원은 아래와 같이 결합형과 유리형으로 나누어지게 된다.

표지항원(*Ag)의 결합형(B)과 유리형(F) 그리고 전체(T)를 계산할 수 있는데, 표지항원이 방사능이기 때문이다. 또한 표지항원의 B/T와 F/T를 계산할 수 있다. 그것은 Ag의 B/T와 F/T가 동일하다. 단지 100개의 항체 분자만이 있고 한 개의 항체분자가 오직 하나의 항원분자(Ag)이거나 *Ag만을 결합시킨다고 가정하면 100개의 항체분자는 각 시험관 속에서 "마"와 같은 숫자가 된다. 계산의 용이함으로 인해 모든 항체는 반응에 소모되어지는 것을 추정해 볼 수 있다. 그러나 이 개념은 모든 반응을 과대 단순화시킨 것이다. 실제적 실행에 있어서는 평형개념이 더 적합하다. 그래서 항체의 적절한 양이 항상 존재하게 된다. 이 항체는 항원량을 증가시킴으로써 점진적으로 이용되어진다.

표 10-3. 방사면역측정법의 설명

구분	가	나	다	라	마	바	사	아
시험관 NO	항원 Ag	표지항원 *Ag	항체 Ab	항원 표지항원 Ag+*Ag	결합항원 AgAb *AgAb	유리항원 Ag. *Ag	결합형 B/T *AgAb	유리형 F/T *Ag
1	0	100	100	100	100	0	100	0
2	25	100	100	125	100	25	80	20
3	50	100	100	150	100	50	67	33
4	100	100	100	200	100	100	50	50
5	200	100	100	300	100	200	33	67
6	400	100	100	500	100	400	20	80
7	900	100	100	1000	100	900	10	90
8	(500)	100	100	(600)	100	(500)	17	83

표 10-3에서 "사"와 "아"를 보게 되면 흥미로운 것이 일어나고 있음을 알 수 있다.

시험관내의 항원의 양이 증가함에 따라 B/T와 F/T의 비율이 반대로 나타나는 것을 볼 수 있다. 항원(Ag)량을 X축에 놓고, B/T 혹은 F/T를 Y축에 놓아서 표준곡선을 만들면, 우리는 표준곡선으로 사용할 완만한 곡선을 얻을 수 있다.

그림 10-4와 **그림 10-5**는 **표 10-3**의 결과를 가지고 결합형과 유리형의 비율에 따른 표준곡선의 형태로 그린 것을 보여 주고 있다.

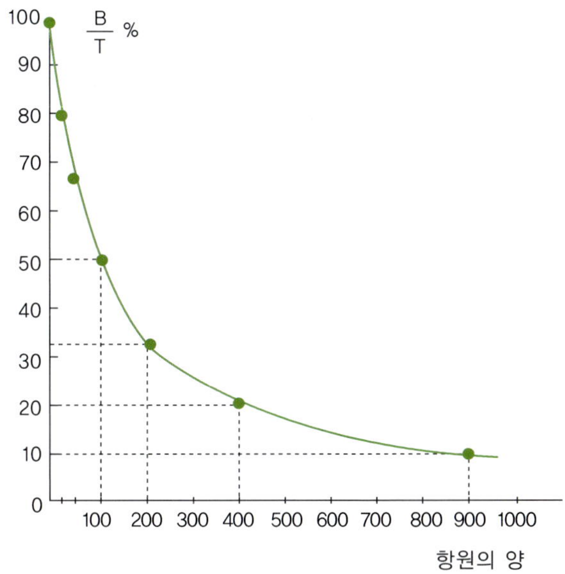

그림 10-4. 표준곡선(결합형)

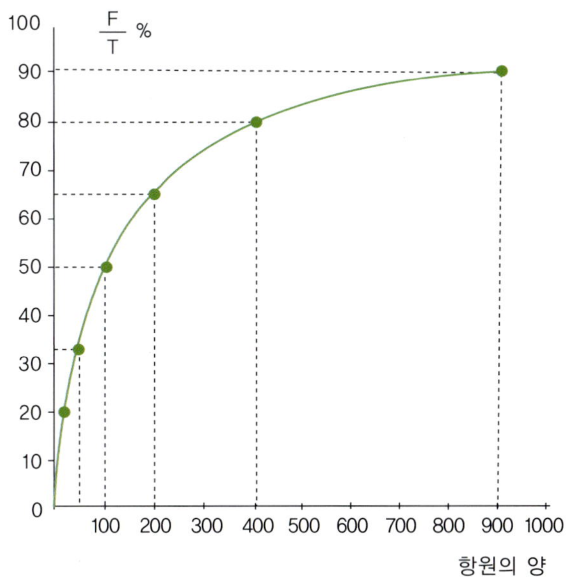

그림 10-5. 표준곡선(유리형)

1) 경쟁(Competition)반응

표지항원과 비표지항원이 특정항체에 대하여 면역학적으로 서로 경쟁적인 작용이 일어나는 반응으로, 검체의 비표지항원이 많을수록 **그림 10-6**과 같이 표지항원은 항체에 결합하는 양이 감소하게 된다(반비례).

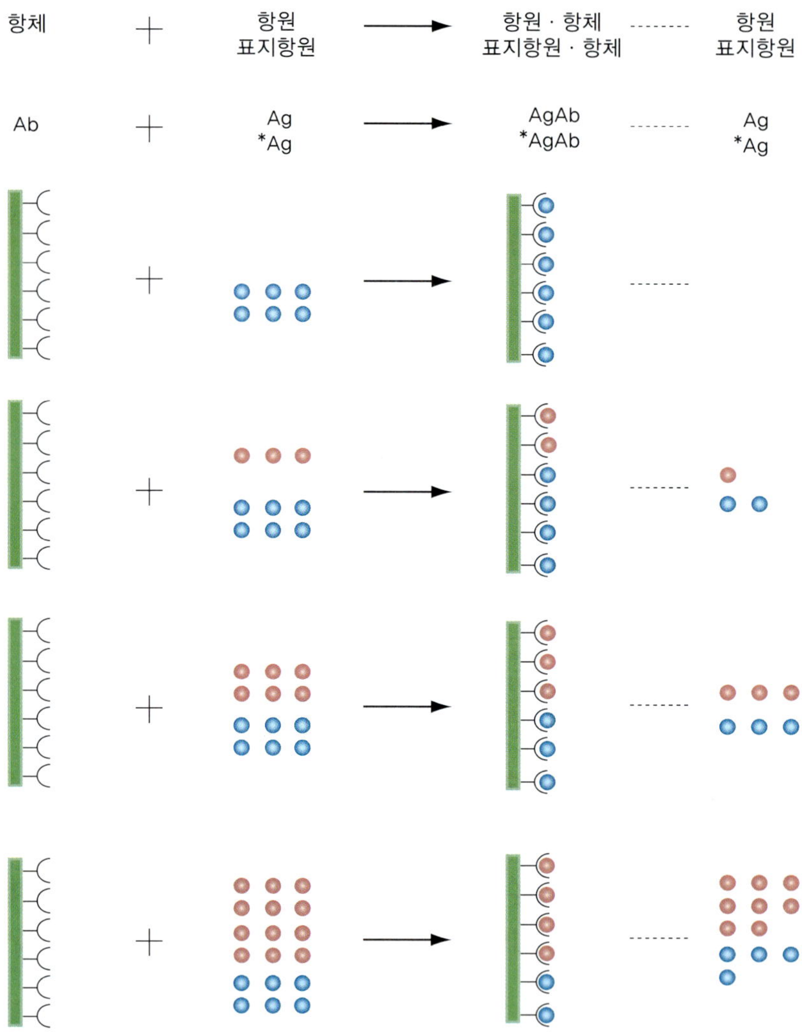

그림 10-6. 경쟁반응의 원리

2) 비경쟁(Non competition)반응

이 방법은 대부분 항원 대신에 항체에 방사성동위원소를 표지시키는 방법으로 **그림 10-7** 과 같이 항원의 양에 비례하여 항체에 결합한다.

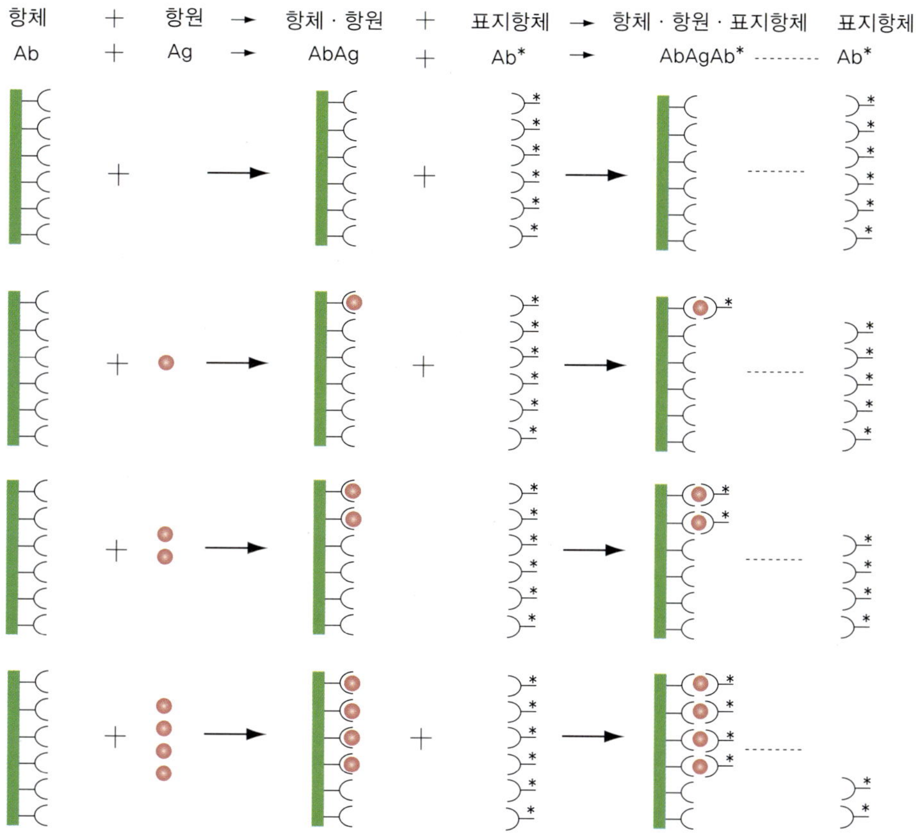

그림 10-7. 비경쟁반응의 원리

5. 결합형과 유리형의 분리법

방사면역측정법을 성공시키려면 결국 항원과 표지항원이 항체와 반응에 따라 남은 유리형(항원, 표지항원)을 결합형(항원 · 항체, 표지항원 · 항체)의 혼합으로부터 분리할 수 있어야 한다. 이러한 결합형과 유리형의 분리는 보통 B와 F의 분자량의 차이에 근거를 둔 경우가 대부분으로 **표 10-4**와 같으며 이 경우 고려되어야 할 것은

- 유리형과 결합형을 정확하게 분리하고,
- 방법이 간단하고 재현성(reproducibility)이 높고,
- 시간이 적게 걸리고 특수한 장치가 별로 필요하지 않고,
- 다량의 검체를 쉽게 처리할 수 있을 것 등이다. 흔히 이용되는 방법들은 다음 **표 10-4**와 같다.

표 10-4. 결합형과 유리형 분리방법의 장 · 단점

방법		장점	단점	제한
흡착법	덱스트란 탄말 (dextran charcoal) 규산염(silicate) 이온교환수지	빠르다 경제적이다 편리하다 빠르고 싸고 편리	떨어진다 비특이적	반응시간과 온도에 영향
분자량 이용법		싸다	느리다	적은 분자에 좋다
단백질 변성법(알코올, PEG)		싸다	남는다	적은 분자에 저항
이중항체법		특이하다	비싸다 시간의 낭비	
고형상항체법		편리하다	비싸다	적은 분자에 한계

1) 흡착법(Absorption method)

여러 종류의 흡착제를 이용하여 측정하려는 물질의 유리형(F)을 흡착시킨다. 결합정도는 형태에 따라 다르고, 흡착제의 표면면적, 성질과 항원의 크기, 전기적성질(charge) 및 3차원적 반응액안의 단백질농도, 온도, 이온농도 및 pH에 따라 달라진다.

덱스트란(dextran)이나 단백질로 피복한 활성탄(activated charcoal)을 가장 많이 이용하는데 상품으로 나오는 키트(kit)의 거의 10%가 이 방법을 이용하고 있다. 탈크, 규산염(silicate), 셀룰로스, 이온교환수지, 세파덱스, 겔 등이 이용되고 있다.

이 방법에 의한 분리법은 완전하고, 빠르며, 재현성이 높고 시행하기 쉽다. 유리형은 재빨리 흡착되어 항원항체 반응물이 다시 뒤틀려 결합한 표지항원이 다시 떨어져 나올 가능성은 적다.

편리하고 비교적 싼 방법이지만 이 방법은 특히 용액안의 단백질농도와 온도에 민감한 단점이 있다. 흡착되지 않은 상층액을 빨리, 그리고 조심스럽게 제거하여야 하며, 표준곡선을 만드는 것이나 검체의 처리에 있어 이 흡착제에 대한 노출(시간, 온도)이 정확하고 일정하도록 하여야 한다. 때로는 유리형 외에 결합형도 여기에 붙을 수가 있으며, 너무 흡착력이 강

하면 결합형이 항체로부터 떨어질 수도 있다.

가장 많이 쓰는 덱스트란피복탄말(dextran coated charcoal)법의 흡착원리는 **그림 10-8**과 같으며, 활성탄(norit A charcoal) 5%액과 덱스트란 0.5%액을 같은 양을 섞어 잘 혼합한 다음 4℃에서 보존 사용한다.

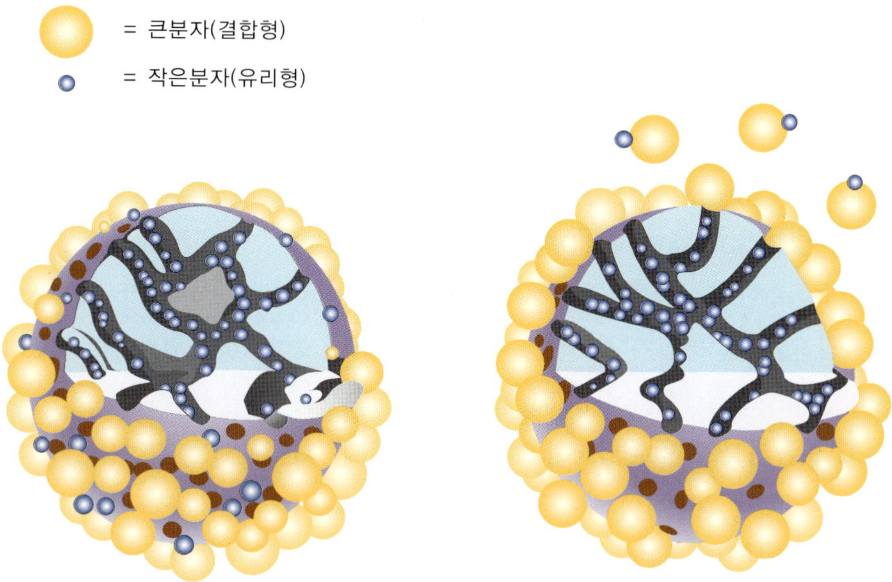

그림 10-8. 활성탄의 흡착원리

2) 이중항체법(Double antibody method)

이 방법은 흡착법과 함께 흔히 이용되는 것으로 항원·항체 반응에 이용된 항체에 대하여, 다시 제2의 항체를 만들어 반응시킴으로써 항원·항체(제1)·제2항체 복합체가 침전되도록 하는 것이다.

보통 제1항체 한 분자에 8~10개의 제2항체가 결합하는 것이 가장 좋다고 알려져 있어, 좋은 RIA 시스템을 이루려면 제2항체를 적당한 농도로 희석하여 가장 좋은 결과를 얻도록 애쓸 필요가 있다. 이외에 침전이 생기는 여러 비특이반응이 관여하는데 용액에 넣는 담체단백질량, 혈청단백질 중의 감마글로불린과의 교차반응, 이온농도, pH 등이 문제가 되며 특히 반응온도와 반응시간에 신경을 써야 한다.

먼저 제1반응을 시킨 후, 제2항체를 넣고, 4℃에서 계속 반응시킨 후, 1,000 g에서 원심분리하고, 상층액을 제거함으로써 실제 측정을 하게 된다.

이중항체법은 비교적 간단하고 모든 것이 액체로 되어 다량을 처리하거나 자동화에 유리하지만, 제2항체가 많이 소모되기 때문에 비싼 편이고, 특히 시간이 오래 걸리는 것이 단점이다.

		항체			제2항체	
항원 Ag	+	Ab →	AgAb	+	2Ab →	AgAb2Ab
표지항원※Ag			※AgAb ※Ag, Ag(유리형)			※AgAb2Ab 2Ab (결합형 침전)

3) 염석침전법(Salt precipition method)

염(salt)이나 특수한 용매 특히 폴리에틸렌글리콜(polyethylene glycol: PEG)을 이용하여 항체결합형을 침전시키는 방법이다. 황산암모늄[$(NH_4)_2SO_4$] 등의 염을 첨가하면 고분자의 항체결합체는 침전되므로 결합형과 유리형을 분리할 수 있다.

근래 PEG가 흔히 쓰이며 취급하기 간단하고 빠르게 모든 항체를 침전시킨다. 이 방법은 25%의 차가운 PEG를 첨가하여 4℃에서 약 30분간 1,000 g로 원심하게 되며 상층액을 뽑아내게 한다. 역시 이온농도, 온도 등에 영향을 많이 받는다.

4) 고형상법(Solid phase method)

항체를 고체표면에 피복시키고, 항체항원반응을 일으키면, B/F 분리는 반응이 일어나면서 동시에 이루어지게 되므로, 고체와 액체를 분리하여 쉽게 성취할 수 있다. 즉 시험관 속의 유리형(방사성동위원소)을 씻어내면 된다.

고체상으로 이용되는 것은 세파덱스, 세파로스 유도체, 셀루로스, 폴리아크로마이드, 플라스틱, 폴리에틸렌, 폴리프로필렌 등에 단순히 구슬(bead)을 만들거나 분말로 만들어 쓰는 수도 있고, 근래에는 디스크를 만들거나 아예 시험관에 항체를 피복시켜 쓰고 있다.

예를 들면, 폴리스틸렌 시험관을 쓰는 경우 B/F 분리는 검체를 시험관에 넣고 반응시킨 후, 내용액을 버리고 씻은 후 시험관을 계측하는 것으로 끝난다. 이 방법은 극히 간단하고 특히 자동화시키기 쉬워 근래 크게 환영받고 있는 방법이지만 귀중한 제1항체의 소모가 많아 값이 비싸질 뿐 아니라, 수많은 시험관에 일정량의 항체를 피복시키는 기술이 있어야 하는 어려움이 있다.

이 고형상법에는 여러 가지 변형이 있을 수 있어 항체를 고상체의 표면에 피복시키고 단순히 표지항원, 비표지항원을 여기에 경쟁적으로 반응시키는 방법외에 비표지항원과 표지항원을 순차적으로 반응시킬 수도 있으며(측정 정밀도가 증가함) 항원과 반응시킨 다음 방사능으로 표지된 항체(제2항체)를 다시 반응시키는 샌드위치(sandwich)방법이 있다.

HBsAg 등이 이용되는 이 샌드위치방법의 측정 민감도는 극히 높다.

5) 전기영동법(Electrophoresis method)

RIA의 창시자인 얄로우와 버슨(Yallow & Berson)에 의해 처음 쓰인 이 방법은 B/F의 분리를 흡착성의 차이와 감마글로불린의 전기영동에 의한 이동성을 이용한 것이다.

항원 · 항체결합들은 전기적 힘과 물의 이동에 의해 끌려가서 B/F가 분리되며, 결합형은 용매이동전단(solvent front)에 가게 된다. 흔히 완충액으로 약간 축인 셀룰로스지에 반응액을 한쪽 말단에 떨어뜨려 흡착시키고 4℃에서 영동시키며 이때 브로모페놀블루(brom phenol blue) 등을 지시약으로 넣는다. 영동이 끝난 후 방사능스캔으로 위치를 정한 다음 종이를 잘라 각각 계측하여 B/F를 알게 된다.

이 방법의 큰 장점은 B/F의 분리외에 소위 파괴된 호르몬을 분리할 수 있다는 데 있다.

그러나 과정이 번잡하고 극히 소량으로 하여야 할 뿐 아니라 이에 따라 계측되는 방사능량이 적어지며, 시간이 많이 걸리기 때문에 근래에는 특수한 목적외에 거의 쓰이지 않는다.

6) 복합 분리체계

여기서는 두 개의 침전시약(제2항체와 PEG)을 함께 사용된다. 이는 제2항체의 비싼 가격과 긴 반응시간이라는 단점을 제거하고, PEG의 높은 점성도 문제를 해결해 주는 보완방법이다. 또한 대체할 수 있는 방법으로 제2항체에 황산암모늄의 혼합물을 들 수 있다.

6. 표준곡선(Standard curve)

표준곡선은 비표지항원의 함량에 따라 **표 10-5**와 같이 표지항원의 분포를 가지고 작성한 **그림 10-9**를 말한다.

방사면역측정법을 이용하여 표준곡선을 얻고 검체에 있는 항원의 양을 계산하는 데는 **그림 10-10** 로지트-로그 그래프와 **그림 10-11** 반대수 그래프 등 여러 가지가 있다.

B/F 분리 후 결합형의 양을 B/F비, 결합%(B/T 100) 또는 백지(blank) 시험관의 결합량(zero bound: B_0)에 대한 비(B/B_0) 등으로 나타낼 수 있다.

대부분의 방사면역측정법(RIA)과 면역방사계수측정법(IRMA)은 B/B_0%를 로지트(logit)로 변환시키고 항원량을 대수(log)로 표시하면 직선을 나타내기 때문에 로지트-대수(logit-log) 변환이 많이 이용된다.

표 10-5. 측정계측값의 계산방법(예)

번호	표준액	계측값(cpm)	실계측값(cpm)	B/T%	B/B_0%
1	총방사능	27,703	27,703	0	0
2	비특이결합	325	0	1.1	0
3	최고결합률(Bo)	8,200	7,875	28.5	100
4	표준액 1	7,772	7,447	26.9	94.5
5	표준액 5	7,083	6,758	24.4	85.8
6	표준액 25	4,778	4,453	16.1	56.5
7	표준액 100	2,616	2,291	8.3	29.1
8	표준액 400	1,480	1,155	4.1	14.6

※ 배후방사능(BG) 100cpm

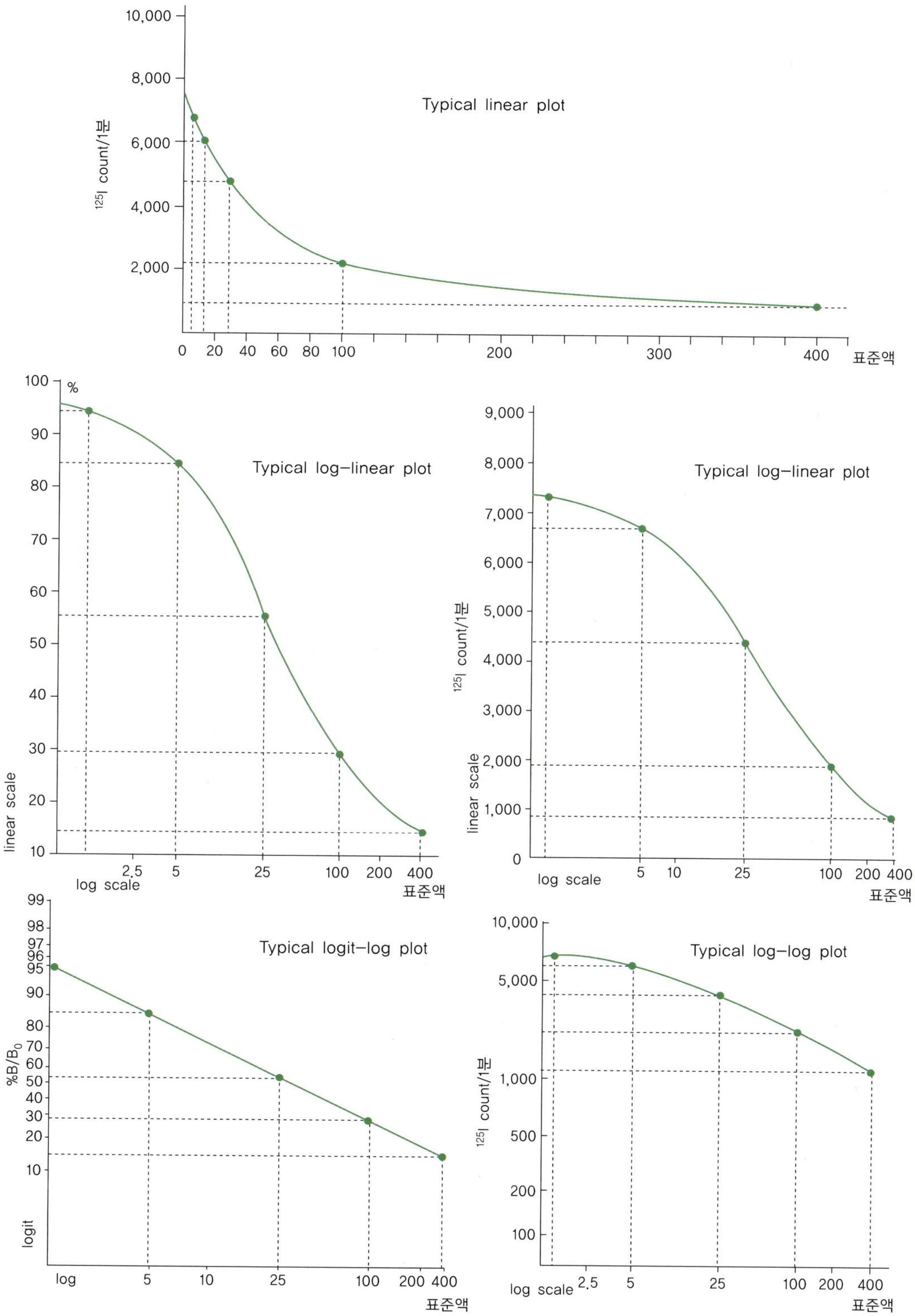

그림 10-9. 각종 표준곡선

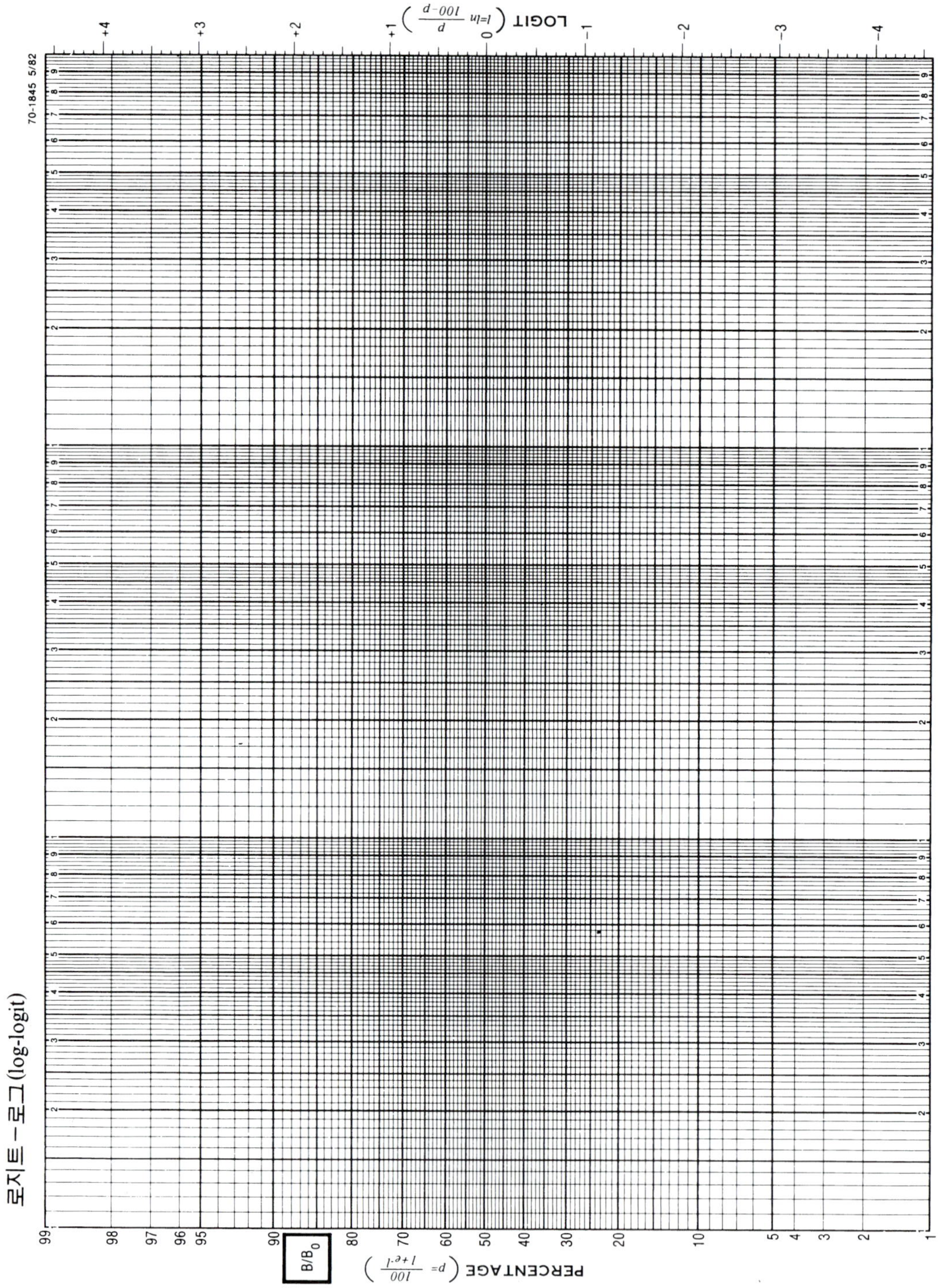

그림 10-10. 로지트 로그 그래프 양식(logit log graph paper)

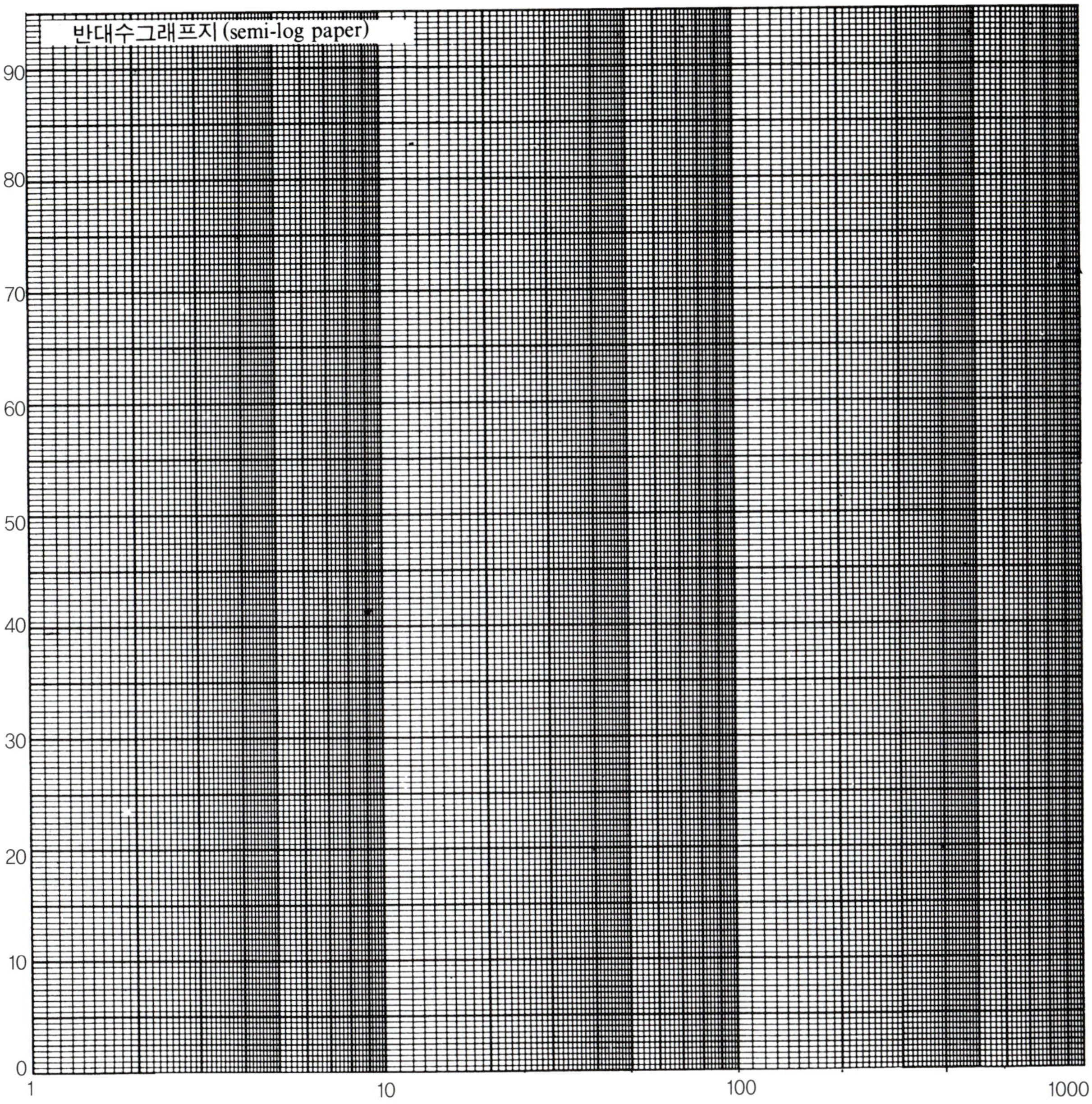

그림 10-11. 반대수 그래프 양식(semi log graph paper)

7. 경합적단백결합측정법(Competitive protein binding assay: CBPA)

방사면역측정법이 항체를, 방사수용체측정법이 호르몬 등의 수용체를, 특이결합물질(specific binding agent)로 사용하는데 비하여, CPBA의 경우는 호르몬 등의 특이결합단백을 이용하는 것이 다르다.

1960년 Ekins는 갑상선호르몬에 담체단백질로 있는 티록신결합글로불린을 항체 대신에 사용하여 측정하는 경합적단백결합측정법을 개발한 것이 본 법으로는 처음이다.

비교적 항체를 만들기 어려운 비 펩티드호르몬 계통에 많이 사용되고 있지만, 현재에는 항체 작성기술의 진보에 따라 거의 RIA로 측정을 하고 있다.

1) CPBA 법의 원리

어떤 종류의 호르몬, 비타민 등은 생체내에서 특이적으로 결합하는 단백질과 결합하고 있지만, 이 단백질을 항체 대신에 사용해서 표지물질과 비표지물질을 결합시키는 반응으로, RIA 법과 원리적으로는 같으며 측정 시에는 목적물질과 결합하고 있는 단백질과 분리할 필요가 있다. **그림 10-12** 티록신(thyroxine: T4) 측정의 예와 같이 측정과정은 2단계로 나누어진다.

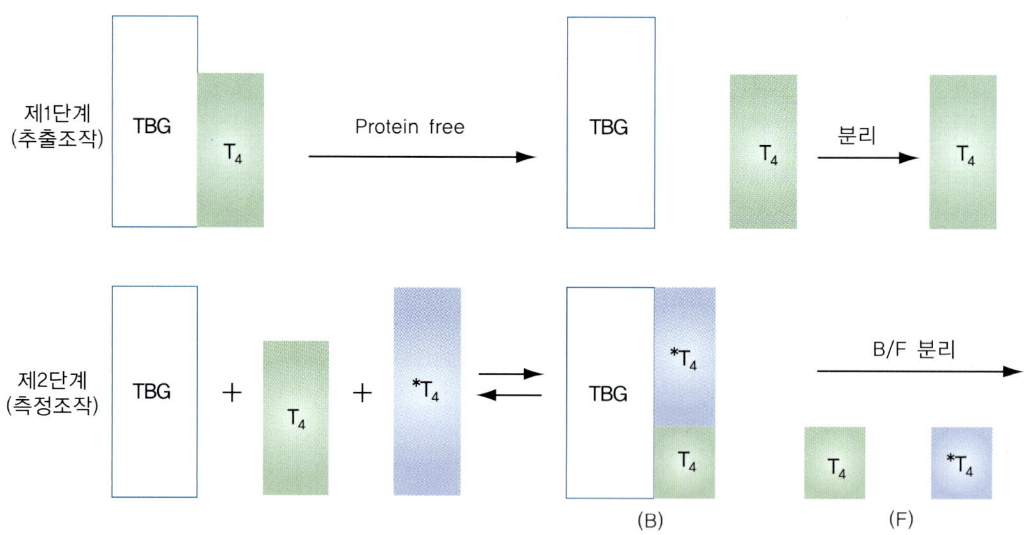

그림 10-12. CPBA법에 의한 티록신의 측정원리

2) CPBA법의 성립조건

CPBA법으로 측정하기 위해서는 다음과 같은 조건이 필요하다.

(1) 측정하고자 하는 목적 물질의 특이결합단백이 존재할 것.

(2) 측정하고자 하는 목적 물질의 추출정제를 할 수 있을 것.

(3) 표지가 가능해야 할 것.

(4) 결합형과 유리형의 분리가 가능해야 할 것.

3) CPBA법에서 측정할 수 있는 물질

CPBA법으로 측정하기 위해서는 필수적으로 특이결합단백을 보유하고 있어야 하며 현재는 **표 10-6**와 같은 항목에 대해서 측정이 가능하다.

표 10-6. CPBA법으로 측정되는 물질

측 정 물 질		특이결합단백
티록신	thyroxine: T4	티록신결합단백
트리요오도티로닌	trioiodothyronine: T3	트리요오도티로닌결합단백
코티솔	cortisol	코티코스테로이드단백
비타민 B12	vitamin B12	내인자(intrinsic factor)
혈청철	serum iron	트란스페린(transferrin)

CPBA법은 항체를 만드는 수고가 없고, 비교적 값싸게 할 수 있는 이점을 갖고 있지만, 측정과정 중에 반드시 검체의 담체단백질을 추출하는 과정이 필요하여, 번잡하기 때문에 최근에는 거의 RIA법으로 측정하고 있다.

그러나 T4 자가항체를 가지고 있는 경우 RIA법에서는 자가항체 때문에 정확하게 측정을 할 수가 없는 결점이 있지만, CPBA법에서는 단백질성분의 영향을 받지 않고 측정할 수 있으므로 자가항체가 있는 검체에서는 정확한 측정값을 얻을 수 있다.

8. 포화분석법(Saturation analysis: SA)

어떤 종류의 호르몬이나 혈청철 등은 혈액중에 각각의 특이결합단백과 결합하여 순환하고 있다. 그 포화부분은 담체단백질의 일부분이고 반드시 남은 불포화 부분을 가지고 있다.

그 불포화도 병태나 생리적상태에 따라 다르게 온다. 혈청 외부에서 표지한 방사성물질을 혼합해서 불포화부분에 섭취되는 비율에 따라, 간접적으로 호르몬 또는 혈청철 등의 양을 알고 기능상태를 파악할 수가 있다.

이것을 직접포화분석법(direct saturation analysis: DSA)이라 부른다. 현재 이 측정법이 이용되고 있는 검사는 T3 섭취율(T3U)과 불포화 철결합능(UIBC)의 측정이 있다.

T3 섭취율과 불포화철결합능은 담체단백질의 불포화부분에 방사능표지물의 결합을 보아서 갑상선호르몬이나 혈청철량을 추정하게 되므로, 담체단백질자체가 변동하는 질환에서는 결과의 해석에 주의하지 않으면 안된다.

1) T3 섭취율(T3 uptake: T3U)

티록신결합글로불린의 티록신(T4)결합 등은 여러 가지 질환에 의해 달라지며 **그림 10-13**과 같이 혈청에 ^{125}I−T3는 결합하고, 나머지 유리형은 흡착제(레진이나 탄말)에 흡착된다. 여기서 TBG와 결합한 ^{125}I−T3는 씻어 버리고, 흡착제에 흡착된 방사성동위원소의 양을 계측하여 처음 넣어준 방사성동위원소량에 대한 백분율이 섭취율이다.

$$\text{섭취율(\%)} = \frac{\text{흡착제에 흡착된 방사능 계측값(cmp)}}{\text{처음 넣어준 방사능 계측값(cpm)}} \times 100$$

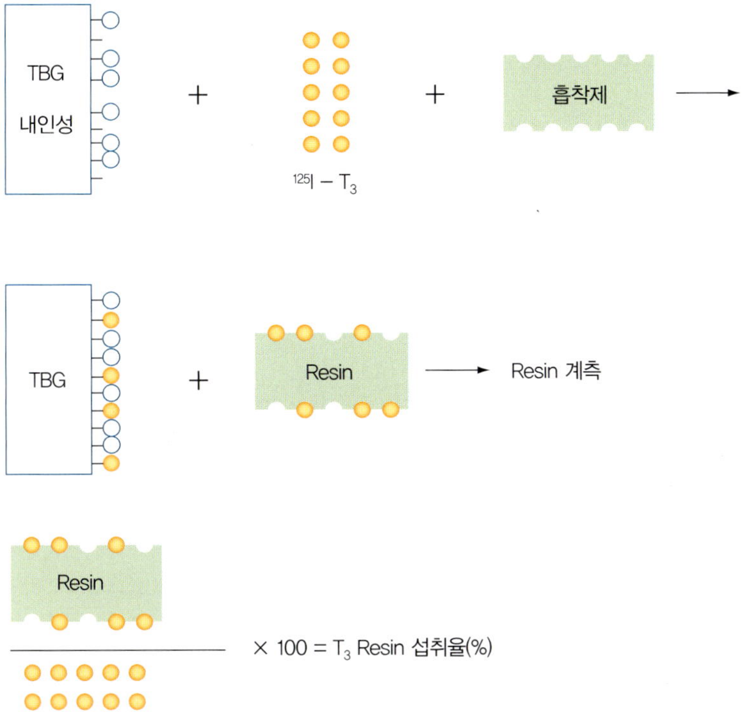

그림 10-13. T3섭취율의 측정원리

9. 면역방사계수측정법(Immunoradiometric assay: IRMA)

방사면역측정법이 일정량의 항체에 대해 항원과 표지항원을 경쟁시키고, 결합분획과 유리분획 간에 표지항원의 분포를 검사하는 반면, 면역방사계수측정법은 다량의 표지항체로 항원을 모두 결합시킨 후 표지항체의 분포를 검사한다.

면역방사계수측정법의 전형적인 형태는 두 가지 항체를 이용하는 이중부위 샌드위치법(two site sandwich method)이다. 통상 제1항체(Ab_1)는 플라스틱, 디스크, 구슬(bead) 등의 표면에 부착시킨 고형상을 사용한다. 방사성표지를 가진 제2항체($^*Ab_2$)는 Ab_1와 다른 부위에 결합한다. 따라서 이 방법은 에피토프가 2개 이상인 충분히 큰 물질에 적용한다.

먼저 Ag과 Ab_1를 반응시키면 Ag−Ab_1의 복합체가 형성된다. 여기에 $^*Ab_2$를 첨가하면 Ab_1− Ag−$^*Ab_2$의 복합체를 형성한다. 두 가지 항체 모두 충분한 양을 사용하면 Ab_1는 검체 내 모든 Ag을 포획하고, 다시 Ag−Ab_1에 $^*Ab_2$가 일대일로 결합한다. 즉 결합된 $^*Ab_2$와 Ag 값 차이에 직접적인 비례관계를 보인다. 그러나 높은 값에서 표준곡선이 오히려 하강하는 후크효과(hook effect)가 나타날 수 있다. 표준곡선의 상승부는 항체가 항원보다 많은 부분이고, 항원량과 같을 때 정점에 도달하며 항원이 많아짐에 따라 다시 하강한다. 따라서 특정 결합분획 계측값에 해당하는 항원 값이 2개가 될 수 있다. 이 문제를 해결하기 위하여 시약을 단계적으로 첨가하고, 사이사이에 반응하지 않은 물질을 깨끗이 세척하거나 항체를 대량 사용하기도 한다.

면역방사계수측정법에서는 추적자가 표지항체이기 때문에 항원을 표지하기 어려운 경우에도 유용하다. 같은 물질에 대해서는 방사면역측정법보다 정밀도, 예민도가 좋고 측정범위도 훨씬 넓다. 대표적인 예가 TSH 검사이다. 방사면역측정법으로는 TSH가 억제된 경우와 정상을 구별할 수 없으나 면역방사계수측정법은 가능하다. 면역방사계수측정법은 단세포군항체 개발 이후 널리 보급되고 있으며, 특히 큰 단백분자의 경우 기존 방사면역측정법을 대체하는 추세에 있다.

1) 비특이결합(Non specific bound)반응

면역방사계수측정법의 중요한 한 가지 문제점은 검사과정에 있어서 방사성표지의 비특이적 결합반응의 영향이다. 일반적인 측정에 대한 블랭크(blank)의 반응은 **그림 10-14**에 나와 있는 것처럼 범위의 낮은 값 끝에서 비율적으로 더욱 크다. 이것은 블랭크측정의 양에 기여함으로써 검사의 민감도에 상당한 영향을 미칠 수 있음을 의미한다. 실질적인 면에 있어서 이것의 중요성은 세척단계에서 보여진다. 다소의 비특이결합을 제거하기 위한 고형상 결합표지항체의 세척은 민감도를 높이는데 있어서 매우 중요하다. 민감도의 효과는 RIA에서 보다 면역방사계수측정법에 있어서 더욱 현저하다. 이 효과의 반영이 대부분의 RIA에서는 그다지

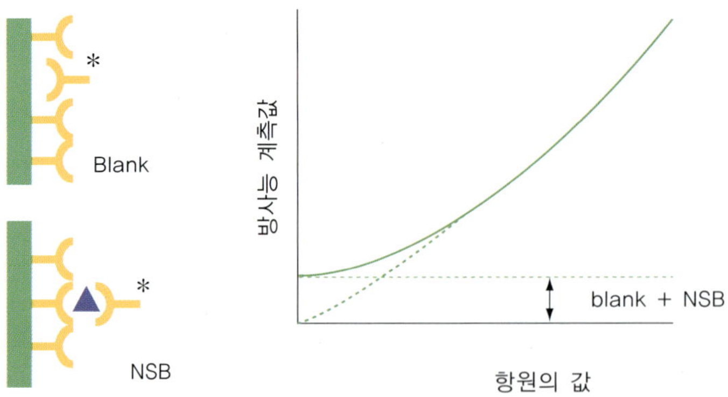

그림 10-14. 비특이결합(NSB)과 블랭크(blank)

중요하지 않다고 하더라도 IRMA의 잠재적 특이도를 규명하는 데는 중요한 역할을 할 수 있다. 이런 이유 때문에 검사에서 최대한의 특이도를 실현하기 위해 더욱 긴 시간 동안 검체를 반응시켜야 할 필요가 있다.

2) 이상성 반응

면역방사계수측정법은 높은 값에서 이상성(biphasic)반응을 일으킬 수 있다. 이 이상성반응은 종종 낚시(hook)효과 혹은 전지대(prozone)효과라고도 한다. 침전실험에서 예시되었듯이 항체와 항원사이의 반응은 이상성반응을 나타낸다. 그리고 이것은 표준곡선에서 특정 A방사능에 대한 B_1과 B_2의 값에 해당하는 2개의 값이 나타나는 일상적인 현상은 IRMA의 hook 효과에 반사작용을 일으킨다. 낚시(hook)효과는 반응면에서 항원이 초과된 높은 항원 값에서 일어난다. 반응곡선이 올라가는 부분은 항원에 대한 초과된 특이항체의 반응으로부터 생긴다. 반응곡선의 두 번째 부분 즉 내려가는 부분은 항체가 초과가 아닐 때, 즉 항원이 항체에 대해 초과된 사이에서 반응하는 충분한 양일 때 시작되어 지속된다.

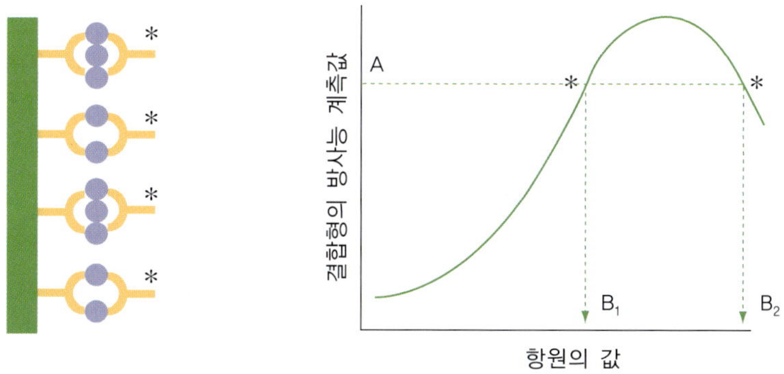

가. 반응 모형

나. 반응곡선

그림 10-15. 면역방사계수측정법의 이상성반응

이상성반응이 검사에 제시하는 문제점은 항원의 높은 값에서 결과들의 해석이다. **그림 10-15**에서 볼 수 있듯이 이들은 항원의 두 개의 다른 값에 삽입되는 고형상 결합 표지항체로부터의 계측되는 결과이다. 항원이 매우 높은 값에서 내려가는 곡선은 매우 낮은 값에 대한 값들에 해당하는 점에 이를 수 있다. 이것은 검사가 매우 높은 값으로 존재할 수 있는 항원들의 연구에 적용될 때 상당히 중요한 점인 것이다. 예를 들면, 종양이 정상적으로 발견되는 양의 몇 배나 많은 양을 분비하게 되는 병리학적 상황에서 세척에 의한 각각의 시약첨가 사이의 반응하지 않는 항원들의 제거와 시약의 연속적 첨가는 주로 hook를 제거하고 그것에 고평부(plateau)를 만들게 된다. 이것이 그 방법의 기술상의 복잡성을 증가시키더라도 결과상으로는 모든 가능한 문제점을 제거시키는 방법이다. 물론 이상성반응이 항원과 항체간의 다원자가(multivalency)반응의 결과라는 것을 기억해야 한다. 단일의 고유한 구조를 알고 있는 항원결정기(epitope)쪽으로의 단일특이항체 사용은 이론적으로는 모든 다원자가반응들을 제거할 수 있는데, 이는 고형상항체가 표지항체의 항원결정기결합에 대한 다른 항원결정기의 특이도를 갖고 있을 경우이다.

10. 방사수용체측정법(Radioreceptor assay: RRA)

방사수용체측정법의 원리는 방사면역측정법과 같지만 항체 대신에 호르몬 또는 약제의 수용체(receptor)를 특이 결합물질로 이용한다는 점이 다르다.

호르몬(hormone) + 수용체(receptor) ↔ 호르몬 · 수용체(hormone · receptor)

호르몬이 생물학적 활성을 나타내려면 우선 표적장기의 세포에 있는 특이수용체와 결합하여야 하며, 이 결과 특이한 생물학적 효과를 일으키게 된다.

실제로 방사수용체측정법이 성립되려면

(1) 수용체를 안정된 상대로 얻어야 한다.

(2) 호르몬이 생물학적활성(수용체와의 결합력)을 가진 상대로 유지할 수 있어야 한다.

(3) 수용체와 호르몬이 결합할 때 이 결합반응이 안정되어 있어 결합 후 변화하지 않아야 한다.

(4) 방사면역측정법과 같이 B/F를 분리할 수 있는 방법이 있어야 한다.

수용체는 보통 호르몬의 표적장기(target organ)를 적출하여 조직절편의 세포를 분리하여 완전히 산 세포를 이용하거나 세포의 구성성분을 따로 분리하거나 조직을 균질화(homogenize)하여 세포막 또는 세포질을 분리하고 수용체를 정제하여 사용하기도 한다.

이런 과정은 특히 수용체의 안정성을 해치지 않도록 신경을 써서 여러 가지 생화학적 방법에 주의하여 진행토록 한다. 수용체는 그 자체가 조직을 얻을 때 동물의 여러 생리학적 상황에 따라 변할 수 있으며, 정제과정 등에서도 변할 수 있어 일정한 조건하에서 재현성이 높도록 모든 조건을 일정하게 할 필요가 있다.

11. 비방사면역측정법(Non isotope immunoassay)

비방사면역측정법은 항원 등에 방사성동위원소를 표지하는 대신에, 효소(enzyme)나 형광물질(fluorescent materials) 등 여러 가지를 붙여 이 표지물질의 활성을 계측함으로써, RIA와 같은 목적을 이루도록 하는 것으로써 방사성동위원소로 표지가 어려운 경우에 이용된다.

12. 방사면역측정법과 비방사면역측정법(Non isotope immunoassay)의 비교

비방사면역면역측정법은 방사성핵종 대신 효소, 형광 또는 발광물질 등 비방사성표지를 추적자로 사용하는 점만 다를 뿐 방사면역측정법과 측정원리가 유사하다(**표 10-7**). 이들은 방사선장해 위험이 없는 것 외에 시약 유효기간이 길고, 분리과정이 필요 없는 시스템을 만들 수 있는 것 등이 장점으로 알려져 있다.

비방사면역측정법의 개발은 근본적으로 방사능에 대한 우려 때문이다. 그러나 방사면역측정법에서 방사능 위험은 실제보다 과장되는 경향이 있다. 일상검사에서 소모하는 ^{125}I는 37 kBq를 넘지 않고, 검사 중 방출되는 양도 총사용량의 1% 미만에 불과하다. 보통 규모의 핵의학검사실에서 한 달간 사용하는 ^{125}I 최대량은 약 370 MBq로 이 기간에 검사자의 집적선량은 흉부 X-선 1회 촬영보다 훨씬 낮다. 따라서 설령 검사 중에 ^{125}I이 유출되더라도 건강상의 위험보다 오히려 정밀도와 예민도 저하 등 측정결과에 미치는 영향이 더 큰 문제가 된다. 비방사면역측정법에서도 돌연변이물질이나 발암물질이 다수 사용되고 있지만, 이러한 물질의 사용에 따른 위험성은 방사성핵종과 달리 별로 알려져 있지 않다. 방사면역측정법에서 방사선장해의 위험이 미미함에도 불구하고, 방사성물질의 사용과 폐기 등에 관한 엄격한 법적규제 때문에 방사면역측정법의 이용과 보급이 많은 제약을 받고 있다.

방사성핵종은 원래가 불안정하기 때문에 옥소(^{125}I)를 사용하는 방사면역측정법의 시약도 유효기간이 3주~3개월 정도로 비방사면역측정법보다 훨씬 짧다. 그러나 대부분 일상검사에서 시약의 안정성이 문제되는 경우는 별로 없다.

감마선계측기를 사용한 방사능계측은 간편하고 정밀하다. 유일하게 방사성핵종을 투여한 환자에서 채취한 검체를 제외하고는, 아무것도 방사능계측을 방해하지 않는다.

대부분의 비방사성표지는 유사한 성질을 가진 체액성분이 배후잡음으로 작용하여 측정에 영향을 미치거나 여러 가지 물리화학적 변수의 영향을 받기 쉽다.

비방사면역측정법에서는 결합분획과 유리분획에서 추적자의 성질이 현저히 달라서 분리과정이 필요 없는 경우가 종종 있다. 분리과정을 생략하면 검사가 간단하고 자동화시스템의 개발도 유리하지만 아직은 일부 합텐의 측정에만 적용되고 있다.

많은 일상검사 종목에 대해 방사면역측정법과 비방사면역측정법 두 종류의 키트를 모두 이용할 수 있지만 현재까지 정밀도나 예민도, 검사의 편리성, 비용 등 여러 가지 면에서 비방사면역측정법이 방사면역측정법을 능가하지 못하고 있다.

표 10-7. 방사면역측정법과 비방사면역측정법의 비교

표지종류	측정원리	
	경합반응	비경합반응
방사성핵종	RIA(radio immuno assay)	IRMA(immuno radio metric assay)
효소	EIA(enzyme immuno assay)	ELISA(enzyme linked immunosorbent assay)
형광물질	FIA(fluoro immuno assay)	IFMA(immuno fluoro metric assay)
발광물질	LIA(lumino immuno assay)	ILMA(immuno lumino metric assay)

13. 방사면역측정실에 필요한 것

1) 시설

(1) 사용시설 : 실험실, 작업실, 계측실

(2) 저장시설 : 방사성동위원소 저장

(3) 폐기시설 : 폐기함, 3단 탱크(폐수처리), 후드(hood)설비, 세척실

(4) 오염검사실 : 오염검사

2) 기기

(1) 방사선계측기 : 감마선계측기, 베타선계측기, 방사능측정기

(2) 원심분리기 : 일반 원심분리기, 냉장원심분리기(4℃)

(3) 항온수조 : 4℃, 37℃, 45℃, 60℃의 항온수조

(4) 냉장, 냉동고 : 냉장고(4℃, −20℃), 냉동고(freezer : −20℃, −80℃)

(5) 흡입기 : 진공펌프(vacuum pump), 흡입기(aspirater)

(6) 진탕기 : 혼합기, 자석교반기, 교반기, 다량교반기

(7) 건조기 : 건조기

(8) 천평 : 일반천평, 마이크로천평

(9) 재 증류수제조기 : 재증류기

(10) pH 메타

(11) 초음파세척기

3) 기구 및 재료

(1) 시험관 : 유리, 플라스틱, 폴리에틸렌

(2) 피펫 : 일반, 미량(10, 25, 50, 100, 200, 500 $\mu\ell$)

(3) 분주기 : B-D형 분주기, 해밀튼 주사기, 디스펜셔, 피펫 휠라

(4) 유리기구 : 삼각플라스크, 비커

(5) 재료 : 파라필름, 쿠킹호일, 여과지, 비닐

(6) 기타 : 부착물

4) 시약

(1) 방사면역측정용 키트

(2) 완충액 : 인산완충액

(3) B/F 분리용시약 : 우혈청알부민(BSA), 탄말(charcoal), 덱스트란(dextran)

(4) 추출시약 : 에텔(ether), 헥산(hexane), 염산, 빙초산

(5) 액체섬광체 제조 시약 : PPO, POPOP, 톨루엔(toluene), 트리톤(triton) X-100

(6) 초자기구 세척액 : 콘트라드-70 등 방사성동위원소 세척액

5) 검체검사실 측정장비

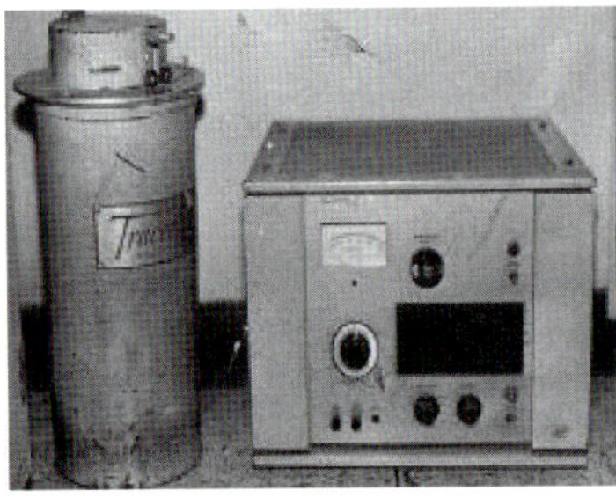

· Tracer
· 우물형감마선계측기

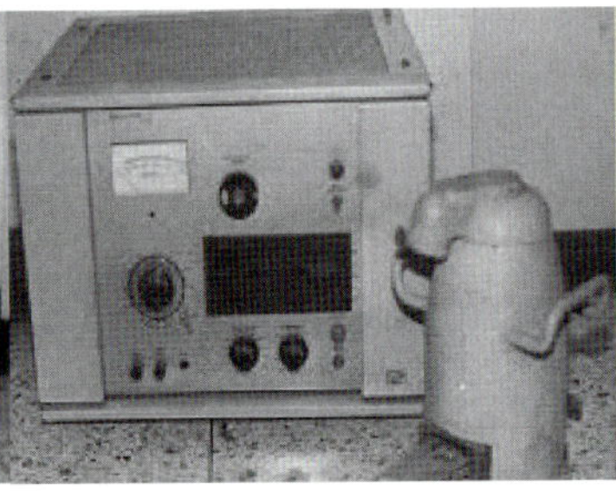

· Nuclear Chicago
· 베타선계측기

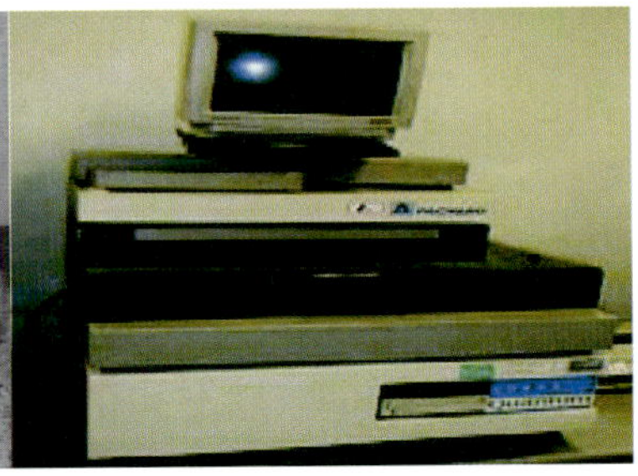

· Cobra 5010, 5001, 5005
· 감마선계측기(5, 10 검출기)

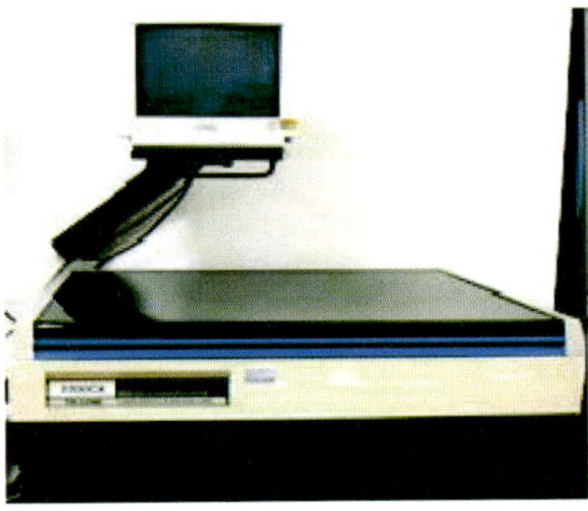

· Tri-carb 2200CA
· 베타선계측기

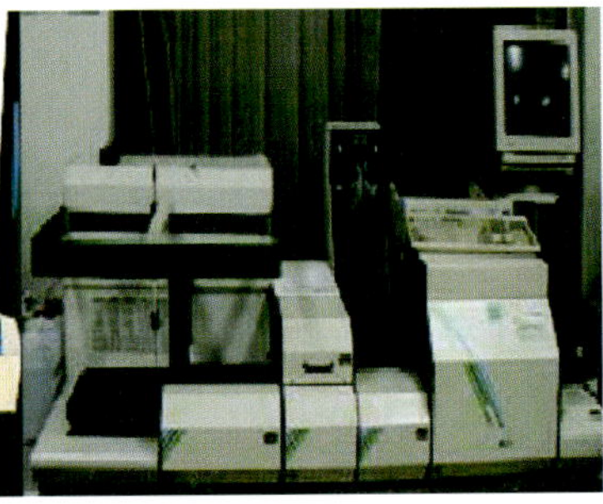

· RIA-mat 280
· 전자동 RIA 시스템

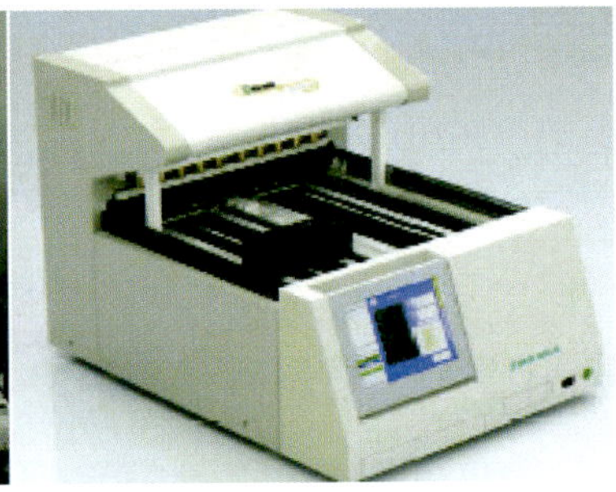

· Dream Gamma 10
· 감마선계측기(10 검출기)

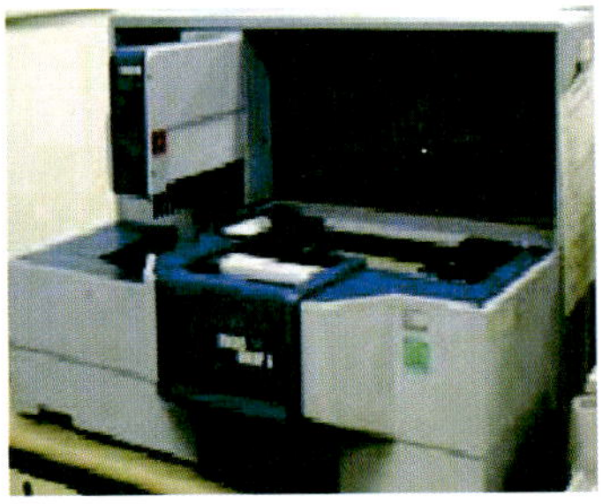

· Micro At plus 2
· 시약 자동분주기

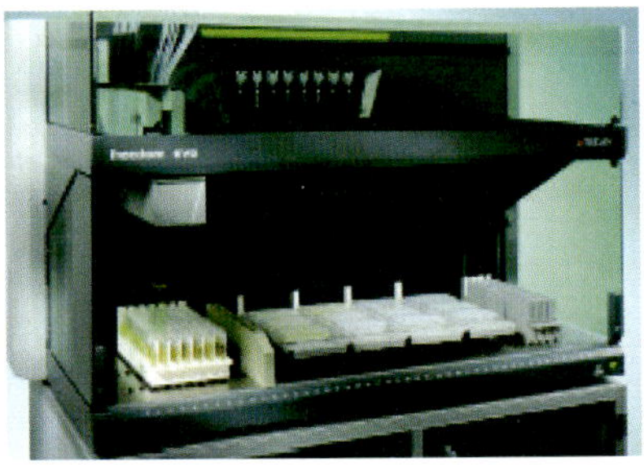

· TECAN Freedom EVO
· 시약 자동분주기

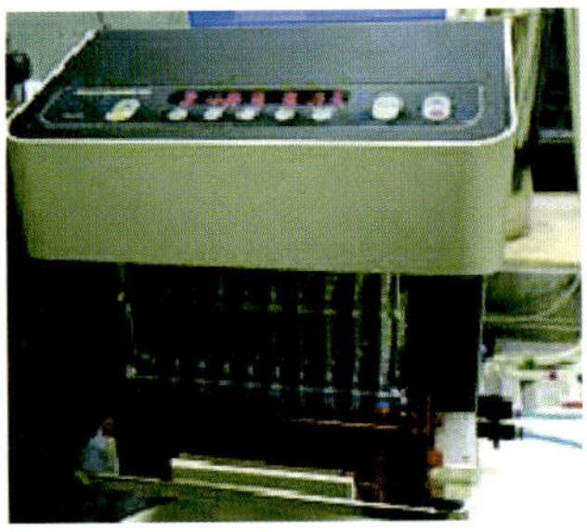

· Muiti Washer 50
· 자동세척기

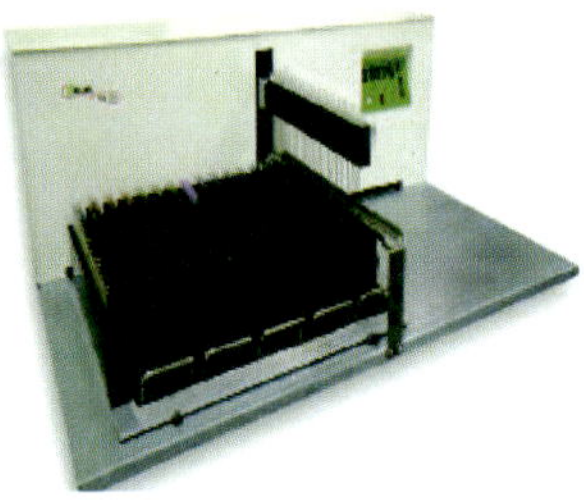

· Dream TW-300
· 자동세척기

그림 10-16. 검체검사실 측정장비

제 11 장
정도관리

1. 정도관리 개요

임상분야 검사실 정도관리 프로그램은 시행되고 있는 모든 검사의 분석 전, 분석 중, 분석 후 과정에 있어 발생될 수 있는 오류를 예방하여 환자에게 정확한 검사결과를 제공하기 위해 행해지며, 환자 확인 및 준비, 검체의 채취, 운반 및 보관, 검사과정에 필요한 시약, 정도관리물질, 표준액, 장비의 관리, 결과보고 등의 모든 구성요소들을 최상의 조건으로 유지해야 한다. 담당자들은 정도관리에 관련된 업무를 수행하고, 기록하며 이상이 발견되는 즉시 적절한 조치를 취할 의무를 가지며, 책임자와 담당전문의는 이에 대한 통합관리의 책임을 갖는다.

2. 정도관리 목적

1) 검사의 관리

검사의 관리를 위해 검사실은 각 검사의 담당자가 확인한 모든 검사의 적절한 검사지침서(protocol)를 갖추고 작업대 위에 비치해야 하며, 지침서에는 검사원리, 임상적 의의, 검체의 조건, 시약 준비사항, 정도관리, 검사방법, 계산법, 참고값, 결과해석 등의 기록을 포함한다. 지침서는 처음 작성 시와 매년 담당전문의나 과장이 검토한다. 검사자들은 검사지침서를 숙지하고 수석기사는 이를 확인하며, 지침서의 시행 과정 변동 시 수정, 재평가한다. 기본적으로 관리물질의 종류와 정도관리물질의 측정횟수, 각 검사 시스템에서 요구되는 정도관리규칙을 관리하여 검사결과에 오류를 줄일 수 있는 문제들을 찾아낸다. 검사자의 능력, 검사의 연속성, 검사의 적절성, 검사의 효과 홍보, 이용 가능성, 검사시기의 적절성, 문제의 예방과 조기발견으로 시간의 낭비를 줄이고, 비용을 감소시키기 위해 검사과정을 개선하고 부적절하거나 비능률적인 자원의 원인과 결과를 확인하고, 해결을 위한 이용도를 조사하여 효과적인 방법으로 검사의 기획, 조직, 관리, 통제를 수행하는 것이다.

검사자들은 시스템적인 문제를 정도관리위원회에 의뢰하고, 정도관리 활동을 조정하고 의뢰하는 것에 대한 활동과 결과를 문서화하여 수석기사와 기사장, 과장의 승인아래 검사자들과 그 정보를 공유하여 검사의 정도관리개선을 수행한다.

2) 정도관리 기록 및 자료의 보관

(1) 내부정도관리의 결과는 적어도 2년을 보관한다.

(2) 외부정도관리 결과는 10년 보관을 원칙으로 한다.

(3) 장비기록(일일, 주중, 월중, 연중)은 그 장비 보유기간동안 보관함을 원칙으로 한다.

(4) 작업일지는 2년을 보관하며, 원본결과는 전산파일로 3년간 보관한다.

(5) 검사결과 용지는 6개월간 보관을 권고한다.

3. 정도관리(Quality control)의 실제

전체적으로 검사의 결과가 항상 정밀하고 정확한 것이 가장 좋으며, 이 목적을 달성하려는 것이 정도관리이다. 정도관리는 이런 기준이 가장 잘 되도록 기구와 기기(방사선계측기, 피펫, 시험관 등), 시약, 검체의 채취 및 저장, 검사방법, 실험하는 사람과 실험실의 운영전반에 대하여 엄격한 관리가 요구된다.

측정에 수반되는 오차는 우연오차(random error)와 계통오차(systematic error)로 나눈다

(총오차) = (우연오차) + (계통오차)

우연오차는 정밀도교란(imprecision)으로 나타나며, 오차의 크기나 방향을 예측할 수 없다. 정밀도교란은 측정법 자체와 검사기술 두 가지 원인이 있다. 측정법 자체의 요인은 오차를 초래하는 분리방법, 추적자와 항체의 질 등이다. 계측오차(counting error)도 중요하다.

예를 들어 계측값이 10,000이면 계측오차는 1%이다. 검사기술에 의한 정밀도교란은 피펫조작, 검사시간과 온도의 변동 등이 흔한 원인으로 검사과정을 자동화하면 줄일 수 있다.

$$\text{계측오차}(\%) = \frac{1}{\sqrt{N}} \times 100, \quad N = \text{계측값}$$

같은 검체를 여러번 측정하면 우연오차에 의해 측정값은 평균값 주변에 정규분포한다. 따라서 측정값의 변동상태를 표준편차나 변이계수(coefficient of variation: CV)로 표시하여 정밀도(precision)를 나타낸다. 변이계수는 다음과 같이 계산한다.

$$\text{변이계수}(CV\%) = \frac{\text{표준편차}}{\text{평균}} \times 100$$

계통오차는 측정시스템, 검사자, 검사실 등에 특유한 일정한 경향을 갖는 오차로 치우침(bias)으로 나타난다. 계통오차가 있으면 측정값 전체가 높거나 낮은 어느 한쪽 방향으로 치우친다. 시약의 변질, 계측기 이상 등이 흔한 원인이다. 참값에서 벗어난 정도로 치우침을 표시한다. 실제로는 참값을 알기 어려운 경우가 많지만 치우침의 시간적 변화는 관찰할 수 있다.

정확도(accuracy)는 측정값이 참값과 일치하는 정도를 말하며 우연오차와 계통오차 모두에 관계된다.

$$(\text{정확도})^2 = (\text{정밀도})^2 + (\text{치우침})^2$$

어떤 측정값을 정밀도가 x축, 치우침이 y축인 좌표계에 표시하면 원점까지 거리가 정확도를 가리킨다. 정밀도가 크고 치우침이 작아야 정확도가 높다.

1) 정밀도의 평가

측정내정밀도(intraassay precision)는 같은 검체를 20회 이상 준비하여 한 번에 검사하고 측정값의 평균, 표준편차, 변이계수를 계산한다. 측정간정밀도(interassay precision)는 통상 낮은 값, 중간 값, 높은 값 검체들을 시간 간격을 두고 여러 번에 나누어 측정한 결과에서 구한다. 대체로 측정내오차보다 측정간오차가 크다.

정밀도를 평가하는 지표로 정밀도프로필(precision profile: PP)과 반응오차관계(response-error relationship: RER)가 있다.

반복(replicate)검사에서 반응변수 즉 %B, $B/B_0\%$ 등 계측값의 정밀도는 용량변수 즉 표준곡선에서 구한 값의 정밀도와 상관관계가 일정하지 않다.

$$\text{용량의 표준편차} = \frac{\text{반응의 표준편차}}{\text{표준곡선의 기울기}}$$

표준물질의 값을 x축, 표준편차나 변이계수를 y축에 표시하고 이 점들을 연결하면 측정범위 전체에 걸쳐 정밀도의 분포를 알 수 있다. 이것을 정밀도프로필이라 하고 **그림 11-1**과 같다. 일상검사에서는 표준물질과 검체 측정값, 표준곡선을 이용하여 정밀도프로필을 그린다. 정밀도프로필을 통하여 측정범위내 임의 값의 측정내오차를 알 수 있다. 또 정밀도프로필에서 신뢰할 수 있는 측정범위를 알 수 있다. 통상 변이계수 10% 이내의 값을 측정범위로 한다. 측정시스템간, 검사실간, 검사자간의 정밀도 비교에도 정밀도프로필을 이용한다. 표준편차로 표시한 정밀도프로필에서는 y절편이 0과 구별되는 최소값 즉 예민도 또는 최소검출한계(minimal detection limit)의 지표가 된다.

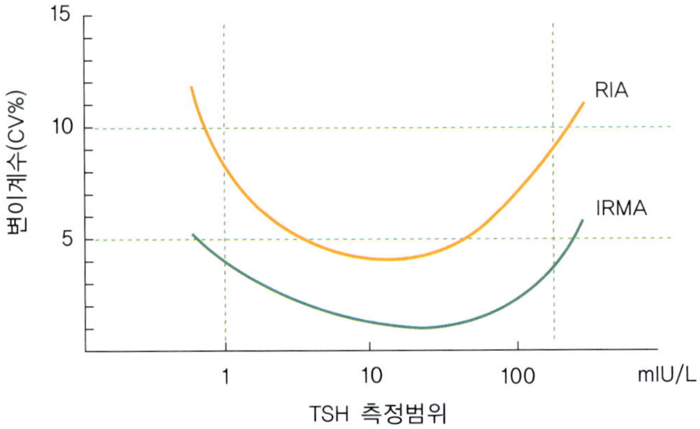

그림 11-1. 정밀도프로필(precision profile)

정밀도프로필을 그리려면 반응표준편차를 알아야 한다. 이를 위해서 다중측정한 계측값의 평균을 x축, 표준편차를 y축에 표시한다. 이중(duplicate)검사의 표준편차는 $|x_1-x_2|/\sqrt{2}$ 로 자유도가 1이고 표본추출오차가 크기 때문에 표준물질을 포함한 모든 측정자료를 표시한다. 이것을 RER이라 한다. 가장 간단한 방법으로 y = mx 형태로 직선회귀한다. 기울기 m이 작으면 정밀도가 좋다. 따라서 RER 직선 훨씬 위쪽에 위치한 측정값은 정밀도가 나쁘기 때문에 재검사하고, 기울기가 일정값보다 크면 전체를 재검하는 등 제외기준을 정할 수 있다.

2) 표준편차(Standard deviation: SD)

표준편차는 정량적인 분석치들의 분산을 표현하는데 제일 좋은 방법이다. 이 계산은 결과의 평균값($\bar{x}$)를 구하고, 그 평균값으로부터의 각 결과를 빼서 ($\bar{x}-x$) 그것을 자승 [($\bar{x}-x^2$)] 한다. 모든 차이의 자승의 합 $[\Sigma(\overline{X}-x)^2]$을 계산한다.

이를 검사한 횟수(n)에서 1을 뺀(n−1) 수로 나눈다. 이 결과의 평방근이 표준편차가 되는 것이다. 결과에 대한 표준편차 계산을 한 다음 표준편차의 표현은 보통 SD를 사용한다. **표 11-1**은 표준편차와 변이계수를 구하는 예이다.

3) 표준편차와 변이계수 구하는 법

표 11-1. 표준편차와 변이계수 구하는 법

구분	1분간 계측값			0.5분간 계측값		
횟수 (N)	계측값 (X)	계측값-평균 $(X-\overline{X})$	(계측값-평균)^2 $(X-\overline{X})^2$	계측값 (X)	계측값-평균 $(X-\overline{X})$	(계측값-평균)^2 $(X-\overline{X})^2$
1	10,147	-3	9	5,638	-13	169
2	10,298	+148	21,904	5,727	+76	5,776
3	10,044	+106	11,236	5,659	+8	64
4	10,087	-63	3,969	5,572	-79	6,241
5	10,016	-134	17,956	5,695	+44	1,936
6	10,009	-141	19,881	5,774	+123	15,129
7	10,332	+182	33,124	5,708	+57	3,249
8	10,061	-89	7,921	5,567	-84	7,056
9	10,257	+107	11,449	5,690	+39	1,521
10	10,294	+144	20,736	5,512	-139	19,321
11	10,095	-55	3,025	5,670	+19	361
12	10,152	+2	4	5,763	+112	12,544
13	10,268	+118	13,924	5,501	-150	22,500
14	10,347	+197	38,809	5,752	+101	10,201
15	10,132	-18	324	5,578	-73	5,329
16	10,150	0	0	5,647	-4	16
17	10,028	-122	14,884	5,649	-2	4
18	10,035	-115	13,225	5,699	+48	2,304
19	10,238	+88	7,744	5,505	-146	21,316
20	10,010	-140	19,600	5,721	+70	4,900
평균	10,150			5,651		
합계 $\Sigma(x-\overline{x})^2$			259,724			139,937
$\Sigma(x-\overline{x})^2 \div (N-1)$			13,669			7,365
표준편차(SD)	$\sqrt{13,669}$ = 117			$\sqrt{7,365}$ = 86		
변이계수(CV%)	1.15% = 117 ÷ 10,150 × 100			1.52% = 86 ÷ 5,651 × 100		

4) 정확도(Accuracy)

정확도란 진짜의 결과(true value, 참값)와 밀접한 관계가 있다. 이같은 관계는 참값에 가까이 가는 반복 측정결과의 평균으로 많이 나타낸다. 정확도, 정밀도 두 가지를 고려하려면 한번 측정한 결과를 가지고 하는 것이 아니라, 여러 번 측정한 결과가 있어야 한다. 단 한번 측정을 한다면 결과가 우연히 같게 나올 수도 있으니까 말이다.

검사실에서는 혈액검체를 사용하기 때문에 혈청에 들어 있는 양을 아주 정확하게 또는 확실한 값을 아는 측정방법은 없다.

5) 변이계수(Coefficent of varation: CV%)

변이계수는 표준편차가 평균치에 차지하는 퍼센트(%)를 말하는 것이다.

$$\text{변이계수(CV\%)} = \text{표준편차(SD)} \div \text{평균}(\overline{X}) \times 100$$

결과의 표준편차가 크면 클수록 변이계수가 커지고 방법의 정밀도는 나쁘다.

6) 치우침의 평가

매회 낮은 값, 중간 값, 높은 값의 3종류 관리혈청을 함께 검사한다. 20회 정도 검사한 후 명백하게 이상한 측정값은 제외하고 각 관리혈청의 평균값과 표준편차 즉 측정간오차를 계산한다. 각 관리혈청의 (평균) ±2(표준편차) 범위를 표시한 정도관리도(QC chart)에 매회 측정값과 누적평균값을 표시한다. 누적평균값은 이번 측정값까지 포함하여 평균한다. 누적평균값이나 관리혈청의 측정값이 95% 신뢰구간을 벗어난 경우 치우침이 크게 변한 것을 의미한다. 따라서 어떤 측정에서 3가지 관리혈청 중 2개가 벗어나면 전체를 재검하든지 하는 기준을 정할 수 있다.

7) 내부정도관리(Internal quality control)

(1) 계측오차

블랭크를 계측하여 오염 여부를 확인하고 표준액을 계측하여 변이계수를 측정한다.

표준액과 검체를 반복 측정하여 반응오차관계, 정밀도프로필을 작성하여 변이계수가 10% 이하인 부분을 측정범위로 정한다.

검체제거(zero sample) 검체의 측정값에서 검체의 민감도를 구한다.

(2) 뱃치 수용의 결정

평균 뱃치 변이계수를 구하고 평균 뱃치 변이계수가 평균의 ±2SD 이상이면 검사 뱃치를 버린다.

정도관리 검체의 여러 뱃치 측정 후 얻은 값의 평균으로부터 1개가 ±3SD 이상이거나, 2개가 ±2SD 이상일 때, 또는 3개 모두가 ±1SD 이상이면 검사 뱃치를 버린다.

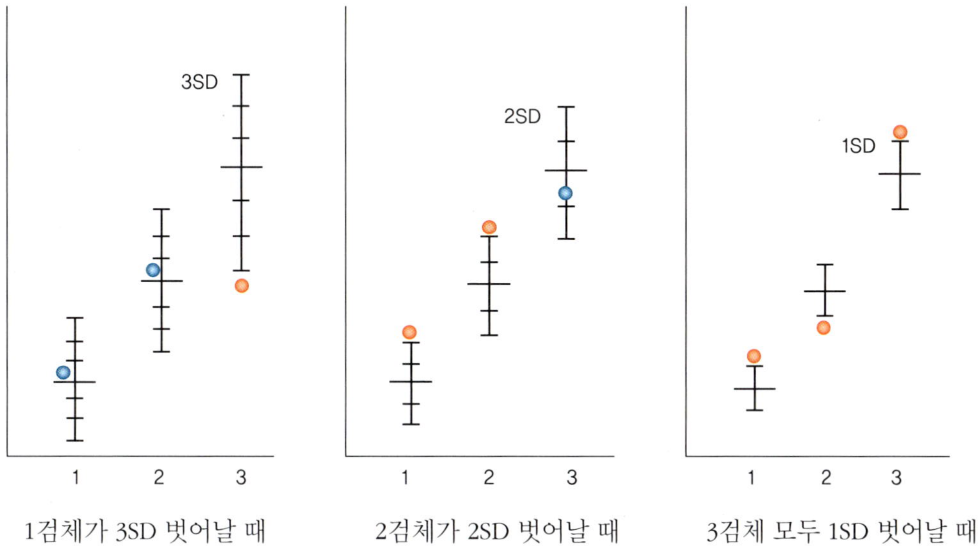

그림 11-2. 검사결과의 거부

(3) 검체계측값 수용의 결정

표준액과 검체의 이중 측정의 변이계수가 누적된 반응오차 관계곡선에서 얻은 기대값의 3배 이상인 검체는 버린다.

이중 측정의 변이계수가 10% 이상인 검체는 버린다.

8) 외부정도관리(External quality control)

(1) 외부정도관리의 목적은 각 실험실의 검사값이 같은 실험을 하고 있는 실험실들과 비교하여 얼마나 치우친 값을 보이는 지를 분석한다.

(2) 각 검사항목에서 낮은 값, 중간 값, 높은 값의 표준정도관리 풀혈청(standard QC pool serum)을 만들고, 전체 검사기관의 검사값에서 추린평균(all laboratories trimmed mean: ALTM)을 표적값으로 사용하여 비교한다.

9) 정도관리의 관리도

관리혈청은 미리 여러번측정 또는 반복측정에 의하여 그 검체가 가진 평균값과 표준편차(SD)를 구한다. 관리도는 평균값을 중심으로 +2배의 SD값과 −2배의 SD값을 상하에 선을 그어 이것을 한계로 관리하여 개선한다.

관리도는 총방사능 계측값, 비특이결합률(NSB%), 최고결합률(B_0%), 80%, 50%, 20% 접점(intercept), 낮은 값, 정상 값, 높은 값 관리혈청의 결과를 작성한다. **그림 11-3**과 **그림 11-4**는 정도관리도 예이다.

(1) 정도관리도 작성

정도관리도에서 ±2SD 밖의 값이 이어서 나타나거나 20회에 2회 이상 관찰되면 그 원인을 찾는다. 관리범위 안에 있더라도 한쪽으로 지속적으로 6회 이상 치우치는 경우는 검사이상을 의심한다. 표준액, 시약, 피펫, 감마선계측기 이상을 조사한다. 이웃 두 검사값의 차이가 ±3SD 이상이면 검사이상을 의심한다. 검사값의 불안정 상태이며 담당자의 기술부족이나 잦은 교대가 원인일 수 있다.

(2) 누적 합계도(Cusum chart) 작성 및 분석

관리혈청의 검사값과 기준값과의 차이를 기록해 간다. 통계적 요동에 의한 것은 영점(zero)에 수렴하지만 양의 값, 음의 값으로 산란되어 가면 검사이상을 의심한다.

(3) 변이계수 관리도 작성 및 분석

관리혈청 각각의 반복 측정값 변이계수를 기록해 간다. 반복측정값 변이계수의 누적된 뱃치의 평균값과 표준편차를 산출하고, 평균값의 치우침이나 변이계수의 변화추이가 나오는지 본다. 표준액과 검체의 반복 측정값의 변이계수의 평균, 뱃치변이계수(average batch coefficient of variation: ABCV)를 기록해 간다. 누적된 뱃치의 ABCV의 평균값과 표준편차를 구하고, 평균값의 치우침이나 변화 추이가 나오는지 본다.

관리도작성 시 한계선 밖으로 나가거나, 한계선 안에서라도 한쪽으로 6회 이상 이동(shift)되어 있거나, 요동(unrest)이 있거나 한편으로 계속 기울어지는 경향(trend)이 있으면, 시약의 변화, 피펫의 고장, 계측기의 고장 등을 의심하고, 관리한계선에 도달하기 전에 발견하여 대처해야 한다.

검사명 : T_3 RIA

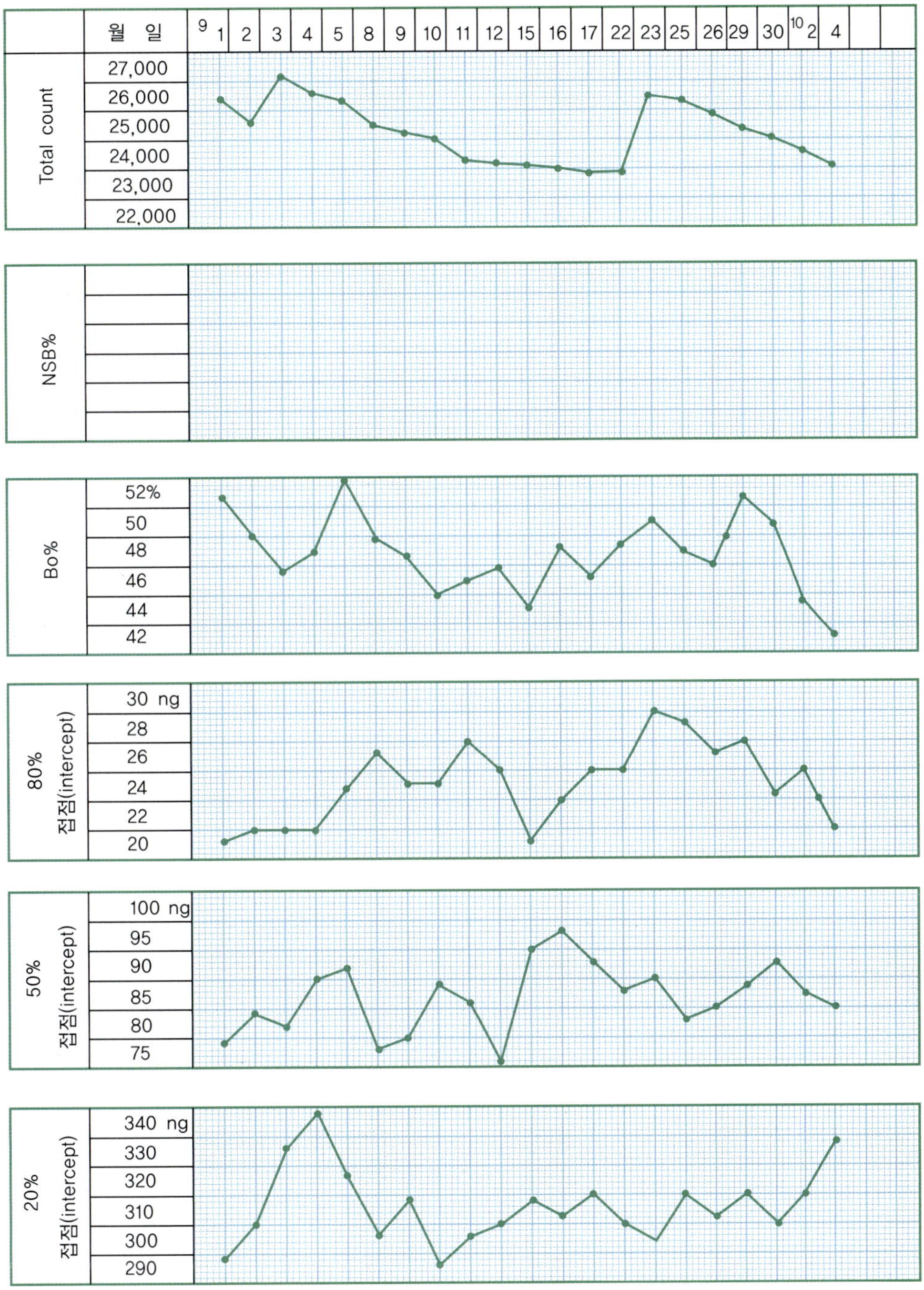

그림 11-3. 정도관리도

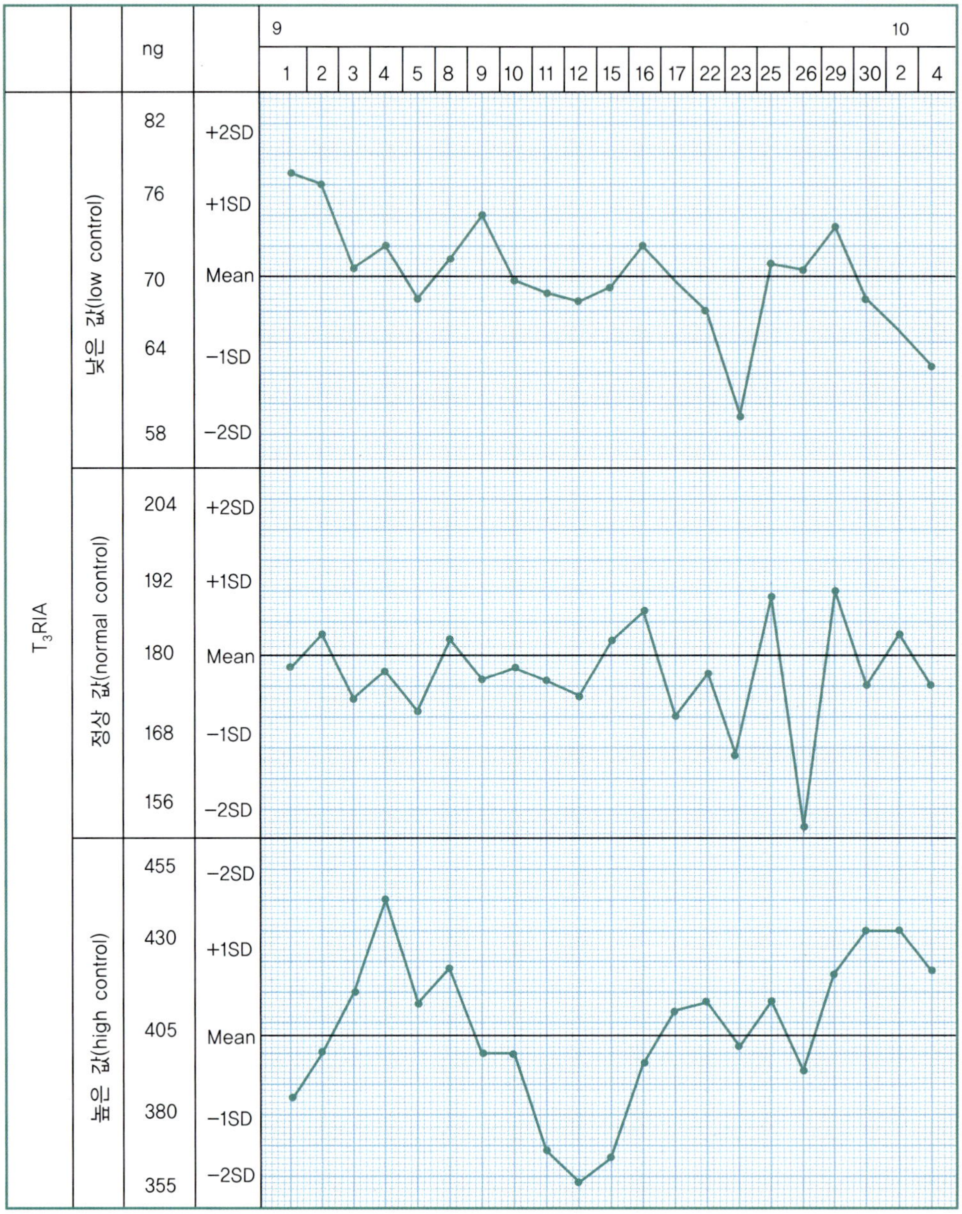

그림 11-4. 정도관리도

10) 언제 검사결과는 거부되는가?

개별 검사결과

(1) 만약 한 검체를 이중(duplicate)으로 측정한 계측값간의 오차가, 이중으로 측정한 계

측값의 평균값에 대한 표준편차를 6번 초과한다면 거부된다. 방사능 계측값의 표준편차는 계측값의 제곱근과 같다(SD = $\sqrt{cpm}$).

(2) 만약 B_0 결과가 거부되면 계측값과 항원 값의 그래프를 작성한다.

(3) 만약 표준액의 결과가 거부되면 표준곡선에서 그것을 제거시켜 버린다.

(4) 만약 검체의 이중 검사가 허용될만한 오차보다 더 크게 나타나면 각각의 반복시행에 대해 개별적으로 항원값을 계산해 낸다.

(5) 만약 결과들이 모두 정상값과 비정상값 사이에서의 차단점(cut-off point)이 같은 쪽에서 만났다면 그 결과를 취한다.

(6) 만약 두 가지 결과들이 정상값과 비정상값 사이의 차단점이 서로 반대되는 쪽에서 만난다면 그 결과는 거부한다.

(7) 만약 같은 실험에서 몇몇 이중으로 검사한 시험관의 계측값에서 허용될 만한 오차보다 더 많이 오차가 발생한다면 전문가의 기술적지도를 받도록 한다.

전체 검사결과

(1) 세 종류 정도관리혈청의 결과 모두가 표준편차(±1SD)보다 더 많고 그들 각각의 평균치로부터 같은 방향으로 벗어나게 된다면 그 결과는 거부된다. 만약 그러한 치우침이 긍정적이라면 그것의 가능성은 표준물질이 변질되었음을 말하는 것이다.

(2) 세 종류 정도관리혈청에서 두 종류 정도관리혈청의 측정 결과가 ±2SD보다 더 많이 그들 각각의 평균값으로부터 벗어난다면 세 번째 것이 그 제한된 범위내에 있더라도 그 결과는 거부된다.

(3) 세 종류 정도관리혈청에서 1개의 결과가 ±3SD를 벗어나면 다른 두 개가 ±1SD 안에 들어 있더라도 그 결과는 모두 거부된다.

11) 검사의 실수(Mistake)

우리는 모든 분야에서 정확하고 정밀한 결과를 얻을 목적으로 정도관리를 위한 노력을 하여, 정도관리용혈청의 측정결과가 관리도에 나타나서 믿을 수 있는 허용오차내의 검사결과를 얻었다고 만족하지 말고, 과실오차도 줄이도록 노력해야 한다.

그러면 과실오차 혹은 우연한실수(random mistake)라 말하는 실수에 대하여 알아보기로 한다. 즉 예기치 못하거나 부주의에 의한 실수를 말하며 검체, 기구, 시약, 실험조작, 계산, 기록(보고)하는 과정에서 계통적으로 일어나지 않고, 돌발적으로 가끔 일어난다.

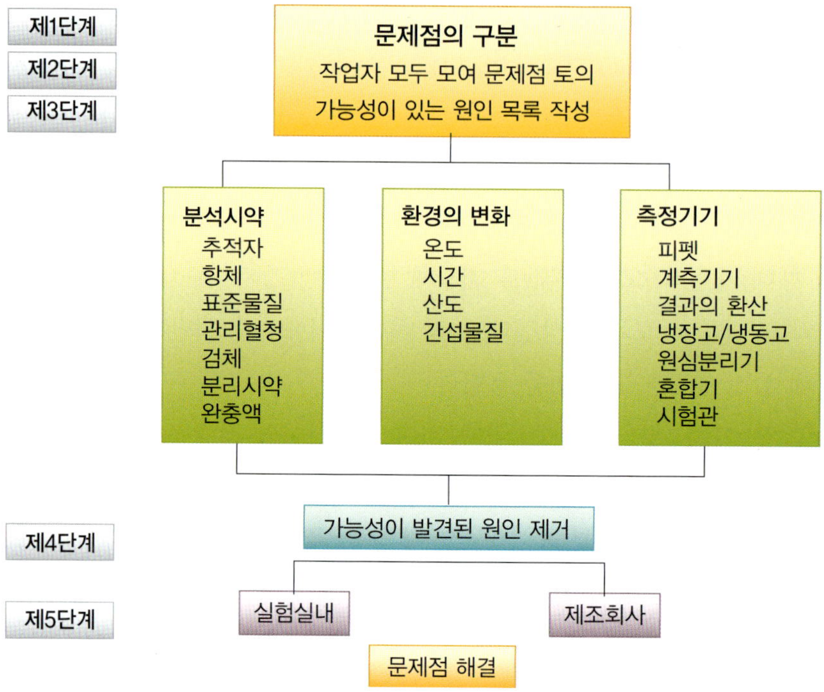

그림 11-5. 오차의 체계적인 원인 규명 방법

(1) 검체

검체의 잘못으로 인한 실수는 검체를 바꿔치기 한 경우이며, 이는 채혈을 하기전에 시험관에 이름을 미리 써 놓고 다른 사람의 검체를 넣고 기록을 정정하지 않은 경우에 일어난다. 접수된 혈액에 혈청 등을 분리하여 옮겨 넣을 때, 다른 사람의 검체를 나누어 넣는 경우와 의뢰서의 기록을 잘못 판단하여 다른 검사를 하는 경우도 있으며, 검체가 분실되는 경우에 발생한다.

(2) 시약

시약의 잘못으로는 표준액을 제조할 때 지시된 용량만큼 액을 넣지 않았을 때와 희석액의 사용을 잘못하는 경우에 발생한다.

(3) 실험조작

실험조작 중에 부주의로 인한 실수의 경우는 어느 시험관에 검체나 시약을 넣지 않거나, 적은 양 혹은 많은 양이 들어가거나, 중복으로 넣는 경우와 B/F 분리할 때 어느 시험관만 분리가 안되거나, 침전물이 딸려나가는 경우이다.

(4) 계산

계산의 잘못은 희석한 검체의 희석배수의 계산 누락이나, 추출을 한 검체에서 추출과정 중의 희석계산의 잘못이 있다.

(5) 기록 및 보고

① 결과를 옮겨 적을 때 일어날 수 있는 것으로
숫자를 바꾸어 적는 경우(75 → 15)
소수점을 잘못 찍는 경우(2.55 → 25.5)
소수점을 안 찍는 경우(6.0 → 60)
다른 사람의 결과를 적는 경우(같은 이름을 가진 경우)

② 전화상으로 불러줄 때 일어날 수 있는 것으로
전화 문의할 때 같은 이름의 사람을 확인없이 불러주는 경우
숫자를 잘못 불러주는 경우가 있다 .

4. 검체 정도관리

검사실의 사고는 검체에 잘못이 제일 많다. 또 검체 채취의 정도관리는 직접 결과에 영향을 주고 그 결과의 신뢰성을 말할 수 있게 된다.

검체 채취를 좁은 의미에서 보면 검체 채취 그 자체를 말하지만 넓은 의미에서는 주변업무까지를 말하게 된다. 이것은 종합정도관리(total quality control)의 일환으로 보면 검사기술의 관리와 더불어 중요한 업무이다.

정도관리업무의 기본은 검사결과에 잘못이 일어나지 않게 노력하는 것이고, 오차의 요인을 인식하여서 실수를 최소한도로 줄이는 데 있다.

이 업무수행은 기술의 향상을 목적으로 하며 환자에 대한 의무를 함께 말한다. 특히 검체 채취, 운반, 분배, 검사, 보고 등에 이르기까지 결과에 미치는 인자는 검사실 이외에서도 많이 일어나므로 전반적인 시설이나 규모의 넓은 정도관리가 필요하다.

이상적으로는 이러한 정도관리의 시스템화를 해놓고 기술관리의 시스템화를 한다. 검체 채취에 관한 업무의 규격화가 필요하다.

핵의학검사실로 온 검체는 혈청을 분리한 후 바로 측정을 할 수 없는 경우가 대부분 이어서 보관을 하게 될 때가 많이 있다. 변화가 많은 검사종목은 제단백, 추출, 탄화 등의 전처리를 한 후 보관해야 한다. 핵의학검사는 종목에 따라서 양적, 질적변화가 현저하며 그 가운데 활성을 잃거나 소실이 일어나는 것도 많다. 또 생리적작용으로 인한 하루에도 변동이 많아서 채혈시간을 일정하게 하지 않으면 안 된다.

혈중농도가 ng, pg 단위의 미량성분을 측정하기 때문에, 채혈에서 측정에 이르는 전과정에서 주의를 철저히 하지 않으면 안 된다.

1) 검체 채취의 주의할 점

검사실에 온 검체는 감염의 위험성이 높은 것이 많다. 특히 B형 간염항원(HBsAg) 양성 또는 면역결핍증(AIDS)의 양성검체가 있을 수 있으므로 취급에 주의해야 하는데, 사전에 이와 같은 검체의 정보파악이 곤란하므로 전체 검체에 대해서 취급을 주의하는 것 밖에 없다. 채혈시간은 다른 검사와 같이 아침 일찍 공복 시에 채혈을 기본으로 하고 있지만, 하루 동안 변화가 많은 종목에 대해서는 영향이 제일 적은 시간에 채혈을 해야 한다. 핵의학검사실에서 채취하고 있는 검체의 검사는 대부분이 호르몬 정량이다. 호르몬은 생체의 항상성(homeostasis)에 관여하므로 성주기 리듬이나 하루 동안에 변동을 일으키는 것이 많다. 부정기적으로 변하는 것은 인슐린, 글루카곤 등이 있고, 이것은 식사의 영향을 많이 받는다. 또, 부신피질자극호르몬(ACTH), cAMP 등은 스트레스에 영향을 받는다. 한편 혈장 레닌활성도 측정은 선 자세에서는 부하가 일어나므로 측정값을 읽을 때에는 누운 자세와 비교하지 않으면 안된다. 따라서 측정종목의 생체대사를 충분히 이해하고 검체 채취를 하도록 해야 한다.

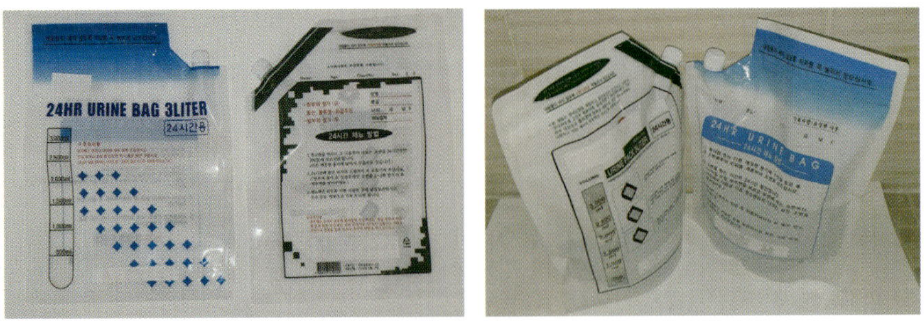

그림 11-6. 24시간 소변 수집통

2) 검체의 운반

호르몬 중에는 활성을 잃거나 소실이 빠른 것이 많다. 채취한 혈액은 빨리 혈청을 분리해서 측정하되 검사실의 사정에 의해 일시 보관 후 측정하게 되는 경우가 많다. 그런데 불안정한 성분에 있어서는 항응고제로 처리한 혈장이 측정에 이용하며, 이때 항응고제로는 EDTA 2K(또는 EDTA 2Na), 헤파린 등이 사용된다.

채혈 후에는 얼음물에 보관하여 빨리 검사실로 보내야 정확한 값을 얻을 수 있다. 채혈 후 얼음물에 담그거나 냉장고(4℃)에 보관하면 몇 시간 이내에는 변화가 없다.

3) 검체의 보관

방사면역측정검사는 추적자로 방사성동위원소를 사용하고 있기 때문에 경제성을 고려하여 어느정도 검체수가 모아지면 한꺼번에 측정하는 즉 묶음(batch) 하는 경우에는 이때 측정때까지 검체는 일시적으로 혹은 장기간 보관하게 된다.

검체의 보관은 동결보관이 일반적이고, 목적성분의 성질과 상태 안정성을 고려하여 신중하게 해야 한다. 이때 재 · 융해를 반복하면 단백질의 변질을 초래한다.

이상적으로는 장기간의 보관을 피하며, 될 수만 있다면 빠른 시간 내에 검사를 하는 것이 좋다. 또한 한 개의 검체로 여러 종목을 처리할 경우에는 검체를 나누어 동결 보관하고 한 개씩 꺼내어 측정한다.

4) 혈청(혈장)분리

검사는 혈청과 혈장을 사용해서 측정하는 것이 대부분이다. 혈청분리는 채혈 후 1시간 이내에 혈병이 나타나는 것을 보고, 바로 500 g로 약 10분간 원심분리하여 피펫으로 혈청을 분리한다. 항응고제 처리의 혈액은 불안정하여 더욱 활성을 잃기 쉬우므로 직접 냉장원심분리기에서 혈장을 분리한다. 분리된 검체는 바로 측정하지 못할 경우에는 되도록 빨리 냉장보관하거나 동결보관한다.

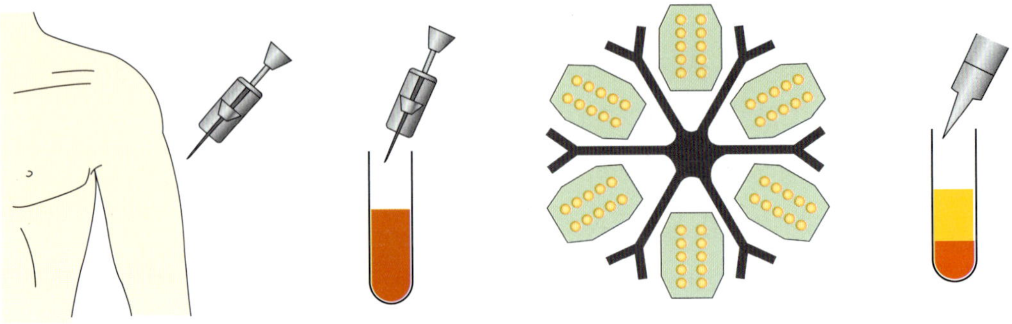

그림 11-7. 혈청의 분리

5) 검체의 성상

검체의 용혈과 혼탁은 이상결과를 초래하는 원인이 된다. 인슐린측정의 경우에 용혈이 된 검체를 사용하면 혈구내에서 인슐린의 S-S 결합부위(A 및 B chain)를 절단하는 효소가 나와서 활성되기 때문에 결국 낮은 결과를 나타낸다.

이중항체법을 분리법으로 측정할 때에는 혼탁혈청의 영향이 나타나며, 이때 검체량을 반으로 줄임으로써 혼탁에 대한 영향을 줄일 수가 있다.

5. 내부정도관리 지침

5-1. 내부정도관리물질

1) 내부정도관리물질의 사용이 가능한 검사에서는 반드시 내부정도관리물질을 사용한다.
2) 상용 정도관리물질이 없는 경우는 환자 검체를 사용하여 기존 방법으로 정도관리에 이용하도록 한다.
3) 내부정도관리물질의 검사결과는 해당 장비에서 입력되거나 수기로 기록하여 관리되어야 한다.
4) 검사장비에서 컴퓨터로 정도관리물질의 검사결과가 전송되는 경우는 매월 출력하여 보관한다.
5) 자동적으로 컴퓨터에 의해 정도관리물질의 검사결과가 처리되지 않는 경우에는 직접

정도관리 검사결과장부에 기록한다.

6) 내부정도관리물질은 환자검체와 같이 처리하여 검사한다.

7) 새로운 lot의 내부정도관리물질은 기존 사용하는 lot가 끝나기 전 10~20회 측정하여 평균값과 표준편차를 산출하여 설정하고 관리하며, 제조사에서 공급되는 정도관리물질의 목표값(target value)은 참고만 하도록 한다.

8) 내부정도관리물질의 검사결과가 허용범위를 벗어나는 경우, 같은검사(batch)에서 검사된 검사결과들을 임상에 보고하지 않고 각 검사실의 처리지침을 따른다.

5-2. 내부정도관리의 수행원칙

1) 정도관리를 수행함에 있어 검사자들은 정도관리원칙을 철저히 따르도록 한다.

2) 정도관리향상에 관심을 갖고 개선할 수 있도록 한다.

3) 정도관리의 문제점 및 분석방법의 현 상태 즉 웨스트가드(Westgard)는 계통오차가 발생하면 오차를 교정할 때까지 반복된다는 점에 착안하여, 이전의 측정값을 연속적으로 같이 비교하여 오차 발견율은 높고 위거부율은 낮은 방법을 고안하였지만, 이 방법으로 판정하기 위해서는 총 10회의 정도관리검사를 같이 평가하므로 수작업이 어렵다는 단점이 있다는 등의 문제점을 개선하도록 주의를 기울인다.

4) 검사실에서 이루어지는 모든 검사의 정확도와 신뢰도의 향상을 위해 검사결과의 관리를 포함한 분석자, 분석기, 분석방법, 재료, 분석 측정시차, 분석환경의 관리가 이뤄져야한다.

5) 관리지침은 정도관리위원회 회의를 통하여 과장의 승인하에 공지하여 시행하도록 한다.

5-3. 내부정도관리 방법

검사실에서 주요장비나 검사성적에 대하여 각 검사별로 정도관리물질을 사용하여 측정내(intraassay) 또는 측정간(interassay) 변동을 관리하는 방법을 말한다.

1) 내부정도관리 규정

(1) 각 부서별로 내부정도관리(질관리) 지침서를 구비한다.

(2) 내부정도관리의 구체적인 기준과 이를 벗어났을 경우 담당자가 취할 지침을 정한다.

(3) 정량검사의 경우 각 검사별 정밀도의 허용범위를 정한다.
(4) 지침서에 정한 절차가 실제로 성실히 시행하는지 확인한다.
(5) 환자 확인 및 준비 단계에서 필요한 확인 절차 및 방법을 정한다.
(6) 검체채취 및 확인, 보관방법, 검사방법, 검사의 분석능(허용범위, 정도관리물질의 수와 빈도, 정도관리 결과에 따른 교정방법 등)을 모니터하는 방법을 정한다.
(7) 정확한 검사결과를 보고하기 위한 세부항목에 대한 내용을 확인한다.
(8) 검사 전(예: 채혈 및 검체접수지침), 검사 중(정도관리물질, 시약, 기기 및 기구 등), 검사 후(결과입력 및 보고 등) 단계에서 나타날 수 있는 오류 방지대책을 정한다.
(9) 정도관리결과 기록보관은 최소 2년 원칙으로 한다.
(10) 검사실에서 자가제조한 정도관리물질의 경우 자체 lot 번호를 부여하여 관리기록한다.
(11) 정도관리물질을 환자의 검체와 같이 취급한다.
(같은 검사자, 같은 검사법으로 시행)
(12) 정량검사의 경우 최소 값이 다른 2개 이상의 관리혈청을 사용한다.
(13) 표준액을 정도관리물질로 사용할 경우에는 현재 사용 키트와 다른 lot의 표준액을 이용한다.
(14) 정도관리물질의 허용범위를 설정한다.
① 제조사에서 제시한 범위는 참고만 한다.
② 약 5회 정도 측정하여 허용범위를 산출하며, 20회 이상 모이면 재산출하여 사용한다.
(15) 내부정도관리물질이 허용범위를 벗어났을 경우 수정 방안을 마련한다.
(16) 환자결과를 보고하기 전 심각한 사무적 착오, 분석오차, 비정상적 검사결과를 점검하는 체계를 수립하고, 델타 확인(delta check : 현재 결과와 지난번 결과의 비교), 재검기준, 인터페이스(interface) 후 상호검증 등을 실시한다.
(17) 같은 검사항목을 서로 다른 방법 또는 2대 이상의 장비를 이용시에는, 6개월 간격으로 결과의 일치도 평가 및 기준을 마련한다.
(18) 다른 회사제품으로 변경 시에는 비교실험(parallel test)을 실시한다.

2) 검사 전 내부정도관리

(1) 검사 전 내부정도관리는 의뢰된 혈액 및 여러 가지 체액검체의 취급과 분배, 그리고 보관 과정에서의 정도관리를 의미한다.

(2) 전산시스템을 통해 외래와 병실에서 의뢰된 검체를 접수할 때 반드시 검체 상태, ID, 그리고 의뢰검사종목, 출력된 바코드의 적정성을 확인한다.

(3) 심한용혈 등 검사를 시행하기에 상태가 부적합한 검체는 새로운 검체가 필요함을 검사 의뢰처에 요청하거나, 검사결과 입력 시 검체의 상태를 기술하도록 한다.

(4) 검체분배 시 오염이 발생되지 않도록 한다.

(5) 연속검사 검체의 접수 시 바코드에 시간을 정확히 명시하여 검체가 바뀌지 않도록 한다.

(6) 같은 병록번호(ID)의 검체가 여러 번 접수되는 경우에도 검체가 바뀌지 않도록 한다.

(7) 재검사에 대비하여 접수된 검체의 보관은 접수날짜, 접수 시간대에 따라 보관하도록한다.

(8) 연속검사 및 신사구체여과율(GFR) 검사로 인한 채혈 시 검체가 바뀌지 않도록 병록번호(ID)와 시간을 기록하여 시행한다.

(9) 검사 전 정도관리에 문제가 발생한 경우에는 이를 반드시 기록하고 관리자에게 보고한다.

(10) 접수업무 및 채혈업무 지침서를 숙지하며, 상시 추가하도록 한다.

3) 검사 중 내부정도관리(정도관리물질, 시약, 기기 및 기구 등)

(1) 검사 담당자는 검사 시행 전에 검체 ID와 검체 상태를 확인한다.

① 담당자는 실험 전에 실험실내 모든 개인컴퓨터(PC)와 감마선계측기 등 장비를 작동시킨다.

② 감마선계측기는 매일 배후방사능을 측정하여 오염 여부를 확인한다.

③ 냉장실 및 냉장고에 냉장 보관되어 있던 실험용 키트와 표준액을 각 담당자가 꺼내어 실온에 적응(warming) 시킨다.

④ B/F 분리실에 있는 항온기, 항온수조를 각 온도에 맞추어 켜놓는다.

⑤ 검체 보관 냉장고에서 시약 등을 실험시작 30분 전에 실온에 꺼내 놓는다.

⑥ 작업일지에 작업번호를 지정하고 해당코드를 입력하여 코멘트 Y/N 선택한 후 인쇄를 설정하여 출력한다. 작업일지와 검체를 순서대로 맞춘다. 자동화장비에서 수행하는 검사는 검사 실행 뱃치를 짠 후 다시 뱃치목록과 작업일지의 순서를 확인한다. 종양표지자와 같은 검사는 예상결과를 확인하여 미리 희석하여 검사한다. 연속검사는 연속검사 작업일지와 순서를 확인하고 시간대별로 검체를 확인한다.

⑦ 모든 시약과 검체는 실험 전에 혼합하여 사용하며, 키트의 유효기간, 추적자의 유효기간 확인, 피복시험관의 lot 번호를 확인하고 실험할 모든 시험관에 번호를 기입한다.

(2) 검사는 검사지침서, 검체검사 설명서에 따라 시행한다. 검사 중 검체의 순서, 시약의 분주 순서, 시약의 양 등을 확인해 가며 검사를 수행하고, 수작업 시 실험한 검체는 반드시 랙의 앞줄로 이동시키면서 검사한다.

(3) 검사결과를 입력하기 전에 반드시 내부정도관리 사항인 검사 종목별 결과(정도관리값, 특이사항 등)를 먼저 확인 후 기록한다.

(4) 검사결과 입력 시 반드시 재확인 과정을 수행한다(ID와 검사결과의 확인).

(5) 내부정도관리에 문제가 발생한 경우, 검사담당자는 검사결과를 입력해서는 안되며, 관리자에게 보고한다.

(6) 담당자는 검사 키트, 표준액, 정도관리물질 값의 변경 등을 검사 전에 파악해야 하며 적절한 조치를 취하도록 한다(목표값 재설정 등).

(7) 검사결과 입력 시 검사 종목별 재검사 기준에 따라 재검사가 필요한 검체를 보관한 후 추후 검사한다.

(8) 검사에 사용되는 키트, 주요 검사장비(검체자동분주기, 감마선계측기, 자동화장비)의 관리에 만전을 기하도록 하고, 장비이상 시 관리자와 의공학과, 기기 관리회사에 연락을 취해 적절한 조치를 수행한다.

(9) 검사 중 정도관리에 문제가 발생한 경우에는 이를 반드시 기록하고 관리자에게 보고한다.

4) 검사 후 내부정도관리(결과입력 및 보고 등)

(1) 키트의 변경 시 참고범위의 변동 여부를 확인하고, 참고범위의 재설정 시 담당전문의와 상의하여 결정한다(관련자료 보관).

(2) 검사결과 보고 시 하한값, 상한값을 설정하고 상한값 이상의 결과는 검사 설명서에

명시된 희석액으로 희석하여 최종 결과를 보고한다.

다음과 같은 경우, 결과의 경향(trend)을 확인하여 재검하여 보고 한다.

① 간염검사에서 HBsAg 음성(negative)이면서 HBeAg 양성(positive)

* HBsAg 양성(positive)이고, HBsAb 음성(negative)이면서 HBcAb 음성(negative)(+, −, −)

* HBsAg 양성(positive)이고, HBsAb 양성(positive)이면서 HBcAb 음성(negative)(+, +, −)

② 종양검사에서 결과값이 과거 결과와 정상범위를 기준으로 차이가 많은 결과로 검사 간 시차가 적은 경우

③ 갑상선 검사에서

* TSH 정상범위 이상, Free T4 정상범위 이상

* TSH 정상범위 이하, Free T4 정상범위 이하

* TSH 정상범위 이상, T3 와 T4 정상범위 이상

* TSH 정상범위 이하, T3 와 T4 정상범위 이하

* TG 과거 결과와 비교 시 정상범위 이상으로 갑자기 증가한 결과

④ 기타 검사결과가 과거 결과들과 맞지 않는 결과

(3) 전산의 정도관리시스템을 이용하여 정도관리를 시행하고, 결과 미 입력 및 미전송된 경우에는 개별 작업을 시행하도록 한다.

5-4. 내부정도관리 평가

1) 담당자는 검체검사 시행 시 정도관리 표준물질을 사용하여 내부정도관리를 실시하고 결과를 전산입력 한다.
2) 담당자는 정도관리 성적이 관리한계선(±3SD)을 벗어나면 표준액 계측값 비교, 경향치(trend data) 비교, 재검 결과 등을 비교하여 특이사항이 없으면 재검[정상치 부근의 결과값 : 애매한 범위(gray zone), QC 벗어난 해당 관리 부근의 결과값, 경향(trend)이 상이한 결과값 등]을 좀 더 많이 취한 후 결과를 입력하며, 특이사항이 있으면 선임자와 협의하여 재검사를 시행하고 관리자에게 보고한다.
3) 담당자는 매월 말일 담당하고 있는 검사 종목별 내부정도관리표를 출력하여 검사실내 정도관리위원회에 제출한다.
4) 검사실내 정도관리위원회 내부정도관리 담당자는 검체검사 월별 내부정도관리 현황

표를 작성하여 정도관리위원회 정례회의(매월)에서 발표한다.

5) 정도관리위원회에서는 내부정도관리 보고서를 검토한 후 미비사항에 대해 담당자와 원인을 파악한 후 개선이 필요한 사항에 대해 적절한 조치사항, 개선방안을 마련하여 시행하도록 한다.

5-5. 내부정도관리 평가의 기준

1) 정확도(Accuracy)

(1) 정확도는 참값에 접근하는 정도로 방법의 특이도와 연관된다.

(2) 정도관리 다중규칙(QC multi rules)

① 13 S : 하나의 관리값이 ±3SD 범위를 벗어나는 경우

② R4 S : 연속된 2개의 값의 차가 ±4SD를 넘을 때

③ 41 S : 4개의 연속된 값이 같은 쪽으로 ±1SD를 벗어날 때

④ 10 X : 연속된 10개의 값이 평균의 어느 한쪽에 치우칠 때

(3) 관리방법은 관리도 작성 시 한계값 밖으로 나가거나, 한계선 안에서라도 한쪽으로 4회 이상 이동(shift)되어 있거나, 요동(unrest)이 있거나, 한편으로 계속 기울어지는 경향(trend)이 있으면, 즉 측정된 정도관리하는 목표값(target value)의 13S, R4S, 41S, 10X일 경우에 시약의 변화, 피펫 고장, 계측기 고장 등을 의심하고 관리한계선에 도달하기 전에 발견하여 대처한다. 검사실 정도관리 화면에서 오류발생이 출력되도록 한다.

(4) 정도관리(QC) 이상 기준

다음의 경우에 그 검사의 정확성에 문제가 있다고 평가하고, 원인을 분석하고 조정 및 재검 등을 실시한다.

① 각 검사에서 관리혈청 1개에 1개, 2개에 2개, 3개에 2개 이상의 값이 ±3SD를 벗어나는 경우

② 관리혈청값의 한달간 정밀도(CV%)가 10%를 넘는 경우 그 사항을 기입한다.

5-6. 정도관리의 한계

레베이제닝관리도(Levey jenning chart)에서 정도관리 측정값이 ±2SD 범위를 벗어나면 오차가 있다고 판정한다. 이 방법은 오차 발견율은 높지만 위거부율이 2개의 정도관리물질을 사용할 때는 10%이고, 4개의 정도관리물질을 사용할 때는 18%나 되는 단점이 있다. 단 판정기준을 미리 설정된 값의 ±3SD 범위를 벗어나는 것으로 설정하면 위거부율은 감소하지만 오차 발견률이 매우 낮은 단점이 있다.

5-7. 검사의 내부정도관리 방법

1) 검사 담당자에 의한 정도관리

(1) 담당자 의무

검사를 시행함에 있어 정도관리에 관련된 업무를 수행하고 기록하며 이상이 발견되는 즉시 적절한 조치를 취할 의무가 있다.

① 정도관리자들은 적극적으로 관리하고 지속적인 분석과 개선을 통해 검사의 질을 높일 수 있도록 한다.

② 정도관리에 이상이 있는 경우, 관리자는 문제를 확인하여 담당자에게 결과 보고를 지연시키고, 검사결과의 이상 유무를 확인하여 검사결과를 보고하도록 할 것인지 일부 재검할 것인지, 모든 검사를 새로 할 것인지를 결정하도록 한다.

③ 시약 관리, 기기 및 장비 관리, 대조의 기록, 온도의 기록 등 모든 기록에 대해 매주 검토하여 서명한다.

(2) 검사결과 확인 방법

① 검사의 결과가 감마선계측기에서 출력되면 검사의 정도관리변수(QC parameter)의 값이 제대로 나왔는지, 검사의 표준곡선이 제대로 작성되었는지 확인한다.

② 검사과정에 필요한 시약, 표준액, 정도관리물질 및 장비를 관리한다.

③ 검사 결과수와 실험했던 검사의 총 수가 일치하는 지 확인한다.

④ 재검한 검사, 희석검사는 전 결과와의 차이를 확인하거나, 결과값의 희석 배수별값과 계산한 값이 잘 맞는지 확인한다.

⑤ QC결과를 전산에 입력하고 범위를 벗어났는지 확인 후 결과값을 보고한다.

⑥ 검사가 끝난 검체는 4℃ 저온 냉장실에 보관한 후, 폐기일 부터 2주 전까지의 검체는 보관하고, 그 이전 것은 폐기한다.

(3) 담당자 정도관리 방법

① 표준액, 관리혈청 변경 시 정도관리 코드 기본관리에 사전설정값(preset value), 목표값(target value), 로트(lot) 번호 등을 새로이 설정한다.

② 각각의 실험 후 계측하여 QC 확인 및 특이사항을 입력하고 확인 저장한다. ±3SD 이상 여부 및 오류신호를 확인한다.

③ 평가기준을 벗어났을 경우에는 실험의 전체적인 사항을 확인하여 원인을 분석한 후 관리자와 협의 후 조정 및 재검 등을 실시하고, 특기사항 및 처리사항을 비고란에 입력한다. 상세히 기록해야 하는 경우에는 각 검사의 검사일지에 기록한다.

④ 매일 모든 실험을 종료한 후 담당자 일자별 조회에서 누락된 것이나, 그날의 전체적인 상황을 확인한다.

⑤ 정해진 동료와 교차 확인을 한다.

⑥ 한 달간의 QC 사항을 종목별로 출력하여 보관하고, 정밀도의 월별 추이를 확인하며, 변이계수(CV)가 10% 이상은 그 값을 검사일지에 기록하며 관리한다. 표준액, 정도관리물질 값이 변경된 일자별로 출력한다.

⑦ 검사결과 보고 전 결과관리 지침

* 담당하는 실험에 대한 1차적인 책임을 지며, 결과보고 하기 전에 검사담당자는 검사결과와 QC 결과를 1차 본인이 확인한다.

* 2차로 QC 교차확인(cross check)을 동료와 확인하고, 검사의 QC 결과가 벗어났다고 판단되는 각 검사의 관리혈청 1개에서 1개의 이중(duplicate) 값에서 1개 이상, 관리혈청 2개에서 2개 이상, 관리혈청 3개에서 2개 이상의 값이 ±3SD 이상 벗어나면 관리자에게 보고하여 확인 후 검사를 일부, 혹은 전체를 다시 수행 할 수 있다.

* 잘못된 검사의 경우 원인이 검사자의 실수인지, 장비의 고장인지를 정확히 판단하여 조치를 취한 후 실험을 재 수행 한다. 검사결과와 QC의 확인 후 문제가 없다고 확인될 때 병원 전산망으로 연결하고 출력한다.

⑧ 결과 보고 전 확인할 사항(모든 종목의 공통사항)

* 검사의 표준곡선이 잘 작성되었는지 확인한다.

* 검사의 정도관리변수(QC parameter)의 값들이 관리 범위내에 있는지 확인한다.
* 검사한 시험관의 총수와 검사결과의 결과값의 수가 일치하는지 확인한다.
* 검사의 제2 관리혈청을 재검결과와 확인한다.
* 희석 검사한 검사들의 희석배수와 검사결과를 계산한 값이 잘 맞는지 확인한다.
* 연속 검사한 결과값의 패턴이 잘 맞는지 확인
* 모든 검사결과는 과거의 경향(trend)과 비교하여 확인 후 이상이 있을 경우에 검사 결과를 재검하여 보고한다.

2) 정도관리위원에 의한 정도관리

(1) 관리자는 매일 당일 조회 화면에서 당일 정도관리 상황을 점검한다.

(2) 정도관리 평가기준을 벗어나는 경우에는 담당자와 실험의 전체적인 사항을 점검하여 원인을 분석한 후 조정 및 재검 등이 실시되도록 관리한다.

(3) 매월 정도관리위원회와 검사의 정확도 및 정밀도를 관리하고, 문제가 있다고 검증된 검사의 QC 성적이 향상되도록 집중 관리하고, 사례록에 기록하여 정보를 수집하고 검사자들에게 전달하여 오류의 발생을 줄인다.

3) 관리자의 정도관리

(1) 관리자의 정도관리 의무

검사의 정도관리에 대해 통합적인 관리의 책임을 갖고, QC와 관련된 계속적인 분석과 보완을 통해 검사의 질 향상을 이루게 할 수 있도록 한다.

(2) 방법

① 당일 검사한 항목들의 모든 정도관리결과를 확인하고, ±3SD를 벗어나는 정도관리변수(QC parameter)의 값이 있는 종목에 대해서는 문제점을 파악하여 이에 맞는 조치를 지시한다.

② 정도관리자가 시약 관리, 기기 및 장비 관리, 관리혈청의 기록, 온도의 기록 등 모든 기록에 대해 매주 검토하여 서명한 것을 관리자가 매달 1회 검토하여 서명한다.

③ 관리자는 QC에 적극참여, 검사담당자, QC 관리자와 함께 문제점을 보완하고 기록을 남긴다.

④ 관리자는 검사실에서 이루어지는 모든 사고나 오류는 즉시 팀장과 상의하여 조치 방

법을 결정하고 필요한 경우 과장에게 보고한다.

4) 전산상의 프로그램을 통한 정도관리

(1) 방법

① 손으로 입력하는 것을 줄이고, 감마선계측기에서 결과값을 바로 전송할 수 있게 하여 입력 오류를 방지한다.

② 종목에 대해 과거결과와 비교하여 현재의 결과와 다를 때 결과를 내보내지 않고, QC에 걸리도록 하여 담당자가 작업번호를 확인하게 하여 결과를 반복 측정할 수 있도록 한다.

③ 모든 검사항목에 대해 종목별, 정도관리변수(QC parameter) 값이 장비에서 직접 인터페이스(interface) 되어 ±3SD와 한 달의 변이계수(CV%)가 10%를 벗어나는 종목을 별도 관리함으로써 검사결과의 정확도와 신뢰도를 향상시킨다.

④ 정도관리 관리도(QC chart)에서 정도관리변수(QC parameter) 값을 그래프로 확인하여 이상유무를 판단한다.

5) 검사실의 검사자간 상호 점검

(1) 정의

검사자간 검사 정도관리결과를 서로 상호 점검 확인을 시행하는 것

(2) 방법

① 감마선계측기 결과지 확인

* 표준액, 계측값, 이중(duplicate) 검사값이 잘 일치하는지 확인
* 표준곡선의 이상 여부 확인
* 검체순서가 작업일지와 일치하는지 확인

② 정도관리 확인(전산 또는 장부)

③ 작업일지 확인

④ 결과 입력/전송 확인

⑤ 결과 입력 누락된 검체번호 찾고 빠짐없이 결과 입력

⑥ 결과지 출력하여 정상값들의 이상여부를 확인.

(3) 상호점검시 담당자

① 상호점검 담당자 및 제2담당자를 두어 검사결과 보고 시에 검사 정도관리 결과를 확인한다.

② 대행 업무시 제2담당자 상호점검을 시행한다.

(4) 상호점검 시행 내용

① 검사 종목별 정도관리 목표(target), 표준편차(SD), 변이계수(CV%)를 확인하여 정도관리 시 참고한다.

② 상대방의 사번을 입력하여 그 날의 정도관리 및 특이사항을 점검한다.

③ 담당자별 기간별 조회 QC(10회 이상)를 확인한다.

* QC 이상시에 반드시 QC 업무일지(log book)에 기록하고 관리자에게 보고한다.

* 단, 휴가 시에는 업무대행자가 대신 확인하고 기록한다.

(5) 상호점검 시행일 : 0000년 0월 0일

5-8. 정도관리 업무 기준

1) 검사지침서에 따라 검사 일정대로 실행한다.
2) 내부정도관리는 해당 검사종목이 시행되는 날마다 실시한다.
3) 결과를 기록하기 전에 정도관리(QC)를 확인한다.
4) 휴가 시에 업무를 철저하게 인수인계하며, 업무 대행자는 정도관리(QC)를 확인한다.
5) 관리하는 정도관리표(QC table)의 비고란에 다음의 사항 등이 발생 시 기록한다.
   (1) 표준액, 정도관리혈청의 값 변경 시에 기록한다.
   (2) 정상값 변경 시 기록한다.
   (3) 오차발생 시 그 원인과 조치사항을 기록한다.
   (4) 업무 순환근무 시 담당자를 기록한다.
   (5) 업무 대행 시 대행자를 기록한다.
   (6) 목표값을 변경한 경우 그 사유를 자세히 기록한다.
   (7) 정도관리 평가기준을 벗어난 경우와 업무에서 오류 등이 발생한 경우에는 관리자에게 보고하여 조치한다.

5-9. 목표값(Target value) 설정의 기준

1) 목표값은 우리가 관리하고자 하는 기준값으로 실제 측정에 의해 계산되나 회사에서 제공한 사전설정값(preset value)에 거의 일치하여야 한다.
2) 표준액, 관리혈청의 값 변경 시 자료를 모아 ±3SD를 벗어나는 결과를 제외한 안정된 20개의 누적결과를 계산하여 평균(mean), 표준편차(SD), 변이계수(CV%)를 구하여 각각의 QC 기록지에 입력한다.
3) 목표값을 변경해서는 안 되는 경우
   (1) 업무 순환근무 시
   (2) 우연오차 : 실험상 실수, 오래된 관리혈청 사용 등
   (3) IRMA법에서 유효기간이 가까운 키트사용으로 접점 20%, 50%, 80%에 변동이 있는 경우
   (4) RIA법에서 피복시험관의 lot 번호 차이에 의한 결과의 일시적 변동 : 가능하면 섞어서 사용하지 않는다.
4) 안정된 20개의 누적 결과로 목표값의 조정을 고려해야 하는 경우
   (1) 표준액 값이 바뀐 경우: 접점 20%, 50%, 80%, 목표값을 조정한다.
   (2) 관리혈청 값이 바뀐 경우: 관리혈청의 목표값을 조정한다.
   (3) 기타 : 표준액 1~2개, 관리혈청의 값이 바뀐 경우 보고한다.

6. 검사환경의 정도관리

1) 검사실의 온도 및 습도

검사실내의 온도(25±3℃)와 습도(40~70%)는 매일 확인하여 기록하며 검사실의 온도와 습도가 정해진 범위을 벗어나면 장비 담당자는 즉시 관리자에게 보고하며 관리자는 즉시 적절한 조치를 취하고 이를 실내 환경기록표에 기록해야 한다.

2) 실내 청결과 정리 정돈

검사실내 바닥과 작업대는 항상 깨끗하게 유지하며 의자, 시약용기, 서류 등 모든 용품들은 정돈되어 있어야 한다.

3) 검사실내의 전화는 각 임상병리사가 임상의사와 긴밀하게 연락하고 빠르고 쉽게 연결될 수 있도록 배치한다.

7. 오류에 대한 정도관리

1) 목적

검체검사를 수행함에 있어 검체 채취, 검사시행 및 결과보고의 모든 과정에서 발생할 수 있는 발생되는 검사오류는 심각한 오류, 중대한 오류, 경미한 오류로 분류하고 각각의 오류에 대해 내부적 오류인지 외부적 오류인지 원인에 따라 재분류하여 적절한 조치가 반드시 취해져야 한다. 또한 검사오류는 정도관리측면에서 분석되고 개선되어야 한다.

2) 방법

관리자는 적어도 매달 검사의 오류의 발생을 수정, 기록해야 한다.

3) 오류의 분류

(1) 심각한 오류

검체채취, 검사시행, 결과판독 및 보고과정에서의 오류로 검사결과를 잘못 판독하거나 잘못된 검사를 시행한 경우 혹은 검사시행 시에 검체가 바뀌어 잘못된 진단을 초래한 경우로 절대로 발생해서는 안 된다.

① 내부적 오류

오류 발생 원인이 검사실에서 발생된 경우로 담당자는 문제발생 경과보고서를 작성하여 관리자에게 제출하고, 관리자는 그 원인을 파악하고 적절한 조치를 취한 후 보고서에 조치 사항을 기록하고 서명한 후 보고서를 제출한다.

② 외부적 오류

오류 발생 원인이 과에서 발생한 것이 아니라, 외부에서 비롯된 것으로 담당자는 문제 발생 경과 보고서를 작성하여 관리자에게 제출하고 오류 발생을 임상의사에게 통보하고, 다음에도 같은 일이 발생되지 않도록 적절한 방법을 논의한 후 보고서에 조치 사항을 기록한다.

(2) 중대한 오류

검체가 바뀌거나 잘못된 결과를 얻었으나, 보고 하기 전에 발견한 경우로 절대 발생해서는 안 된다. 담당자는 문제발생 경과보고서를 작성하여 관리자에게 제출하고, 관리자는 그 원인을 파악하여 적절한 조치를 취한 후 보고서에 조치사항을 기록하고 과장에게 보고한다. 과장은 오류 발생의 원인을 파악하거나 오류해결을 위해 필요한 경우 임상의사에게 전화로 통보하고 이를 기록해야 한다.

(3) 경미한 오류

핵의학검사를 시행하는 과정이나 사무적 착오가 발생한 경우로 환자의 검사결과에 결정적인 영향을 미치지 않는 경우다. 담당자는 이를 관리자에게 보고하고 이에 대한 적절한 조치를 취하고 기록해 둔다.

8. 외부정도관리 지침

1) 외부정도관리의 목적

외부정도관리의 목적은 참가기관의 숙련도평가(proficiency testing)이다. 대한핵의학회/대한핵의학기술학회에 등록하여 외부정도관리를 시행하는데 매년 4월부터 다음해 3월까지 연간 4회(분기별) 실시하며 결과분석 후 참가기관별 결과분석보고서 및 키트생산회사별 결과분석보고서를 받게 된다.

외부정도관리 프로그램의 검체는 검사하는 사람 및 검사하는 방법에 있어서 환자(검진자) 검체와 같이 검사해야 한다. 결과분석전에 다른 검사실(타병원)과 정보를 공유해서는 안 된다. 평가받은 결과를 보관하며 수석기사와 담당전문의는 그 결과를 검토하여 문제가 발생시는 이를 보완 조치하여 검사의 정확도와 신뢰도를 향상시킨다.

2) 검사종목(총 36종목)

갑상선 및 기타호르몬 12종목 : A상자(1번/ 2번/ 3번)
간염 및 내분비호르몬 12종목 : B상자(1번/ 2번/ 3번)
종양표지자 및 알러지 12종목 : C상자(1번/ 2번/ 3번)

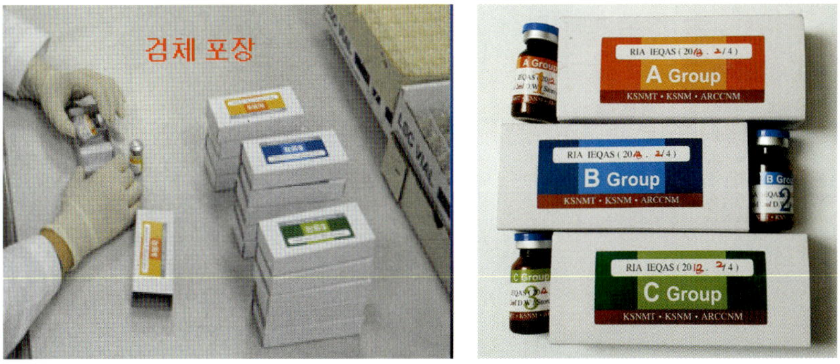

그림 11-8. 외부정도관리 검체

3) 외부정도관리 시행수칙

(1) 외부정도관리검체가 핵의학전문의를 거쳐 검사실 정도관리담당자에게 도착되면 수령 즉시 접수일을 기록하고 해당 검사자에게 전달한다.

(2) 외부정도관리검체를 넘겨받은 검사자는 정확한 검사결과를 위하여 자신의 검사종목에 해당하는 검사지침을 숙지한 후 환자검체와 같은 방법으로 검사한다.

(3) 가능한 빠른 시일내에 검사가 이루어져야 하나 각 검사실의 사정에 따라 지체되어지는 경우 정도관리검체는 반드시 냉장보관 하여야 한다. 또한 검체에 침전물이 형성되어 있는 경우 원심분리 후 검사한다.

(4) 검사자는 외부정도관리검체를 검사한 후 결과보고서에 결과를 정확하게 기록하고 검사실 정도관리담당자에게 전달한다.

(5) 정확한 외부정도관리를 위해 별도의 내부정도관리를 실시하지 않는다. 또한 다른 병원과 연락을 취하여 해당 외부정도관리결과에 대한 의견을 교환하지 않는다.

(6) 정도관리담당자는 해당 종목 검사자로부터 검사결과를 전달받아 검토한 후 대한핵의학기술학회 홈페이지 RIA 정도관리 웹상에서 결과를 입력하고 담당의에게 보고한다.

(7) 결과보고서를 출력하여 1부 보관한다.

4) 외부정도관리 검사결과 입력

(1) 각 상자(A, B, C)의 검사종목과 검사를 실시한 검체번호가 같은지 확인한다.

(2) 대한핵의학기술학회 홈페이지 RIA 정도관리항목에서 결과 입력 시 기관명과 기관

별 고유번호를 따로 입력하지 않아도 로그인시 자동으로 설정되지만 확인 후 입력한다.

(3) 정량검사결과는 결과보고서에 있는 단위로 입력해야 한다. 만일 해당 검사실의 결과보고단위가 외부정도관리 결과보고서의 단위와 다른 경우 반드시 환산하여 입력한다.

◆ 환산 단위

Total T3 　1 nmol/L = 64.935 ng/dL = 0.64935 ng/ml

Total T4 　1 nmol/L = 0.0777 μg/dL

AFP 　1 IU/ml = 1.21 ng/ml

(4) 정량검사결과의 소수점은 각 상자의 1번~3번 검체 모두 아래와 같이 입력한다.

- 소수점 없이 자연수로만 보고하는 8종목

Total T3	PTH intact	Aldosterone	Estradiol
CA 125	CA 19-9	AFP	Total IgE

◆ 예시 : AFP ① 102 ② 3 ③ 15

- 소수점 한자리까지 보고하는 13종목

백단위 결과는 소수점으로 보고하지 않는다.

Total T4	Thyroglobulin	Insulin	Cortisol	FSH	LH	Prolactin
Progesterone	CEA	PSA	SCC	Ferritin	HCG	

◆ 예시 : CEA ① 125 ② 27.2 ③ 3.5

HCG ① 205 ② 15.3 ③ 0.5

- 소수점 두자리까지 보고하는 4종목

십단위 결과는 소수점 첫째자리까지 보고한다.

Free T4	TSH	HGH	Testosterone

◆ 예시 : Free T4 ① 1.56 ② 0.74 ③ 10.1

HGH ① 35.3 ② 2.55 ③ 0.75

5) 정량검사결과는 측정범위(AMR)를 벗어난 검체는 희석하여 검사하고 희석배수를 곱하여 입력한다.

6) 정성검사결과는 양성 또는 음성으로 입력한다.

◆ 예시 : HBsAg ① + ② − ③ − HBsAb ① − ② + ③ +

7) 각 검사종목에 해당하는 시약제조회사의 코드는 결과보고서 우측에 명시된 제조회사 번호를 입력한다. 시약 제조회사 이름이 없는 경우, 기타(30번)로 입력한다.

5) 외부정도관리결과 분석 및 평가

(1) 대한핵의학회/대한핵의학기술학회에서 발행하는 외부정도관리 분석결과보고서가 검사실에 도착하면 외부정도관리담당자는 구성원들과 오차 허용범위를 벗어난 종목에 대한 원인분석을 한다.

(2) 외부정도관리에 대한 평가결과 통보시 부터 1개월 이내에 원인분석에 따른 1차 대책을 마련하여 핵의학전문의에게 보고하고 검토안에 따라 최종대책을 수립하여 문서화한다. 검사실내에 공지하여 같은 문제점이 발생하지 않도록 한다.

(3) 정도관리 결과분석에 대한 검토는 웨스트가드 규칙(Westgard multi rule)을 적용한다.

(4) 관리혈청(control serum)의 수는 2~4개를 권장한다.

(5) 관리혈청의 수를 증가시켜 오차 발견율을 향상시킬 수 있다.

(6) 어느 한 가지라도 규칙에 어긋나면 검사를 중단하고 문제를 해결해야 한다.

(7) 계통오차와 우연오차

① 계통오차(systematic error) : 일정 방향으로 나타나는 오차를 말한다.

a. 개인적인 습관

b. 각 측정 기기의 계통적 부정확성

c. 시약의 불량

d. 측정 환경의 계통적인 부적격성

e. 측정법 자체의 습성

② 우연오차(random error) : 불규칙적이고 우발적인 원인에 의해 발생하는 오차를 말하며 한 측정법에 있어서 계통적오차를 일으키는 원인을 다 제거한 후 비로서 설명될 수 있는 종류이다. 우연오차가 허용오차 범위 내에 포함되어야 하며 이에서 벗어난 우연오차가 발생된다면 그 측정법은 사용할 수가 없다.

6) 외부정도관리를 받지 않는 검사종목에 관한 검사

(1) 외부정도관리를 받지 않은 검사종목에 대하여 연 2회 이중검사법(duplicate testing)을 시행하여 결과의 일치도를 검토한다.

(2) 검사용 검체는 담당 임상병리사나 담당전문의별로 개인적인 분석을 하도록 하며 통상의 검사실업무에 통합시키고 그 결과를 종합해 보고한다.

(3) 연2회 관리자가 선택하고 담당전문의의 동의를 얻어 검체를 정한 후 2명의 임상병리사가 같은 검체에 대하여 독립적으로 검사를 실시(blind comparative testing)하여 결과를 기록하고 수석기사는 그 결과를 검토한다.

(4) 정성검사의 경우, 두 결과는 일치해야 하며, 반정량 검사의 경우, 두 결과간의 차이는 ±적정량 이하여야 한다. 정량검사의 경우, 두 결과간의 차이는 ±10% 이하여야 한다. 허용범위를 초과시는 관리자와 담당전문의의 책임하에 그 원인을 분석하여 해결책을 시행하고 기록한다. 이를 담당전문의의 확인을 받아 파일하여 보관하고, 1부 복사하여 결과기록지와 함께 정도관리위원회에 제출한다.

9. 방사면역측정법 키트의 선택

대부분의 검사실이 임상검사에 상업용 키트를 이용하고 있다. 시판되는 키트의 종류가 많기 때문에 키트의 선택에 신중을 기해야 한다.

1) 키트 선택 시 고려할 사항

키트 설명서를 참고하여 정확도와 정밀도, 필요한 기구와 장비, 검체량, 검사과정과 시간, 검체 취급상 주의점 등을 비교한다. 그 밖에 키트 공급원의 신뢰도, 가격 등을 고려하여 적당한 것을 고른다. 2~3종류로 선택의 폭이 좁아지면 견본키트를 구하여 정밀도, 정확도, 평행성, 기존방법과 검체의 결과 일치 여부 등을 평가한다.

2) 키트의 평가

(1) 정밀도(Precision)

측정내정밀도와 측정간정밀도를 조사한다. 정밀도 허용범위에 관한 엄격한 한 가지 기준은 없고 어느 정도 측정물질의 값에 좌우된다. T4(㎍/dL)는 측정내 CV%가 5%, 측정간 CV%가 10%를 넘지 않아야 한다. 혈청 값이 T4보다 약 70배 낮은 T3(ng/dL)는 측정내, 측정간 CV%가 각각 10%, 10～15%로 T4의 대략 2배를 허용한다. 또한 검사에 따라 낮은 값, 중간 값, 높은 값 범위에서 정밀도 허용기준이 달라질 수 있다. 서로 다른 키트의 정밀도는 측정한 검체의 평균값과 변이계수(CV%) 양자에 좌우된다.

(2) 정확도(Accuracy)

같은 검체를 각 키트로 측정하여 얻은 평균값의 차이는 정확도를 반영한다. 같은 검체는 다른 키트로 검사해도 측정값이 같아야 하고, 차이가 있어도 최소한 키트간 정상범위의 차이를 벗어나지 않아야 한다. 회수율검사(recovery test)로 정확도를 조사한다. 회수율검사는 양을 아는 낮은 값, 중간 값, 높은 값을 측정한다. 측정물질은 첨가한 양을 알 수 있도록 순수한 형태로 구할 수 있어야 한다. 순수한 물질이 없으면 회수율검사가 불가능하다. 측정물질을 용해할 기질도 중요하며 일반적으로 키트 표준물질에 사용한 기질에 맞는것을 사용한다. 약제와 같은 외인성물질은 사람 혈청을 사용하고 내인성물질은 생리적으로 억제하거나 제거한 혈청을 사용한다. 제거한 혈청은 표준물질이 검체와 다르게 행동하는 기질효과(matrix effect)가 나타날 수 있기 때문에 측정물질을 첨가하지 않은 블랭크액을 함께 측정한다.

회수율은 ①(발견한 총량)/(기대한 총량)× 100% 또는 ②(회수한 총량)/(첨가한 총량)×100%로 나타낸다. 첨가한 양은 기질에 첨가한 물질의 계산량과 같고 회수한 양은 발견한 양에서 블랭크 값을 뺀 것이다. ①은 통상 약간 더 높은 값을 얻으며 ②가 표준곡선 양극단의 정밀도교란에 더 민감하고 비특이결합의 영향에 ②만큼 예민하지 않다. 블랭크 값이 0이면 ①, ②의 값이 비슷하다. 예를 들어 T3 60 ng/dL이 들어 있는 검체의 측정값이 30 ng/dL이고 블랭크 값이 0 ng/dL이면 회수율은 50%이다. 이 키트로는 60 ng/dL 범위에서 실제보다 낮은 값을 얻는다. 반면 같은 검체의 측정값이 90 ng/dL인 키트는 회수율이 150%로 실제 값보다 높게 나올 것을 기대할 수 있다. 각 범위에서 회수율 90～110%를 허용한다.

(3) 평행성(Parallelism)

평행성검사는 검체의 희석곡선이 표준곡선과 평행하는지, 그리고 표준곡선 전범위에 걸쳐 직선성이 있는지를 보여준다. 평행성이 있다는 것은 희석혈청을 측정한 결과도 정확할 것임을 의미한다. 즉 표준곡선상 최고 값보다 높은 검체는 희석하여 검사함으로써 표준곡선에서 측정값 계산이 가능하다. 평행성이 없는 것은 검체와 표준물질이 다른 양식으로 반응함을 시사한다. 검체에 간섭물질이 있거나 추적자가 손상되면 평행성이 없어진다. 평행성검사가 간섭물질이 없는 것을 보증하지는 못하지만 상업용 키트에서 심각한 문제를 배제하는데 유용하다.

평행성검사는 통상 높은값 검체를 몇 가지로 희석하여 한 번에 검사한다. 희석액은 회수율 검사처럼 기질효과가 없는 것을 사용한다. 평행성을 조사하는 한 가지 방법으로 기대 값을 x축, 관찰값을 y축에 표시한다. 관찰값은 표준곡선상의 값이고 기대값은 기대 값은 희석전 검체값을 희석배수로 나누어 계산한다. 희석전 검체의 기대값은 관찰값을 취한다. 예를 들어 T4 검사에서 희석전 검체의 관찰값이 24 ㎍/dL이면 2배, 4배 희석한 검체의 기대값은 12 ㎍/dL, 6 ㎍/dL가 된다. 이론상 원점을 지나고 기울기가 1인 직선을 얻어야 하고, 이 직선에서 벗어난 정도를 수학적으로 계산할 수 있다. 다른 방법으로 희석전 검체값을 표준곡선과 겹치지 않게 임의로 정한 후 이것으로부터 희석검체값을 계산한다. 표준곡선과 희석곡선을 함께 그려 두 곡선이 평행하는지 조사한다.

평행성검사와 회수율검사가 비슷하지만 근본적인 차이가 있다. 회수율검사가 측정시스템의 정확도를 조사하는 반면 평행성검사는 방법의 타당성을 조사하며 검체와 표준물질의 반응양식이 같은지 보는 것이다. 회수율검사에서 측정물질 양은 다른 방법으로 정량한 값이지만 평행성검사에서 희석전 검체값은 임의로 지정하거나 그 키트로 측정한 값이다. 평행성은 좋아도 회수율이 나쁜 경우가 있다.

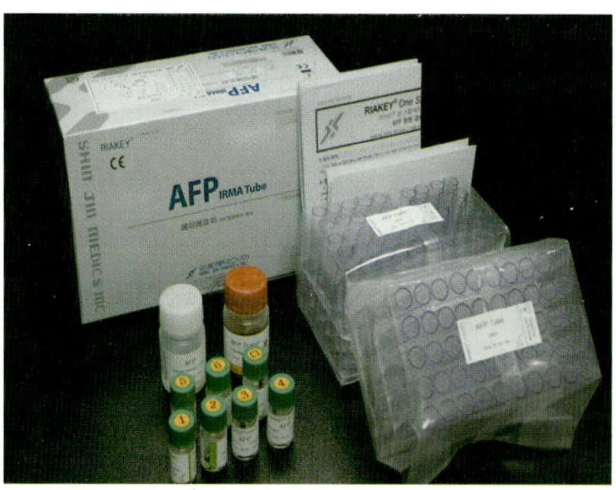

AFP 측정키트

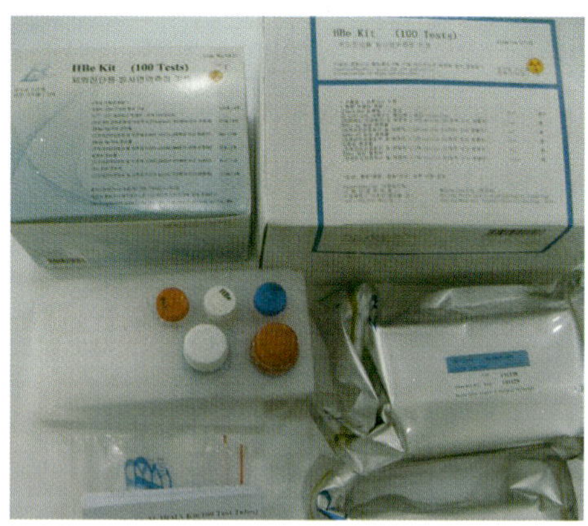

B형간염 e항원측정키트

그림 11-9. 상품화된 방사면역 측정키트

10. 시약의 관리

Berson과 Yallow가 RIA에 의한 인슐린의 측정법을 소개한 이래 RIA는 급속히 보급되고, 많은 종목에 대한 키트가 상품화됨으로써 측정방법도 보다 간편하게 되었다.

처음에는 많은 키트가 결합형과 유리형의 분리에 이중항체법을 이용했지만 이것은 액체 · 액체 반응계를 기초로 한 습식화학(wet chemistry)이었다. 이후 조작의 간편화를 위해 결합형과 유리형의 분리제로 PEG법이 이용되었다. 한편으로 세파덱스법, 구슬, 시험관 등 고형상법도 개발되었다. 이것은 고체 · 액체 반응계를 기초로 한 건식화학(dry chemistry)이며 현재 널리 주목을 모으고 있다.

오늘날에는 건식화학 쪽으로 많이 개발되어 시험관이나 유리입자를 고형상으로 한 키트가 많이 시판되고 있다. 또 단세포군(monoclonal)항체가 도입되어서 항체의 특이성이 높고 RIA 키트의 lot 간의 격차와 키트간의 격차 해소에 많은 공헌을 하게 되었다. 한편, 추적자(tracer)로 사용되었던 ^{131}I이나 베타선을 방출하는 ^{3}H 등의 핵종과 반감기가 상당히 짧은 핵종은 줄어들고 취급이 쉬운 ^{125}I가 많이 이용되고 있다. 또 수년 전부터 방사성동위원소를 대신해서 효소를 추적자로 하는 EIA법과 형광물질을 추적자로 한 FIA법 등도 실용화되었다. 방사면역측정검사는 시판 키트를 사용하여 실시하고 있는 것이 많다. 더구나 최근에는 비교적 안정된 키트가 공급되고 있기 때문에 마치 '완성된 제품'으로 되어 있는 것처럼 착각을 느끼고 있다. 그러나 키트를 구성하고 있는 시약이나 항체, 표지항원, 표준물질, 제2항체나 결합형과 유리형의 분리제 등이 중복으로 구성되어 있어 각각 변동인자를 갖고 있다.

1) 표준(Standard)물질

시판 키트로 사용하고 있는 표준물질에서 순수한 물질의 합성상 가능한 물질이나 합텐 등이 많은 것은 절대중량으로 표시되고 있지만, 그 이외의 물질은 세계보건기구(WHO) 표준물질에 준하여 표시하며 이것은 상대적 단위표시이다.

절대중량 표시의 경우 표준물질은 무게 또는 희석의 잘못이 일어나지 않는 한 측정변동은 발생하지 않는 것이 원칙이다. 그러나 많은 펩티드호르몬은 몇 %의 비율로 기구에 흡착오차를 일으키는 것도 있고 표시값과 측정값이 다른 것이 있다. 또 상대표시의 경우도 같은 조건의 것으로 할 수 있지만 품목간의 검정을 해야 한다. 임상화학 영역에서의 측정은 수용액(standard in water)을 기본으로 하고 한편 RIA는 혈청(standard in serum)이 대부분이어서 많은 품목을 선택해서 정도관리를 검정한 경우 계통오차로서 발견할 수 있다. 또 표준물질이 혈청인 경우 혈청간의 차이에 의해서 측정값과 표시값의 차이가 생길 가능성도 있다.

이것은 표준물질을 변경하여 사용할 경우에는 반드시 구 표준물질과 새 표준물질과는 병행해서 측정하고, 표준물질을 바꾸어 상호관계를 점검함에 따라 발견할 수가 있다. 측정값은 표준곡선에서 찾아내기 때문에 표준물질은 당연히 제조회사의 고유값으로서 취급한다.

2) 표지항원(Labeled antigen)

방사면역측정의 최대 장점은 방사성동위원소를 사용하는 점이고 또 정도관리상 최대결점은 방사성동위원소를 사용하고 있는 것이다. 표지항원은 항체와 처음 반응하는 구성시약으로 반응 시에 어떤 특정의 현상이 같은 품목내에서 반복 발생한 경우 그 원인은 표지항원에 있다고 추정하는 것은 극히 곤란하지만 최소한 일상검사에서 총방사능(total activity), 최대결합률(maximum binding %), 총방사능에 대한 비특이결합의 비율(NSB/T%)을 확인함으로써 표지항원의 품질을 관리할 수 있다.

RIA의 경우에는 면역활성이, 경합단백결합분석(CPBA)의 경우에는 담체단백질과의 결합성, RRA의 경우에는 수용체와의 결합성 등 측정감도에 지장을 초래하지 않는 범위에서 보존이 지속되지 않으면 안 된다. 이러한 활성의 손상(damage)에는 주로 4가지 원인이 있다.

(1) 옥소 원자의 표지에 의한 손상(구조의 차이에 의한 활성의 저하)

옥소원자의 표지에 따라 생기는 활성의 저하와 소실이다. 표지부위가 그 생물학적 활성에 크게 관여하고 있을 때는 표지방법이나 반응조건을 바꿈에 따라 표지위치를 바꾸는 등의 연구가 필요하다. 단백질의 티로신(tyrosine) 잔기에 옥소표지는 옥소가 1개 표지 및 2개 표지 등 2가지 종류가 생성할 가능성이 있고 그것에 따라 생물학적 성질도 현저하게 다른 경우가 있다.

또 옥소의 양이 많으면 히스티딘(histidine) 잔기에 표지도 일어난다. 따라서 단백질의 경우에는 보통 측정 가능한 비방사능의 범위내에서 될 수 있는 대로 옥소의 비율을 적게 하도록 해야 한다.

(2) 방사선에 의한 손상

방사성옥소 자체가 내는 방사선에 따라 구조가 변하는 것이 있다. 그러나 일반적으로 실험실 기준에서 단백질의 표지화일 때는 이러한 영향이 일어날 만큼 많은 양의 옥소는 사용되지 않으므로 그다지 문제가 되지 않는다.

(3) 표지화에 사용된 시약에 의한 화학적 손상

직접표지법의 경우 반응에 사용되는 산화제나 환원제에 따라 트립토판(tryptophan), 메티오닌(methionine), 시스틴(cystine) 잔기 등의 산화적 분해가 일어나는 경우가 있다. 특히 값이 높으면 그러한 반응을 일으키게 되므로 불필요하게 다량의 사용은 피한다.

(4) 반응액에 존재하는 불순물에 의한 화학적 손상

방사성옥소액을 장기간 보존하여 두는 경우에는 보존중에 생긴 불순물의 영향에 따라 표지반응에 있어서 표지효율이나 생물학적 반응을 낮게 하는 것이 있다. 기타 사용하는 시약내의 상호작용 등에 기인한 영향을 생각할 수 있다.

(5) 비방사능(Specific activity)

될 수 있는 대로 양이 적으면서 방사능이 높은 것, 즉 단위질량당의 방사능량(비방사능, GBq/mol 등으로 표시한다)이 높은 것만큼 감도가 좋은 결과를 얻을 수가 있다.

그러나 비방사능이 대단히 높으면 단백질의 변성을 일으키기 쉽다. 또 보관 중에도 분해가 높게 된다. 단백질의 경우에는 일반적으로 표지옥소량을 단백질 1분자에 1원자 이하로 해야 된다. 또 검체의 전체방사능에 대한 목적의 표지방사능의 비율을 방사화학적순도(radio chemical purity)라 부른다.

순도의 검정에는 종이크로마토그라피, 박층크로마토그라피(TLC), 겔여과법, 전기영동법, 가스크로마토그라피, 고성능액체크로마토그라피 등이 이용되고 있다.

(6) 표지항원(Labeled antigen)의 평가

일반적으로 체외검사용 방사성의약품의 품질평가는 민감도(표준곡선에서의 최소검출농도), 정밀도(재현성), 정확도, 특이성(교차반응을 일으키는 정도) 등을 기준으로 해서 평가된다. 결합형과 유리형의 분리(결합한 것과 미결한 것과의 분리), 피펫의 조작, 분석용 시험관 재료, 반응시간, 반응온도, 검체의 채취시간, 검체의 양, 보관의 방법 등 실제의 측정법에서도 그 품질이 평가된다.

3) 항체(Antibody)

항원과 항체를 사용한 반응에 있어서는 항원과 항체간의 차이가 생기는 것은 현상태에서는 염려가 없는 것이다. 항체의 묶음(lot)간의 차와 측정값 변동에 대해서도 많은 논문이 발표되고 있지만 항체의 질에 있어서 논하는 것은 없는 것 같다. 항원과 항체의 상대비에서 측정값이 결정되는 경우 항원의 양이나 질(비방사활성 등)을 논하는 것뿐 아니라 항체의 양(농도)이나 질에 있어서도 검토를 하지 않으면 안 된다.

현재 시판되는 키트는 구입이 쉽기 때문에 항체의 양이나 질을 아는 데는 기회를 잃고 있다.

4) 분리시약(Separation reagent)

이중항체법의 경우에는 제2항체, PEG법의 경우에는 PEG 액 등의 구성시약의 변경에 의해서 측정값에 영향이 나타나는 것이 있으므로 측정 때에는 각 키트의 제조번호를 기재해 놓는 것이 바람직하다.

11. 측정조건의 관리

현재 검사실에서 사용하고 있는 측정방법은 검체의 양을 줄이고, 조작방법을 간편하게 하면서 짧은 시간에 결과를 얻을 수 있는 쪽으로 가고 있다. 과거의 이중항체법이나 PEG법에서 제2항체+PEG법, 고형상법 등의 방법이 시행되고 있다.

이와 함께 방법의 측정조건 관리는 시약의 조성과 밀접한 관계가 있어 검체의 양, 반응온도와 시간, 각종 조건을 중심으로 알아본다.

1) 검체량(Sample volume)

검체의 양은 시약에 대해서 가장 적당한 비율을 정해놓고 변동을 신중히 한다. **그림 11-10**은 검체의 양의 변동에 대한 결과를 나타낸 것이다.

이 실험에서 검체의 양이 50 ㎕일 때 검량선의 직선부분이 넓고 선명한 검량선을 얻을 수가 있으며, 검체의 양이 10 ㎕ 이하는 피해야 한다.

2) 반응시간(Incubation time)

화학반응은 온도가 어느 임계온도까지는 상승하는 만큼 반응이 빨리되어 평형에 도달한다. 초기 RIA에서 측정되는 물질은 불안정하므로 저온(4℃)에서 장시간 반응시켜 평형에 도달된 뒤 반응을 시키는 종점(end point)법을 이용했다. 따라서 결합률도 각 값의 영역에서 한정되

표 11-2. 검체량과 결합률(%)

검체량	10	25	50	100	ul
3 ㎍	78	66	51	38	%
6 ㎍	58	47	37	27	%
12 ㎍	40	31	24	15	%
24 ㎍	25	17	13	9	%

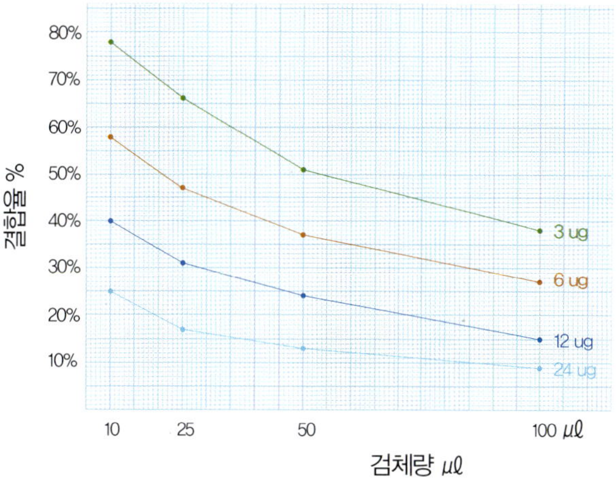

그림 11-10. 검체의 양의 변화

었지만 최근에는 측정시간을 단축하는 경향과 더불어 반응이 평행에 도달하기 이전에 다음 반응을 진행하는 연속반응법이 주류를 이루고 있다.

이 방법은 시간의 단축이란 좋은 점이 있지만, 그 반면 여러 가지의 문제점을 내포하고 있다. 그 대표적인 예가 액성의 차이이다.

임상검사의 특성은 목적으로 하는 물질이 미정제상태의 검체(혈청, 소변)를 측정하는 점이다. 표준물질의 액성이 피검혈청에 준해서 만들어져 있는 경우에는 피검혈청과의 사이에 반응속도의 차이가 없어 연속반응을 시행해도 큰 문제가 없다.

낮은 값, 중간 값, 높은 값의 표준물질과 피검혈청의 반응속도의 차이를 확인하는 것이 바람직하고, 높은 온도(실온 또는 37℃)의 측정조건의 경우는 짧은 시간에 결합률이 현저하게 나타나므로 주의가 필요하다.

반응시간은 쉽게 변경할 수도 있다. 표준액, 검체의 시간을 조절하고, 시간조절은 고원부(plateau)에 달한 시간을 반응시간으로 선택한다. 이때 표준액과 검체액의 반응비율은 평행상태로 보존되고 있는 것을 조건으로 한다(**그림 11-11**).

결합률의 표시에는 B/T(%), B/B_0(%) 등의 표시법도 있지만 어느 것의 표시법에도 안정된 시간을 선택한다.

또 반응시간마다 같은 검체의 재현성을 검토해보면 그 변동폭에서 안정한 상태로 보존되고 있는지 않는지를 알 수 있다.

표 12-3. 반응시간과 결합률(%)

시간	5	15	30	60	90	120	분
3 μg	12	36	51	60	64	66	%
6 μg	8	25	34	41	45	47	%
12 μg	6	19	24	28	30	31	%
24 μg	4	10	13	15	16	17	%

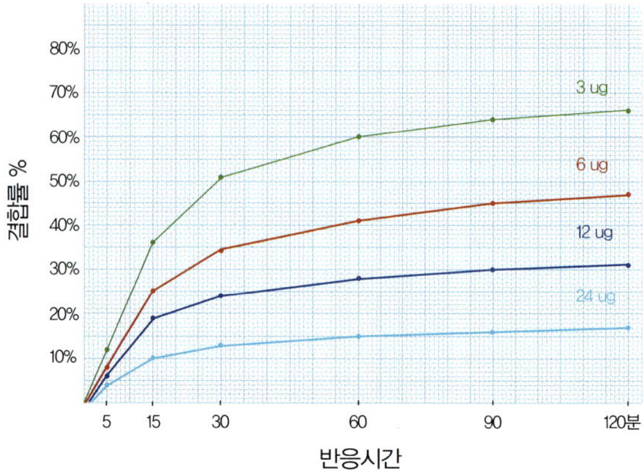

그림 11-11. 반응시간의 결합률

3) 반응온도(Incubation temperature)

과거의 RIA 키트는 이중항체법을 기본으로 하기 때문에 반응온도를 4℃로 하여 오랫동안 반응시켰다. 그러나 최근에는 반응시간을 단축할 목적으로 반응온도를 실온 또는 37℃로 해서 조작하는 키트가 증가하고 있다.

일반적으로 사용하고 있는 온도는 4℃, 실온(25℃ 전후), 37℃이다. 온도가 높으면 반응 시간이 짧고, 4℃에서는 하룻밤 내지 2~3일이 필요하고, 실온에서는 하룻밤(18시간), 37℃에서는 2시간을 반응시키는 것이 일반적이다. **그림 11-12**는 반응온도를 4℃, 10℃, 25℃, 37℃, 45℃로 변경했을 때의 결합률과 측정값을 비교하여 제일 적당한 반응온도를 조사한 것이다.

표 11-4. 반응온도와 결합률(%)

온도	4	15	25	30	37	45	℃
3 μg	30	36	51	60	64	66	%
6 μg	22	25	32	41	45	47	%
12 μg	16	19	24	28	30	31	%
24 μg	8	10	13	15	16	17	%

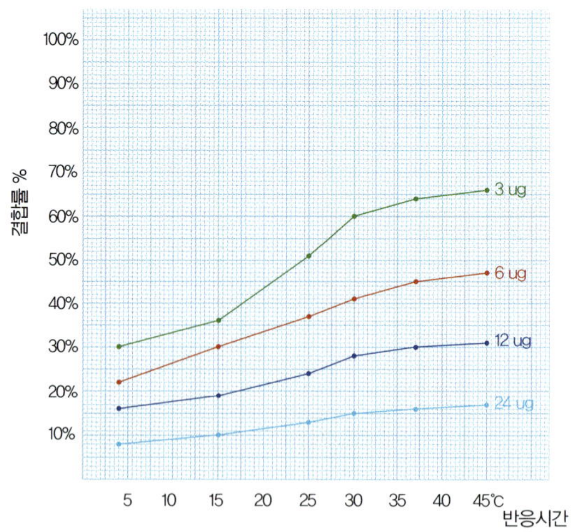

그림 11-12. 반응온도와 결합률(%)

검체는 반응온도에 따라서 결합률이 현저한 차이를 보여 주고 있다. 반응온도가 높고 또한 시간이 길어진 경우에는 결합률이 감소하는 경우가 있다. 이것에는 몇 가지의 이유를 생각하고 있지만 상세한 것은 알 수 없다.

온도와 시간은 불가분의 문제이기 때문에, 반응온도가 어느 정도 높으면 짧은 시간의 연속 반응법으로 가능하지만, 이 경우에는 반응상태를 충분히 검토해서 임상검사에 시행해야만 한다.

4) 희석검사(Dilution test)

희석검사의 목적은 희석직선성을 보는 것으로 낮은 값의 측정한계와 높은 값의 측정한계 등을 조사하기 위해서 행하여지고 있다. 면역반응뿐만 아니라 대부분의 화학반응은 혈청 중의 미지성분에 따라서 반응이 억제되는 것을 알 수가 있다. 이것을 중요시해서 임상검사 분야에도 표준물질의 액성을 유사혈청으로 하는 방법과 완충액으로 하는 방법이 있다. 유사혈청을 하는 경우에는 검체 혈청과 표준물질의 반응상태가 비슷하다는 이점이 있지만 어느 정도 참값으로 반응하고 있는지는 의문으로 남아 있다.

따라서 표준물질의 측정방법은 가능한 한 참값을 반영하는 방법으로 하고, 그 값에 대한 빗나감이 어느 정도 파악되는 완충액을 검체로 하는 경우가 있다.

완충액을 사용하는 경우에도 담체단백질로서 사용하고 있는 우혈청알부민(BSA)의 양에 의해 영향을 받는 것도 있어 주의가 필요하다. 현재는 각각의 장점과 단점이 있어 일반적으로 논할 수 없지만, 액성이 사람혈청에 가까운 지, 아닌 지의 검토를 단백질분획이나 전기영동법으로 해서 확인해 놓는 것이 좋다.

희석검사에 사용되는 검체는 측정할 수 있는 범위보다 높은 값의 검체를 임의 선택한다. 미리 검토해서 선택된 희석제로 희석한다.

5) 회수율검사(Recovery test)

임상화학에서는 회수율검사의 방법으로서 피첨가 혈청 9에 대해서 첨가혈청 1의 비율로 혼합하여 회수율을 구하게 되어 있다. 그러나 RIA에서는 표준물질을 구하기가 어려우므로 항상 키트 내에 있는 표준액으로 회수율을 구하게 된다. 따라서 회수율도 제조회사 고유의 회수율로서 취급을 받게 된다.

키트내에 있는 표준액에 목적 성분 이외의 것이 혼합되어 있기도 하고, 기본단백질의 구성이 다른 경우가 있다. 이러한 경우 될 수 있는 대로 사용을 피하는 것이 좋다.

$$\text{회수율} = \frac{\text{첨가 검체 측정값} - \text{첨가 전 측정값}}{\text{첨가한 량}} \times 100$$

6) 민감도(Sensitivity)

희석검사와 회수율검사에서 민감도나 특이성을 어느 정도 추측할 수 있다.

(1) 최소값 영역까지 첨가표준액을 적절하게 희석한다.

(2) 희석한 각 값에 대해서 10회 반복 측정한 변이계수를 본다.

(3) 각 희석값의 변동에 대한 t 검정을 한다.

(4) 유의차가 인정된 최소의 희석영역을 측정 민감도로 한다.

7) 교차반응(Cross reactivity)

교차반응은 키트 내에 있는 항체의 특이성을 조사하는 방법으로 자주 사용된다. 실험적으로 비슷한 반응을 일으킬 것이 예상되는 물질에 대해서 표준곡선을 작성하여 그 50% 결합률을 나타내는 값을 읽고, 목적성분의 값을 교차반응의 값으로 나누어서 백분율을 산출하고 비교한다. 코티솔 측정에서 항체의 교차반응을 실험한 결과 프레드니솔론(prednisolone)의 교차율은 약 35%이었다.

8) 방해인자(Disturb factor)

검체 채취의 문제가 되고 있는 것은 용혈이나 우유와 같은 혼탁액이다. 용혈에 의해서 혈구의 성분이 나오기도 하고 혼탁우유와 같은 검체는 리보(ribo) 단백질의 작용을 일으켜 반응을 방해한다. 기타 약물의 영향을 받을 수도 있다.

9) 정밀도(Precision)

동시 재현성, 일일차 재현성 및 측정내, 측정간의 변동을 관리하는 경우가 있다. 여기에서 중요한 것은 관리혈청의 선택이다. 정상범위의 상한영역, 중앙영역, 하한영역의 3개를 사용하고 있지만, 1개의 경우에는 중앙영역의 관리혈청을 사용한다.

10) 상관계수(Correlation coefficient)

상관계수를 구하는 데는 2가지의 목적이 있다. 한 가지는 측정항목은 같은데 측정법을 다르게 하는 경우의 상관(X, Y 절편의 값이 같음)이 있고, 또 하나는 측정성분이 다른 검사의 상관이 있다.

앞의 경우 50~100 검체를 순서 없이 선택하여 비교 대상법을 사용해서 상관계수 및 회귀식을 구한다. 이때 측정값이 임상적으로 검출되는 모든 값을 반영한 상태에서 선택하며, 상관도 그림에서 가우스(Gaussian) 분포로 표시해야 한다.

상관계수는 1.00에서 회귀식이 y = x에 가까운 값이면 좋다. 그러나 높은 상관계수를 구했다고 좋은 상관성을 얻는 것은 아니고 어디까지나 일시적인 모집단의 비교차이다. 따라서 상관성을 얻는 데는 검체 수를 증가하고 장기간에 모아서 집적시킨 자료에서 구할 수가 있다.

뒤의 경우는 임상적 의의를 뒷받침하기 위해서 사용된 것으로 관련 항목의 연관성을 관리할 수 있다. 상관계수나 회귀율식은 매우 중요하고 물론 차이의 검정(t 검정)을 해서 유의 수준이 중요하다. 일반적으로 5% 이내(엄밀하게는 1% 이내)의 유의수준을 목표로 하고 있다.

12. 관리혈청(Control serum)의 관리

어떤 검사실에서 환자의 검체에 대한 측정값을 얻었을 경우 검체, 실험기구, 계측기, 시약, 검체, 측정조건(온도, 시간), 검사자 등에 의한 오차발생요인이 있어 이것이 객관적으로 항상 믿을 수 있는가를 확인하기 위해 관리혈청이 사용된다.

방사면역측정(RIA)은 극히 미량(ng, pg 단위)의 물질을 측정하기 때문에 관리혈청이 더욱 필요하다 하겠다.

관리혈청은 정상 값과 낮은 값, 높은 값으로 나누어 사용하는데 검사실 자체내에서 자가 풀(pool)혈청을 만들어도 무방하나 이것은 정밀도만 측정하는 것이고, 적절한 값을 얻기가 매우 어려우며 매년 풀혈청이 바뀌게 되는 것이 단점이다. 몇 년간 혹은 더욱 장기간 계속 같은 값을 가진 시판 관리혈청은 정밀도와 정확도를 연속적으로 측정할 수 있고, 국내의 다른 병원들뿐 아니라 외국의 여러 병원들과 비교할 수 있는 기회를 가질 수 있는 장점이 있으나 비용이 많이 든다.

1) 키트 부착 관리혈청

대부분 동결건조품으로 낮은 값에서 정상 값을 포함하여 높은 값까지 있지만 대개 50% 접점(intercept) 부근에 있다. 키트 제조회사에서 자체의 품질관리 지표의 하나로서 측정하고 있는 것이 많다. 이 관리용혈청 측정값은 변동폭이 적은 것이 일반적인 특징이다.

2) 시판 관리혈청

동결건조품으로 영역에 따른 분류나 물질의 성질(단백질, 스테로이드)로 분류한다. 여러 가지를 준비해 놓고 목적에 따라서 선택이 가능하고 각 키트의 측정값을 나타내는 경우도 있다. 처음 사용 시에는 여러 번을 측정해서 평균값을 설정해 놓는 것이 바람직하다. 동결건조품이므로 풀혈청과는 단백질 조성이 다를 수 있기 때문에, 목적물질의 안정성이나 첨가 회수율 혹은 희석검사 등의 검사로써 사용할 경우에는 주의를 해야만 하고, 시약의 평가에 사용할 경우에는 제조회사를 기록하는 것이 좋다.

3) 자가 풀혈청

유일하게 검사실에서 만드는 제품으로 대부분의 경우 비정상과 정상범위영역에 대해서 만든다. 측정 의뢰한 검체를 모아서 만드는데 풀혈청 제조시까지 검체는 2~3회의 동결융해를 반복하는 것을 염두에 두어야 한다. 따라서 혈장레닌활성도나 ACTH 등 불안정한 물질들은 혈장을 따로 모아서 만들어야 한다.

풀혈청을 만드는 방법은 측정하고 남은 혈청을 높은 값과 낮은 값, 정상 값으로 분류한다. 부하시험의 30~90분의 검체를 높은 값으로 하고, 부하전과 단독의뢰의 검체를 낮은 값으로 한다. 모으는 검체 중에서 간염양성이나 후천성면역결핍증(acquired immunodeficiency syndrome: AIDS) 양성 검체는 물론 혼탁혈청, 빌리루빈이 높은 혈청, 지방이 많은 혈청, 용혈혈청은 제외시키고 여러 병에 나누어 모아 냉동고에 보관한다.

일정량이 모아지면 먼저 녹여서 거즈에서 1차 거른 다음 10,000 g에서 30분 냉장원심분리하여 섬유소 등을 제거하고, 얻어진 상층혈청을 여과지에 여과시키고, 다음에 멸균여과기에서 여과한다. 필요량만큼 분주해서 냉동보관하고, 검사할 때마다 꺼내어 사용하고, 1년마다 다시 조제한다. 세균의 번식이나 오염방지를 위하여 방부제(sodium oxide 등)를 넣고, 여과시켜 분주하여 냉동보관 한다. 풀혈청을 만든 후에도 간염이나 AIDS 검사를 실시하여 다시 확인한 다음 사용 가능한 것만 사용하는 것이 바람직하다.

4) 호르몬 유리혈청(Hormone free serum)

방사면역측정법에서 검체의 값이 측정한계를 넘을 때 희석하게 된다. 이때 희석액으로 사용되는 우혈청알부민(BSA), 완충액과 호르몬 유리혈청이 검체와 같은 담체의 역할을 하도록 조건을 맞추는데 필요하다.

5) 유리 호르몬 추출방법

(1) 활성탄(activated charcoal)을 풀혈청의 10% 되게 넣고 잘 혼합한다.

(2) 계속 혼합하면서 6시간 동안 반응시킨다.

(3) 반응 후 보통 여과지로 여과한다.

(4) 4℃에서 10,000 g로 60분간 원심분리한다.

(5) 상층액을 여과지에 여과한 후 방사면역측정법으로 값을 측정한다.

(6) 만든 혈청에서 측정값이 0에 가까우면 희석액으로 사용한다.

6) 측정에 의한 추출 결과분석

(1) 활성탄을 넣지 않은 것과 0.5%, 1%, 2.5%, 5%, 10%, 20%의 풀혈청을 만들어 측정한 결과는 다음 **표 11-5**와 같다.

표 11-5. 탄말액 비율과 분자량의 차이에 의한 유리호르몬 추출비율과의 관계

검사명	분자량	처음값	0.5%	1.0%	2.5%	5.0%	10%	20%
T3	651	179	23	22	17	17	16	10
Thyroxine	707	11.3	11.2	8.4	3.4	1.5	1.0	1.0
Cortisol	360	12.0	0.9	0.2	0.1	0.1	0.1	0.1
Aldosterone	360	180	10	10	10	10	10	10
Estradial	272	270	25	25	25	25	25	25
Prolactin	22,000	17.8	13.7	10.8	3.0	3.6	1.5	1.0
TSH	28,000	5.8	5.8	5.3	3.9	3.1	2.0	1.0
Ferritin	44,500	60	64	62	60	58	59	49

(2) 활성탄의 함량이 많을수록 호르몬이 많이 추출되었다.

(3) 분자량이 적을수록 호르몬이 많이 추출되었다.

(4) 측정결과 코티솔, 에스트라디올, 알도스테론은 추출이 거의 100% 되었다.

(5) 스테로이드 호르몬은 활성탄에 의해 만들 수 있으나, 기타는 다른 방법으로 분리한다.

(6) 우혈청알부민을 담체로 사용하는 것도 있다.

7) 방사성동위원소에 의한 추출 결과분석

(1) 만들고자 하는 측정호르몬의 추출비율을 볼 수 있는 것으로 풀혈청에 측정호르몬의 표지항원을 넣어 잘 혼합한다.

(2) 활성탄을 0%, 0.5%, 1%, 2.5%, 5%, 10% 되게 각각의 풀혈청에 넣어주고 4℃에서 6시간 혼합 반응시킨다.

(3) 각각의 풀혈청 1 mL를 시험관에 옮겨 총방사능을 계측한다 .

(4) 풀혈청을 4℃ 원심분리기에서 10,000 g로 60분간 원심분리한다.

(5) 상층액 1 mL를 방사능을 계측한다.

(6) 계산은 다음 **표 11-6**과 같이 처음 넣어준 총방사능으로 계측값을 나누어 비율을 계산한다.

표 11-6. 방사성동위원소를 이용한 계산법(예 : 티록신)

탄말액 / 구분	0%	0.5%	1.0%	2.5%	5%	10%
총방사능	14,388	14,388	14,388	14,388	14,388	14,388
상층액 cpm	14,388	14,211	10,658	4,314	1,902	1,268
비 율(%)	100	98.7	74.1	29.9	13.2	8.8

13. 정상범위(Normal range)

정상범위(normal range)란 건강인의 95.44%(mean ±2SD)를 포함하는 범위로 다수의 건강한 사람에 있어서 보여지는 검사결과이며, 말할 것도 없이 검사결과의 이상을 식별하고, 진단은 물론 치료방침을 결정하거나 치료효과와 치료 후의 경과관찰 등 건강상태로부터 어느만큼 벗어나는가를 판단하는 기준이 되는 범위이다.

모든 검사의 정상범위는 각각의 실험실에서 구하여 정해야 한다. 의학용어의 정상범위란 주로 건강한 사람들의 검사결과를 말하고 있으나, 건강상태뿐 아니라 나이, 성별, 일교차 등과 같은 자연적인 것과 개인의 결핍, 약물복용, 운동의 효과는 개인적인 요인과 함께 아픈 사람들의 특성이 건강한 사람들의 특성과 겹치기 때문에 더욱 복잡해진다. 따라서 정상범위를 정하는 것은 실험실에서 중요한 업무이고 어려운 문제 중의 하나이다.

먼저 건강한 사람들의 올바른 모집단을 설정하여야 하는데 **표 11-7**과 같이 건강한 사람 즉 정상인이란 뜻은 질병과는 관계없는 많은 생리적요인들과 다른 요인들이 포함되어 있다. 예를 들면, 생리적요인으로는 성별, 나이, 개체차이, 종족 등과 유전인자, 일내 변동, 생리주기, 임신 등의 요인과 식사습관, 식사전후, 자세, 운동 전후, 직업, 생활 환경, 계절 등이 있으며 이들 요인들에 의한 생리적변동요인을 정상범위로 포함시키는 경우가 많으나 이들을 구분하여 표준화할 필요가 있다.

표 11-7. 정상범위의 변동요인

구분	요인	세부요인
기술적 변동	고유오차 개인오차 과실오차	측정방법, 측정기구, 측정기기 측정기술의 숙련도 기록, 보고
생리적 개인간 변동	유전 생활환경 시간	개인차, 성별, 인종 지역, 기후, 음식습관, 흡연, 직업, 연령
생리적 개인내 변동	시간 습관 생리적	일일내, 일일차, 계절(온도) 음식, 체위, 운동, 성주기, 임신

건강한 사람의 많은 결과를 측정하여 보면 이들은 어떤 한도내에서 균등하게 분산되는 것만이 아니고, 최대의 빈도를 보이는 값을 중심으로 해서 종모양의 분포를 한다. 갑상선호르몬의 측정에서 티록신(thyroxine: T4)은 좌우대칭이 되는 정규분포를 보이는 반면 갑상선자극호르몬(TSH)은 한쪽이 치우친 비대칭형을 보이는데, 횡축을 대수로하면 정규분포가 되는 성질을 가지고 있으며, 이를 대수정규분포라 한다. 실제로 방사면역측정에서 정상범위는 **그림 11-13**과 같이 정규분포 또는 대수정규분포 중 어느 것인가의 형태로 분포를 한다.

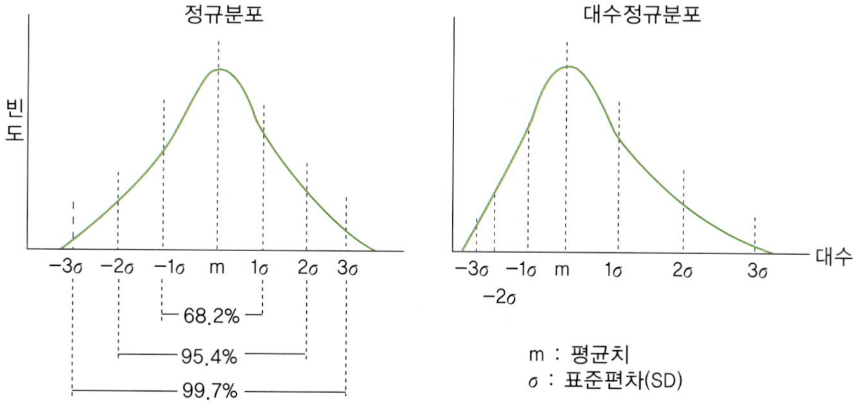

그림 11-13. 정상범위의 정규분포와 대수정규분포

정상범위를 결정하는 인자에는 생리적변동도 있지만, 순전히 기술적인 조건이 존재한다. 즉 측정하는 기술의 정확도와 정밀도는 정상범위를 변동시키는 주요 원인이 된다. 측정기술이 표준화되어서 일정하게 정확도가 보증되면 처음에 한번 정한 정상범위는 일정한 것으로 되는 것이 당연하지만, 같은 성분을 측정해도 차이가 나는 것은 기술의 정확도가 문제가 되고 또 정밀도에서 실험오차의 크기가 정상범위의 넓이에 비해 충분히 작은 경우에는 무시될 수 있으나, 변동범위가 큰 경우에는 문제가 된다.

정상범위의 결정은 어디까지나 통계학적인 것이어서, 그 목적에 부합하려면 많은 건강한 사람이 포함되어서 이상한 값이 가능하면 들어가지 않도록 상한과 하한이 정해지는 것이 가능할 것이다.

통계적인 원칙들에 의하여 표준모집단을 정하고 그 모집단내 실험결과들의 95% 범위를 신뢰한계로 사용하는 것이다. 이것은 20명에 1명이 범위 밖으로 미리 떨어져 나감을 예측할 수 있고, 표준모집단 내에서의 모집단값으로 평균값과 표준편차를 구하여 정상범위를 결정하는 방법이다.

평균의 ±2SD를 정상범위로 하면 이것을 벗어나는 것은 전체의 4.6%이고, 이것은 분포의 양쪽에 걸친 것이므로 한쪽만 생각하면 2.3%로 되어 정상범위를 벗어나 상승쪽에 결과를 보이는 정상인은 100명 중 2명이다. 만약 평균의 ±3SD를 취하면 이 범위를 벗어나는 것은 1,000명 중 1명 꼴이어서 거의 현실적으로 건강인이 이 범위밖에는 없다.

1) 정상범위 정하는 방법

측정에서 얻은 결과들은 컴퓨터에 의해 남여 각각의 평균값과 표준편차를 구하고 평균값에 ±3SD를 벗어나는 검체를 제외시킨 다음, 방법 A와 방법 B로 나누어 구할 수 있다.

방법 A는 호프만(Hoffmann)의 방법으로 다시 평균값과 표준편차를 구하고, 평균값에서 ±2SD의 범위를 정상범위로 구하였다. 이 방법은 평균값에서 2SD를 뺀 값을 정상범위의 아래값으로 하고 더한 값을 정상범위의 위 값으로 하여 표시하는 방법이다. 예를 들면, 티록신(T4)에서 평균값이 9.0이고, 1SD가 2.1이면 평균 9.0에서 −2SD인 4.2를 빼주면 4.8이 되는데 이 값을 아래 값으로 하고, +2SD인 4.2를 더해주면 13.2가 되는데 이 값이 위 값이 되므로 정상범위는 4.8~13.2 ㎍/dL가 된다.

방법 B는 영국의 수학자 베이지안(Bayesian)의 방법으로 다시 평균값과 표준편차를 구한 다음, 결과들 중에서 2.5%에서 97.5%의 범위를 벗어나는 양쪽의 2.5%에 해당하는 낮은 값에서는 5번째 까지를, 높은 값에서는 5번째 이상의 결과를 삭제하여 정상범위를 구하였다.

예를 들면, 203개의 티록신(T4)의 측정값이 4.3, 4.4, 4.8, 5.0, 5.2, 5.3, 5.4, 5.5, … 9.0, 9.1, … 12.4, 12.5, 12.8, 13.1, 13.3, 13.6, 14.0, 14.8, 15.0이라면, 아래 값에서 2.5%에 해당하는 5.3를 정상범위의 아래 값으로 하고, 위 값에서 2.5%에 해당하는 13.1를 위의 정상범위로 하는 방법으로 5.3~13.1 ㎍/dL가 티록신의 정상범위로 정하는 방법이다.

2) 참고값(Reference value)

오늘날까지 수 많은 검사결과를 해석하는데 있어서 기준이 되는 기준값을 우리들은 보통 정상값이라고 하고, 그 범위를 정상범위라 하고 있으며 어느 때는 비정상과의 구분이 되지 않는 경우에는 참고값(reference value)이라고 부른다.

정상범위를 결정하는 방법은 정상인 뿐만 아니라 환자를 포함하여 모집단의 자료에서 계산되며 모두가 비정상의 값을 제거하는 방법으로 정해지고 있으며 보통 95%의 신뢰도를 갖고 있다.

측정한 많은 자료의 처리는 계산기로 작업하는 것보다 컴퓨터로 계산하면 시간을 절약하고 정확한 결과를 얻는데 도움이 된다.

위와 같이 정상인 집단을 선정하여 검사를 한 다음, 그 결과에서 평균과 표준편차를 구하고 평균값에서 표준편차가 ±3SD 범위를 벗어나는 결과는 버리고 다시 평균과 표준편차를 구하여 평균에서 표준편차가 ±2SD 범위를 정상범위로 하는 방법이다.

많은 정상인의 모집단에서 한번 결정된 정상범위는 진단이나 치료방침을 결정할 때 지표가 되므로 신중히 해야 한다. 이는 방사면역측정용 키트간의 차이가 많고, 시설간의 차이도 있을 수 있으므로, 각 키트에 대하여 각 시설마다 정상범위를 구해야 한다. 또 한번 정한 정상범위는 계속 사용하지 말고 주기적으로 재검사하여 수정할 필요가 있다.

제12장

장비 및 기구 정도관리

1. 감마선계측기(Gamma counter) 정도관리

1) 정기점검(Maintenance)

(1) 매일　(2) 매주　(3) 매월

2) 시행기준

(1) 매일 점검하는 배후방사능의 값이 옥소(^{125}I) 100 cpm 이하, 코발트(^{57}Co) 100 cpm 이하에서 벗어나는 경우로 검출기의 오염이 의심스러울 때

(2) 검사 수행 중 빈 시험관, 시험관이 없는 상태에서 계측된 배후방사능 계측값이 100 cpm 이상일 때

(3) 감마선계측기 검출기의 분해능(resolution)이 34% 이상일 때

(4) 옥소(^{125}I) 효율이 80% 이하로 떨어질 때

(5) 계측기의 다중채널분석기(multi channel analyzer)의 폭을 조정하는 인자를 계산하는 과정에서 인자값이 0.95~1.05를 벗어날 때

(6) 옥소(^{125}I)나 옥소(^{129}I)의 분해능 값이 34% 이상일 때

(7) 기타 감마선계측기에서 계측과 관계되는 이상신호(error sign)가 발생할 때

3) 관리 방법

담당자는 정도관리를 시행한 후 관리기록지에 기록하여 관리자의 확인을 받으며, 문제 발생 시 관리자에게 보고하여 해결한다.

4) 장비의 정도관리

(1) 배후방사능 계측값 측정 : 방사능물질에 의한 계측기의 오염에 대한 배후방사능을 점검하여 검체 계측오차를 줄이기 위해 매일 아침 사용전에 실시한다(매일 실시).

(2) 오염제거방법(100 cpm 이상) : 진단명(diagnostics)(F10−F3 선택) / 승강기(elevators)를 선택한 후 승강기를 알코올솜으로 닦아주고, 계측값이 안 떨어지면 받침대(splash guard)와 볼록한 부분을 분리하여 오염을 제거한다.

(3) 표준화 : 검출기 상호간의 표준화(또는 균형 정상화와 표준화)의 확인, 계측기의 효율을 알 수 있다.

12×75 mm 폴리필렌, 플라스틱시험관을 사용한다.

25,000~50,000 cpm의 추적자를 이용한다(매주 실시).

(4) 계측효율

$$\text{계측효율(\%)} = \frac{\text{분당계측값(cpm)}}{\text{분당붕괴값(dpm)}} \times 100$$

5) 기기의 고장 및 수리

(1) 각 기기의 담당자는 장비가 고장난 경우에 수석기사 등 관리자에게 보고하고, 의공학과나 장비회사의 기술자에게 연락하여 수리가 신속히 될 수 있도록 관리한다.

(2) 각 기기의 담당자는 다음의 사항이 고장 및 수리장부에 기록될 수 있도록 관리한다(날짜, 고장 상태, 수리 내용, 담당 기술자 이름, 장비 담당자 이름).

6) 정기점검

(1) 매주 청소일정에 따라 담당자가 물수건으로 기기를 닦아준다.

(2) 매일 배후방사능을 측정하여 오염여부를 확인하고 필요한 조치를 취한다.

2. 자동분주기 정도관리

자동분주기의 사용은 정량이나 정성검사에서 미량을 사용하는 것이 일반적이므로 작동에 관해서도 충분히 확인 점검해 둘 필요가 있다.

실제의 작동 분주 중에는 사람없이 조작되므로, 액체(시약 등)가 떨어지는 것과 함께 온도 관리에도 주의해야 한다. 정밀도와 정확도로써 절대오차 측정 및 재현성 시험을 하는데 사용하는 액체는 방사성동위원소나 일반시약 등 실제 사용하고 있는 것과 똑같은 정도의 점도(viscosity)를 가진 액체를 사용한다. 액체의 점도 계수를 아는 데에는 푸아송(poisson) 법칙에 의한 계측을 이용한다.

분주기는 각각의 용량(ul)에 대해서 변이계수와 표준오차를 알아 놓는 것도 필요하다.

자동화분주기들은 RIA의 반복적인 분주방법을 정확하게 시행하기 위해 고안된 것이다. 제조의 세부 사항들은 제조자들 간에 서로 다양하지만 모든 자동화분주기들은 피스톤과 실린더 혹은 주사기의 원리 등에 의한다.

1) 해밀톤 자동분주기(Hamilton AT plus)

(1) 정기점검의 시행주기

(1) 격주 실행

(2) 시행기준

① 사용 시 해밀톤 기기 이상으로 분주량의 정확도가 의심될 때

② 매달 장비 정도관리(QC)를 실행하여 각 분주량의 정확도가 5% 이상으로 벗어날 때

③ 분주 시에 이월오염(carry over)이 일어나는 경우

(3) 관리방법 : 담당자는 정도관리를 시행한 후 관리기록지에 기록하여 관리자의 확인을 받으며, 문제발생 시 관리자에게 보고하여 해결한다.

(4) 정도관리항목

① 정밀도 검사 : 20, 50, 100, 200 μl를 20회씩 측정한 후 변이계수(CV%)를 계산

② 이월오염(carry over) 검사 : 방사성동위원소와 혈청을 1:1로 혼합 후 물로 채운 시험관 열을 번갈아 검체랙(sample rack)에 세운 후 측정하며, 매주 담당자가 실시한다.

2) 메시아 자동분주기(Massia R4200)

매월 다음의 사항을 준비하여 실시한다.

(1) 시약의 준비

표지항원 100 ㎕가 약 10,000 cpm이 되는 선원을 준비한다.

(2) 시행기준

① 사용시 기기 이상으로 검체량의 정확도가 의심 될 때

② 매달 장비 QC를 실행하여 각 검체량의 정확도가 5% 이상으로 벗어날 때

③ 분주시에 이월오염(carry over)이 일어나는 경우

(3) 관리방법 : 담당자는 정도관리를 시행한 후 관리기록지에 기록하여 관리자의 확인을 받으며, 문제발생 시 관리자에게 보고하여 해결한다.

(4) 정도관리항목

① 정밀도 검사 : 10, 20, 50, 100, 200 ㎕를 20회씩 측정한 후 변이계수(CV%) 계산함

② 이월오염 검사(carry over test) : 방사성동위원소와 혈청을 1:1로 혼합후 물로 채운 시험관 열을 번갈아 검체랙에 세운 후 측정. 매주 담당자가 실시한다.

③ 각 기기의 담당자는 장비가 고장 난 경우에 관리자에게 보고하고, 의공학과나 장비회사의 기술자에게 연락하여 수리가 신속히 될 수 있도록 관리한다.

④ 각 기기의 담당자는 다음의 사항이 고장 및 수리장부에 기록될 수 있도록 관리한다(날짜, 고장 상태, 수리 내용, 담당 기술자 이름, 장비 담당자 이름).

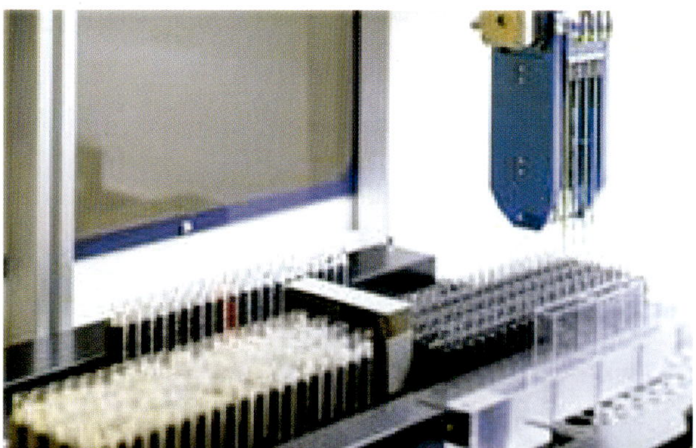

그림 12-1. 메시아 자동분주기(Massia R4200)

1. 주사기(syringe)와 플런져(plunger) 나사의 조임 상태를 확인한다.

2. 팁(tip)은 깨끗하게 닦아주며(70% 알코올) 손상된 상태를 확인한다.

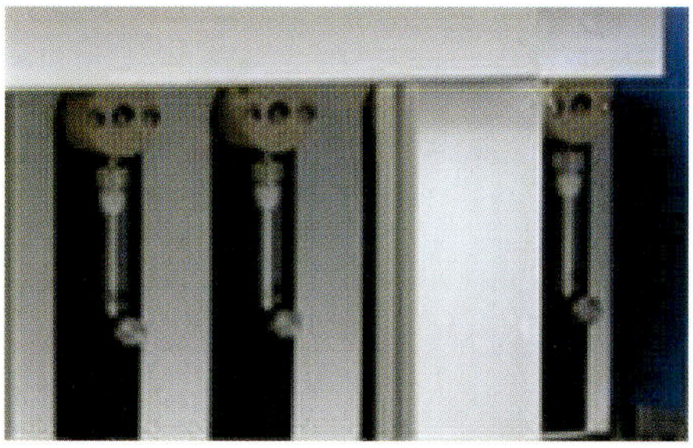

3. 폐수통은 항상 깨끗하게 비워 놓는다.

4. 증류수통은 항상 가득 채워 놓는다.

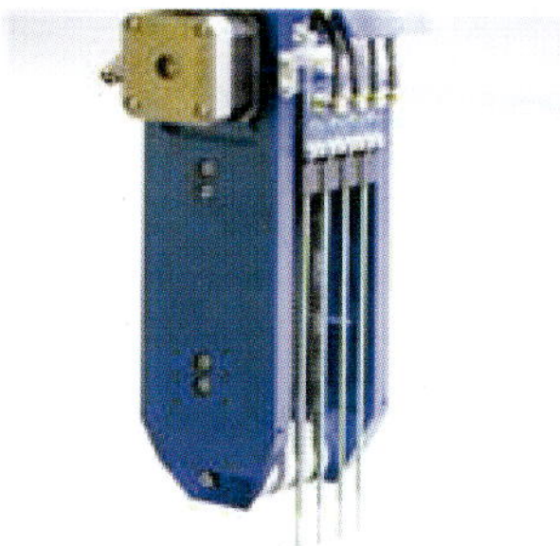

5. 액체시스템(liquid system)은 누수와 관 연결 부분의 조임 상태, 관안에 공기방울이 있는지 확인한다.

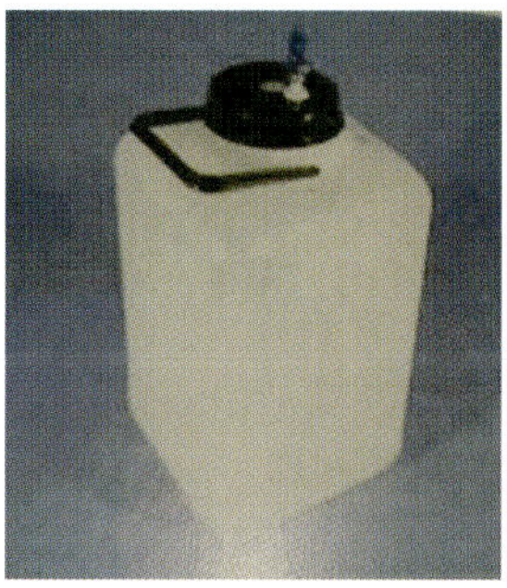

1. 팁(Tip)의 안쪽과 표면을 깨끗하게 닦아주며, 연결관 누수를 점검한다.

2. 캐리어(carrie)와 랙(rack)을 70% 알코올로 깨끗하게 닦아준다.

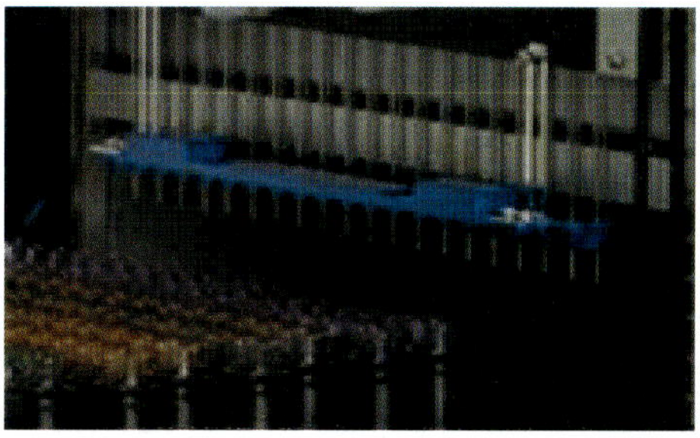

3. 작업대와 안전판넬(safety panel)을 깨끗하게 닦아준다.
4. 시스템 액체용기는 사용후 헹구어서 증류수를 채워둔다.
5. 폐기물용기(waste container)는 깨끗하게 닦아준다.
6. 폐기물튜브(waste tubing)는 세척액으로 닦아준다.

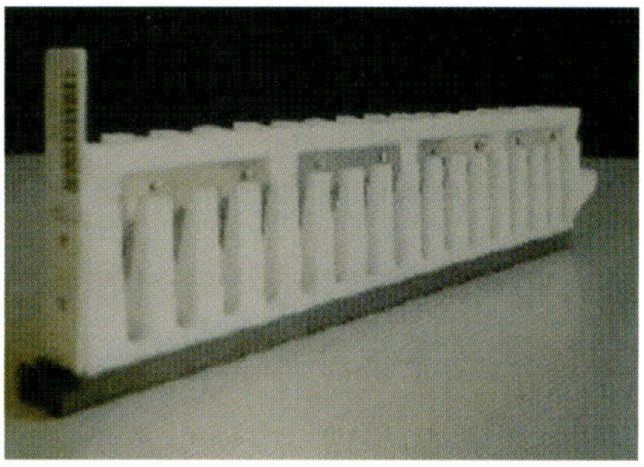

7. 세척통(wash station)은 70% 알코올로 깨끗하게 닦아준다.

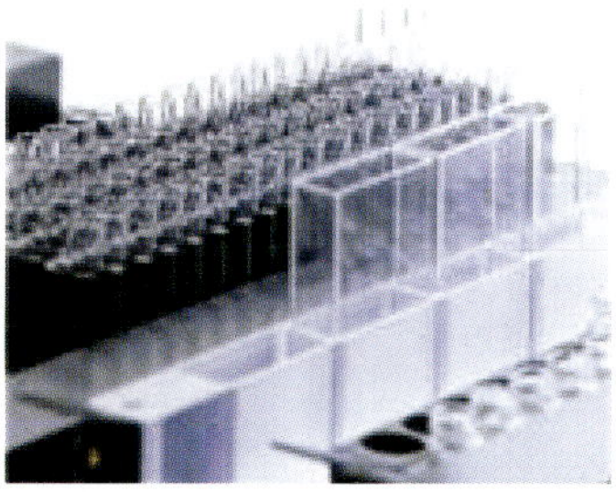

그림 12-2. 자동분주기 사용 전과 사용 후 점검

3. 자동기기의 정도관리

1) 매일

(1) 매일 세척한 10개의 세척시험관의 물의 양이 서로 30% 이상 차이가 있을 경우

(2) 10개의 세척 프로브(probe)에 의한 흡입 후 액이 한 시험관에라도 남을 경우

(3) 장비 사용 전 배후방사능 측정시에 100 cpm 이상일 때

(4) 검사결과 보고 시 검사결과의 표준곡선과 관리의 이상이 장비에 의한 것이라 판단될 때

2) 매달

(1) 장비의 정도관리를 실시하여 QC 양의 정확도가 ±1% 이상일 때

(2) 장비 분주의 정밀도가 1% 이상일 때

(3) 장비를 사용 시 이월오염(carry over)이 발견될 때

(4) 장비에서 최고전압조정 수행 시 자동으로 성공하지 않을 때

3) 장비의 적절한 유지관리를 위하여 1년에 2회 각 장비의 전문기술자의 점검과 그에 따른 적절한 조치를 취한다.

4) 관리방법

담당자는 정도관리를 시행한 후 관리기록지에 기록하여 관리자의 확인을 받으며, 문제발생 시 관리자에게 보고하여 해결한다.

5) 검체부분

(1) 이월오염검사(Carry over test)

① 장비 전체를 알코올솜과 부드러운 휴지를 이용하여 깨끗이 닦아준다.

② 매일 사용 후에 증류수를 이용하여 세척을 시행한다.

③ 이때 물의 공급이 원활한지 여부와 공기방울이 발생되는지, 주사기 내부에 물이 잘 유입되는지 등을 확인한다. 만약 공기방울이 유입되면 세척을 반복하고, 계속 제거되지 않으면 내부 필터를 청소한다. 입구 필터(inlet hose filter)를 주 1회 정도 합성세제를 푼 물에 담가두어 깨끗이 한다.

④ 기기의 내부에 이물질이 많이 침착되면 교체한다.

⑤ 검체 랙 및 시약 랙, 분석 랙은 주 1회 정도 깨끗한 물로 세척해준다.

(2) 항온기

① 항온기의 내부를 알코올솜을 이용하여 깨끗이 닦아준다.

② 이동 벨트 부위를 깨끗이 닦아준다.

(3) 세척기

① 매일 세척시 물의 양이 일정한지를 확인한다.

② 세척프로브를 알코올솜을 이용하여 세척하기 전에 닦아준다.

③ 연결되어 있는 기기들의 내부가 노랗게 변색되면 교체해 준다.

6) 계측기

(1) 최고전압조정 : 검출기에 공급되는 최고전압을 주기적으로 점검하여 감마선계측기의 신뢰도를 확보한다.

① 100 ul의 추적자로 약 10,000 cpm(5,000~15,000 cpm)이 되게 하여 시험관 랙의 1, 3, 5, 7, 9 위치에 꼽는다.

② 랙을 계측기 입구에 놓고 계측기의 최고전압조정 메뉴를 선택하면 자동으로 실행된다.

(2) 컴퓨터 저장

재가동 : 하드디스크(harddisk)의 손상을 예방한다.

시스템 설정(system setup) 메뉴에서 재정렬(reorganization)을 실행한다.

7) 기기의 고장 및 수리

(1) 각 기기의 담당자는 장비가 고장난 경우에 관리자에게 보고하고, 의공학과나 장비회사의 기술자에게 연락하여 수리가 신속히 될 수 있도록 관리한다.

(2) 각 기기의 담당자는 다음의 사항이 고장 및 수리장부에 기록될 수 있도록 관리한다(날짜, 고장 상태, 수리 내용, 담당 기술자 이름, 장비 담당자 이름).

4. 원심분리기(Centrifuge) 정도관리

원심 회전수의 안정성 확보 유지나 냉각온도의 정확한 조정을 위해서 각각의 전원회로는 따로 입력시키는 것이 좋다(200V, 100V로 나눈다).

원심은 보통 회전수(rpm) 표시가 많이 사용되고 있지만 중력(g)을 사용해서 구할 수도 있다. 이것은 회전수$(rpm)^2$ = 중력(g) /1118 × 회전반경(cm) × 10^{-8}으로 환산되기 때문에 이 환산식에서 구해놓은 환산표를 사용하고, 회전반경(cm)과 사용할 때 필요한 원심 중력(g)에서 그 회전수를 쉽게 읽을 수가 있다. 즉 중력(g)에 의한 회전수를 설정할 수가 있다. 냉장원심분리기내에 이슬에 의한 수분제거를 잊지 말고 1주일에 1회 이상 닦아준다.

1) 온도 : 표준온도계 또는 국가공인온도계를 이용하여 약 30분간 측정한다.
2) 회전력 : 회전속도계(tachometer)를 이용하여 고회전시킨 후 일정시간 후에 측정한다.
3) 시계 : 표준시계 또는 국가공인시계를 이용하여 일정시간 동안 측정한다.
4) 안전상의 이유 : 장비업체에서 측정 대행할 수 있다.
5) 기기의 고장 및 수리

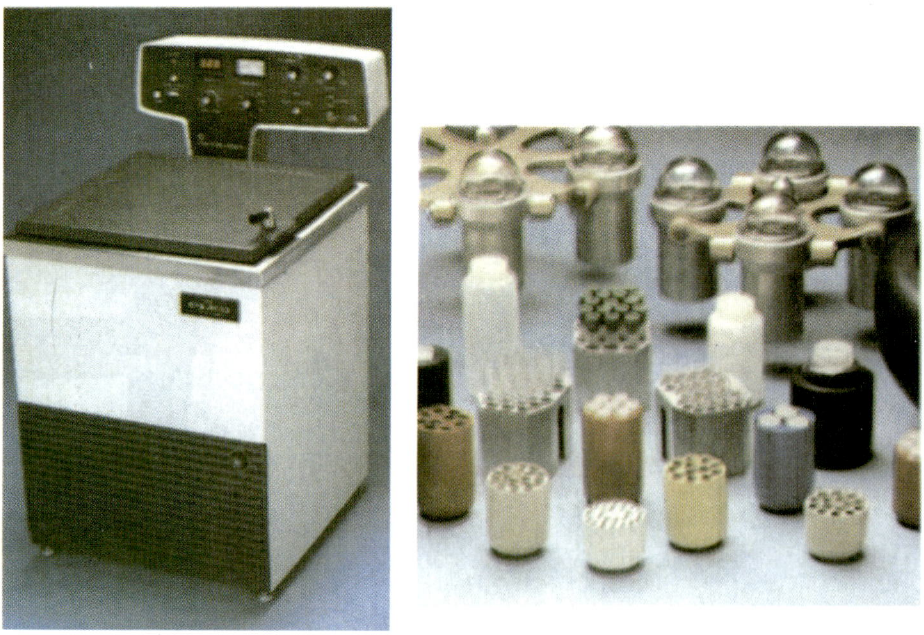

그림 12-3. 냉장원심분리기와 부품

(1) 각 기기의 담당자는 장비가 고장난 경우에 관리자에게 보고하고, 의공학과나 장비회사의 기술자에게 연락하여 수리가 신속히 될 수 있도록 관리한다.

(2) 각 기기의 담당자는 다음의 사항이 고장 및 수리장부에 기록될 수 있도록 관리한다(날짜, 고장 상태, 수리 내용, 담당 기술자 이름, 장비 담당자 이름).

5. 피펫(Pipette) 정도관리

보통 미량피펫을 많이 사용하며 반자동으로써 용량은 10~1,000 ul까지 있으며, 고정형과 유동형이 있다. 흔히 사용하는 용량은 50 ul, 100 ul, 200 ul이다.

피펫은 계량기검정법에 따라 **표 12-1**과 같이 허용하는 공차가 있으며, 각 용량의 공차를 알아두는 것은 정도관리상 중요하다.

표 12-1. 피펫의 공차

용량(ul)	200까지	500까지	1,000까지	2,000까지
검정공차(ul)	5	10	15	20
%	2.5	2	1.5	1

피펫을 직접 검정하기 위해서는 미량천평을 이용하여 용량의 무게를 달아보는 방법과 색소를 이용하여 비색광도계로 측정하거나, 방사성동위원소를 분주하여 감마선계측기로 방사능의 양을 측정하는 방법이 있다.

또한 반자동미량피펫은 사용횟수가 증가하면 서서히 정밀도가 나빠지므로 정기적인 검정을 하여 정밀도 유지에 노력하지 않으면 안 된다. 자동피펫터로 마이크로리터의 양을 분주할 때의 주의할 점은 다음과 같다.

- 분주할 액을 흔들어서 균일화 한다. 조심스럽게 흔들어서 시약에 거품이 생기지 않도록 주의한다.
- 자동미량피펫의 조립부위가 새지 않음과 액이 일정하게 피펫팁으로 빨아들여지는지를 확인한다.
- 액을 빨아들일 때마다 액의 표면밑의 일정한 깊이까지 피펫팁의 끝을 담근다. 피펫팁의 끝이 유리병의 바닥에 닿지 않도록 한다.

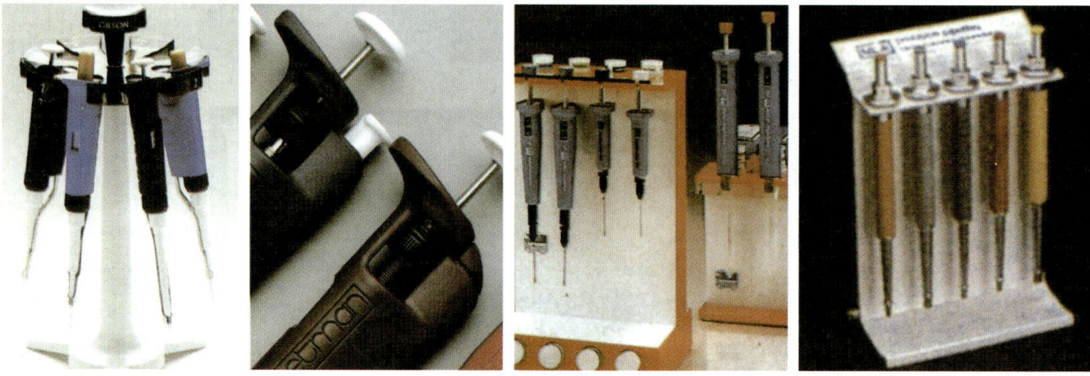

그림 12-4. 미량피펫

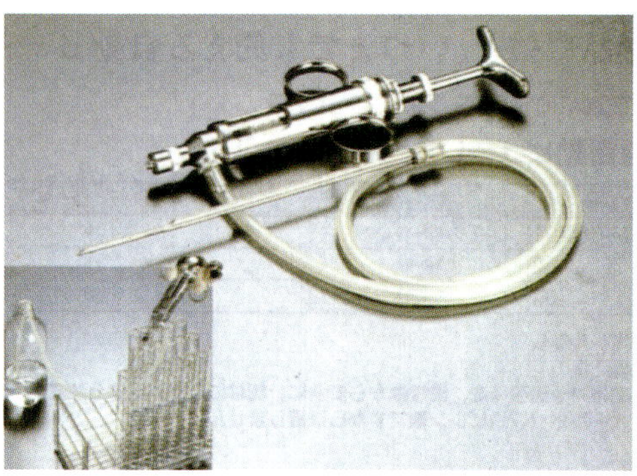

그림 12-5. 연속분주기

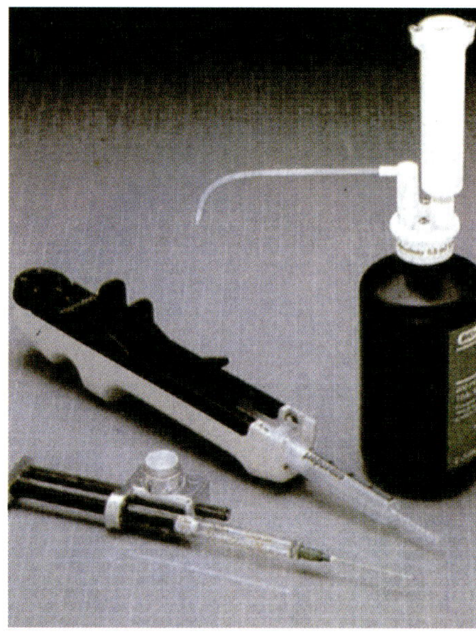

그림 12-6. Hamilton 주사기

- 액을 옮겨가는 동안 시험관 벽면에 닿지 않도록 한다.
- 피펫팁의 내용물을 옮기고 나면 팁에는 아무것도 남지 않도록 한다.
  - 피펫팁을 분주할 액으로 한 번 미리 분주하여 팁 내부를 적셔두거나
  - 내용물을 신속하게 밀어내거나
  - 피펫팁 끝을 시험관의 벽면에 닿게 하여 마지막 한 방울까지 밀어낸다.
- 각각의 새로운 시약을 시험관에 첨가시킬 때 바로 전에 시약을 첨가시킬 때보다 시험관의 높은 벽면 위치에 팁 끝을 갖다 댄다.

1) 정확도

(1) 정확도측정은 각자 갖고 있는 피펫에 대하여 년 2회로 검사한다.

(2) 증류수를 10번 분주하고 분주된 총무게를 전자천평으로 측정한다.

(3) 총무게를 10으로 나누어 평균 분주무게를 계산한다.

(4) 총무게 ÷ 10 = 평균 분주무게

(5) 실험실내 온도를 기록한다.

(6) 평균 분주무게를 실험실내 온도에서의 물의 밀도를 나누어 평균 분주용적을 구한다.

◎ 평균 분주무게 ÷ 물의 밀도 = 평균 분주용적

온도	물의 밀도 g/cm^3
4~11℃	1.0
12~18℃	0.999
19~23℃	0.998
24~27℃	0.997

(7) 정확도를 다음과 같이 구한다.

(8) (평균 분주용적 − 피펫용적) ÷ 피펫용적 × 100

(9) 정확도는 ±1% 이내여야 한다.

2) 정밀도

(1) 정밀도의 측정은 각자 갖고 있는 피펫에 대하여 년 2회로 검사한다.

(2) 방사성동위원소를 20번 되풀이 분주하여 감마선계측기로 계측한다.

(3) 평균과 표준편차를 구하고 변이계수를 구한다.

표준편차 ÷ 평균 × 100 = 변이계수(CV%)

(4) 총 계측값이 적을 경우에는 측정값이 오차를 빼준다.

(5) 평균계측값과 변이계수를 같이 기록한다.

(6) 정밀도는 2% 이내여야 한다.

3) 피펫은 처음 사용하기 전에 정확도와 정밀도를 점검하고, 년 2회로 피펫 정도관리를 실시하고 성적을 기록한다.

6. 항온수조(Water bath) 정도관리

항온수조, 항온상자(실) 등의 온도를 설정할 때에는 정확함이 요구되므로 온도계는 수은식 2개를 동시에 사용한다. 항온수조에는 먼지가 말라붙는 수가 있으므로 물탱크 내의 물때를 씻어 제거해야 한다. 또 항온수조 수변에서의 수분증발을 고려해서 방사선안전관리구역으로서의 배기구를 설치한다.

1) 온도

: 표준 온도계를 이용하여 매일 점검한다.

2) 청결상태

: 부유물이 생기기 전에 청소한다.

3) 진탕항온수조(shaker water bath) 경우 분당회전수(RPM) 측정

4) 일정한 수위를 맞추어준다.

5) 기기의 고장 및 수리

(1) 각 기기의 담당자는 장비가 고장난 경우에 관리자에게 보고하고, 의공학과나 장비회사의 기술자에게 연락하여 수리가 신속히 될 수 있도록 관리한다.

(2) 각 기기의 담당자는 다음의 사항이 고장 및 수리장부에 기록될 수 있도록 관리한다.(날짜, 고장 상태, 수리 내용, 담당 기술자 이름, 장비 담당자 이름)

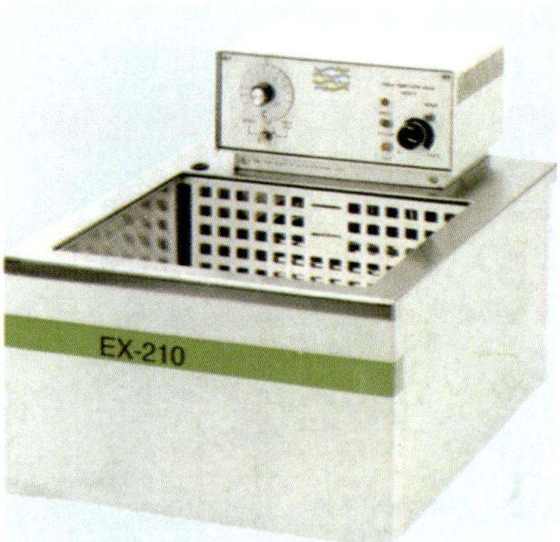

그림 12-7. 항온수조

7. 냉장고 및 냉동고 정도관리

검체 채취 후 검체보관에 사용되는 냉장고나 냉동고는 일반시약과 핵종을 포함한 RIA용 키트와는 따로 사용하는 것이 바람직하다. 또 각 보관실 온도는 문을 열고 닫고 함에 따른 변화가 있음을 주의하고 항시 닫혀 있도록 한다.

냉동고 실내온도는 −20℃ 이하를 유지하고 검체의 장기간 보관에는 −80℃가 이상적인 상태로 되어 있다. 냉동고 내의 온도상승의 주원인은 냉동바람이 나가는 출구에서 어는데 있으므로 주의를 해야 한다.

냉장고와 냉동고의 온도 변화폭을 확인하기 위해서는 기록계가 부착되어 있는 것을 구입한다. 문의 작동불량도 온도 변화의 원인이 되므로 밖에서 보아 점검을 한다. 정전 및 전원의 이상을 알기 위하여 전원콘센트(2~3개로 해놓고)의 입구에 등을 설치하고 밤에도 항상 켜 놓는다. 정전 시의 확인은 전원콘센트에 교류디지털시계를 접속시키고, 다른 시계와 시간을 알 수 있도록 함으로써 확인할 수가 있다. 냉장고와 냉동고 속은 항시 청결하게 유지해야 한다.

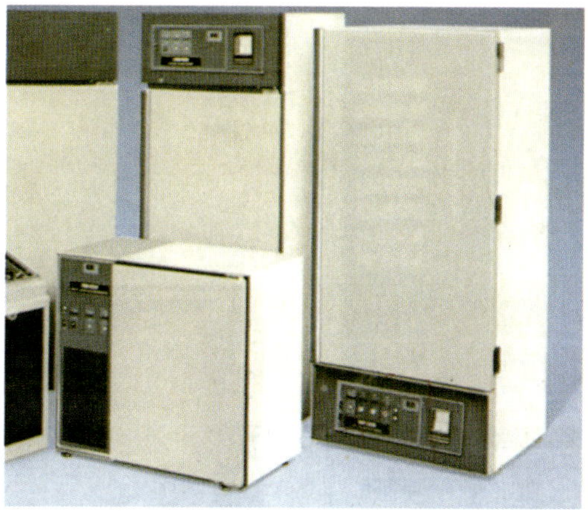

그림 12-8. 냉장고, 냉동고

8. 검사용 증류수 정도관리

1) 전기저항 : 기기판에 표시되며, 매일 확인 기록함. 반드시 수기로 기록한다.

2) 세균수 : 미생물 배양검사, 집락계수(colony count), 매월 실시한다.

3) 기기의 고장 및 수리

(1) 각 기기의 담당자는 장비가 고장 난 경우에 관리자에게 보고하고, 의공학과나 장비 회사의 기술자에게 연락하여 수리가 신속히 될 수 있도록 관리한다.

(2) 각 기기의 담당자는 다음의 사항이 고장 및 수리장부에 기록될 수 있도록 관리한다(날짜, 고장 상태, 수리 내용, 담당 기술자 이름, 장비 담당자 이름).

4) 정기점검

주기적인 유지관리를 시행한다.

9. 세척기(Washer) 정도관리

1) 점검 사항

(1) 흡입(aspirate)은 잘 되는가?

(2) 분배(dipense)는 잘 되는가?

(3) 폐수통은 비워져 있는가?

(4) 팁이 휘어지진 않았는가?

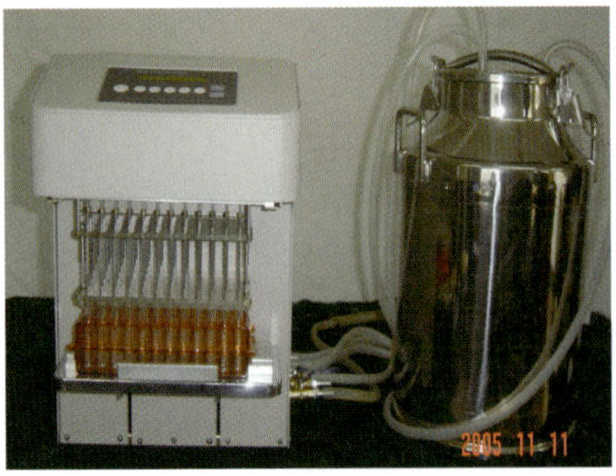

시험관 세척

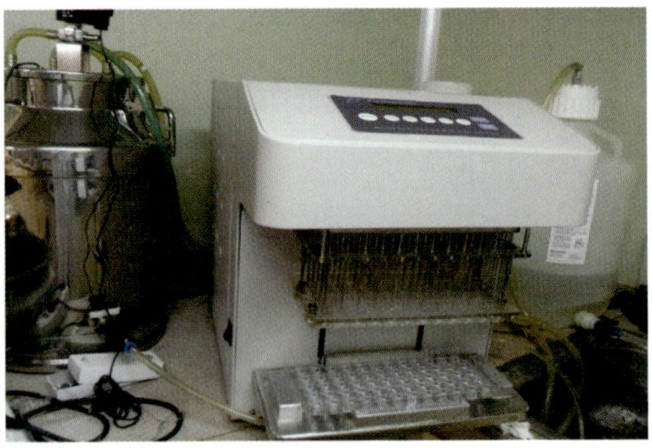

구슬 세척

그림 12-9. 자동세척기(시험관, 구슬)

(5) 증류수(세척액)는 채워져 있는가?

(6) 장비 및 주변은 청결한가?

2) 기기의 고장 및 수리

(1) 각 기기의 담당자는 장비가 고장 난 경우에 관리자에게 보고하고, 의공학과나 장비 회사의 기술자에게 연락하여 수리가 신속히 될 수 있도록 관리한다.

(2) 각 기기의 담당자는 다음의 사항이 고장 및 수리장부에 기록될 수 있도록 관리한다.(날짜, 고장 상태, 수리 내용, 담당 기술자 이름, 장비 담당자 이름)

10. 시험관(Test tube) 정도관리

사용되는 시험관은 대부분 적은 양의 검체를 사용하게 되고, 원심분리 등에 많은 시험관을 한꺼번에 해야 하므로 보통 10 × 80 mm의 규격을 사용하고 있다. 재질은 유리, 플라스틱, 폴리비닐 등이 있다. 각 검사마다 재질을 선택할 필요가 있는데 다음 **표 12-2**는 재질에 따른 비특이반응이다.

표 12-2. 호르몬과 시험관 재질과의 관계

검사명	핵종	유리시험관	플라스틱시험관	폴리비닐시험관
코티솔	^{125}I	3.8%	3.7%	3.7%
가스트린	^{125}I	4.0%	3.7%	3.7%
인슐린	^{125}I	6.5%	16.5%	4.8%
프로락틴	^{125}I	7.2%	4.9%	14.0%
티록신	^{125}I	8.2%	8.7%	9.0%

제 13 장 방사면역측정 시행 절차서

1. 채혈 업무지침

채혈업무는 핵의학과에 환자가 직접 방문하는 약제자극 연속검사, 일반검사, 특수검사에 대한 채혈업무로 임상병리사가 실시한다.

1) 채혈시의 유의사항

(1) 채혈시에는 반드시 먼저 환자(검진자)를 확인하여야 하고, 검사항목에 따라 필요한 검체용기를 준비한다.

(2) 검체용기에 환자(검진자)의 이름, 주민등록번호 등의 인적사항을 확인한다.

(3) 채혈은 보통 팔오금중간정맥에서 실시하는데 이때 반흔이 있거나, 혈종이 있는 부위의 정맥 등은 피하여야 한다.

(4) 소독을 위해 70% 아이소프로필 알코올(isopropyl alcohol)이 권장되며, 채혈할 부위를 중심으로 바깥쪽으로 원형을 그리듯이 닦아 낸다. 소독약이 마르지 않았을 때 채혈을 하면 용혈이 발생하므로 소독약이 완전히 마른 후에 채혈을 실시한다.

(5) 압박대는 소독약이 마른 후 채혈 직전에 사용하거나, 묶은 상태로 1분 이상 방치해서는 안 된다.

(6) 채혈은 바늘 굵기가 20-21G인 주사기를 사용하거나, 상품화된 진공채혈관과 일회용 채혈바늘을 사용하여 실시한다.

(7) 검체 채취 부위, 채취시간이 다른 같은 종류 검체로 같은 종목의 검사를 의뢰할 때는 각각 서로 다른 바코드를 발행하여 부착하여야 하며, 부위나 시간이 제대로 표기되어 있는지 확인 후 채혈한다.

(8) 하루에 같은 검사종목의 검사를 시간대에 따라 연속적으로 검사의뢰하는 일일 연속 검체의 경우에는 반드시 바코드의 의견(comment)란에 채취시간 또는 순서, 부위를 명기하고 채혈한다.

(9) 연속검사 채혈 시에 여러 종목의 검사가 의뢰된 경우 검체량은 4 ml를 기본량으로 하며, 1종목 추가 시에 0.5 ml를 추가로 채혈하며 검체종류가 다른 검사와 함께 있을 때는 반드시 적절한 검체용기에 따로 채혈한다.

(10) 바코드 부착 시 용기마개에 근접하여 용기자체의 라벨에 중첩하여 수직으로 부착하여 검체의 종류와 양을 식별할 수 있도록 하여야 한다.

(11) 채혈량이 적은 영유아용 마이크로시험관(micro tube) 검체는 분실방지를 위해 마이크로시험관용 비닐 봉지에 담아 검체를 보관한다. 이때 바코드는 검체시험관에 붙여온다.

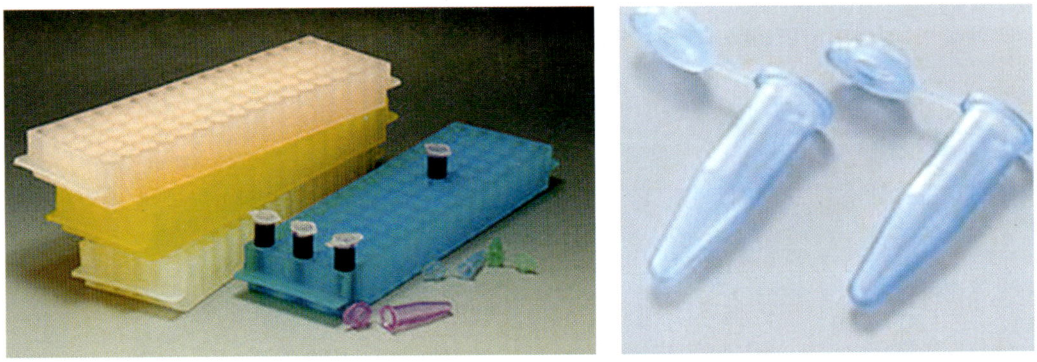

그림 13-1. 마이크로시험관

2) 주사기를 사용할 때

(1) 마개가 있는 채혈용기를 사용할 때는 미리 마개를 열어둔다.

(2) 주사기를 사용하여 채혈할 때는 주사바늘의 사면이 위로 향하게 하여 채혈하고자 하는 정맥에 찌른다.

(3) 정맥내에 주사바늘이 들어갔음을 확인하고 지혈대를 푼 후에 혈액을 채취한다. 이때 혈액채취를 빨리 하면 피가 잘 나오지 않거나, 적혈구가 용혈되는 경우가 있으므로 천천히 채혈한다.

(4) 채혈이 끝난 후에는 거즈를 채혈부위에 대고 주사바늘을 정맥에서 빼고, 거즈로 채혈 부위를 눌러 지혈시킨다.

(5) 주사기로부터 바늘을 분리한 후 주사기를 채혈용기의 관벽에 대고 천천히 혈액을 흘려 채운다. 이때 항응고제가 있는 채혈시험관부터 혈액을 우선적으로 분주한다.

(6) 채혈용기의 뚜껑을 막는다.

(7) 항응고제가 들어있는 채혈시험관은 분주 후 즉시 10번 가량 위 아래로 천천히 돌리면서 섞어준다.

(8) 채혈용기의 뚜껑을 막아 검체 증발을 막는다.

3) 진공채혈관을 사용할 때

(1) 채혈바늘의 사면이 위로 향하게 하여 채혈하고자 하는 정맥에 찌른다.

(2) 정맥내에 바늘이 들어갔음은 확인하고 지혈대를 푼 후에 진공채혈관을 홀더에 삽입하여 혈액이 관내의 음압에 의해 저절로 흘러 나오도록 한다.

(3) 혈액이 더 이상 흘러나오지 않으면 홀더로부터 진공채혈관을 뺀다. 만약 여러 종류의 검체가 필요한 경우에는 적절한 진공채혈관을 홀더에 다시 삽입하여 채혈한다. 여러 가지 검체용기가 필요할 때에 항응고제가 함유되어 있지 않은 검체(붉은색 뚜껑), 항응고제가 함유된 채혈관의 순으로 채취한다. 또한 항응고제의 채혈순서는 구연산시험관(citrate tube : 푸른색), 이디티에이시험관(EDTA tube : 연보라색)의 순서로 한다.

(4) 항응고제가 들어있는 진공채혈시험관은 채혈 후 즉시 10번 가량 위아래로 천천히 돌리면서 섞어준다.

(5) 채혈이 끝난 후에는 거즈를 채혈부위에 대고 주사바늘을 정맥에서 빼고, 거즈로 채혈 부위를 눌러 지혈시킨다.

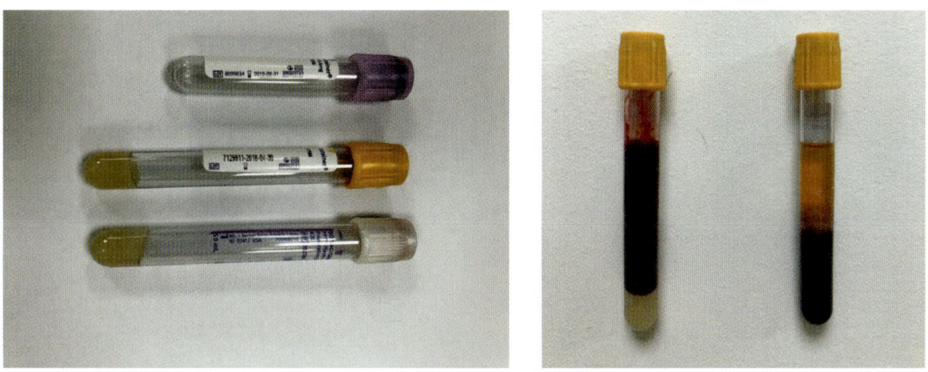

그림 13-2. 진공채혈시험관과 채혈 혈액

4) 정맥 채혈방법

성인에 있어서 말초정맥혈액은 팔오금(antecubital fossa)의 정맥이 크고 피부에서 가장 가까워 조직에 고정이 잘되므로 가장 좋고, 노쪽피부정맥(cephalic vein)이나 자쪽피부정맥(basilic vein)도 흔히 이용된다. 전완부위의 정맥도 사용될 수 있지만 자주 움직이므로 정맥 채혈이 어렵다.

손등이나 손의 정맥은 혈류가 약하고 혈관이 가늘기 때문에 혈관이 터질 가능성이 있으며 통증이 심한 경우가 많다. 더욱이 당뇨병 환자나 혈액순환이 잘되지 않는 환자에서는 손등이나 발목부위에서 채혈하는 것은 피해야 한다. 또한 반복적으로 혈관 내 항암치료를 받거나 투석을 하는 환자에서는 좋은 혈관은 치료용도로 보존하고 채혈은 다른 혈관을 사용하는 것이 바람직하다.

정맥내로 수액을 주입하고 있는 팔에서 채혈할 때에는 3분간 정맥주입을 막은 후에 정맥내 주사부위 아래에서 채혈하거나 다른 쪽 팔에서 채혈할 수 있다. 정맥주사부위 위쪽에서 채혈하면 검체가 희석될 수 있으므로 피한다.

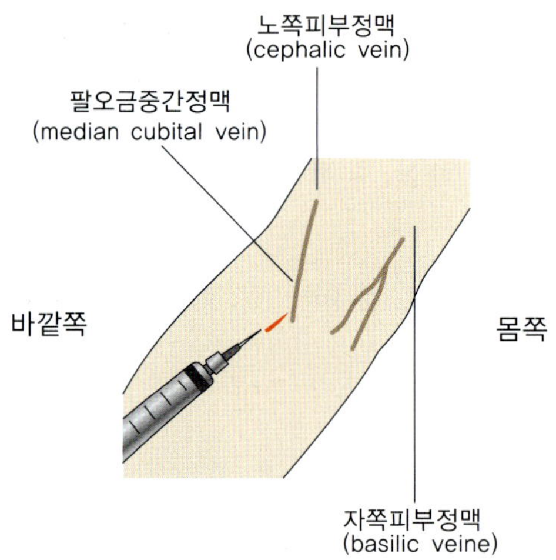

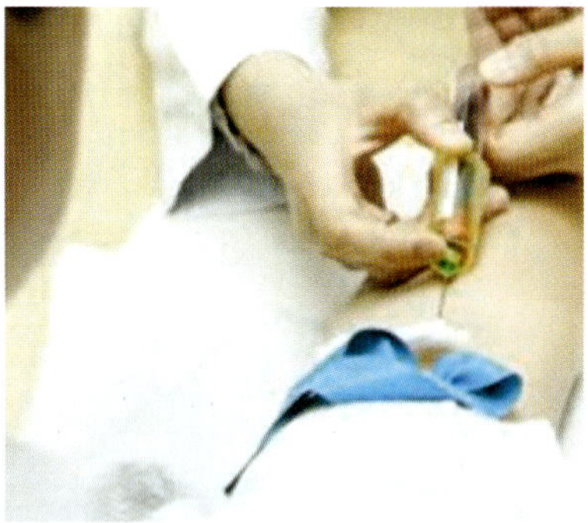

그림 13-3. 오른쪽 팔의 혈관위치

5) 주사바늘(Needle)의 종류

(1) 주사기 바늘

주사바늘의 구경크기(guage)는 외경의 지름으로서 숫자가 클수록 내경이 작다. 20 또는 21 구경크기(gauge)의 주사바늘은 성인에게 적합하고, 22 또는 23 구경크기(guage)의 주사바늘은 어린이나 작은 정맥을 가진 어른에게 적합하다. 주사바늘의 길이는 보통 3.7 cm(1.5 inch)를 많이 사용한다.

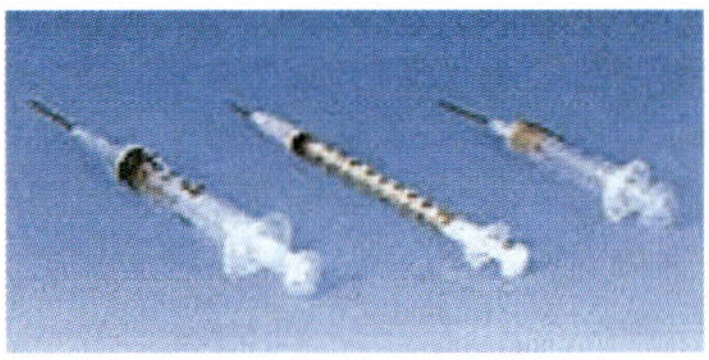

그림 13-4. 주사기

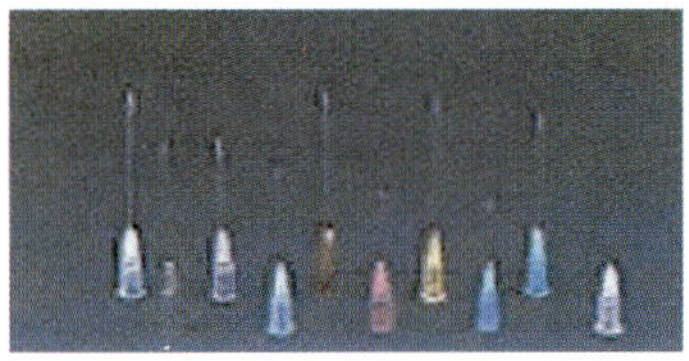

그림 13-5. 주사기 바늘

(2) 진공바늘(Vacutainer needle)과 홀더(Holder)

진공바늘 내경에 따라 노란색은 20 구경크기(guage), 녹색은 21 G, 검은색은 22 G이며 길이는 1 inch와 1.5 inch 짜리가 있다.

진공홀더는 일반홀더와 안전장치(safety lock)가 있는 홀더가 있으며 시험관 크기에 따라 성인용과 소아용이 있다.

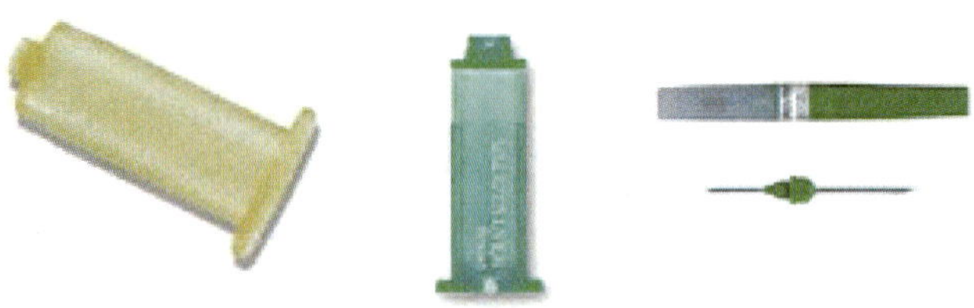

그림 13-6. 홀더와 주사기 및 나비바늘

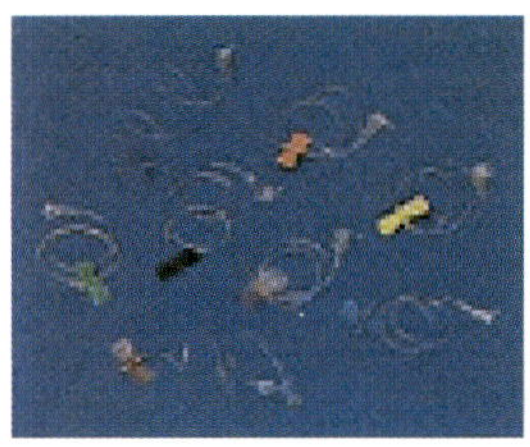

그림 13-7. 나비바늘

(3) 나비바늘(Scalp needle, Butterfly needle)

검체량이 많지 않거나 많은 수의 검체가 필요하고, 홀더를 이용하지 않을 때에는 나비(butterfly)바늘을 이용할 수 있다.

이 방법은 소아나 정맥이 작을 때에도 유용하다.

6) 병동, 외래, 응급, 건진 센터에서의 검체의 채혈 규정

(1) 병실 정규검사 검체의 경우 오전 8시 이전까지 각 병동별로 바코드와 검사물 대장(병동 채혈환자 명단)이 출력되어 있는 경우에만 채혈이 이루어진다.

(2) 병동에서 정규검사 이외 검체의 경우 병동에서 바코드를 출력하여 검체에 부착한 후 채혈이 이루어진다.

(3) 외래환자의 검체 채취는 환자가 외래 통합 채혈실 방문 시에 외래에서 전산 입력된 검사의뢰항목에 대한 바코드를 외래채혈실에서 출력, 부착하여 채혈이 이루어진다.

(4) 응급실에서의 채혈은 응급실에서 바코드를 출력하여 검체에 부착한 후 담당직원에 의해 채혈이 이루어진다.

(5) 검체용 바코드 스티커에는 환자의 각종 정보와 검사의뢰 종목이 바코드 형태로 인쇄되며 채혈시 육안확인을 위하여 환자의 진찰권 번호, 이름, 병동 및 입원실, 검사분야, 채혈용기, 항응고제의 종류, 검사희망일 등이 문자 형태로 인쇄된다. 또한 마이크로시험관(micro tube)용 검체 바코드로도 출력할 수 있다.

7) 검체 중에 주의하여야 할 검체 종류

(1) 24시간 코티솔 소변 : 방부제 없이 또는 소듐아자이드, 톨루엔(toluene) 가능, 염산(HCl) 불가능

(2) 사이클로스포린(cyclosporine) : EDTA 시험관(전혈 2 ml)

2. 혈청분리

검체를 채취하고 방치하다가 한참 후에 검사실로 보내는 일이 있을 수 있다. 혈당이 매우 낮아지고, 무기인과 혈청 칼륨값이 동시에 높아지는 것을 보게 되면 대개 이러한 혈청분리의 지연으로 파악할 수 있다. 혈당은 실온에서 시간당 5~10 mg/dL씩 낮아지는 것으로 알려져 있으며 특히 백혈구과다증이 있는 경우에 그 감소율이 더욱 심한 것으로 알려져 있다. 이러한 검체로 검사를 하게 되면, 신빙성 없는 결과를 보고하게 되는 문제가 있다. 그러므로 혈청분리는 가급적 빠른 시간 내에 해야 한다. 특히 32℃에서는 해당작용이 주로 많이 일어나서 혈청칼륨이 세포내로 유입되어 그 농도가 줄어들며, 시간이 지남에 따라, 혈청의 당이 소

모되고 난 후에는 세포내의 칼륨이 다시 확산되어 혈청칼륨이 다시 증가된다는 점이다. 그러나 실온에서는 해당작용이 천천히 이루어지므로 주로 수동적인 확산이 일어나서, 혈청 칼륨이 증가하게 된다. 그리고 검체 운반 시, 진공채혈관(vacutainer)을 가득 채우지 않고 반만 채운다면, 세포의 흔들림이 심해져서, LD값이 더욱 상승하게 된다.

표 13-1. 채혈 후 원심분리하지 않고 방치할 수 있는 검사 종목별 허용시간

허용시간	검사 종목
3시간	glucose, inorganic phosphorus, potassium
6시간	bicarbonate, chloride, C peptide, iron, HDL Cholesterol, LDL Cholesterol
24시간	AFP, aldosterone, ALT, Alkaline phosphatase, amylase, apoA, apoB, AST, bilirubin, calcium, carotene, ceruloplasmin, chloride, cholesterol, creatinine, CK, CK MB, cortisol, estradiol, estriol, ferritin, folate, fructosamine, FSH, gamma glutamyltransferase, hCG, haptoglobin, IgA, IgE, IgG, IgM, LD, LH, lipase, Mg, Pre albumin, prolactin, sodium, T4, TBG, testosterone, trasferrin, TSH, thyroxine uptake, urea, uric acid, vitamin A, vitamin B12, vitamin C, vitamin E

3. 검체의 취급방법

1) 혈액(Blood)

(1) 여러 종목의 검사를 동시에 시행할 때는 채혈량을 먼저 계산하여야 하고, 채혈량은 검사시 필요량의 2배 이상은 되어야 한다.

(2) 채혈 시 구혈대를 1분 이상 묶어두지 않도록 하고, 거품이 생기지 않도록 해야 한다.

(3) 채혈이 끝나면 검체용기의 기벽을 따라 천천히 혈액을 흘려 분주하여야 한다.

(4) 항응고제가 첨가된 용기에 혈액을 채취할 때는 충분히 혼합한다.

(5) 항응고제 사용종목은 검사항목에 맞는 항응고제를 사용한다.

(6) 용혈이 일어난 혈청은 결과값에 영향을 줄 수 있으므로 주의한다.

(7) 검체가 바로 수거되지 못하고, 1일 이상 지체될 때에는 혈청 또는 혈장을 즉시 분리 한 후 냉장 및 냉동보관 하여야 한다.

2) 소변(Urine)

(1) 일반 소변 검사는 아침 처음 배설하는 소변의 중간소변을 받는다.

(2) 24시간 소변은 아침 08시부터 다음날 아침 08시까지 소변을 받고 총량을 기입한 시험관에 넣어 필요량(보통 30 ml)만 보내도록 한다.

(3) 지정된 보존제를 사용한다.

4. 접수 업무지침

1) 정의

검체 접수란 외래, 입원, 응급환자의 처방에 따라 검사가 의뢰된 검체(혈액, 소변, 체액) 등과 핵의학과 검체검사실은 채혈하는 외래환자 검체와 입원환자 검체를 접수한다. 또한 타 병원에서 수탁 의뢰를 하는 검체와 건강검진을 하는 검체를 받아서 접수한다. 병원 처방전달 시스템(order commnication system: OCS)에서 접수관리하며, 검체접수 메뉴로 들어가면 바코드 접수가 가능하다.

각 검체에는 환자번호와 그 검체에 맞는 바코드와 바코드번호가 적혀있고, 바코드를 바코드 리더기에 읽히면 바로 접수가 가능하다. 검사일자를 당일 날짜에 맞추고, 접수구분을 선택한다. 검체번호란에 커서를 두고, 바코드를 읽히면 접수가 자동으로 실행되고, 분주 라벨 출력기에서 해당하는 검사의 라벨이 나오게 된다. 전혈(whole blood)을 사용하는 사이클로스포린(cyclosporine) 검사를 제외한 모든 검체를 원심분리 후 접수를 수행한다.

작업번호(work number)가 발생되도록 전산 입력하고, 바코드를 전혈 등을 혈청(혈장) 분리하여 검사가 진행될 수 있도록 준비하는 과정이다. 방문하는 환자를 대상으로 약제 자극 연속검사 및 일반 가검물(혈액, 요, 체액)등을 채취하여 검사 전 처치, 분류, 보관과 임상연구용 검체의 처리 및 보관, 채취된 검체에 대한 저온 보관, 별도의 과정이 필요한 검사의 처리, 위탁검사 분류와 검체운반 등이 이루어지는 업무이다.

2) 목적

모든 검사의뢰는 전산입력이 완료되어 바코드를 부착한 검체가 접수된 후에 비로소 효력이 발생되도록 하고자 함이다.

3) 접수 원칙

접수실에 도착한 모든 검체는 검사실의 검체접수일정에 맞춰 신속하고 정확하게 분리하여 냉장, 냉동 보관하며, 검사 결과가 빨리 나올 수 있도록 지원한다.

4) 검체 처리 원칙

(1) 채혈된 검체가 도착하면 환자정보가 일치하는지 확인한다.

(2) 검사 시행에 부적합한 검체가 접수된 경우에는 다시 채취되도록 해당 부서에 연락한다.

(3) 검체상태가 용혈(hemolysis), 지방(lipemic) 등으로 검사가 부적절한 경우에는 결과 입력 시 의견을 추가 입력하고, 심할 때에는 다시 채취되도록 한다.

(4) 만일 검사를 시행하는 경우 그 검체로 인하여 결과에 어떤 영향을 미칠지에 대하여 의뢰 의사에게 알려주어 검사가 꼭 시행되어야 하는지에 대하여 의논한다. 검체들도 모두 냉장고에 넣고 반드시 뚜껑을 덮어서 보관한다.

5) 검체 보관 및 운반

(1) 원칙적으로 모든 검체는 즉시 운반해야 한다.

(2) ACTH와 renin 검체는 차갑게(chilled) 보관하여 운반한다.

(3) 당일 시행되지 않는 검체는 적절한 온도(냉장 4℃ 또는 냉동)에 보관하여 검사가 이루어지도록 한다.

(4) 검사를 위한 검체분리가 이루어진 혈액검체는 4℃의 저온실(cold room)에 보관하며 폐기일 기준으로 2주 전까지의 혈액은 보관하고, 그 이전 것은 검사실 직원들에게 멸균봉지(autoclave bag)에 폐기할 수 있도록 한다.

6) 부적합 검체의 처리 지침

(1) 부적합 검체의 정의

① 환자 확인을 할 수 없는 검체

② 양이 부족한 검체

③ 부적절한 용기나 보존제에 채취한 검체

④ 육안으로 심하게 용혈되었거나 지방성인 혈액

⑤ 항응고제 용기에서 응고된 혈액

⑥ 처방이 없는 검체

⑦ 장기간 방치된 검체

⑧ 기타 검체 채취 시 주의사항을 지키지 않은 검체

(2) 처리 지침

부적합 검체로 검사가 불가능한 경우에는 접수에서 담당의사 또는 간호사에게 통보하여 재채취를 요청하며, 재채취가 불가능한 경우에는 검사를 취소하도록 요청한다. 검사 취소가 불가능한 경우에는 검사결과에 어떤 영향이 있는지를 의료진에 설명하고 검사를 시행 한 후 결과입력 시 비고(remark)란에 관련 내용을 표기한다.

7) 분실된 검체의 처리 지침

(1) 채혈여부 확인(외래환자 : 채혈실 확인, 입원환자 : 병동 확인)

(2) 같이 채혈된 타검사 여부 확인 타검사 있다면 남은 검체량 확인 후 검사시행

(3) 같이 채혈된 타검사 없거나 남은 검체량이 부족하다면 다시 채혈

① 외래환자 : 환자에게 연락하여 진료 전 다시 채혈

② 입원환자 : 병동에 연락하여 다시 채혈

8) 누락 검체의 확인 및 처리

당일 환자에 검체를 접수하고, 혹시 있을지 모르는 전날에 누락 검체를 병원 처방전달시스템(order commnication system: OCS)에서 조회할 수 있다. 메뉴의 접수관리-검체접수-접수현황에서 환자번호나 검체번호 아니면, 전체적으로 하여 미접수된 검체를 확인한다. 확인된 미 접수 검체는 채혈실로 전화하여 처리한다.

5. 연속검사업무 시행지침

검사실을 방문하는 외래환자의 연속검사는 접수담당자가 수행하며, 각 연속검사의 시행 지침은 검사에 따라 다르다.

6. 시약의 관리

1) 목적

검사실에서 사용하는 모든 시약은 환자의 검체에 사용하기 전 제조 및 보관의 원칙을 준수하여 유효기간 내에 사용하도록 하며, 시약의 유효기간을 반드시 확인하고 사용하도록 한다.

2) 방법

(1) 모든 시약에 내용물, 개봉일자, 유효기간, 보관조건 등 표시한다.

① 유효기간, 보관조건 등 시약에 표기되어 있는 경우 그대로 사용 가능하다.

② 사용개시일, 용해일자(표준액, 관리혈청) 등 별도 표기한다.

③ 자가제조시 제조자, 성분, 유효기간 등 별도 표기한다.

(2) 시약 점검은 장부(입고일, 수량, 이상유무, 유효기간, 사용일 등)에 기재한다.

(3) 시약의 Lot 번호가 다른 회사 제품으로 변경시 비교검사를 실시한다.

① 환자검체로 병행검사를 실시한다.

② 표준물질이나 정도관리물질의 사용이 가능하다.

③ 정성검사 : 두 검사간의 결과가 일치 유무를 확인한다.

(4) 표준액, 관리혈청 : 모든 검사에는 적절한 표준액과 관리혈청을 사용하여 검사의 신뢰도를 확인하며, 기준을 벗어난 경우 적절한 조치를 취하고 이에 대한 기록을 남긴다.

(5) 키트 안에 들어있는 설명서(inserts)를 반드시 검사 계획서(protocol)의 일부내용으로 기술하여 사용하며, 새로운 lot 번호의 키트가 도입될 때마다 설명서에 기술된 검사방법을 점검하여 변경여부가 있는지 검토한다.

(6) 모든 검사의 검체시험관과 반응시험관의 표식(label)이 잘 되어 있는 지를 확인한다.

3) 일반시약의 기능 검정

(1) 검사실에 들어오는 모든 시약은 lot 번호를 확인한다.

(2) lot 번호가 바뀐 경우 기존의 시약과 새로운 시약에 대한 비교 검증을 거친 후 lot 비교 장부에 기록하고 환자의 검체에 적용한다.

(3) 비교검증은 정성분석의 경우 기양성 및 음성결과가 나온 환자검체를 사용하여 검사하였을 때 결과가 일치하여야 하며, 정량검사의 경우 한개 이상의 값을 아는 검체 또는 관리물질을 사용하여 검사한 결과 값의 차이가 ±15% 이내여야 한다.

(4) 비교검증결과는 장부에 기록하며 두 lot 간의 결과에 차이가 있는 경우 환자 검체에 사용할 수 없으며, 수석기사에게 알려 적절한 조치를 취한다.

(5) 일반시약의 보관 및 사용은

① 모든 시약은 반드시 정해진 보관 조건에 보관하며 잘못 방치된 시약은 관리자에게 알리고 폐기한다.

② 유효기간이 지난 시약은 환자에게 사용할 수 없으며 폐기한다.

③ 키트내에 포함된 여러 시약들은 같은 lot 번호 내에서만 교환 사용이 가능하며, lot 번호가 다를 경우 섞어서 사용하지 않는다.

7. 보정(Calibration)

1) 새로운 Lot 번호의 시약을 사용할 때 보정을 실시한다.

2) 재보정, 보정검증을 실시한다.

(1) 보정의 적정성 확인 과정 시 시행한다.

(2) 시약의 변질이 의심될 때, 정도관리가 실패할 때, 중요한 유지보수 후에 시행한다.

(3) 제조업자의 권유가 있을 때, 적어도 6개월 내에 시행한다.

3) 보정과 재보정을 기록한다.

4) 측정범위(Analytes measurement range: AMR)를 설정한다.

5) 보고범위(Reportable range: RR)를 설정한다.

6) 임상보고범위(Clinical reportable range: CRR)를 설정한다.

8. 측정범위, 보고범위, 임상보고범위

1) 측정범위(Analytes measurement range: AMR)
   보정검정에 검증된 최고값과 최저값의 범위로 정의한다.
2) 보고범위(Reportable range: RR)
   (1) 측정범위를 그대로 사용하여도 무방하다.
   (2) AMR ≠ RR, 보고범위가 측정범위를 범위를 벗어날 수 없다.
   (3) 설정된 보고범위 내에서는 값으로 결과 보고한다.
3) 임상보고범위(Clinical reportable range: CRR)
   (1) 희석액은 제조사에서 제시한 희석액을 사용한다.
   (2) 제조사에서 제시한 희석액이 없을 경우 검증 절차가 필요하다.
   (3) 알고 있는 값의 물질을 생리식염수, 증류수 등으로 희석한 후, 직선성(linearity)이 유지되는지 확인한다.
   (4) 희석배수는 제조사에서 제시한 희석배수를 사용한다.
   (5) 제조사에서 제시한 희석배수가 없을 경우 검증절차가 필요하다.
   (6) 알고 있는 값의 물질을 희석액으로 특정배수 희석하여 직선성이 유지되는지 확인한다.

9. 검사지침서(Procedure manual)

검사실에서 이루어지는 모든 검사는 검사지침서의 내용에 따라 시행되며, 이의 임의적인 변경 및 수정을 해서는 안되며, 수정이 필요한 경우에는 수정 후 반드시 담당전문의의 검토와 서명 후에 적용한다.

1) 검사실에서 시행되는 모든 검사지침서는 다음과 같은 내용을 포함시킨다.
   (1) 검사원리
   (2) 검체종류 및 량
   (3) 필요한 시약

(4) 필요한 기구 및 장비

(5) 검사방법

(6) 결과판독 및 보고방법

(7) 참고값(정상범위)

(8) 결과해석 및 임상적 중요성

(9) 보정 및 정도관리

(10) 검사시 유의사항

(11) 참고문헌

2) 검사지침서는 쉽게 활용할 수 있도록 검사실내에 비치한다.

3) 검사지침서는 책임자, 담당전문의가 매년 검토되어야 하며, 검토여부를 기록한다.

4) 새로운 검사가 시작되면 즉시 검사지침서를 작성하며, 담당전문의나 과장의 승인을 받는다.

제 14 장

갑상선
(Thyroid)

1. 총론

갑상선은 체내에서 가장 큰 내분비선이며 목의 앞쪽과 기관지 바깥 앞쪽으로 갑상선연골의 하반쪽에 걸쳐서 존재하는 나비모양의 장기이다. 좌우 양엽(길이 4 cm, 두께 2 cm, 무게 20 g)이 그 사이의 좁은 부위(2×2 cm, 두께 0.5 cm)로 연결되어 있다.

갑상선은 소엽으로 나누어지고 다수의 여포로 이루어져 있다. 여포벽은 단층의 입방상피세포로 구성되어 있고 여포내에는 교질(colloid)이 들어 있다. 여포상피세포는 갑상선호르몬과 갑상선글로불린의 합성 및 분비를 하며, TSH 등의 자극에 따라 과형성이 되어 그 분비를 증가시킨다.

교질 중에는 갑상선글로불린이 있고 그 구조내에 갑상선호르몬이 들어 있어 호르몬저장의 역할을 담당하고 있다. 여포상피세포에 비해서 수는 적지만 주세포(chief cell)가 있으며 칼시토닌을 분비한다.

1) 갑상선호르몬의 생합성

해초류 등 음식물로 섭취된 옥소는 소화관에서 흡수되어 혈액에 들어간다. 갑상선에서는 20배로 농축되어 섭취된다. 옥소는 과산화수소와 페록시다아제(peroxydase)에 따라 산화된 갑상선글로불린중의 티로신(tyrosine)과 결합해서 모노요오도티로신(monoiodo tyrosin: MIT), 디요오도티로신(diiodotyrosin: DIT)으로 된다. DIT의 2분자가 결합해서 T4로 되고 MIT와 DIT에서 T3가 형성된다고 생각되고 있다. 생성된 T4, T3는 여포내에 저장되어 필요에 따라서 분비된다. 주요 갑상선호르몬의 구조식은 **그림 14-1**과 같다.

티록신(T4, 분자량 776)은 갑상선에서만 생성되고 그 양은 하루에 80~100 ㎍ 정도인데 비해 트리요오도티로닌(T3, 분자량 651)은 하루에 25~35 ㎍ 생성되며, 그중 20%가 갑상선에서 생성되고 나머지 80%가 말초에서 T4의 탈옥소로부터 생성된다.

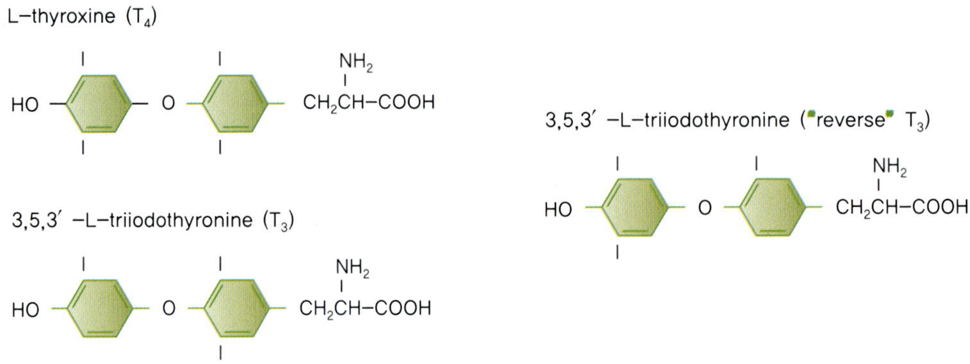

그림 14-1. T4, T3, r-T3의 구조식

2) 갑상선호르몬의 운반

혈액에 분비된 갑상선호르몬은 그 대부분이 티록신결합단백(thyroxine binding globulin: TBG), 티록신결합프레알부민(thyroxine binding preablumin: TBPA), 알부민과 결합되고 미량의 일부가 유리(free)상태로 존재한다.

3) 갑상선호르몬의 말초대사

T4는 말초에서 T4-5′또는 T4-5, 5 탈요오도효소(deiodinase)로부터 탈옥소화 되고 각각 T3 또는 생물학적 활성없이 역전 T3(3, 3′, 5′- triiodothyronine reverse: T3)가 된다. 이 탈옥소 반응의 조건으로서 혈액 중의 유리 T4의 양과 조직 중의 T4-5′탈요오도효소의 양 등에 관여한다.

갑상선호르몬은 단백질대사, 합성, 기초대사(산소 소비량의 증가), 성장, 발육 등 대부분의 중요한 생리작용에 영향을 미친다. 최근에는 갑상선호르몬의 수용체 이상이 생각되는 갑상선호르몬 불응증이 주목되고 있다. 이 질환에서는 유리형 호르몬이 높지만 갑상선기능항진증을 보이지 않는다.

4) 호르몬의 조절기능

앞의 갑상선 옥소섭취, 호르몬합성, 분비는 어느것이라도 뇌하수체 전엽에서 분비되는 갑상선자극호르몬(thyroid stimulating hormone: TSH)에 의해서 조절되고, TSH의 상승에 따라 촉진되며 저하에 따라 억제된다. 또 반대로 TSH 분비는 혈액의 T3, T4 농도(특히 유리형)에 따라 조절되며, 감소하면 TSH 분비는 촉진되는 음성되먹임(negative feed back)과 시상하부에서 합성하고 분비되는 갑상선자극호르몬방출호르몬(thyrotropin releasing hormone: TRH)에 의해서 촉진된다.

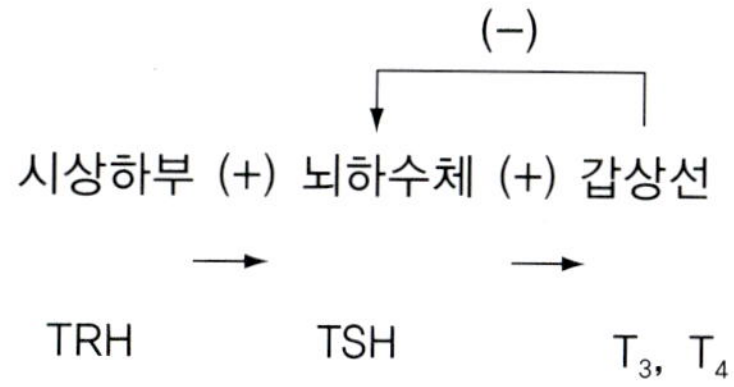

갑상선호르몬의 조절기능

이 TRH에 의한 뇌하수체로의 자극은 갑상선호르몬에 의해서 TSH 분비가 억제되고 있을 때에는 일어나지 않는다. 또한 TRH 분비에 대해서는 갑상선호르몬의 음성되먹임이 존재하지 않는다.

5) 갑상선 기능검사법

기능검사로서 혈액 중 T4, T3 값, 불포화 TBG 값을 반영하는 T3 섭취율 및 유리티록신, 유리 T3가 RIA에서 직접 측정되어 보급되고 있다.

TBG 변동은 T4, T3 값에 영향을 받기 때문에 TBG 농도의 측정은 T4, T3의 비정상의 해석과 여러 가지 혈청단백질 값의 변동이 있는 질환의 진단에 중요하다.

TRH 검사는 TRH를 투여하고 TSH의 분비반응을 관찰하는 것으로 시상하부 뇌하수체질환의 진단과 더불어 갑상선기능항진증의 진단에 사용된다. 갑상선옥소섭취율, 갑상선스캔(thyroid scan)은 갑상선의 옥소대사에 관한 많은 정보를 얻고, 특히 T3 억제검사는 TRH 검사와 같이 갑상선기능항진증의 진단에 유용하다. 혈액 내 갑상선글로불린의 측정은 갑상선암의 치료경과의 관찰과 재발 유무의 판정에 사용되고 있다. 그레이브스병과 같은 자가면역질환의 진단에는 항갑상선글로불린항체, 항마이크로솜항체, 항TSH수용체항체 측정 등 갑상선 자가항체가 측정되고 있다.

6) 갑상선 질환

(1) 갑상선기능항진증

제일 빈도가 높은 것은 그레이브스병이고 그 원인으로써 갑상선자극면역글로불린의 존재가 알려지고 있다.

비만성 갑상선종이 있고 안구돌출이나 심장질환을 동반하는 것이 많으며, 기타 과기능 결절로서 선종 및 선종모양의 갑상선종이 있다. 이것은 일반적으로 갑상선기능항진증으로써는 가벼운 것이 많고 스캔(scan)에 의한 T3 억제검사가 진단에 유용하다 .

아급성갑상선염에 의한 일과성이나 갑상선호르몬제 복용이 원인으로 된다. 갑상선기능항진증에서는 혈액의 T4, T3, T3섭취율, 유리 T4 지수, 유리 T4가 높은 값을 보이고, TRH 검사에서는 TSH의 반응이 보이지 않고, T3 억제검사에서는 갑상선 옥소섭취가 억제되지 않는다. 때에 따라 T3가 선별적으로 상승하는 T3 갑상선기능항진증이 존재한다.

(2) 갑상선기능저하증

원발성 갑상선기능저하증의 대부분은 자가면역성 갑상선염(autoimmune thyroiditis)이며 방사성옥소(^{131}I)치료 후, 갑상선 절제수술 후, 경부의 방사선치료, 아급성갑상선염이 동반하는 것 등이 있다. 이 경우 T4, T3, T3 섭취율은 낮게 되지만 비갑상선질환과 감별할 수 없기 때문에 주의가 필요하다. TSH와 유리 T4의 측정값이 높다. 2차성 갑상선기능저하증(뇌하수체질환), 3차성기능저하증(시상하부질환)은 때로는 TRH 검사의 값이 높다(부하 전에 TSH가 정상 또는 저하에서 TRH에 의한 TSH의 반응이 없으면 하수체 질환).

(3) 임신

임신이나 에스트로겐 투여에서는 TBG가 증가하기 때문에 T4, T3가 높고, T3 섭취율이 낮게 되지만 유리 T4 지수, TSH는 정상이나 낮은 값으로 된다. 또 본래는 정상 갑상선기능으로 생각되는 기형태아 임신에서는 TBG가 높음과 더불어 HCG에 의한 갑상선자극으로 정상 임신보다 T4, T3가 높고 T3 섭취율은 정상, 유리 T4 지수, 유리 T4는 높게 된다.

(4) 비갑상선질환(Non thyroidal illness: NTI)

갑상선질환 이외의 각종 급성 혹은 만성질환에 있어서 각종 갑상선기능의 지표가 비정상을 동반하는 것이 있다. 그 원인에는 여러 가지 요소가 관여하고 있지만, 제일 빈도가 많은 것으로서는 말초에서의 탈옥소 반응장해가 있고, 혈액의 T3가 감소하고 역전 T3가 증가하는 것과 TBG가 감소하는 것을 열거할 수 있다. 전자에서는 T4 유리 T4 지수, TSH, TRH는 일반적으로 정상이다.

(5) 아급성갑상선염

바이러스감염에 의해서 되기도 하고, 갑상선여포가 파괴되어서 저장 갑상선호르몬이 혈액에 유출되기 때문에 T4, T3, 유리 T4 등이 일시적으로 높은 값을 보이지만 갑상선 옥소섭취율은 낮게 된다. 회복이 늦으면 일시적으로 기능저하증이 되는 수가 있다.

(6) 갑상선 결절

양쪽에 다발성결절이 있는 경우에는 하시모토병, 선종양, 갑상선종인 것이 많지만 단발성의 경우에는 그 10~20%가 갑상선암이 되고 포낭, 선종, 선종양, 갑상선종 등이다. 갑상선결절의 진단에는 스캔이 유용하고 일반적으로 냉소결절(cold nodule)이 보인다. 소수의 거대한 열결정(hot nodule) 이외에는 혈액 중 갑상선호르몬은 정상이다.

갑상선수양암에서는 혈액의 칼시토닌 값이 높다. 여러 가지 질환 및 상태에 대한 갑상선기능 측정값의 일반적인 경향은 앞에 있는 **표 14-1**과 같다.

표 14-1. 각종질환에서 갑상선기능검사의 측정 결과

구분		T4	T3	T3U	FT4	TBG	TSH	TRH	옥소섭취
갑상선기능항진증		↑	↑	↑	↑	↑ → ↘	↑ ↓	(-)	↑
갑상선기능저하증		↓	↓	↓	↓	↓ ↗ →	↓ ↑	(++)	↓
임신	정상	↗	↗	↓	→ ↘	↑	→	(+)	-
	이상	↗	↗	→	↗	↗ →	↓	(-)	-
기타	low T3	→	↓	→	→	→	→	(+)	↛
	TBG 감소	↓ ↘	↓ ↘	↑	→	↓ ↘	→	(+)	↛

2. 티쓰리 섭취율(T3 uptake)

갑상선호르몬은 혈액 내에서 티록신결합단백(TBG, TBPA, albumin)에 결합하여 순환한다. 이때 TBG의 결합능이 일정하다면 TBG에 결합된 갑상선호르몬의 양은 갑상선의 기능 상태와 비례하고, 반면 TBG 중 갑상선호르몬이 결합하고 남은 여백은 갑상선기능과 반비례한다.

티쓰리섭취율 단독검사로는 갑상선기능을 정확하게 파악하는 데는 곤란하므로 다른 갑상선 기능검사와 함께 검사하는 경우가 대부분이다.

역사적으로 1957년 Hamoisky는 적혈구를 사용해서 측정하는 방법을 개발했지만, 조작이 복잡하고 혈구용적치(hematocrit)의 교정이 필요하다. 현재는 흡착제가 개발되어 간편한 방법으로 되어 있다.

1) 검체 채취의 주의사항

용혈혈청이나 항응고제를 사용한 검체는 좋지않다. 또 검체의 보존, 관리상태에 따라서 측정값의 변동이 심하므로 주의를 요한다. 검체의 보관은 4℃에서 7일간, −20℃에서 6개월간 안정하다.

2) 측정원리

TBG 및 T4와의 결합 등은 여러 질환에 의해 달라지며, **그림 10-13**(159쪽 참조)과 같이 혈청의 TBG에 ^{125}I T3는 결합하고 나머지는 흡착제에 흡착된다. 여기서 TBG와 결합한 ^{125}I-T3는 씻어 버리고, 흡착제에 흡착된 방사능을 계측하여, 처음 넣어준 방사성동위원소량에 대한 백분율로 계산한다.

3) 검사방법

(1) 검사시약과 검체를 실온에 두어 온도가 모두 실온과 같게 한다.
(2) 기준액과 관리혈청, 검체 25 ㎕를 각 시험관에 넣는다.
(3) ^{125}I T3액 250 ㎕를 각 시험관에 넣고 잘 혼합한다.
(4) 활성탄구슬을 짧은 시간에 각 시험관에 넣고 잘 흔든다.
(5) 실온에서 정확하게 20분간 반응시킨다.
(6) 증류수로 잘 세척한 다음 감마선계측기에서 방사능을 계측한다.

4) 계산

$$\frac{\text{검체 계측값(cpm)}}{\text{기준액 계측값(cpm)}} \times \text{T3 기준액 값} = \quad \%$$

예) 검체 계측값(cpm) : 25,795
기준액 계측값(cpm) : 24,803
T3 기준액 값 : 30.2%

$$\text{T3} = \frac{25{,}795}{24{,}803} \times 30.2 = 31.4\%$$

5) 정상범위 및 임상적용

정상범위는 키트에 따라 다르지만 23~34% 정도이다. 측정방법에 따라 T3가 흡착물질에의 결합을 %로 표시하는 방법과 정상인을 1 또는 100으로 해서 이것으로부터 변동을 지수로 표시하는 방법이 있다. 어떤 방법으로 하여도 T3 섭취율은 TBG 및 T4에 의해서 변화하므로 측정값을 해석할 때는 2개의 인자를 고려해야 한다. 또 TBG와 T4의 결합저해제(salytine제 등)의 사용 시는 높은 값을 나타낸다.

T3 섭취율이 증가 또는 감소를 나타내는 경우는 **표 14-2**와 같다.

표 14-2. T3 섭취율과 질환

구분	갑상선	기타
증가하는 경우	갑상선기능항진증	TBG 감소, 중증 신장 질환, 간질환, 신생아
감소하는 경우	갑상선기능저하증	TBG 증가, 임신

높은 T4를 나타내면서 높은 T3섭취율을 보이면 갑상선기능항진증을 나타낸다. 그리고 T3섭취율이 낮으면서 낮은 T4를 보이면 갑상선기능저하증을 나타낸다. 더 많은 TBG 유리 결합부위와 낮은 FT4를 뜻한다. 그래서 갑상선기능의 일차적인 질환에 있어서 T4와 T3섭취율은 같은 방향으로 변화되어 측정된다.

T4와 T3섭취율의 측정값이 같은 방향으로 보이지 않으면 TBG의 이상을 지적해준다. 예를 들어 높은 T3섭취율과 낮거나 정상인 FT4는 TBG를 감소시킨다. 그렇게 감소되는 이유는 단백질소실이 원인일 수 있고 신증후군과 생산의 감소가 원인이 될 수 있다. 거꾸로 T3섭취율이 낮고 FT4가 높거나 정상일 때는 TBG를 상승시킨다. 그러한 높은 측정값은 외인성이나 내인성(임신)으로 나타날 수 있고 원발성원인으로도 나타날 수 있다.

6) 측정상의 주의사항

측정 키트에 따라서 반응온도와 반응시간의 영향을 받기 쉬우므로 항상 일정한 조건에서 측정하는 것이 바람직하다.

항응고제(heparin) 또는 티록신 등으로 치료를 하면 T3섭취율이 올라가고, T3치료와 경구피임약은 T3섭취율 낮아지게 한다. 심한 질병은 검사결과에 영향이 있을 수 있다. 중증의 간질환, 신증후군, 전이성질환은 T3섭취율에 있어 비정상적인 상승을 일으킬 수 있다.

3. 티록신(Thyroxine: T4)

혈액에 존재하는 티록신(T4)은 대부분이 티록신결합단백(TBG)과 결합하여 있고, 그 전체의 약 0.02%가 유리티록신(free T4)으로 존재한다.

혈청 중의 티록신측정은 티록신결합글로불린(TBG)을 결합단백으로 하는 경합적단백결합측정법(competitive protein binding analysis: CPBA)과 방사면역측정법이 있다.

TBG에 결합된 T4와 생리적으로 활동적인 유리 T4를 모두 측정한 결과이므로 갑상선에서 T4의 분비능의 변화 이외에도 TBG 자체의 변동과 TBG에 T4가 결합되는 것을 방해하는 여러 인자에 의해서 영향을 받는다.

1) 검체 채취의 주의사항

특별하게 주의할 것은 없으나 용혈이 없도록 하고, 24시간 동안의 보관은 4℃에서, 오랫동안 보관은 −20℃에서 한다.

2) 측정원리

측정원리는 **그림 14-2**와 같이 항원(T4)과 표지항원(^{125}I T4)이 항체피복구슬에 경쟁반응인 평형방법으로 항체피복구슬을 이용하여 결합형을 분리한다.

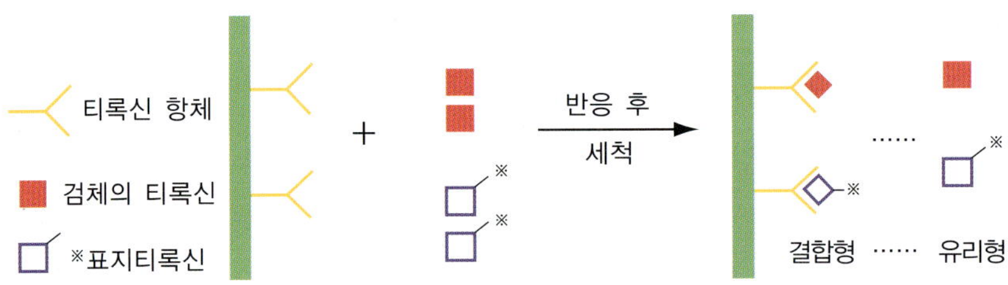

그림 14-2. 티록신의 측정원리

3) 검사방법

(1) 표준액과 관리혈청, 검체를 10 ㎕씩 각 시험관에 넣는다.

(2) 표지항원(^{125}I T4)을 300 ㎕씩 각 시험관에 넣어주고 잘 혼합한다.

(3) T4 항체피복구슬을 1개씩 각 시험관에 넣는다.

(4) 실온에서 60분 동안 190 rpm으로 흔들어 주면서 반응시킨다.

(5) 증류수로 시험관내의 구슬을 충분히 세척한다.

(6) 구슬이 든 시험관의 방사능을 감마선계측기에서 계측한다.

4) 계산

(1) $\dfrac{\text{구슬이 든 시험관의 계측값}}{\text{0 표준액 계측값}} \times 100 = \quad B/B_0\%$

(2) 로지트-대수 그래프지에 표준곡선을 작성한다.

(3) 표준곡선에서 각 검체의 값을 찾는다.

(4) 희석한 검체는 희석배수만큼 계산해 준다.

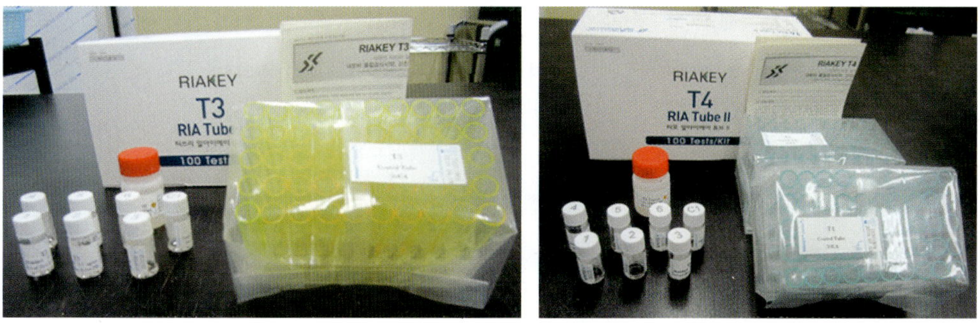

그림 14-3. T3와 T4 측정용 키트

5) 정상범위 및 임상적용

성인의 정상범위는 5.6~13.8 ㎍/dL이다. 증가하는 질환은 갑상선기능항진증, TBG 증가증(임신, 선천적 TBG 과다증)이며, 감소는 갑상선기능저하증, TBG 감소증 등이다.

TBG 증가(에스트로겐이나 경구피임약제 투여)를 초래하는 질환에서는 높은 T4를 보인다.

비정상적으로 높은 T4는 1차와 2차 갑상선기능항진증에서 보이고, 반대로 정상 이하의 측정값은 1차나 2차 갑상선기능저하증을 나타낸다. 갑상선기능저하증이 의심스러운 경우에는 TSH 측정을 하거나 TRH 검사를 하도록 한다. 그러나 정상 T4는 갑상선기능정상을 보장하지는 못한다. 예를 들어 T3 갑상선중독증에 있어서도 정상값을 보이고, 갑상선기능저하증의 몇 명의 경우에도 나타날 수 있다. 갑상선기능항진증의 명백한 징후가 있으면 추가 검사가 필요하다.

6) 측정상의 주의사항

지나친 용혈은 정확한 검사결과에 영향을 미칠 수 있으며, 유전성인자와 몇몇 간질환은 TBG 값을 감소시키거나 증가시킬 수 있다. 단백질소모성 질환과 안드로겐(androgens)은 또한 TBG를 감소시킬 수 있다. 그래서 TBG는 전체 T4의 정확한 측정을 간섭할 수 있다.

4. 트리요오도티로닌(Triiodothyronine: T3)

트리요오도티로닌(T3)의 대부분이 말초혈액내에서 티록신(T4)의 탈옥소로 만들어진다. 티록신의 3′, 5′, 3, 5의 위치에 옥소가 붙은 것이 T4이고, 이중 Y의 위치에 탈옥소된 것이 T3이다. 5의 위치에 옥소를 취한 것이 역전트리요오도티로닌(reverse T3: rT3)이다. 이러한 T3, rT3는 혈액에 있어서 대부분 TBG와 결합하여 있고, 전체의 약 2%인 극히 일부분이 유리 T3로 존재한다.

1) 검체 채취의 주의사항

용혈이 없도록 채혈하고 24시간 동안은 4℃에 보관하고, 오랫동안 보관은 −20℃에서 한다.

2) 측정원리

방사면역측정법의 경쟁반응인 평형방법으로 **그림 14-4**와 같이 항원(T3)과 표지항원(^{125}I T3)이 항체피복구슬에 경쟁적으로 반응하고 항체피복구슬을 이용하여 결합형을 분리한다.

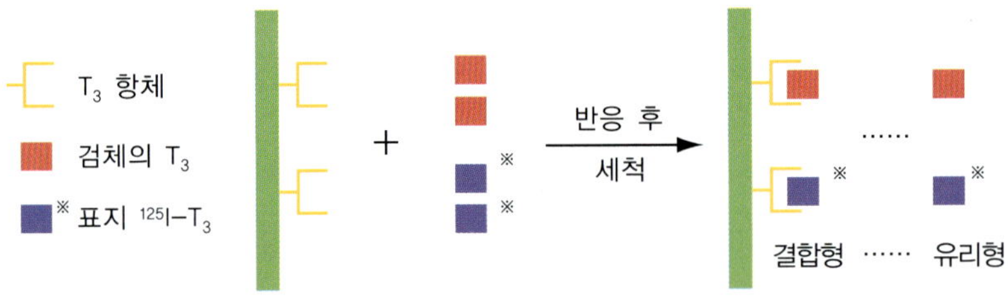

그림 14-4. 트리요오도티로닌(T3)의 측정원리

3) 검사방법

(1) 표준액과 관리혈청, 검체를 50 ㎕씩 각 시험관에 넣는다.

(2) 표지항원(^{125}I triiodothyronine)을 200 ㎕씩 각 시험관에 넣어 주고 잘 혼합한다.

(3) T3 항체피복구슬을 1개씩 각 시험관에 넣는다.

(4) 실온에서 190 rpm으로 흔들어 주면서 60분 동안 반응시킨다.

(5) 시험관의 구슬을 증류수로 충분히 세척한다.

(6) 구슬이 든 시험관의 방사능을 감마선계측기에서 계측한다.

4) 계산

(1) $\dfrac{\text{구슬이 든 시험관의 계측값}}{\text{0 표준액 계측값}} \times 100 = (\qquad)\text{B/B}_0\%$

(2) 로지트-대수(logit-log) 그래프지에 표준곡선을 작성한다.

(3) 표준곡선에서 각 검체의 값을 찾는다.

(4) 희석한 검체는 희석배수만큼 계산해 준다.

5) 정상범위 및 임상적용

정상인의 정상범위는 84~180 ng/dL이며, 증가하는 질환은 갑상선기능항진증, TBG 증가증이고, 감소는 갑상선기능저하증, TBG 감소증, 저 T3 증후군 등이다.

혈청 T3와 혈청 T4는 보통 일률적으로 올라가고 내려간다. 그러나 T3 중독증에 있어서는 총 T4와 유리 T4는 정상인 반면에 T3만 올라가게 된다. T3 중독증은 그레이브스 병, 중독증선종이나 독성결절갑상선종 환자들에게서 나타난다. 옥소가 결핍된 상황에서 갑상선은 정상적인 갑상선상태를 유지하기 위한 노력에 있어 갑상선은 T4보다는 세포적으로 더 활성이 있는 T3를 다량으로 생산하게 된다. 대체적으로 T3는 갑상선기능항진증을 진단하는데 있어 더 정확한 지표가 된다. 갑상선기능항진증은 환자의 약 90% 정도에서 T3와 T4가 높게 나오지만 T3 상승은 불균형을 나타낼 수 있다. 몇몇 갑상선기능저하증 환자에 있어 T3는 정상범위내에서 다소 낮은 값을 보일 수 있는데 진단적으로는 중요하지 않다.

임신 중에는 정상적으로 혈청 T3가 올라간다. 낮은 T3는 계통적인 질병(특히 간이나 신장 질환) 환자들과 중증의 급성질환을 앓고 있는 갑상선 정상인 환자에게서 나타날 수 있다. 그러나 이러한 환자에게서는 TSH가 정상범위내에 들어 있다. 낮은 혈청 T3는 때때로 영양실조 환자의 갑상선 정상일 때에도 볼 수 있다.

6) 측정상의 주의 사항

TBG의 현저한 상승이나 감소는 원인에 관계없이 검사결과에 영향을 미치며, 검체의 과도한 흔들림으로 생긴 용혈은 검사결과에 영향을 줄 수 있다.

5. 갑상선자극호르몬(Thyroid stimulating hormone : TSH)

제16장 뇌하수체편 참조

6. 갑상선글로불린(Thyroglobulin: TG)

갑상선글로불린은 갑상선 상피세포에서 합성되는 당단백질로 분자량은 약 650,000이며 분자내에 4개의 펩티드 사슬을 갖고 있다. 갑상선의 여포세포내에서 I−가 페록시다아제에 의해 산화되고, 갑상선글로불린에 있는 티로신에 부착되어 모노요오도티로신(MIT), 디요오도티로신(DIT)을 형성하며, 이들이 페록시다아제에 의해 갑상선글로불린에 부착하여 T3, T4를 형성한다.

1956년 영국의 이반 로이트(Ivan M. Roitt)에 의해 갑상선글로불린이 혈액에도 존재한다는 것이 보고되고, 혈액측정법도 개선되었으며, 그 임상적 의의도 밝혀졌다.

1) 검체 채취의 주의사항

용혈이 없도록 채혈하고 24시간 동안은 4℃에 보관하며, 장기간보관은 −20℃에서 한다.

2) 측정원리

표준액과 검체(혈청이나 혈장) 중의 항원이 먼저 항체와 반응하고, 나중에 표지항원을 첨가하는 비평형방법으로 제한된 항체결합부위에 서로 결합하는 경쟁반응을 이용한다. 반응 후 항체에 결합된 표지항원의 비는 표준액이나 검체에 있는 항원의 양에 반비례한다.

B/F 분리는 이중항체법이나 PEG법을 혼합한 방법에 의하고 원심분리하여 결합형을 분리하는 원리이다.

3) 시약 및 기구

(1) 갑상선글로불린항체(thyroglobulin antibody)

(2) ^{125}I 갑상선글로불린(^{125}I thyroglobulin)

(3) 제2항체(2nd antibody)

(4) 완충액(buffer solution)

(5) 갑상선글로불린 표준액(0.5, 7.8, 15.6, 31.2, 62.5, 125, 250, 500 ng/ml)

(6) 갑상선글로불린 관리혈청

(7) 유리시험관(12×76 mm)

4) 검사방법

(1) NSB, 0 표준액, 각 표준액, 관리혈청, 환자의 검체를 200 ㎕씩 각 시험관에 넣는다.

(2) 항체를 NSB만 제외하고 100 ㎕씩 각 시험관에 넣는다.

(3) 잘 혼합하여 실온에서 4시간 반응시킨다.

(4) 표지항원(^{125}I thyroglobulin)을 100 ㎕씩 넣는다.

(5) 잘 혼합한 후 실온에서 24시간 반응시킨다.

(6) 완충액을 100 ㎕씩 넣은 후 37℃에서 30분간 넣어둔 제2항체를 200 ㎕씩 넣어준다.

(7) 잘 혼합하여 실온에서 30분간 반응시킨 후 4℃에서 15분간 3,000 g에서 원심분리 한다.

(8) 원심분리 후 상층액을 조심스럽게 흡인하여 버린다.

(9) 침전물의 방사능을 감마선계측기에서 계측한다.

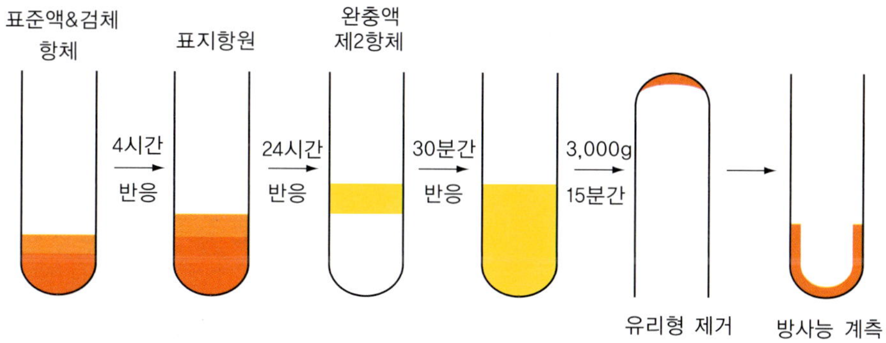

그림 14-5. 갑상선글로불린의 검사방법

5) 계산

계측한 0 표준액 계측값으로 표준액과 검체의 계측값을 나누어 $B/B_0\%$를 구하고 로지트-대수 그래프지에 표준곡선을 작성한 다음 검체의 갑상선글로불린의 값을 찾는다.

6) 정상범위 및 임상적용

정상인의 정상범위는 측정방법에 따라 차이가 있으나, IRMA법에서는 0~36 ng/ml이고 RIA에서는 10~30 ng/ml이다.

갑상선글로불린 측정은 갑상선자극호르몬의 자극에 의해 영향을 받는다. 이것은 갑상선 분화암의 보조진단, 수술 후의 경과 관찰, 재발, 전이의 진단 등과 방사성옥소치료 후 재발진단 및 종양표지자로 이용되고 그레이브스병의 치료의 판정에 유용하다.

높은 값을 보이는 질환으로는 갑상선암(약 2/3), 파괴성갑상선중독증(아급성갑상선염, 산후일과성 갑상선염), 갑상선종의 일부, 갑상선기능항진증 등이 있다.

7) 측정상의 주의사항

검체 중에 갑상선글로불린의 자가항체가 존재하는 경우에는 올바른 측정값을 얻을 수가 없으므로 자가항체가 존재하는지를 검사할 필요가 있다.

7. 유리티록신(Free thyroxine: Free T4)

갑상선호르몬 중 티록신은 혈액 중에서 그 대부분이 결합단백질(binding protein)에 결합되어 순환하고, 그 중 일부분이 유리형으로 존재하는데 이는 전체 티록신(total T4)의 0.02%를 차지한다. 미량이지만 직접 활성을 갖고 있어 유리 T4의 측정은 갑상선기능 진단에 유용하다.

1) 검체 채취의 주의사항

검체는 용혈을 피하여 채혈한 혈장이나 혈청을 사용하며, 보관은 4℃에서는 2일간 안정하고 오랫동안 보관은 -20℃에서 한다.

검체는 유리시험관이 아닌 폴리프로필렌 시험관에 보관하며, 반응 시에도 폴리프로필렌 시험관을 사용한다. 또 유리 T4는 TBG 결합저해제(살리틴(salytin : 결합 저해제)), 헤파린 등의 사용에 따라 높은 값을 보이므로 주의가 필요하다.

2) 측정원리

측정원리는 유리티록신(free thyroxine: FT4)의 방사면역측정법으로 경쟁반응 측정법이다. 항체피복시험관 내에서 검체의 유리티록신(free thyroxine)은 옥소(^{125}I) 표지 유리티록신(표지항원)과 항체에 대해 서로 경쟁반응하게 된다.

결합형 : 항체(FT4 항체피복시험관) • 항원(검체 FT4)
항체(FT4 항체피복시험관) • 표지항원(^{125}I FT4)
유리형 : 결합하지못한 항원(검체 FT4)과 표지항원(^{125}I FT4)

반응후 항체피복시험관의 유리형 내용물은 흡입하여 버리고, 항체피복시험관에 결합한 방사능을 측정한다. 표준액으로 표준곡선을 작성하고 작성된 표준곡선에서 검체의 값을 찾는다.

3) 시약

(1) 항체피복시험관(antibody coated tube)
(2) 옥소 125 표지 유리티록신(^{125}I FT4 labelled antigen)
(3) 표준액(standard solution)
(4) 관리혈청(control serum)

4) 검사방법

(1) 검사를 시행하기 전에 모든 시약을 실온에 두어 적응시킨다.
(2) 항체가 피복된 시험관에 표준액, 관리혈청, 검체 25 $\mu\ell$를 각각 2개씩 넣어준다.
(3) 방사성옥소(^{125}I) 표지항원을 400 $\mu\ell$를 넣는다.
(4) 리간드(ligand) 100 $\mu\ell$를 넣고 잘 혼합한다.
(5) 진동(350 rpm)으로 흔들며 18-25℃에서 60분 동안 반응(incubation)한다.
(6) 시험관의 내용물을 조심스럽게 흡입하여 버린다.
(7) 항체피복시험관의 방사능을 감마선계측기에서 계측한다.

5) 계산

(1) 표준액과 검체의 계측값을 구한다.

(2) 표준액의 계측값을 이용하여 반대수 그래프지에 표준곡선을 작성한다.

(3) 표준곡선에서 각 검체의 계측값을 가지고 유리티록신(FT4)의 값을 찾는다.

(4) 유리티록신(FT4)의 단위 pmol/L(pM)을 ng/100 mL로 전환할 때에는 0.0777을 곱해준다.

6) 정상범위 및 임상적용

갑상선결합글로불린(TBG) 이상증이 있는 임산부에서는 T4/TBG 비에서 낮은 값을 보이고, 낮은 TBG는 반대로 높은 값을 보인다. 유리 T4의 증가를 보이는 질환은 갑상선기능항진증이고 감소는 갑상선기능저하증이다.

정상범위는 0.7–1.8 ng/dL(9–23.2 pMol/L)이고, 아래 표와 같다.

임상적 의의	ng/dL	pMol/L
갑상선기능항진증	↑1.8	↑23.2
갑상선기능정상	0.7–1.8	9–23.2
갑상선기능저하증	↓0.7	↓9

유리티록신 ng/dL와 pMol/L 단위의 환산은 다음과 같다.

유리 T4 ng/dL = 유리 T4 pmol/L × 0.0777

7) 측정상의 주의사항

(1) 다른 로트(lot)의 키트의 내용물은 서로 섞지 않는다.

(2) 각 측정마다 새로운 표준곡선을 작성한다.

8. 유리 트리요오도티로닌(Free T3)

갑상선호르몬 중 T3는 혈액 중에서 그 대부분이 결합단백질에 결합되어 순환하고, 그 중 일부분이 유리형으로 존재하는데 이는 전체 T3의 0.2%를 차지한다.

1) 검체 채취의 주의사항

검체는 용혈을 피하여 채혈한 혈청을 사용하고, 보관은 4℃에서 1일간, 오랫동안 보관은 −20℃에서 보관하며 혈장은 검체로 사용하지 않는다.

2) 측정원리

측정원리는 **그림 14-6**과 같이 유리 T3와 T3 유도체 표지항원을 항체에 반응시킨다.

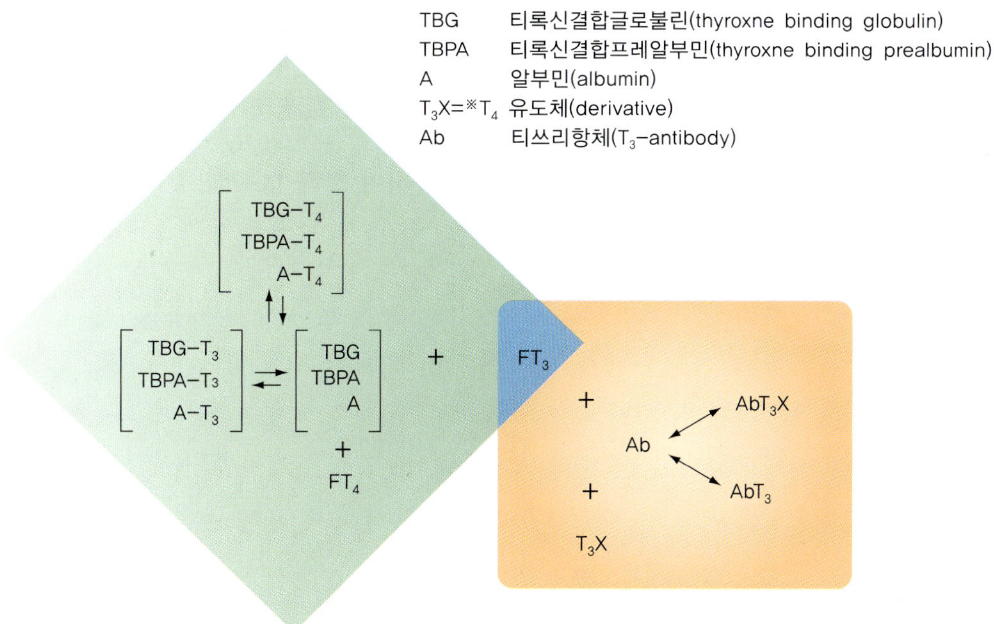

그림 14-6. 유리 T3 측정원리

3) 검사방법

(1) 다음 **표 14-4**와 같이 검체와 시약을 넣는다(양은 ㎕이다).

(2) 잘 혼합한다.

표 14-4. 유리 T3 검사방법

구분	총방사능	비특이결합	표준액	관리혈청	검체
표준액		100	100		
관리혈청				100	
검체					100
표지항원 유도체	500	500	500	500	500
항체			500	500	500

(3) 파라필름으로 시험관을 잘 막은 다음 37℃에서 2시간 반응시킨다.

(4) 반응이 끝나면 결합형과 유리형을 분리한다.
분리방법으로는 자석을 이용하는 분리기에 15분간 세워두고 상층액을 쏟아 버리는 방법과 원심분리기에서 1,000 g로 15분간 원심분리하고 상층액을 흡인하는 방법이 있다. 모두 침전물이 딸려 나가지 않도록 주의한다.

(5) 침전물의 방사능을 감마선계측기에서 계측한다.

4) 계산

평면 그래프지에 표준액의 값에 따른 계측값을 이용하여 **그림 14-7**과 같이 표준곡선을 작성한 다음, 검체의 계측값으로 유리 T3 값을 찾는다.

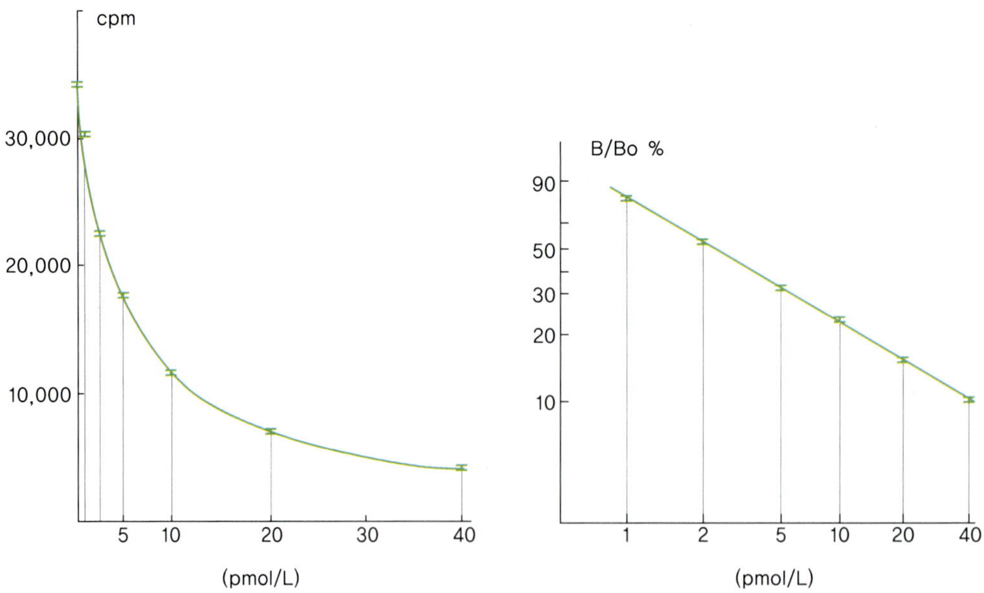

그림 14-7. 유리 T3 표준곡선

5) 정상범위 및 임상적용

정상인의 정상범위는 1.9~5.6 pg/ml(3.0~8.8 pmol/L)이고, pg과 pmol의 계산은 pg 유리 T3/ml = pmol 유리 T3/L × 0.631으로 한다.

증가하는 경우는 갑상선기능항진증이고, 저하되는 경우는 갑상선기능저하증이다. 갑상선기능항진증의 분명한 형태인 T3 중독증은 유리티록신(FT4)이 정상이거나 낮은 값을 보이는데 유리트리요오도티로닌(FT3)은 높은 값을 나타낸다.

9. 갑상선자극호르몬수용체항체(TSH receptor Ab)

그레이브스병의 원인인 갑상선자극항체는 TSH수용체 또는 그 인접부위의 세포성분에 대한 자가항체로서 세포표면수용체와 반응하여 갑상선자극호르몬과 결합하게 된다. 이 수용체 항체의 자극에 의하여 갑상선기능의 항진을 유발하는 자가면역성질환으로 생각되고 있다. 이것은 갑상선자극면역글로불린(Thyroid stimulating immunoglobulin: TSI), 장기간 지속되는 갑상선자극호르몬(long acting thyroid stimulator: LATS) 및 갑상선자극호르몬결합억제면역글로불린(thyrotropin binding inhibitor immunoglobulin: TBII) 등 측정방법에 따라 다르게 부르고 있다.

TSH 수용체항체는 치료 전 그레이브스병 환자 대부분의 혈청에 존재하며 치료경과에 따라 그 활성의 변동이 있고, 이외에 하시모토 갑상선염, 일차성 점액수종에서도 관찰되고 일차성 점액수종에서 오히려 차단항체로 작용하여 갑상선기능저하증을 일으키는 것으로 알려져 있다. 갑상선중독증 특히 안구돌출이 있는 환자에서 측정하고 있다.

1) 검체 채취의 주의사항

검체는 용혈이 없이 혈청을 분리하고 검체의 보관은 4℃에서 7일간, −20℃에서 6개월간 안정하다.

2) 측정원리

방사수용체측정법으로 검체혈청, ^{125}I TSH가 돼지 갑상선세포막 TSH 수용체와 특이적결합을 억제하는 백분율로 표시하여 PEG 침전법을 이용하여 결합형을 분리한다.

3) 검사방법

(1) 표준액과 관리혈청, 검체를 50 ㎕씩 각 시험관에 넣는다.

(2) 수용체항체액 50 ㎕를 넣고, 혼합 후 실온에서 15분간 반응시킨다.

(3) 표지항원(^{125}I TSH)을 100 ㎕씩 시험관에 넣고 잘 혼합한다.

(4) 혼합 후 37℃에서 1시간 동안 반응시킨다.

(5) 반응 후 30% PEG 1 ml와 분석용완충액 800 ㎕를 넣어 최종 PEG 농도가 15%가 되게 한다.

(6) 강하게 혼합한다.

(7) 냉장원심분리기(4℃)에서 1,500 g로 30분 동안 원심분리 한다.

(8) 원심분리가 끝나면 상층액을 조심스럽게 흡인하여 버린다.

(9) 침전물의 방사능을 감마선계측기에서 계측한다.

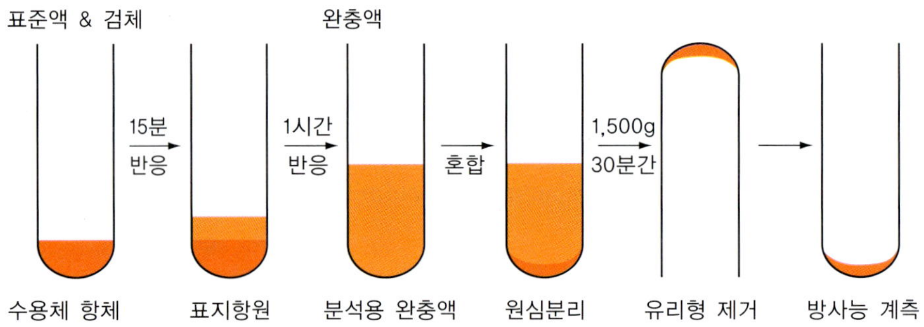

그림 14-8. 갑상선수용체항체의 검사방법

4) 계산

환자의 계측값을 정상혈청의 계측값으로 나눈 값을 1에서 뺀 후에 100을 곱하여 %로 TSH 수용체 항체의 값을 구한다.

$$TSI(\%) = \left(\frac{\text{환자혈청의 } ^{125}\text{I} - \text{TSH 비특이결합}}{\text{정상혈청의 } ^{125}\text{I} - \text{TSH 비특이결합}} \right)$$

5) 정상범위 및 임상적용

정상적으로는 혈청내에 존재하지 않지만 갑상선기항진증이나 안구돌출환자를 제외한 사람에서도 5% 정도 존재하므로 정상범위는 15% 이하를 음성으로 한다. 그레이브스병의 71%가

양성을 보이고 이외에도 하시모토 갑상선염, 일차성 점액수종 환자에서도 검출되고 있는데 일부의 점액수종 환자에서 매우 높은 역가의 TSH수용체항체는 TSH수용체와 결합하여 TSH의 작용을 억제하는 일종의 차단항체로 생각된다.

TSH 수용체항체 활성은 치료 후 전체적으로 감소하였으나, 환자에 따라 정도의 차이를 보였고 항갑상선제 투여 1~2개월 내에 정상화되고 이것은 항갑상선제가 면역억제효과를 가지고 있음을 말하는 것이다.

6) 측정상의 주의사항

검사하기 전 48시간 내의 방사성옥소 섭취와 검체의 취급 부주의로 생긴 용혈은 정확한 검사결과에 영향을 줄 수 있다. 혈청내의 100 uU/ml까지 TSH의 값에는 영향이 없다. 혈청은 실온에서 녹이고 1,500 g에서 10분간 원심분리하여 입자 등을 제거한다.

10. 티록신결합글로불린(Thyroxine binding globulin: TBG)

티록신결합글로불린(TBG)은 분자량이 약 60,000인 당 단백질로써 순환하는 갑상선호르몬의 중요한 운반체이고 혈청 중 갑상선호르몬의 약 75~80%를 결합하고 있다.

TBG 값이 비정상적일 때는 T4와 T3가 부정확하게 측정되지만, 유리티록신(FT4)과 유리트리요오도티로닌(FT3)은 정확하게 측정된다.

측정은 TBG 결손(감소)증, 증가증의 진단, 갑상선기능항진증에서 치료 중의 임신 등에 대한 갑상선기능상태를 정확히 파악할 수 있다.

1) 검체 채취의 주의사항

용혈이 안 되도록 검체는 조심스럽게 다루며 검체는 측정할 때까지 냉동보관한다.

2) 정상범위 및 임상적용

정상범위는 키트 제조회사에 따라 값이 다르며 대부분의 경우 12~31 ㎍/ml이다. 임신 중에는 정상적으로 올라가고 신생아에서도 높은 측정값을 보인다. 갑상선기능의 진단에는 불충분하므로 유리티록신(FT4)과 유리트리요오도티로닌(FT3)의 추가 검사가 필요하다. 즉 생물학적 활성을 가질 수 있는 혈액의 유리호르몬 값을 알 필요가 있다. TBG와 T3, T4를 조합시켜 T3/TBG비, T4/TBG비에 따라 유리호르몬의 상태를 추적할 수 있고, 이것은 유리 T4 지수와 상관관계를 알 수 있다.

사용약제에 의해 TBG 값은 영향을 받는다. 에스트로겐 투여의 혈청은 높은 값을 보이고 당질 스테로이드 대량투여 안드로겐, 단백질동화호르몬 투여 중에는 반대로 감소한다.

T3 섭취율은 이런 담체에 불포화농도의 변동을 반영하고 있다. 따라서 TBG 값 자체는 갑상선기능의 진단에는 가치가 없고, 유리호르몬 값을 측정하는 방법으로써 고려해야만 한다.

11. 항갑상선글로불린항체(anti Thyroglobulin antibody: TgAb)

하시모토 갑상선염과 그레이브스병 같은 자가면역질환에서 주된 교질의 저장 화합물인 갑상선글로불린이 혈액내로 방출된다. 왜냐하면 티록신(T4)은 보통 혈액내로 분비되기 전에 갑상선글로불린으로부터 분리되기 때문이다. 갑상선글로불린은 정상적으로는 순환에 들어가지 않는다. 갑상선글로불린이 순환에 들어가게 되면 항갑상선글로불린항체가 나타나 이 외부물질에 대해 공격한다. 자가면역반응이 계속해서 일어나 갑상선에 손상을 주게된다. 자가면역체계에서 항갑상선글로불린항체를 생산한 환자의 혈청은 보통 항마이크로솜항체를 포함하게 되어 갑상선상피세포의 마이크로솜과 반응하게 된다.

임상적 증거로써 하시모토 갑상선염, 그레이브스병 혹은 다른 갑상선질환의 징후가 있을 때 순환하는 항갑상선글로불린항체를 검출하는 것이 목적이다.

1) 검체 채취의 주의사항

5 ml의 정맥혈액을 일반시험관에 채혈하여 용혈이 없게 혈청을 분리한다. 검체의 보관은 4℃에서 7일간, −20℃에서 6개월간 안정하다.

2) 측정원리

면역방사계수측정법으로 갑상선글로불린과 결합한 표지항체를 고형상에 피복한 단백질 A를 이용하여 결합형과 유리형을 분리한다.

3) 검사방법

(1) 검체 50 ㎕에 희석액 1,000 ㎕를 넣어 희석한다.

(2) 표준액과 관리혈청, 희석한 검체를 50 ㎕씩 각 시험관에 넣는다.

(3) 표지항체액을 50 ㎕씩 넣은 후 실온에서 60분 동안 반응한다.

(4) 단백질 A액(부유액)을 50 ㎕씩 넣은 후 실온에서 60분 동안 반응한다.

(5) 희석액을 1,000 ㎕씩 넣은 후 냉장원심분리기에서 2,000 g로 20분간 원심분리한다.

(6) 조심스럽게 상층액을 흡인하여 버린다.

(7) 침전물이 든 시험관의 방사능을 감마선계측기에서 계측한다.

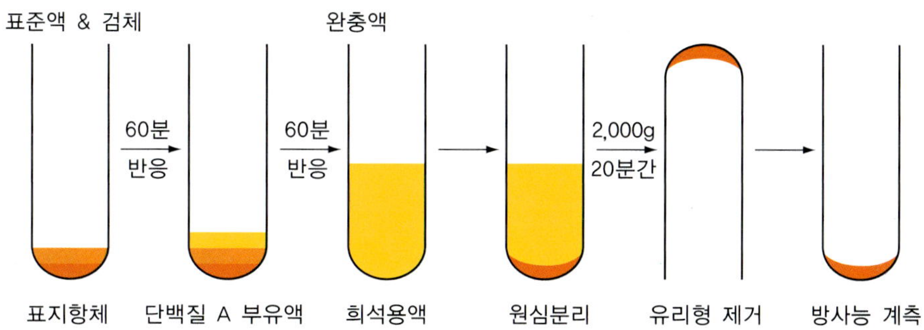

그림 14-9. 항갑상선글로불린항체의 검사방법

4) 계산

표준액의 계측값으로 대수-대수 그래프용지에 표준곡선을 작성하고, 표준곡선에서 검체의 계측값에 대한 항갑상선글로불린항체의 값을 찾는다.

5) 정상범위 및 임상적용

정상범위는 0.3 U/ml 이하이다.

혈청내에 항갑상선글로불린항체 또는 항마이크로솜항체가 있으면, 임상적인 자가면역 갑상선질환, 그레이브스병 혹은 특발성점액수종의 징후로 볼 수 있다. 높은 결과는 하시모토병이 유력하다. 앞의 **표 14-5**는 갑상선질환과 악성빈혈에 있어 항갑상선글로불린항체와 항마이크로솜항체의 빈도율을 보여 주고 있다.

6) 측정상의 주의사항

이 항체들은 다른 자가면역질환을 수반하는 환자에게서도 나타날 수 있다. 예를 들어 전신성낭창성루프스(SLE), 류마토이드성관절염, 자가면역용혈성빈혈 등이다.

표 14-5. 갑상선 자가항체들의 빈도율

병명	항갑상선글로불린항체(%)	항마이크로솜항체(%)
하시모토병	50~86	92~100
점액수종	50~64	67~86
그레이브스병	29~65	71~86
선종성갑상선종	5~50	27
갑상선암	20	20
악성빈혈	25	10

갑상선자가항체가 높게 측정되는 비갑상선질환으로는 애디슨병, 중증근무력증, 간질환, 진성당뇨병을 들 수 있으며 이 질환에서는 정확한 결과 해석에 어려움이 있다.

12. 항마이크로솜항체(anti Microsome antibody: AMAb)

자가면역체계에서 항마이크로솜항체를 항갑상선과산화효소항체(anti-thyroid peroxidase antibody: TPOAb)로 불리고 있으며 생산한 환자의 혈청은 보통 항마이크로솜항체를 포함하게 되어 갑상선상피세포의 항마이크로솜항체와 반응하게 된다.

임상적 증거로서 하시모토갑상선염, 그레이브스병, 혹은 다른 갑상선질환의 징후가 있을 때 순환하는 항마이크로솜항체를 검출하는 것이 목적이다.

1) 검체 채취의 주의사항

정맥 채혈을 하는데 5 ml의 혈액을 일반시험관에 채혈한다. 검체는 혈청을 사용하고 보관은 4℃에서 7일간, -20℃에서 6개월간 안정하다.

2) 측정원리

면역방사계수측정법으로 항마이크로솜항체와 결합한 표지항체를 고형상에 피복한 단백질 A를 이용하여 결합형과 유리형을 분리한다.

3) 검사방법

(1) 검체 50 μl에 희석액 1,000 μl를 넣어 희석한다.

(2) 표준액과 관리혈청, 희석한 검체를 50 μl씩 각 시험관에 넣는다.

(3) 표지항체액을 50 μl씩 넣은 후 실온에서 60분 동안 반응한다.

(4) 단백질 A액(부유액)을 50 μl씩 넣은 후 실온에서 60분 동안 반응한다.

(5) 희석액을 1,000 μl씩 넣은 후 냉장원심분리기에서 20분간 원심분리한다.

(6) 조심스럽게 상층액을 흡인하여 버린다.

(7) 침전물이 든 시험관의 방사능을 감마선계측기에서 계측한다.

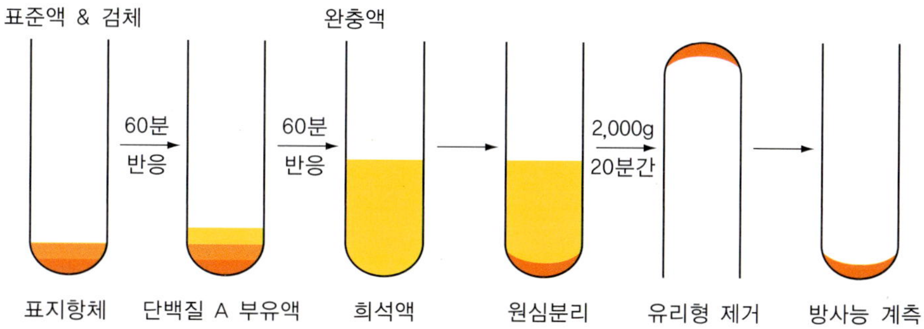

그림 14-10. 항마이크로솜항체의 검사방법

4) 계산

표준액의 계측값으로 대수-대수 그래프용지에 표준곡선을 작성하고, 표준곡선에서 검체의 계측값에 대한 항마이크로솜항체의 값을 찾는다.

5) 정상범위 및 임상적용

정상범위는 0.3 U/ml 이하이다. 하시모토 갑상선염, 그레이브스병의 선별진단과 활동성을 평가한다.

제 15 장 부갑상선 (Parathyroid gland)

부갑상선은 상피소체라고도 부르며, 갑상선 후면에 보통 2쌍 4개가 존재하고 있다. 크기는 5 mm 정도이고 무게는 20~50 mg 정도로 아주 작은 내분비선이지만, 여기에서 분비되는 부갑상선호르몬(PTH)은 비타민 D와 칼시토닌과 함께 칼슘대사 조절호르몬으로 생명의 유지에 중요한 역할을 담당하고 있다.

부갑상선에서 생성된 부갑상선호르몬은 prepro PTH – pro PTH – PTH로 순차적으로 작은 분자가 되고, 혈액 중 칼슘 값에 따라서 혈액 중에는 PTH(때로는 pro PTH)로 분비된다.

1. 부갑상선호르몬(Parathyroid hormone: PTH)

부갑상선호르몬(PTH)은 분자량 9,500으로 아미노산 84개가 결합하고 있는 하나의 사슬로 된 펩티드호르몬이다. 이 PTH^{1-84}는 생물활성을 갖는 아미노기축에 PTH^{1-34}(N PTH)와 면역학적 활성을 갖은 카복실기 옆에 PTH^{35-84}(C PTH)와 다시 그 분해단편 PTH로 되기 때문에 혈액 중에는 이러한 PTH가 혼합하여 존재하고 있다.

PTH의 작용으로 혈액 또는 체액의 칼슘이온을 조절하고, 칼시토닌이 여기에 길항작용을 한다. PTH의 표적기관은 뼈와 신장이고 PTH는 칼슘을 뼈에서 혈액으로 유리시키고, 뼈 흡수를 높여서 혈액의 칼슘을 상승시킨다. 신장에 있어서는 근위세포관의 인 재흡수 억제 및 그 결과로써 칼슘 증가에 관여한다. 또 비타민 D의 활성촉진작용에 관여하고, 장관에서는 칼슘흡수를 촉진한다.

순환하는 PTH는 3가지 확실한 분자형태로써 존재하는데, 부갑상선에서 유래된 원래 그대로의 PTH 분자 그리고 2개의 작은 순환형태가 있는데, N말단 단편들과 C말단 단편들이다. 이들은 신장과 간에서 원래 분자로부터 잘려져 적은 양이 C단편과 상피소체로써 존재한다. 일반적으로 두 가지의 방사면역측정법이 원래의 PTH와 N과 C말단 조각들을 검출해내는데 유용하게 쓰이고 있으며, 면역방사계수측정법이 새로이 개발되어 완전한 부갑상선호르몬(intact PTH)을 1~84까지 측정하게 되었다. 부갑상선기능항진증과 부갑상선기능저하증의 진단을 확인하는데 임상적으로 유용하다. 그러나 C말단 분석은 신장질환을 가진 환자에 있어서는 거짓으로(일시적으로) 높은 측정값을 보인다.

혈액에 오래 존재하는 카복실기(COOH) 말단 분절에 대한 항체가 임상적으로 매우 유용하다고 밝혀져 있기 때문에 대부분 상품화된 측정방법은 1~84까지 측정되는 intact PTH를 면역방사계수측정법으로 1 pg/ml까지 측정하고 있다.

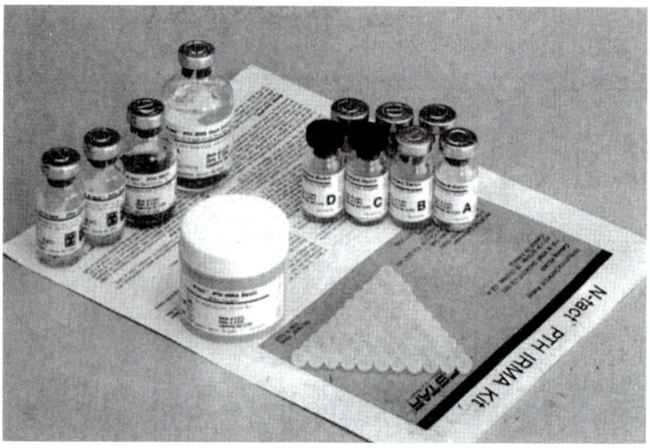

그림 15-1. 부갑상선호르몬 측정용 키트

1) 검체 채취의 주의사항

검체의 채혈은 공복상태에서 하는 것이 좋으며, 용혈검체는 좋지 않다.

2) 측정원리

면역방사계수측정법으로 항체피복시험관을 이용하여 결합형과 유리형을 분리하는 샌드위치 방법이다.

3) 검사방법

(1) 표준액과 관리혈청, 검체(혈청)를 200 ㎕씩 각 항체피복시험관에 넣는다.

(2) 표지항체액을 200 ㎕씩 넣어준다.

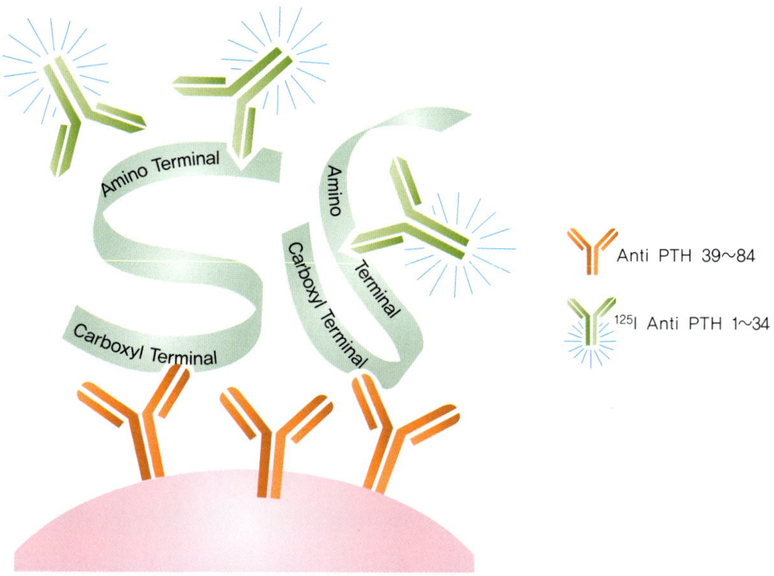

그림 15-2. PTH 측정원리

(3) 제1항체를 200 μl씩 넣는다.

(4) 잘 혼합한 후 실온에서 24시간 반응시킨다.

(5) 반응 후 세척액을 2,000 μl씩 넣고 반복 세척한다.

(6) 시험관의 방사능을 감마선계측기에서 계측한다.

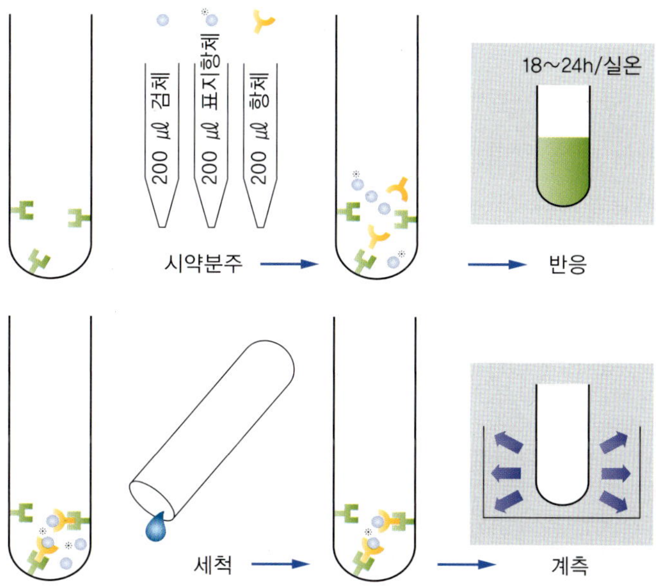

그림 15-3. PTH 검사방법

4) 계산

표준액의 계측값(cmp)으로 대수-대수 그래프지에서 표준곡선을 작성하고, 그 표준곡선에서 검체의 계측값(cmp)으로 PTH의 값을 찾는다.

5) EDTA 부하검사

기능검사로 EDTA Na 부하검사가 있다. EDTA Na 부하검사는 혈액의 이온화칼슘농도의 저하에 의한 PTH 분비자극을 원리로 하고 부갑상선기능 정상과 저하와의 감별을 목적으로 한다. EDTA가 칼슘과 결합하기 때문에 혈액 칼슘농도의 저하가 오고, PTH는 상승한다. EDTA Na 40 mg/kg 체중, 200 ml 액을 천천히 정맥 투여하여 투여 전, 30, 60, 120, 180분에 채혈한다. 혈청의 칼슘과 PTH를 함께 측정한다.

6) 정상범위 및 임상적용

정상범위는 검사방법에 따라 다양하고, 혈청칼슘 측정값과 관련하여 해석해야 한다.

일반적인 정상범위는 다음과 같다.

intact PTH : 10~65 pg/ml

N-terminal 단편 : 236~630 pg/ml

C-terminal 단편 : 410~1,760 pg/ml

부갑상선기능의 관찰은 주로 혈액과 소변의 칼슘 및 인의 측정과 혈청 C말단 PTH의 정량에 의해서 실시되고 있다.

원발성 부갑상선기능항진증에서는 혈액 중 높은 칼슘, 낮은 인을 보이고, 혈청 PTH는 높거나 정상값을 보이는 것도 있다. 만성 신부전증의 장기투석에 의한 속발성 부갑상선기능항진증에서는 혈청 PTH가 현저히 높게 된다. 특발성 또는 수술 후 부갑상선기능저하증에서는 혈액 중 낮은 칼슘, 높은 인 값으로 PTH는 정상 또는 측정 민감도 이하이다. 수용체 이상에 의한 호르몬부전의 부갑상선기능저하증에서는 치료 전의 혈청은 높은 칼슘, 낮은 인산으로 되어 혈청 PTH가 상승한다. PTH가 증가 또는 감소를 나타내는 주된 질환은 **표 15-1**에 있다.

표 15-1. PTH가 증가 또는 감소하는 질환

증가	감소
원발성 부갑상선기능항진증	선천성 부갑상선 결손
위성 부갑상선기능저하증	수술 후, 특발성 부갑상선기능저하증

드물게 원발성 부갑상선기능항진증에서 혈증 PTH가 정상인 경우가 있으므로 반복 측정하거나 다른 임상성적을 참고한다.

PTH 측정은 칼슘, 뼈대사 이상을 보이는 고칼슘혈증의 감별진단에 유용하고 따라서 혈액 이온화 칼슘값과 혈청 칼슘이온값을 고려해서 진단한다.

7) 측정상의 주의사항

혈액 PTH 측정은 임상적 유용성은 있으나 정확하고 재현성이 높으며, 이상적인 시약을 얻기 어려워서 대부분 검사실에서는 단일 키트를 오랫동안 사용하여 정상범위를 정해두는 것이 좋다.

하룻밤 공복상태를 지키지 못했을 경우와 지방질이 높은 혈액은 정확한 측정에 영향을 줄 수 있다. 우유의 섭취는 거짓의 PTH 값을 보일 수 있으며 용혈은 정확한 검사결과를 간섭할 수 있다.

2. 칼시토닌(Calcitonin)

칼시토닌은 칼슘대사 조절호르몬의 하나이며, 갑상선의 특이화 된 C세포라 부르는 간질세포에서 분비되는 327B의 아미노산으로 구성된 분자량 3,400의 폴리펩티드호르몬이다. 칼시토닌은 PTH와 상반작용을 하고, 혈액 칼슘의 유지조절을 도모하는 것과 함께 신장에서 나트륨(Na), 칼륨(K), 인(P), 배설 촉진, 뼈 흡수의 억제 등의 역할을 한다.

칼시토닌의 측정은 갑상선수질암, 칼시토닌 생산종양, 예후의 관찰, 가족의 감별검사 등의 진단목적으로 중요하다.

1) 검체 채취의 주의사항

검체는 공복상태에서 채혈하여 혈청이나 혈장을 사용한다.

2) 측정원리

RIA의 기본원리인 항체에 대해 항원과 표지항원이 경쟁적으로 반응하는 경쟁반응을 이용한다. 즉 검체의 칼시토닌과 일정량의 칼시토닌항체를 반응시키고, 표지항원을 나중에 첨가하는 비평형방법이며 B/F의 분리는 제2항체를 이용하여 분리한다.

3) 검사방법

(1) 표준액과 관리혈청, 검체를 각각 100 ㎕씩 시험관에 넣는다.

(2) 항체를 200 ㎕씩 넣고 잘 혼합한다.

(3) 실온(20~30℃)에서 20시간 동안 반응시킨다.

(4) 표지항원(^{125}I calcitonin)을 100 ㎕씩 넣고 잘 혼합한다.

(5) 냉장실(4℃)에서 48시간 동안 반응시킨다.

(6) 제2항체를 100 ㎕씩 넣고 잘 혼합 후 30분간 반응시킨다.

(7) 원심분리기에서 2,000 g로 30분간 원심분리한다.

(8) 상층액을 조심스럽게 버리고 침전물의 방사능을 계측한다.

4) 계산

$$\frac{\text{표준액·검체 계측값(cpm)} - \text{NSB 계측값(cpm)}}{\text{0 표준액 계측값(cpm)} - \text{NSB 계측값(cpm)}} \times 100 = \quad B/B_0\%$$

표준액의 B/B0%로 표준곡선을 작성하고, 그 표준곡선에서 검체의 B/B0%로 칼시토닌의 값을 찾는다.

5) 부하검사(칼슘부하검사)

칼슘(8.5% 글리콘산 칼슘)을 1분간 정맥주사하고, 투여 전, 10, 20, 30분 후에 채혈해서 측정한다.

칼시토닌(pentagastrin으로 0.5 ㎍/kg 체중)을 정맥주사하는 방법도 있다.

6) 정상범위 및 임상적용

정상인의 기초값은 100 pg/ml 이하이다. 남성이 여성보다 약간 높은 값을 보이며 나이가 들수록 남녀 같이 저하하는 경향을 보인다.

갑상선암 중 수질암(medullary carcinoma)에서는 500~10^4 ng/ml로 현저하게 높은 값을 보이지만 칼시토닌 또는 가스트린 검사에 따라서 다시 상승하므로, 미세한 종양의 발견에는 대단히 유효한 방법이다.

만성 신부전증이나 낮은 칼슘혈증에는 약간의 높은 값을 보이고, 칼시토닌 저하를 보이는 저칼슘증에서는 기초값에 가까이 나올 때가 많다.

7) 측정상의 주의사항

골다공증(osteoporosis)의 통증경감에 사용하는 칼시토닌 주사액이 표준 칼시토닌과 교차성이 있으므로 측정에 영향을 준다. 요산과 비타민 C가 칼시토닌 측정에 영향을 준다는 보고도 있다.

3. 오스테오칼신(osteocalcin)

오스테오칼신(osteocalcin) 또는 bone GLA protein(BGP)은 분자량 5800의 단백질이다. 이는 골아세포에 의해 합성되어, 뼈 조직에 관여하고, 대략 20%의 콜라겐이 없는 뼈 단백질로 나타난다. 이 아미노산 펩티드는 3개의 gamma carboxy glutamic acid(GLA)를 포함하고 있고 수치는 아이들, 특히 생후 첫 1년과 신체적 성장의 속도와 관련이 있는 사춘기에 최고로 증가한다.

성인의 경우, 순환하는 오스테오칼신의 값은 환자의 나이와 성별을 고려해서 판단해야 한다. 오스테오칼신은 신장, 뼈 형성 장애, 초기 부갑상선기능항진증, 파제트병의 경우에 증가하고, 부갑상선기능저하증, 뼈 전이의 경우에는 저하된다. 뼈의 재흡수와 형성과정이 부조화할 때(골다공증), 뼈 형성의 특정한 지표(골격 전체 안의 골아세포의 활동)를 제공하고 뼈 재흡수는 나타나지 않는다.

정상인 폐경기 후의 형태와 같은 초기 골다공증의 경우, 측정값은 재생률에 따른(골다공증) 질병의 구분과 환자치료를 위한 규칙적인 추적조사를 가능하게 한다.

1) 검체 채취의 주의 사항

검체의 채혈은 진공채혈시험관에 채혈한다. 채혈한 혈액은 응고가 완전하게 일어난 뒤에 원심분리하여 혈청을 분리한다. 혈청검체는 측정이 4시간 이내에 이루어진다면 4℃에서 보관할 수 있다. 더 오랜 기간의 보관을 위해서는 −20℃ 이하에서 보관하고 사용시에는 실온에서 해동시킨다.

2) 측정원리

면역방사계수측정법으로 고형상의 샌드위치방법이다. 단일클론항체 피복시험관과 방사성옥소(^{125}I) 표지단일클론항체이다. 검사에는 표준액, 검체 속에 있는 항원(osteocalcin)이 두 항체 사이에 결합하게 된다. 시험관에는 항체 · 항원 · 표지항체 결합만 남게 되고, 결합하지 않은 표지항체는 세척단계에서 쉽게 제거할 수 있다. 항체피복시험관에 결합한 방사능을 측정한다. 시험관에 결합한 방사능은 표준액 및 검체에 있던 오스테오칼신(osteocalcin)의 값에 비례한다.

3) 시약

(1) 항오스테오칼신 항체피복시험관(anti human osteocalcin antibody coated tube)

(2) 옥소표지 항오스테오칼신항체(^{125}I anti human osteocalcin antibody)

(3) 표준액(standard solution): osteocalcin(0−300 ng/ml)

(4) 관리혈청(control serum)

(5) 세척액(tween 20 washing solution)

4) 검사방법

(1) 검사하기 직전 모든 시약은 실온에 이르게 한다.

(2) 항체피복시험관을 준비한다

(3) 항체피복시험관에 표준액, 관리혈청, 검체를 50 ㎕씩 넣는다.

(4) 표지항체(^{125}I anti−human osteocalcin)를 300 ㎕씩 넣고 잘 혼합한다.

(5) 실온(18~25℃)에서 400 rpm으로 흔들며 2시간 동안 반응한다.

(6) 반응이 끝나면 시험관의 내용물을 조심스럽게 흡입한다.

(7) 세척액 3 ml로 3회 세척한다.

(8) 항체피복시험관의 방사능을 감마선계측기에서 1분 동안 계측한다.

5) 계산

(1) 표준액과 검체의 계측값을 구한다.

(2) 표준액의 계측값을 이용하여 반대수 그래프지에 표준곡선을 작성한다.

(3) 표준곡선에서 각 검체의 계측값을 가지고 오스테오칼신(osteocalcin)의 값을 찾는다.

6) 정상범위 및 임상적용

정상 성인의 오스테오칼신은 20 ng/ml이다. 폐경기 뼈 질병(골다공증 등)검사는 폐경기 전의 40~50세 여성그룹에서 얻은 예상값과 비교하여 해석한다.

각 검사실에서는 자기들의 정상범위를 정하는 것이 좋다.

7) 측정상의 주의사항

(1) 유효기간이 지난 키트의 시약은 사용하지 않는다.

(2) 로트(lot)가 다른 시약과 섞지 않는다.

(3) 용혈, 고지혈증을 나타내는 검체나 섬유소를 포함한 검체는 잘못된 결과를 낳을 수 있다.

(4) 표준곡선에서 벗어나는 높은 오스테오칼신 값은 키트에 있는 0 표준액으로 희석하여 재검사를 한다. 희석할 때는 일회용 플라스틱시험관을 사용한다.

제 16 장 뇌하수체 (Pituitary gland)

1. 총론

뇌하수체는 가로폭이 12 mm이고 앞 뒤폭 약 8 mm의 둥근 알 모양을 한 작은 내분비기관으로써 두개골속 터어키안에 있고, 시신경과 내경동맥에 접해서 존재한다.

그 중량은 성인 남자에서는 약 0.7 g, 성인 여자에서는 그보다 약간 크며 임신 중에는 조금 커진다. 뇌하수체는 발생학적으로 다른 선성하수체와 신경성하수체로 되어 있고, 전자는 전엽에 있고 후자는 후엽에 있다.

뇌하수체 전엽에서는 부신피질자극호르몬(adrenocorticotropic hormone: ACTH), 성장호르몬(growth hormone: hGH), 갑상선자극호르몬(thyroid stimulating hormone: TSH), 프로락틴(prolactin), 난포자극호르몬(follicle stimulating hormone: FSH), 황체형성호르몬(luteinizing hormone: LH) 등의 호르몬이 분비된다.

뇌하수체 후엽은 간뇌기저부가 돌출해서 생긴 신경조직으로 후엽세포는 호르몬을 생산하지 않는다. 일반적으로 뇌하수체 후엽호르몬이라고 불리는 항이뇨호르몬(vasopressin), 옥시토신(oxytocin)은 시상하부의 신경세포에서 합성되고, 신경 측쇄를 지나서 하수체 후엽에 운반되어 저장된다.

뇌하수체호르몬은 각각 특이한 생리작용을 갖는다. 그 때문에 각각의 호르몬의 과잉과 저하에 따라 특이한 병태가 나타나게 되지만, 뇌하수체질환에 있어서는 이러한 호르몬이 단독으로 증감하는 것은 거의 없다. **표 16-1**에는 주로 증감을 나타내는 호르몬과 질환을 통합한 것이다.

표 16-1. 뇌하수체호르몬의 측정질환

분비 부위	호르몬	높은값	낮은값
전엽	ACTH	에디슨병, 쿠싱병	뇌하수체 기능저하증
	HGH	말단비대증, 거인증	뇌하수체성 난장이증
	prolactin	무월경 증후군	시한 증후군
	TSH	원발성 갑상선기능저하증	아급성 갑상선염
	FSH, LH	터너 증후군	시한 증후군
후엽	Vasopression	ADH 이상 분비증	요붕증

뇌하수체기능저하증에서는 전엽 및 후엽의 기능저하증이 있지만, 일반적으로 저하증이라고 부르는 경우는 전엽기능을 말한다.

전엽호르몬 모두 분비가 저하하고 있는 경우를 범뇌하수체기능저하증, 2종류 이상 저하하고 있는 경우를 부분적 뇌하수체기능저하증, 한 가지 종류인 경우를 단독결핍증이라 부른다. 단독결핍증은 대단히 드물다.

현재에는 2종류 이상의 저하를 나타내는 부분적 기능저하증이 많고, 이것은 방사면역측정법의 개발 등 진단기술의 향상에 따라서 조기에 병태를 파악할 수 있게 되어 있다.

뇌하수체호르몬은 여러 가지의 생리적인자에 따라서 기초값이 변동하는 것을 알 수 있다. 결과 판정에 따라서는 이것을 충분히 고려하고, 기초값의 반복 측정과 필요에 따라서 표적호르몬의 분비자극검사, 분비억제검사를 실시하는 것이 측정의 효과를 한 층 더 높이게 된다.

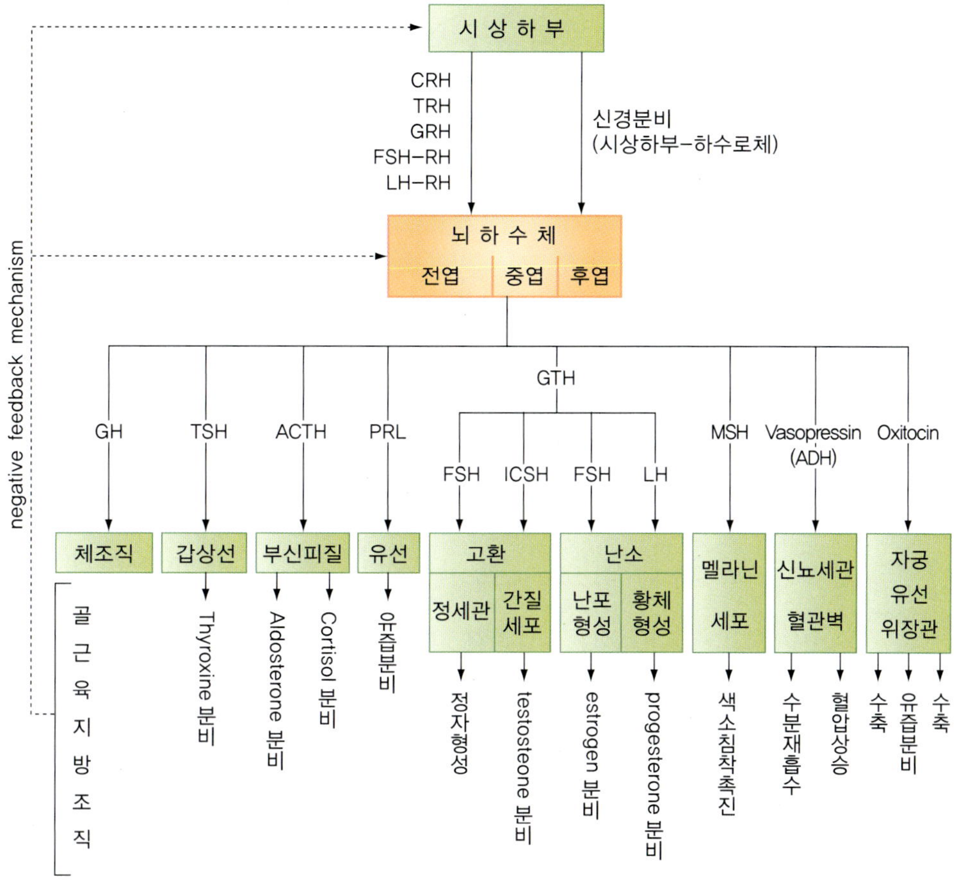

그림 16-1. 시상하부 하수체계 호르몬 분비과정

2. 부신피질자극호르몬(Adrenocorticotropic hormone: ACTH)

부산피질자극호르몬(ACTH)은 39개의 아미노산으로 된 분자량 4,500인 폴리펩티드의 사슬로 NH_4 말단에 생물학적 활성이 있다. ACTH는 프로오피오토르틴(proopiocortin)이라 부르는 전 단계 물질로 만들어진 후 ACTH, 베타 리포트로핀(β-lipotropin: 지방분해호르몬) 및 기타 여러 형태로 ACTH 분비세포 내부에 저장되어 있다가 분비된다.

Ca^{++} 이온의 존재하에 부신에 작용하고 코티솔, 17 케토스테로이드 등 스테로이드의 합성 분비를 자극한다. 부신피질 구조의 유지에 관여하고 뇌하수체를 적출하면 부산피질은 적어지는 것으로 알려지고 있다.

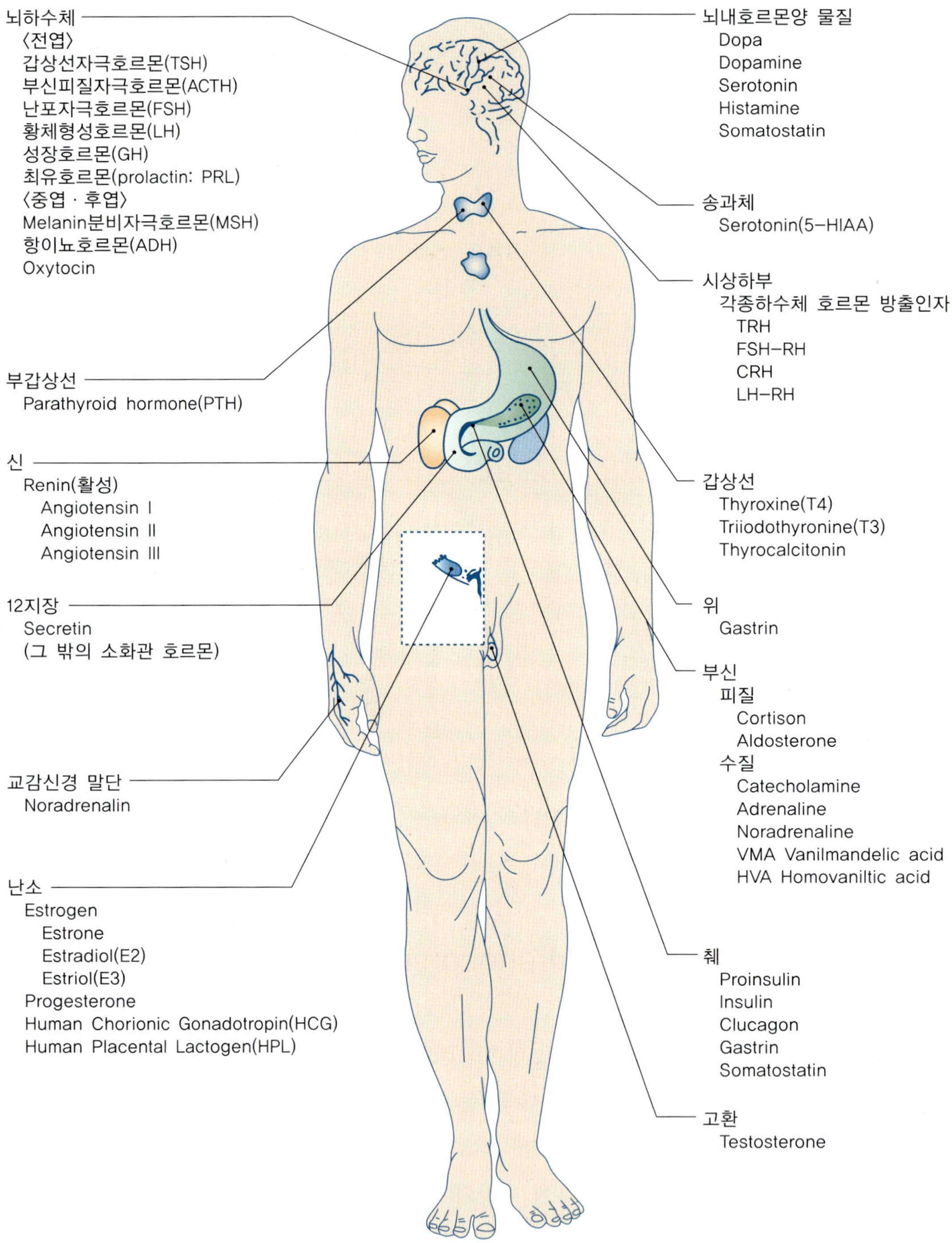

그림 16-2. 호르몬 및 호르몬 물질과 그 생산

정신적 혹은 신체적 스트레스도 분비를 촉진한다. 분비를 억제하는 것으로는 혈액 중 코티솔의 증가로 이것은 하수체와 시상하부 양쪽의 음성되먹임에 의한 것이라고 생각된다. ACTH의 분비는 간헐적으로 이른 아침 6시~8시에 높고 오후 8시~11시에 제일 낮다. 이것은 코티솔에 의한 분비 조절만으로는 설명이 곤란하고 중추신경계의 관여로 생각된다.

ACTH 분비는 3개의 독립적 인자에 의하여 조절되는데

일교차 : 시상하부에서 분비하는 부신피질자극호르몬방출인자(corticotropin releasing factor: CRF)에 의하여 오전 6~8시에 최고에 달하며 오후 8시~11시에 최저를 보인다.

당질코르티코이드 : ACTH 분비는 혈액 코티솔이 증가하면 억제된다. 이런 작용은 코티솔이 시상하부 및 뇌하수체 부위에 작용하여 나타난다.

스트레스 : 심한 자극은 중추 신경계에 영향을 주어 CRF와 ACTH 분비를 자극한다.

뇌하수체 전엽에서 ACTH 분비는 시상하부에서 분비되는 부신피질자극호르몬방출인자(CRF)와 부신피질에서 분비되는 코티솔에 따라 조절되고 있다.

ACTH 측정은 시상하부–뇌하수체–부신계통의 기능진단에 유용하다.

1) 검체 채취의 주의사항

ACTH는 오전 8시경에 최고가 되며, 오후 10시경 최저가 되는 일일 변동이 있기 때문에 채혈시간에 유의해야 한다. 부신의 기능저하가 예상되는 환자를 위해서는 최고 분비인 오전 6시에서 8시 사이의 기본 측정값을 위한 정맥혈액을 채혈한다. 쿠싱증후군이 예견되는 환자들에게는 낮은 분비인 저녁 8시에서 11시 사이에 정맥혈액을 채혈한다. 검체는 채혈 시 EDTA가 들어 있는 시험관을 미리 냉각 시켜놓고, 거기에 혈액을 분주하여 흔든 후 냉장 원심분리한다. 유리나 헤파린이 처리된 시험관에는 ACTH가 흡착될 수 있기 때문이며 이는 혈장에서 단백질분해 효소가 ACTH 값을 감소시키기 때문이다. 효소활성을 저지시키기 위해 4℃ 온도가 필요하다. 검체를 즉시 얼음으로 채워 옮기는데 신뢰성 있는 검사결과를 위해 필수적이다. 얻어진 혈장은 측정 때까지 −20℃에서 보관한다.

2) 측정원리

표준액과 검체는 일정한 양의 항체에 결합하기 위하여 표지항원과 경쟁적으로 반응한다. 결합한 표지항원의 양은 검체에 있는 항원의 양과 반비례의 관계에 있고, 결합형의 방사능을 계측하여 검체의 항원 값을 알게 된다.

Ag + Ab + *Ag ⇄ AgAb, *AgAb(결합형) … Ag, *Ag(유리형)

Ag ……… 표준액, 검체

*Ag ……… 표지항원

Ab ……… 특이항체

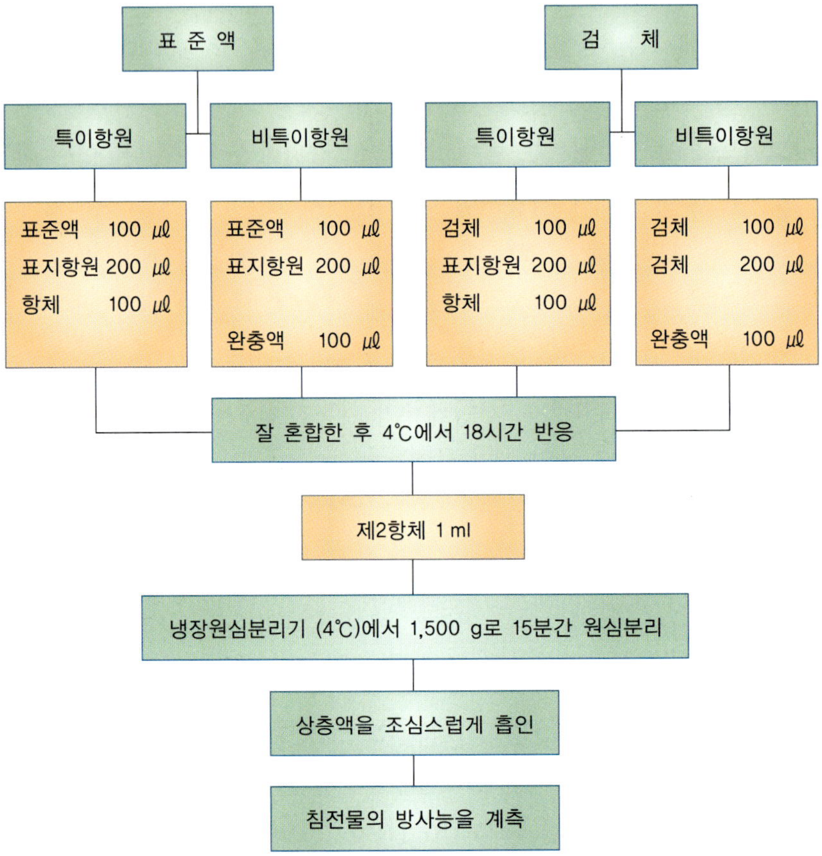

그림 16-3. 부신피질자극호르몬 검사방법

3) 검사방법

(1) 표준액과 검체(혈장) 한 개당 각각 2개의 시험관을 준비한다.

(2) 준비된 시험관에 표준액과 검체를 100 μl씩 넣는다.

(3) 표지항원을 200 μl씩 넣는다.

(4) 표준액과 검체의 NSB 시험관에는 완충액을 100 μl 넣고 표준액과 검체의 측정 시험관에는 항체를 100 μl씩 넣는다.

(5) 잘 혼합한 후 4℃에서 18시간 반응시킨다.

(6) 모든 시험관에 제2항체인 침전제 1 ml씩을 넣고 혼합한다.

(7) 냉장원심분리기(4℃)에서 1,500 g로 15분간 원심분리한다.

(8) 상층액을 조심스럽게 흡인하여 버린다.

(9) 침전물의 방사능을 감마선계측기에서 계측한다

4) 계산

(1) $\text{표준액}(B/B_0\%) = \dfrac{\text{표준액 계측값(cpm)} - \text{표준액 NSB 계측값(cpm)}}{\text{0 표준액 계측값(cpm)} - \text{표준액 NSB 계측값(cpm)}} \times 100$

(2) $\text{검체}(B/B_0\%) = \dfrac{\text{검체 계측값(cpm)} - \text{검체 NSB 계측값(cpm)}}{\text{0 표준액 계측값(cpm)} - \text{표준액 NSB 계측값(cpm)}} \times 100$

표준액 $B/B_0\%$를 이용하여 직선-대수 그래프지에 표준곡선을 작성하고, 그 표준곡선에서 검체의 $B/B_0\%$로 검체 각각의 ACTH 값을 찾는다.

5) 정상범위 및 임상적용

정상인의 기초값은 일반적으로 100 pg/ml 이하이다. 일일변동과 스트레스에 따라서 변동하므로 30분 간격으로 3회 채혈하여 혼합한 검체로 측정하여 기초값으로 한다.

정상보다 높은 혈장 ACTH는 원발성 부신기능저하증인 애디슨병을 의심할 수 있다. 부신피질기능저하의 원인으로 우선하는 것은 아마도 부신피질의 자연발생적인 위축일 수도 있고 육아종, 신생물, 아밀로이드증 혹은 염증성 괴사에 의한 선의 부분적 파괴로 올 수도 있다.

낮은 혈장 ACTH는 2차적인 부신기능 저하로 볼 수 있는데 결과적으로 뇌하수체 혹은 시상하부의 기능장애를 유발한다. 원발성 결정요소는 시상하부에서 분비되는 부신피질자극호르몬방출인자(corticotropin releasing factor: CRF)가 없거나 오랜 기간 동안 코르티코스테로이드 치료를 받아 ACTH가 만성적인 저하일 수도 있다.

쿠싱병이 예견되어서 측정한 경우 혈장 ACTH가 올라가면 쿠싱병이고, 뇌하수체 기능장애일 경우인 선종에서는 계속적인 ACTH 생산으로 인해 혈장 코티솔이 증가하는데 일일변동은 없다. 낮은 혈장 ACTH는 부신의 기능항진을 암시하는데 부신피질 종양이나 높은 코티솔의 원인은 과형성 때문이다. 그러한 기능항진에 있어서 ACTH는 낮은 정상으로 측정되거나 높은 코티솔이 음성되먹임 기전을 통한 ACTH 분비를 억제시키기 때문이다.

기초값 이외에도 여러 가지 자극검사나 억제검사의 결과에 따라 병태를 파악하는 것이 바람직하며 코티솔과 함께하는 것이 좋다. 만성신부전증에서는 ACTH의 분비속도가 늦는지, 측정상의 문제가 불분명한지, 높은 ACTH 혈증을 나타내는 것도 있으며, 이소성 ACTH 분비성 종양이나 쿠싱병 등에서 증가를 보이며, 뇌하수체기능저하증과 ACTH 단독결핍증에서는 감소한다.

6) 측정상의 주의사항

현재 많이 사용하는 키트에서는 헤파린 첨가 혈장이 높은 값을 보이는 경우가 있으므로, 원인불명의 높은 ACTH 값이 검출될 때는 재검사하는 것이 바람직하다.

최근에는 생화학의 진보에 의해서 부신피질자극호르몬방출인자(corticotropin releasing factor: CRF)의 단독 분리 정제에 성공했고 쿠싱병에 CRF 부하검사가 실시된다.

음식물 제한을 지키는데 실패했거나 약물치료 혹은 신체적 활동이 정확한 검사결과의 측정에 간섭이 될 수 있다. ACTH 값은 코르티손이나 그것의 산물을 포함한 코르티코스테로이드에 의해 저하되고 약물에 의해 내인성 코티솔이 증가하게 된다. 에스트로겐(estrogens), 칼슘(calcium), 포도당(glucose)과 에타놀(ethanol), 리튬(lithium), 탄산염(carbonate)은 ACTH의 분비를 증가시키며, 코티솔의 분비를 감소시킨다. 또한 ACTH는 월경주기와 임신에 의해 영향을 받는다.

방사성스캔은 검사결과에 영향이 있을지 모르므로 검사 1주일 전까지 마치도록 한다.

3. 성장호르몬(Growth hormone: hGH)

성장호르몬은 뇌하수체 전엽에서 분비되는 190개의 아미노산으로 구성된 폴리펩티드호르몬이며 분자량은 21,500이다. 구조는 프로락틴과 유사하며 big hGH(분자량 40,000~45,000)도 있는데 이것도 혈액에서 서서히 hGH(분자량 21,500)로 변환한다.

성장호르몬은 표적기관을 유지하지 않고 직접 많은 기관에 작용한다. 뼈, 결합조직에서 는 소마토메딘(somatomedin)을 개입해서 RNA와 DNA의 합성을 촉진하고, 연골에서는 연골황산(chondroitin)의 합성을 촉진해서 개체의 성장에 관여한다.

hGH는 성장기에만 관여하는 것이 아니고 성인에서 대사에도 관여하고 인슐린과 길항적 작용을 하며 지방분해, 당생성 등을 촉진한다. 분비조절은 시상하부에서 분비된 성장호르몬방출호르몬인자(growth honnone releasing factor: GRF)가 분비촉진으로, 성장호르몬억제인자(growth hormone inhibiting factor: GIF)가 분비억제적으로 활동함에 따라 조절이 이루어진다.

분비는 시상하부 유리성인자(hypothalamic releasing factor: HRF)에 의해 영향을 받는다. 분비는 성장호르몬방출인자와 방출억제인자에 의하여 조절되고 GIF는 hGH 뿐 아니라 인슐린과 글루카곤의 분비도 억제한다. GRF는 다른 방출호르몬과 같이 아직 정확하게 밝혀지지 않았다. 저혈당, 운동, 수면, 스트레스는 분비를 자극하고 포도당부하에 의해서 분비가 억제되기 때문에 생리적 변동이 현저하다.

이 호르몬의 저분비는 난장이증을 일으키고 과잉분비는 거인증을 일으킬 수 있어, 난장이증의 감별진단과 어린이들에 있어서의 늦은 성장은 뇌하수체 혹은 갑상선 기능장해의 원인일 수 있기 때문에 측정되며 말단거대증과 거인증의 확진 및 뇌하수체 혹은 시상하부종양의 진단, 성장호르몬 치료 평가에 도움을 주기 위해 이런 환자에서 측정된다.

1) 검체 채취의 주의사항

분비는 수면, 운동, 식사 등의 영향을 받기 때문에 아침 일찍 공복 안정 시에 채혈하는 것이 좋다. 또 분비가 간헐적이기 때문에 한 번의 채혈로는 충분치 못하고, 분비자극검사나 분비억제검사의 검체로 측정하는 것이 의의가 있다. 검체는 혈장이나 혈청을 사용할 수 있으나 용혈은 피해야 하며 검체의 보관은 4℃에서 7일간 −20℃에서 3개월간 안정하다.

2) 측정원리

면역방사계수측정법이며 항체피복구슬을 이용하여 샌드위치방법으로 결합형을 분리한다.

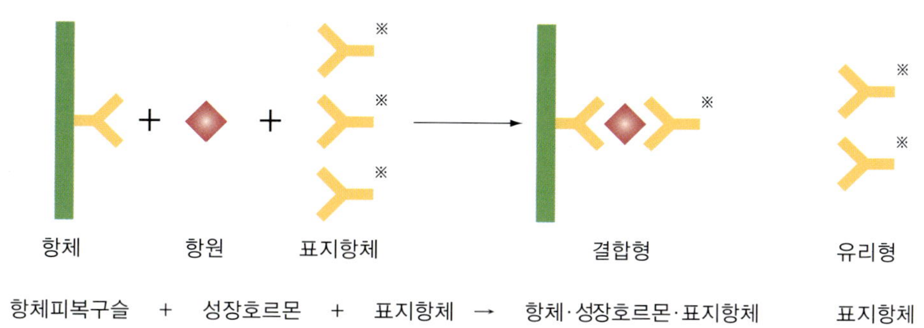

그림 16-4. 성장호르몬의 측정원리

3) 검사방법

(1) hGH 표준액과 관리혈청, 검체를 100 μℓ씩 각 시험관에 넣는다.

(2) 표지항체액(^{125}I hGH)을 200 μℓ씩 각 시험관에 넣는다.

(3) hGH 항체피복구슬을 각 시험관에 1개씩 넣고 잘 혼합한다.

(4) 실온(15~30℃)에서 3시간 반응시킨다.

(5) 시험관 내의 구슬을 증류수로 충분히 세척한다.

(6) 시험관 내 구슬의 방사능을 감마선계측기에서 계측한다.

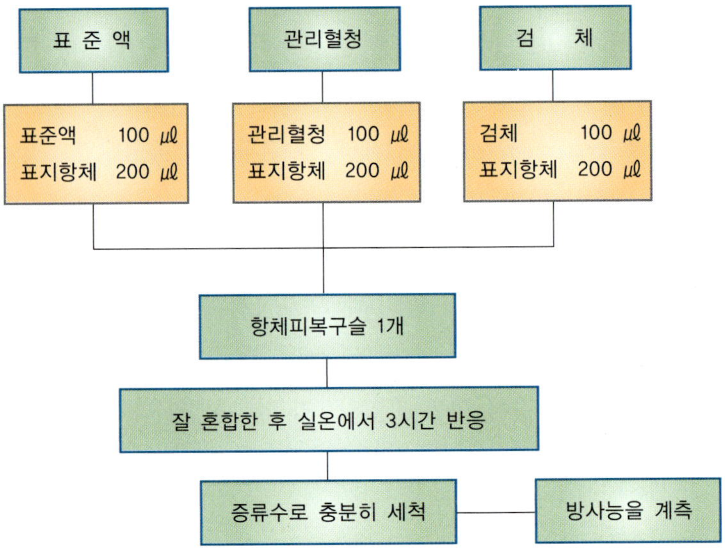

그림 16-5. 성장호르몬 검사방법

4) 계산

(1) 표준액의 계측값(cpm)으로 대수-대수 그래프지에서 표준곡선을 작성한다.

(2) 표준곡선에서 검체의 계측값(cpm)으로 검체 각각의 hGH 값을 찾는다.

5) 부하검사

부하검사에는 분비자극검사와 분비억제검사들이 있으며 대표적인 것은 다음과 같다.

(1) 자극검사(Stimulation test)

자극검사은 아르기닌의 정맥투여 후 성장호르몬을 측정하는 것으로 아미노산이 정상적으로 hGH 분비를 자극하는 가를 보는 것으로 보통 성장지체가 있는 신생아나 어린이들에 있어 뇌하수체 기능장애를 진단하는데 이용한다.

이 검사는 인슐린부하검사와 병행해서 수행하거나 다른 hGH 자극제로 글루카곤, 바소프레신과 도파민의 주입 후에 검사한다.

아침에 일반시험관에 정맥혈액 6 ml를 뽑는다. 생리식염수에 아르기닌을 체중 0.5 g/kg으로 최대 30 mg 정맥주입을 시작해서 30분 동안 계속한다. 정맥주입 후 30분 간격으로 모두 6 ml씩 4번 채혈한다. 계획된 시간에 각 검체를 채혈하고, 용혈이 안 되도록 검체를 조심스럽게 다룬다.

아르기닌은 남자는 10 ng/ml, 여자는 15 ng/ml, 아이들은 48 ng/ml 이상 hGH를 높게 자극 한다. 그러한 증가는 아르기닌 주입 후 30분에 뽑은 첫 번째 검체에 나타나거나 그 후 60분, 90분에 뽑은 검체에서 볼 수 있다.

아르기닌 주입 후 hGH가 올라가지 않은 것은 뇌하수체 전엽의 hGH 결핍을 나타내 준다. 아이들에 있어서 이러한 결핍은 난장이증을 일으키고, 어른에 있어서는 범뇌하수체 기능저하의 징후를 나타낼 수 있다 .

표 16-2. 분비자극검사

투여약품	투여방법	채혈시간(분)	측정호르몬	부하 후 변화
인슐린	정맥주사	0, 30, 60, 90, 120	GH, Cortisol ACTH, 혈당	10 ng/ml 이상이 정상 5 ng/ml 이하는 무반응
글루카곤	근육주사	0, 30, 60, 90, 120, 180	성장호르몬	120~180분에 최대값을 나타낸다.
도파민	경구	0, 30, 60, 90, 120	성장호르몬 프로락틴	60~90분에 최대값을 나타낸다.
아르기닌	정맥주사	0, 30, 60, 90, 120	성장호르몬	15~60분에 최대값을 나타낸다.

(2) 억제검사(Suppression test)

억제검사는 당의 부하량에 대한 분비반응을 측정함으로써 뇌하수체 전엽으로부터 성장호르몬의 과도한 기초측정값을 **표 16-2**, **표 16-3**과 같이 평가하는 검사이다. 정상적으로 성장호르몬은 혈장 포도당과 지방산을 높여준다. 포도당부하는 hGH의 분비를 억제한다. hGH의 과잉 측정값을 갖고 있는 환자에 있어서 억제기능의 파괴는 뇌하수체 전엽의 기능저하증을 나타내고 말단거대증과 거인증의 진단을 확인한다.

아침에 기초측정용 검체로 정맥혈액 6 ml를 뽑는다. 포도당액 100 g을 경구투여한다. 1~2시간 후 두 번째 채혈시험관에 정맥혈액 6 ml를 다시 뽑는다. 용혈이 안 되도록 검체를 조심스럽게 다룬다.

표 16-3. 분비억제검사

투여약품	방법	채혈시간(분)	측정호르몬	부하 후 변화
포도당	경구	0, 30, 60, 90, 120, 180	GH, 혈당, 인슐린	2시간 이내에 5 ng/ml 이하로 된다.
소마토메딘	경구	0, 30, 60, 90, 120, 180	GH, 혈당, 인슐린 프로락틴	

정상적으로 포도당은 성장호르몬을 억제하므로 경구투여 후 30분~2시간 사이에 측정되지 않거나 3 ng/ml 이하여야 한다.

급성 말단거대증 환자에서는 기초측정값이 75 ng/ml로 높고, 검사하는 동안 5 ng/ml 이하로 억제되지 않는다. 당부하에 따른 반응으로 변동이 없거나 혹은 hGH가 올라갔을 때는 성장호르몬항진증의 징후이고 말단거대증이나 거인증이 의심되는 경우에 확진할 수 있다.

6) 정상범위 및 임상적용

정상범위는 성인 남자는 0.1~1.5 ng/ml이고, 여자에서는 0.3~8.7 ng/ml이다. 정상범위보다 높은 경우에는 재검사하는 것이 바람직하다. 또 검출감도 이하의 낮은 값도 비정상적으로 판정되지 않으므로 부하검사를 하여 판단하는 것이 좋다. 측정결과의 판독은 자극검사의 결과에서 질병의 상태를 판단해야 한다.

외과 수술 후, 말단비대증(acromegaly)의 치료 후의 결과판정에 성장호르몬의 측정은 중요하다. 높은 값을 나타내는 질환은 뇌하수체종양, 신부전, 간경변증, 말단비대증, 거인증이며 낮은 값은 갑상선기능저하증, 비만, 뇌하수체성 난장이증 등이다.

4. 인슐린유사성장인자 1(insulin-like growth factor I: IGF-1)

인슐린유사성장인자 1(IGF-1)은 구조적으로 인슐린과 유사하기 때문에 붙여진 이름으로 뇌하수체와 성장촉진 효과를 중재하는 중요한 성장호르몬이다. 인슐린유사성장인자 1은 연골

세포와 관련하여 성장호르몬과의 상승작용에 의해 독립적인 성장자극효과를 갖는다.

뇌하수체 앞부분에서 성장호르몬(human growth hormone, hGH)의 분비는 성장호르몬방출호르몬과 소마토스타틴(성장호르몬분비억제호르몬)에 의해서 뿐만 아니라 성장호르몬분비촉진제(growth hormone secretagogues)라고 불리는 다른 시상하부 펩티드에 의해서도 조절되는 것으로 밝혀졌다. 성장호르몬(hGH)은 간에서 인슐린유사성장인자 1(IGF-1)의 생성을 유도한다. IGF-1은 내분비 호르몬뿐만 아니라 주로 간에서 생산되고, 성장호르몬(hGH)에 의해 자극을 받으며, IGF-1의 약 98%는 항상 7 개의 결합 단백질(IGFBP-1, IGFBP-2, IGFBP-3, IGFBP-4, IGFBP-5, IGFBP-6 및 IGFB-7) 중 하나에 결합한다. 가장 풍부한 단백질인 IGFBP-3는 모든 IGF 결합의 80%를 차지한다. IGF-1은 1 : 1 몰비로 IGFBP-3에 결합한다.

하루 동안 분비량이 크게 변하지 않기 때문에 IGF-1은 성장호르몬 결핍, 말단비대증 및 거인증에 대한 선별검사로 사용된다. 결과의 해석은 나이, 성별, 사춘기 단계에 따라 현저한 차이로 인해 복잡하여 임상적으로 중요한 상태와 변화는 넓은 정상범위에서 구별할 수 밖에 없다.

1) 검체 채취의 주의 사항

검체의 채혈은 진공채혈시험관에 채혈한다. 채혈한 혈액은 응고가 완전하게 일어난 뒤에 원심분리하여 혈청을 분리한다. 혈청 검체는 측정이 24시간 이내에 이루어진다면 4℃에서 보관할 수 있다. 더 오랜 기간의 보관을 위해서는 -20℃ 이하에서 분리 보관하고 사용시에는 실온에서 해동시킨다

혼탁, 황달 검체, 용혈 검체나 고지혈증 검체의 사용은 피한다.

2) 측정원리

측정원리는 샌드위치 검사법이다. 생쥐 단세포군항체는 IGF-1의 다른 2개의 항원을 향하고 경쟁적이지 않기 때문에 키트에 사용된다. 결합단백질에서 IGF-1을 분리(dissociation)하기 위해서는 미리 희석단계가 필수적이다. 표준액과 검체의 IGF-1은 옥소(^{125}I)가 표지된 단일세포군항체와 단일세포군 항체피복시험관에서 샌드위치 반응한다.

항체(IGF-1 항체피복시험관) • 항원(검체 IGF-1) • 표지항체(옥소 125 IGF-1 표지항체)

반응 후 시험관의 내용물을 제거하고 항체피복시험관의 결합방사능을 측정한다. 검체의 값은 표준곡선에 찾는다. 결합방사능은 검체의 IGF-1의 농도값에 정비례한다.

3) 시약

(1) 항 IGF−1 항체피복시험관(anti IGF−1 bound coated tube)

(2) 옥소 125 IGF−1 표지항체(^{125}I IGF−1 labelled antibody)

(3) 표준액(standard solution): IGF−1(0−1200 ng/ml)

(4) 관리혈청(control serum)

(5) 분리작용완충액(dissociation buffer solution)

(6) 세척완충액(washing buffer solution)

4) 검사방법

(1) 검사하기 직전 모든 시약은 실온에 이르게 한다.

(2) 표준액을 제외하고 관리혈청과 모든 검체는 플라스틱시험관에 검체 25 ㎕와 500 ㎕의 분리작용완충액을 넣고 잘 혼합한다.

(3) 항체피복시험관을 준비한다

(4) 항체피복시험관에 표준액, 준비된 관리혈청, 준비된 검체를 50 ㎕씩 넣는다.

(5) 표지항체를 300 ㎕씩 넣고 잘 혼합한다.

(6) 실온(18−25℃)에서 180 rpm으로 흔들며 60분 동안 반응한다.

(7) 반응이 끝나면 시험관의 내용물을 조심스럽게 흡입한다.

(8) 세척액 2 ml로 2회 세척한다.

(9) 항체피복시험관의 방사능을 감마선계측기에서 1분 동안 계측한다.

5) 계산

(1) 표준액과 검체의 계측값을 구한다.

(2) 표준액의 계측값을 이용하여 반대수 그래프지에 표준곡선을 작성한다.

(3) 표준곡선에서 각 검체의 계측값을 가지고 IGF−1의 값을 찾는다.

6) 정상범위 및 임상적용

IGF−1은 평생 동안 생산되나 가장 높은 비율은 사춘기 성장발육 동안이며, 최저 수준은 유아기와 노년기이다. IGF−1은 전신의 신체 성장을 자극하고 신체의 거의 모든 세포, 특히 골격근, 연골, 뼈, 간, 신장, 신경, 피부, 조혈 및 폐 세포에 성장 촉진효과를 갖는다.

단백질 섭취는 총 칼로리 소모량과 무관하게 사람의 IGF-1 수치를 증가시킨다.

정상범위는 다음 표와 같이 나이에 따라 많이 차이가 있으므로 이용에 주의가 필요하다.

나이	0-4	5-10	10-15	15-20	20-30	30-40	40-50	50-60	60-70	70-80
ng/ml	110	250	414	400	288	245	199	147	141	117

7) 측정상의 주의사항

(1) 검사를 하기 30분전에 모든 시약을 실온에 방치한다.

(2) 다른 로트(lot)의 키트 내용물을 서로 섞지 않는다.

(3) 표준액과 관리혈청의 재사용은 증발을 막기위해 가능한 짧게 개봉한다.

(4) 각 측정마다 새로운 표준곡선이 필요하다.

5. 프로락틴(Prolactin)

프로락틴은 뇌하수체 전엽에서 분비되는 200개의 아미노산으로 구성된 폴리펩티드 호르몬으로 분자량은 22,000이며 성장호르몬과 유사한 생물활성과 구조를 갖고 있다.

프로락틴은 유선에 직접 영향은 없지만 에스트로겐과 프로게스테론의 작용으로 유즙 생성이 촉진된 유선으로부터 유즙분비를 촉진하는데 없어서는 안 될 필수 호르몬이다. 수유기에 프로락틴은 기초값의 10배 정도 증가하는데 젖을 빨린 후 30분에 최고값에 달하여 점차감소하며, 90~120분 후에 기초값에 이른다.

분만 전의 여성은 아픈 사람들의 특성과 건강한 사람들의 특성이 겹치기 때문에 혈액 중에 높은 값으로 나타나며, 다른 하수체호르몬과는 달리 시상하부에 의해서 분비가 억제된다고 생각되고 있다. 뇌하수체의 손상이나 도파민(dopamin)의 감소는 분비를 촉진한다. 뇌하수체 선종을 일으킬 수 있는 뇌하수체 기능장애, 시상하부의 기능, 2차 무월경증과 유즙분비과다의 평가를 진단하는데 측정된다.

1) 검체 채취의 주의사항

분비는 하루 동안에도 변동이 있으며, 잠깨기 2~3시간 전에 2배 정도 높고 정오에 낮다.

임신 중에는 점차 증가하여 기저치의 10배 정도에 이르고, 임신초기에는 분비의 일내 주기가 깨지고, 분만 후에는 젖을 먹이는 산모나 그렇지 않은 산모의 프로락틴은 비슷하다. 프로락틴은 에스트로겐 등의 약제를 비롯하여 정신적, 육체적, 스트레스나 유방의 흡입, 물리적 자극 또는 수면에 의해서도 변동한다. 채혈을 할 때는 환자가 일어난 후 적어도 2시간 후로 오전 10시~12시(정오) 사이에 환자가 자극받지 않도록 30분 정도 침대에서 안정을 취한 후 채혈한다. 검체를 더 일찍 뽑으면 수면으로 인하여 높은 값을 보이기 쉽다. 검체는 용혈이 안되도록 조심스럽게 다루고, 보관은 4℃에서 7일, −20℃에서 3개월간 안정하다.

2) 측정원리

면역방사계수측정법이며 항체가 피복되어 있는 구슬을 이용하여 샌드위치방법으로 결합형을 분리한다.

3) 시약

(1) 항체피복구슬(antibody coated bead)
(2) 표지항체(^{125}I anti prolactin)
(3) 표준액(0, 5, 10, 20, 50, 100, 200 ng/ml)
(4) 관리혈청(control serum)

4) 검사방법

(1) 표준액과 관리혈청, 환자의 검체를 25 ㎕씩 시험관에 넣는다.
(2) 표지항체를 각 시험관에 200 ㎕씩 넣는다.
(3) 항체피복구슬을 1개씩 각 시험관에 넣는다.
(4) 잘 혼합하여 실온에서 2시간 동안 반응시킨다.
(5) 증류수로 구슬을 잘 세척한다.
(6) 시험관의 방사능을 감마선계측기에서 계측한다.

5) 계산

표준액의 계측값(cpm)으로 대수-대수 그래프지에서 표준곡선을 작성하고, 그 표준곡선에서 검체의 계측값(cpm)으로 검체 각각의 프로락틴(prolactin) 값을 찾는다.

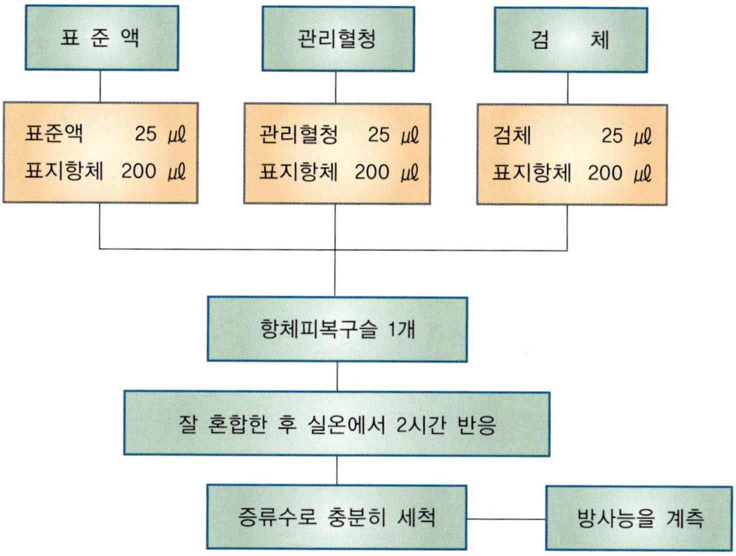

그림 16-6. 프로락틴의 검사방법

6) 분비자극검사

(1) 갑상선자극호르몬방출호르몬(thyrotropin releasing hormone: TRH)를 200 ㎍ 정맥 주사한다.

(2) 검체의 채혈은 주사 전과 주사 후 15, 30, 60, 90, 120분에 채혈한다.

(3) 프로락틴과 TSH를 측정한다.

(4) 정상은 15~30분에 프로락틴과 갑상선자극호르몬이 최고에 이르며, 120분에 정상으로 돌아온다.

7) 분비억제검사

(1) 도파민(dopamin) 100 ㎍을 천천히 정맥 주사한다 .

(2) 검체의 채혈은 주사하기 전과 주사 후 30, 60, 90, 120, 180분에 채혈한다.

(3) 프로락틴과 성장호르몬을 측정한다.

(4) 측정 후의 변화는 성장호르몬은 증가를 보이나 프로락틴은 90~120분에 최저값을 나타낸다.

8) 정상범위 및 임상 적용

정상인의 기초값은 남자는 6.3~16.1 ng/ml이고 여자는 7.8~19.6 ng/ml이며, 여러 가지 생리적 조건에서 높은 값을 나타내나 특히 임신이나 경구피임약 복용자가 높다.

비정상적으로 100 ng/ml 이상 높은 경우는 뇌하수체선종에 의한 자동적인 프로락틴 생산, 특히 무월경이나 유즙 과다분비가 있을 때 나타난다. 다른 내분비질환으로는 갑상선기능저하증, 말단거대증과 프로락틴 저해 인자를 낮추는 시상하부나 뇌하수체 질환을 들수 있다. 원발성 과프로락틴 분비는 무배란 불임증과 관계가 있다. 감소되는 경우는 유즙분비가 안되는 수유모에서 나타나고, 뇌하수체기능저하증, 프로락틴 단독 결핍증이다.

6. 갑상선자극호르몬(Thyroid stimulating hormone: TSH)

1) 호르몬(Hormone)

호르몬은 단백질(당단백 포함) 또는 단백질로부터 유래된 것, 아미노산 유사 물질로부터 유래된 것, 지질로부터 유래된 것 등이 있다. 폴리펩티드 호르몬은 특정 mRNA의 직접적인 해독 산물, 큰 전구 단백질의 분할 산물, 또는 변형된 펩티드 등을 말한다. 카테콜아민과 갑상선호르몬은 아미노산의 유도체이며, 스테로이드호르몬과 비타민D는 콜레스테롤로부터 합성된다. 프로스타글란딘(prostaglandins)과 같은 아이코사노이드(eicosanoids)는 지방산으로부터 합성된다. 전통적으로 호르몬은 작용 유형에 따라 분류되어 왔다. 예를 들어, 당질코르티코이드는 탄수화물 대사를 조절하는 활성, 염류코르티코이드는 염 대사를 조절하는 활성, 뇌하수체 전엽호르몬은 표적장기를 자극하는 향성(tropism)에 따라 각각 명명되었다. 경우에 따라서는 분비되는 장기에 따라 갑상선호르몬, 부갑상선호르몬 등으로 명명되기도 하였다. 그러나 이러한 명명법은 호르몬의 교차반응성이 밝혀짐에 따라 정확하지 못한 명명법임이 점차 알려지게 되었다. 또한 특정 호르몬이 다양한 작용과 기능을 갖고 있거나, 특정 내분비선에서 여러 종류의 호르몬이 분비될 경우, 전통적인 명명법에 따른 호르몬 명은 특정 호르몬의 특성을 제대로 반영하지 못하게 된다. 한편 약리학자들이 주로 이용하고 있는 방법으로, 특정 호르몬의 특성을 결합하는 호르몬수용체를 기준으로 파악하는 방법이 있다. 이 방법은 전통적인 호르몬 명명법의 단점을 보완해 주고 있다.

2) 임상적의의

갑상선자극호르몬(TSH)은 뇌하수체 전엽에서 분비되며 분자량이 약 28,000의 당단백질호르몬이다. 갑상선의 여포구조의 형성, 갑상선호르몬의 합성 및 분비, 촉진작용 등을 갖고 있으며 혈액의 갑상선호르몬 변화에 따라 그 분비량이 조절될 뿐 아니라 시상하부에서 분비되는 갑상선자극호르몬방출호르몬(thyrotropin releasing hormone: TRH)의 작용에 의해서도 영향을 받는다.

혈청 TSH는 방사면역측정법과 면역방사계수측정법의 두 가지 방법으로 측정한다. 방사면역측정법은 측정예민도가 낮아서 정상의 하한값과 감소값 사이의 감별이 불가능하다. 반면 면역방사계수측정법은 측정 예민도가 방사면역측정법 보다 10배 높아서 0.05 mIU/L 혹은 그 이하의 값까지 측정이 가능하다. 따라서 정상과 정상 이하 및 억제된 TSH값을 감별할 수 있어, 현재 이 방법이 주로 이용되고 있다. 면역방사계수측정법에 의한 TSH의 정상범위는 0.17~4.05 mIU/L이다. 일차성 갑상선기능저하증은 혈청 TSH의 증가로 확인된다. 임상 증상이 없고 혈청 총 T4 및 유리 T4가 정상인 경우에도 혈청 TSH가 증가하면 무증상 갑상선기능저하증으로 진단할 수 있다. 또한 뇌하수체성 갑상선기능저하증에서는 혈청 TSH가 감소 또는 정상이므로 일차성 갑상선기능저하증과 감별된다. T4가 정상의 상한선인 경증의 갑상선기능항진증 혹은 무증상 갑상선기능항진증의 확진을 위해 혈청 TSH측정이 도움이 된다. 갑상선호르몬 보충요법을 시행하는 경우 적정투여량 산정을 위한 지침으로 혈청 TSH 측정이 제일 좋다. 갑상선결절이나 암에서 T4억제요법을 실시할 때, TSH를 억제할 수 있는 최저 용량을 결정하는데 혈청 TSH 측정이 필요하다. 갑상선기능의 변화를 가장 예민하게 반영하는 것은 뇌하수체-갑상선 축의 변화이다. 혈청 유리티록신이 약간만 변화해도 혈청 TSH의 변화는 크게 나타난다. 따라서 임상적으로 갑상선질환이 의심되는 경우 갑상선기능의 변화를 알고자할 때는 먼저 혈청 TSH를 측정한다. 만약 혈청 TSH가 정상이면 일단 갑상선 기능은 정상임을 알 수 있다. 혈청 TSH가 증가되어 있으면 갑상선기능저하증, TSH가 감소되어 있으면 갑상선기능항진 등을 의심하게 된다. 혈청 TSH 측정이 갑상선 기능변화를 반영하는 가장 예민한 방법이지만 비갑상선질환의 일부(특히 입원중인 중증환자)에서 혈청 TSH가 비정상으로 나타나서 해석에 주의를 요한다. TSH 분비를 억제하는 약제, 즉 스테로이드나 도파민을 투여하고 있는 환자에서는 혈청 TSH가 억제되므로 Free T4, Free T3를 같이 측정하여 감별할 필요가 있다. 시상하부 및 뇌하수체성 갑상선기능저하증에서는 혈청 TSH가 정상 혹은 감소되므로 갑상선호르몬 측정과 TRH 자극검사가 필요해진다. 한편 TSH 분비성 뇌하수체 종양에 의한 갑상선기능항진증에서는 혈청 TSH 값이 부적합하게 증가하므로 해석에 주의를 요한다.

3) 검사지침

(1) 검사시행은 시약 제조회사의 설명서를 따르는 것을 원칙으로 하며, 파일로 정리되어 있어야 한다.

(2) 시약은 유효성이 검증된 것을 사용하며, 유효기간내의 것을 사용한다. 또한 제조회사가 권장하는 방법에 따라서 보관해야 한다.

(3) 내부정도관리를 위해 2가지 값 이상의 정도관리물질을 환자검체와 동일하게 검사하며, 허용범위를 검사실에서 자체 설정하여 사용한다.

(4) 측정가능범위(AMR)와 보고가능범위(CRR)가 설정되어 있어야 한다.

(5) 만약 측정가능범위를 벗어나는 경우 희석방법에 대해 정의되어 있어야 하며, 별도의 검증이 이루어져야 한다.

(6) 고용량 후크효과를 고려하여 최대 표준액 값의 70% 이상의 값은 희석하여 최종결과를 보고한다.

(7) 시약의 생산 제조번호가 변경되면, 반드시 표준액의 값을 확인하고, 변경 시 이를 적용하여 검사를 실시한다.

(8) 검사실에서 직접 설정하였거나, 검증과정을 거친 참고값이 설정되어 있어야 하며, 검사결과와 함께 보고되어야 한다.

(9) 신빙성 있는 결과보고를 위해 대한핵의학회/대한핵의학기술학회에서 시행하는 외부정도관리에 참가해야 한다.

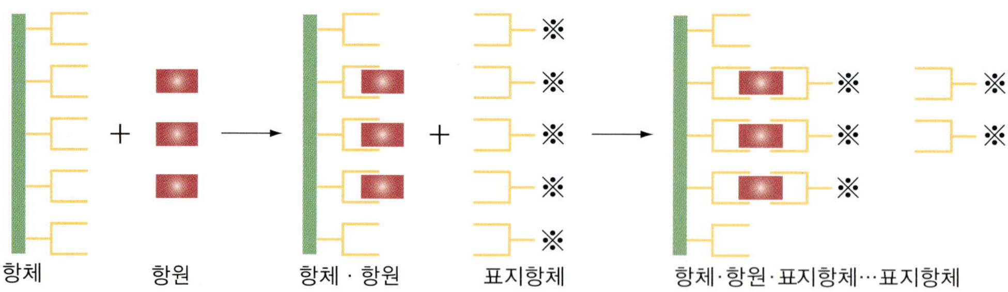

그림 16-7. 갑상선자극호르몬의 측정원리

4) 측정원리

(1) 비경쟁반응에 의한 방사면역측정법으로, 두 개의 특이 단세포군항체를 이용하는 샌드위치 원리의 양방향 면역방사계수측정법(IRMA)이다. 항체가 피복된 폴리스틸렌시험관은 고형상이며, 표지항체와 피복된 항체는 표준물질 또는 환자의 검체에 있는 TSH에 동시에 반응한다. 여분의 표지항체는 세척과정을 통해 제거되고, 피복된 시험관에 결합된 방사능은 감마선계측기에서 측정된다.

(2) 면역방사계수측정법(immuno radio metric assay: IRMA)
Ab(anti TSH coated tube, bead) + Ag(serum TSH) + Ab*(^{125}I labeled TSH Ab)

5) 검체 채취, 보관 및 거절 기준

가. 검체종류 : 혈청(serum), 혈장(plasma)

(1) 혈청분리

검체분리시험관(sample separating tube: SST)에 채혈한 검체는 실온에서 응고시킨 후, 3000 rpm에서 10분 동안 원심분리한 후 상층액을 취한다.

나. 검체보관

(1) 2~8℃에서 24시간 동안 안정하며, 한 달 정도를 보관하고자 할 경우 −20℃ 이하에서 냉동보관을 한다.

(2) 냉동과 해동을 반복하여 실행하지 않는다.

(3) 보관되었던 검체는 사용하기 전 충분히 혼합하여 사용한다.

다. 거절기준

(1) 혼탁(turbidity), 용혈(hemolysis), 지단백(hyperlipemia) 또는 섬유소(fibrin) 검체는 사용할 수 없다.

6) 시약 구성물

(1) 옥소표지항체(^{125}I anti TSH) ························ 1 병, 11 ml

(2) 표준액 0~7(bovine serum) ························ 각 1 병, 각 1 ml

(3) 항체피복시험관 또는 항체피복구슬 ························ 100 개

(4) 관리혈청(control serum) ························ 2 병, 1 ml

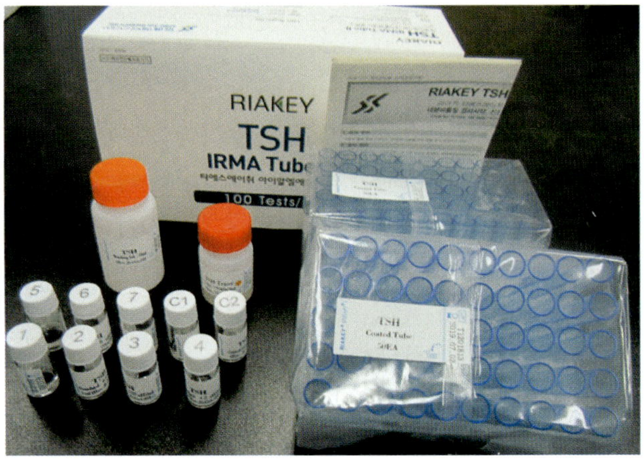

그림 16-8. TSH 측정용 키트

7) 분석장비 및 기구

(1) 플라스틱 시험관

(2) 검체 시험관 랙

(3) 혼합기, 교반기

(4) 피펫

(5) 세척기

(6) 감마선계측기

8) 검사방법(시험관)

(1) 항체가 피복된 시험관에 번호를 기입한다.

(2) 표준액과 관리혈청, 검체를 각각 항체가 피복된 시험관에 100 ㎕씩 넣는다.

(3) 모든 시험관에 ^{125}I TSH를 100 ㎕씩 넣는다.

(4) 잘 혼합한 후, 18~25℃, 280 rpm에서 1시간 동안 반응한다.

(5) 시험관 자동세척기에서 3 ml씩 3회 세척한다.

(6) 흡입기를 이용하여 물기를 완전히 제거한다.

(7) 감마선계측기에서 1분 동안 방사능을 측정한다.

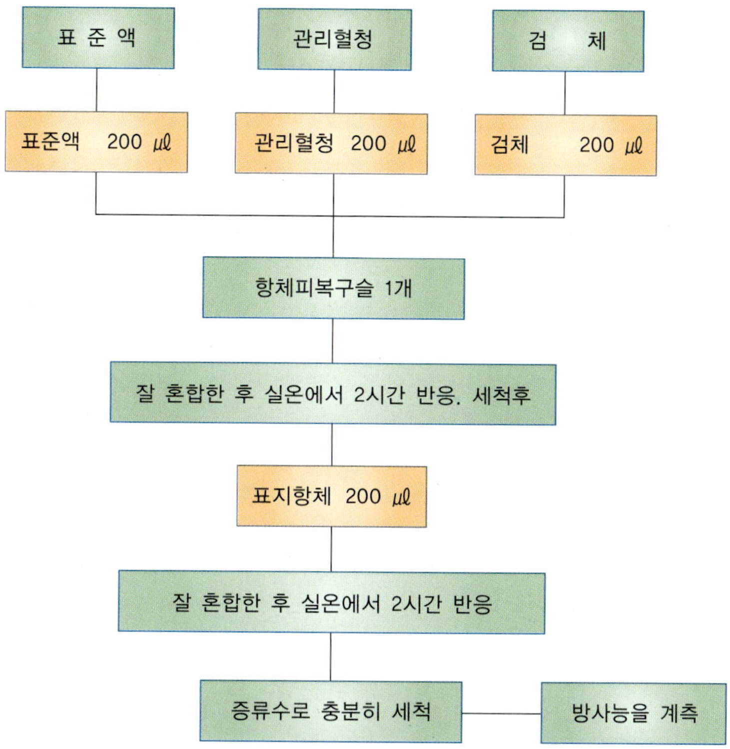

그림 16-9. 갑상선자극호르몬의 검사방법

검사방법(구슬)

(1) 표준액과 관리혈청, 검체를 각각 시험관에 200 ㎕씩 넣는다.

(2) 항체가 피복된 구슬을 1개씩 넣는다.

(3) 잘 혼합 후 실온에서 2시간 반응한다.

(4) 자동세척기에서 3 ml씩 3회 세척한다.

(5) 모든 시험관에 ^{125}I TSH를 200 ㎕씩 넣는다.

(6) 잘 혼합 후 실온에서 2시간 반응한다.

(7) 자동세척기에서 3 ml씩 3회 세척한다.

(8) 감마선계측기에서 1분 동안 방사능을 측정한다.

9) 계산

(1) 표준액의 계측값을 측정하여, 그래프의 x축은 표준액의 값, y축은 계측값(cpm)으로

하여 표준곡선은 작성한다.

(2) 표준곡선은 직선(linear: log-log) 형태를 이용한다.

(3) 각 검체의 계측값을 표준곡선에 대입하여, THS값(mIU/L)을 찾는다.

10) 검사결과 입력 및 보고

가. 검사결과 입력

(1) 표준액 계측값으로 표준곡선을 작성하여 검체의 값을 구한다.

(2) 계측기에서 자동적으로 표준곡선을 작성하여 결과 값을 출력하나, 문제 발생 시 표준곡선을 직접 작성하여 확인한다.

(3) 관리혈청의 값을 정도관리도에 기록하고 검사의 신뢰도를 확인한다.

(4) 검사결과는 감마선계측기에서 자동적으로 인터페이스 프로그램을 이용하여 전송되거나 또한 매뉴얼로 담당자가 직접 입력한다.

(5) 전송된 검사결과는 담당자가 검사항목별 또는 그룹(결과관리 항목)으로 검증을 하며, 델타/패닉 등의 결과 검증이 자동적으로 이루어진다.

(6) 수기로 결과를 입력할 경우 델타/패닉을 하는 항목이라면, 입력과 동시에 델타/패닉이 자동 표시된다.

(7) 특이사항 입력 시 비고란에 입력하면 의뢰처에서 확인할 수 있다.

(8) 작업단위 별로 해당 검사항목들의 검증이 완료되면, 의뢰처에서는 검사결과 조회가 가능하다

(9) 출력된 결과지의 표준액, 관리혈청의 계측값을 입력하고, 내부정도관리 규정과 정도관리 결과 확인체계에 의하여 이상 유무를 확인한 후 이상이 없을 경우 보고하며, 이상 발생 시 수석기사에게 보고하여 적절한 조치를 취한다.

(10) 표준액최고값을 벗어난 검체는 희석액으로 희석하여 최종 값을 보고하여야 한다. 희석액은 원칙적으로 키트내에 있는 전용희석액을 사용하여야 하나, 전용희석액이 없는 경우 '0' 표준액을 이용하는 것을 원칙으로 한다(단, '0'표준액의 양이 모자랄 경우에는 0.85% 생리식염수 또는 증류수로 희석을 한다).

나. 검사결과 보고

(1) 의뢰한 모든 검사의 결과검증이 완료되면, 의뢰처에서 검사결과 조회가 가능하다.

(2) 작업구분에서 의뢰처별 출력, 수탁출력, 기타 부서를 선택하여 보고서를 출력한다.

(3) 핵의학과의 모든 결과는 통합보고서 양식으로 보고를 한다.

(4) 같은 날 의뢰일자 기준으로 의뢰된 모든 검사종목이 담당자에 의해 검증되면, 마지막 보고일에 한 장으로 보고서가 출력된다.

11) 측정가능범위(Analytes measurement rang: AMR)

(1) 측정가능범위 : 0~50 mIU/L

(2) 민감도 : 0.025 mIU/L

(3) 적용 민감도 : 0.141 mIU/L

(4) 표준액 최고값 : 50 mIU/L

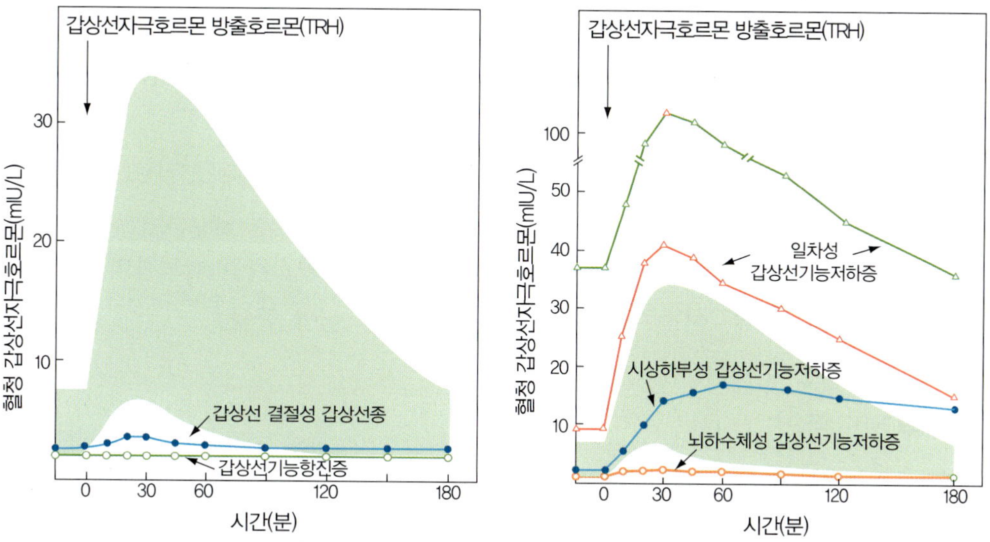

그림 16-10. 갑상선자극호르몬 방출호르몬(TRH) 부하검사

12) 임상보고범위(Clinical reportable range: CRR)

(1) 희석액 : 키트내 포함된 희석액을 사용한다.

(2) 희석배수 : 10배(예, 검체 50 μl + 희석액 450 μl), 100배

13) 시약의 특성

(1) 간섭물질 : 이종항체(heterophilic Ab)는 간섭할 수 있다.

(2) 후크효과

(3) 특이도 : 낮은 교차반응 – LH, FSH, HCG, HGH, Prolactin

14) 참고범위

정상 갑상선기능(euthyroid) : 0.17~4.05 mIU/L

갑상선기능항진증(hyperthyroid) : ≤0.17 mIU/L

갑상선기능저하증(untreated hypothyroid) : >4.05 mIU/L

표 16-4. 갑상선자극호르몬의 임상적용

TSH	질환
증가	원발성 갑상선기능저하증, 갑상선 전체 제거 수술 후, TSH 산생 종양
저하	바세도우병, 중독성, 결절성 갑상선종, 아급성 갑상선염

15) 검사 진행 중 검체 보관

검사 진행 중 검체는 실온에 보관한다.

16) 재검기준

검사결과 보고 시 실수 방지를 위하여 보고 전에 반드시 최종결과를 검토하며, 비정상적인 결과는 재검사하여야 하며, 이를 점검하는 시스템이 마련되어야 한다.

17) 내부정도관리

가. 품명 : 상품화된 정도관리물질

ex) Lyphocheck immunoassay plus control(Bio-RAD) level 1, 2, 3

나. 관리도 및 허용범위 : 레베이제닝관리도(Levey jenning chart), 평균(mean) ±2SD

다. 정도관리방법

(1) 내부정도관리는 병원전산망 경영정보시스템(management information system: MIS) 또는 처방전달시스템(order commnication system: OCS) 프로그램을 이용한다.

(2) 검사 담당자는 검사항목과 표준물질 등의 기본정보를 입력하고, 표준물질과 관리혈청의 값을 입력한다. 입력된 값들은 자동으로 레베이제닝관리도(Levey jenning chart)로 그려지며, 원하는 시점의 평균, 표준편차, 변이계수값이 자동으로 계산된다.

(3) 정량검사의 경우 정도관리물질의 결과값의 허용범위는 평균 ±2SD이다.

(4) 정도관리물질은 매 실험 시 마다 환자 검체와 같은 방법, 같은 조건에서, 같은 검사 담당자에 의해 분석되어야 한다.

(5) 정도관리물질을 반드시 '2 종류(level)' 이상 사용하도록 한다.(낮은 값, 높은 값 또는 낮은 값, 중간 값, 높은 값)

(6) 매 검사 시 마다 환자의 결과를 보고하기 전에 정도관리물질의 결과를 정도관리 챠트에 기록하여 이상 유무를 확인하고, 이상이 없을 경우 확인 서명한 후 환자의 결과를 보고한다.

(7) 담당 수석기사는 매주 점검하여 확인 후 서명하며, 담당 전문의는 매 확인 후 서명한다.

(8) 매일/매주/매월/매년 동일 제조번호를 사용하는 관리혈청의 각 검사항목별로 평균 +2SD, 평균, 평균 −2SD를 정도관리도표에 기록(plotting)하여 과거 또는 전월과 비교하여 그 이상 유무를 확인하여야 한다. 만약 현저한 이상이 발견될 경우 담당 전문의의 조치를 받도록 한다.

7. 난포자극호르몬(Follicle stimulating hormone: FSH)

난포자극호르몬(FSH)은 뇌하수체전엽에서 음성되먹이기전에 의하여 분비되는 당단백질호르몬으로 성선자극호르몬(gonadotropin)이며 여성에서는 난소에 남성에서는 고환에 작용하여 성선을 자극한다. 호르몬 작용은 단독으로 할 수 있는 것은 없고 양자의 협력에 의한다. 여성에 있어서는 난소의 발육과 배란을 촉진하고 난소에서의 에스트로겐, 프로게스테론의 분비를 촉진한다. 남성에 있어서는 고환의 발육, 남성 호르몬의 분비를 촉진한다.

황체호르몬유리호르몬(Iuteinzing hormone releasing hormone: LHRH)과 에스트로겐 등 성호르몬의 혈액 값에 의존한다. 전자는 분비촉진으로 후자는 억제작용을 한다.

FSH는 남성이나 여성 모두 소아시절부터 사춘기에 걸쳐서 점차 증가한다. 성 성숙기의 여성에서는 월경주기에 일치해서 변동하고 폐경기에 높아진다. 여자에 있어서 FSH는 난포의 발육을 촉진하고 LH는 성숙한 난포에서 배란을 촉진하여 동시에 황체를 형성하며 에스트로겐과 프로게스테론의 분비를 촉진한다. FSH는 LHRH에 의해서 조절이 억제된다.

FSH의 측정은 LHRH 부하검사와 병행하면 시상하부 뇌하수체-난소계의 장애의 진단에 유용하다.

1) 검체 채취의 주의사항

FSH는 남녀와 연령에 따라 변동하고 또 성숙기 여자에 있어서는 월경주기에도 일정한 변동을 보이므로 아침 일찍 안정상태에서 채혈한다. 검체는 용혈이 안된 혈청을 사용하고 4℃에서 5일간, −20℃에서 6개월간 안정하다.

2) 측정원리

RIA의 기본원리인 항체에 대해 항원과 표지항원이 경쟁적으로 반응하는 경쟁반응을 이용한다. 즉 검체의 FSH와 일정량의 FSH항체를 반응시키고, 표지항원을 나중에 첨가하는 비평형방법이며 B/F 분리는 자기입자피복 제2항체를 이용하여 분리한다.

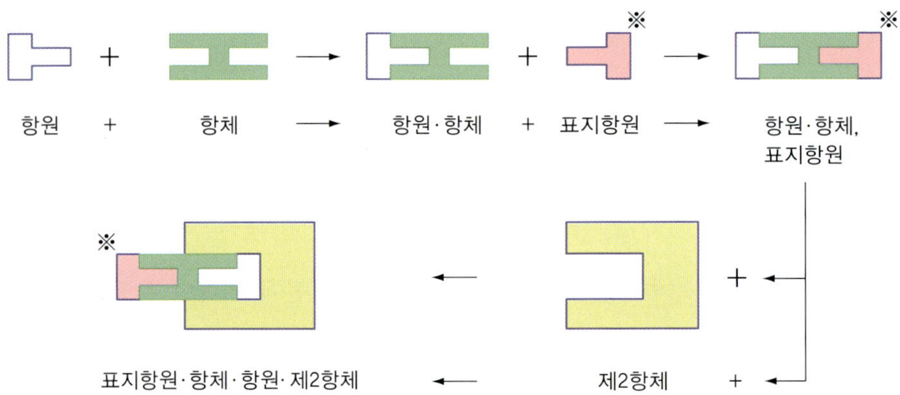

그림 16-11. 난포자극호르몬의 측정원리

3) 검사방법

(1) 표준액과 관리혈청, 검체를 200 μℓ씩 각 시험관에 넣는다.

(2) 항체(anti FSH serum)를 100 μℓ씩 시험관에 넣고 잘 혼합한다.

(3) 혼합이 끝나면 37℃의 항온수조에서 60분 동안 반응시킨다.

(4) 표지항원(^{125}I FSH)을 100 μℓ씩 각 시험관에 넣는다.

(5) 잘 혼합 후 37℃의 항온수조에서 2시간 동안 반응시킨다.

(6) 제2항체를 1 ml씩 각 시험관에 넣고, 잘 혼합 후 실온에서 10분간 반응시킨다.

(7) 반응이 끝나면 원심분리기에서 500 g로 20분간 원심분리하거나 자석분리기에서 10분간 분리한다.

(8) 상층액을 조심스럽게 흡인 제거한다.

(9) 침전물의 방사능을 감마선계측기에서 계측한다.

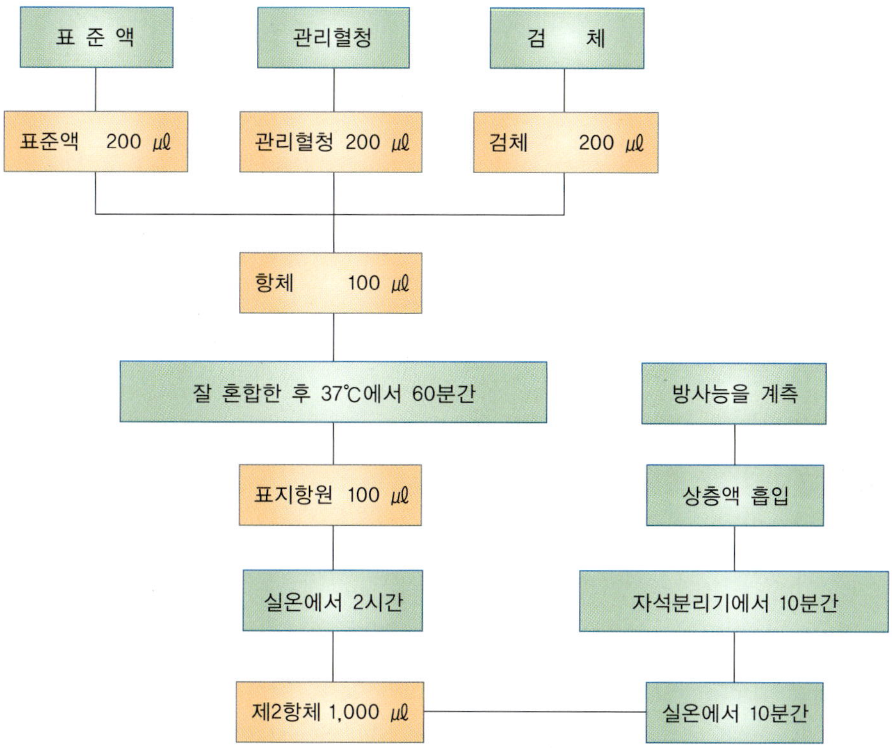

그림 16-12. 난포자극호르몬의 검사방법

4) 계산

(1) 표준액과 검체의 $B/B_0\%$를 구한다.

$$\frac{\text{각 표준(액) 또는 검체 계측값(cpm)}}{\text{0 표준액 계측값(cpm)}} \times 100 = B/B_0\%$$

(2) $B/B_0\%$를 이용하여 로지트-대수 그래프지에서 표준곡선을 작성한다.

(3) 표준곡선에서 각 검체의 $B/B_0\%$를 가지고 FSH 값을 찾는다.

5) 부하검사(황체형성호르몬방출호르몬 : LHRH)

합성 LHRH 100 ㎍을 정맥주사하고 주사하기 전, 주사 후 30, 60, 90, 120분에 채혈하여 측정한 결과는 **표 16-5**와 같다.

표 16-5. 자극검사와 진단명

진단명	기초값		LHRH 자극시험	
검사명	LH	FSH	LH	FSH
시상하부 부전	정상	정상	정상반응	정상반응
뇌하수체기능저하	낮다	낮다	반응이 없다	반응이 없다
난소부전	높다	높다	더 높은 반응	더 높은 반응
다낭성난소증후군	중간	정상	높은 반응	정상반응

6) 정상범위 및 임상 적용

FSH의 정상범위는 다음과 같다.

남자 성 인 2~20 mIU/ml
여자 난포기 5~20 mIU/ml
배란기 12~40 mIU/ml

감소된 경우는 남녀 모두 불임의 원인이 될 수 있다. 낮은 측정값은 2차 생식선 기능저하 상태를 나타내고 신경성식욕부진, 범하수체기능저하증, 또는 시상하부병소의 원인이 될수 있다. 여성에서 높은 경우에는 1차 생식선 기능저하증과 관련이 있는 난소파손을 나타낼 수 있다. 높은 측정값은 조숙한 사춘기의 환자나 폐경기 여성에서 나타날 수 있다. 남성에 있어서는 고환이 파괴되었거나 볼거리고환염, 고환부전증, 정상피종 등인 경우에 비정상적으로 높게 측정된다.

8. 황체형성호르몬(Luteinizing hormone: LH)

황체형성호르몬(LH)은 뇌하수체 전엽에서 음성되먹이 기전에 의하여 분비되는 성선자극호르몬(gonadotropin)으로서 여성에서는 난소에 남성에서는 고환에 작용하여 성선을 자극한다. 호르몬 작용은 단독으로 할 수 있는 것은 없고 양자의 협력에 의한다. 여성에 있어서는 난소의 발육과 배란을 촉진하고 난소에서의 에스트로겐, 프로게스테론의 분비를 촉진한다. 남성에 있어서는 고환의 발육, 남성 호르몬의 분비를 촉진한다. 성 성숙기 여자에 있어서 FSH는 난포의 발육을 촉진하고 LH는 성숙한 난포에서 배란을 촉진하여 동시에 황체를 형성하며 에스트로겐과 프로게스테론의 분비를 촉진한다. LH는 LHRH에 의해서 조절 억제된다.

LH의 측정은 LHRH 부하검사와 병행하면 시상하부-뇌하수체-난소계의 장애의 진단에 유용하다.

1) 검체 채취의 주의사항

남녀와 나이에 따라 변동하고 또 성숙기 여자에 있어서는 월경주기에도 일정하게 변동하기 때문에 결과판정에 주의를 한다. 또한 하루 동안에도 변동을 보이므로 공복으로 아침 일찍 안정상태에서 채혈한다. 검체는 용혈이 안된 혈청을 사용하고, 4℃에서 5일간, -20℃에서 6개월간 안정하다.

2) 측정원리

RIA의 기본원리인 항체에 대한 항원과 표지항원이 경쟁적으로 반응하는 경쟁반응을 이용한다. 즉 검체의 FSH와 일정량의 FSH 항체를 반응시키고, 표지항원을 나중에 첨가하는 비평형방법이며 B/F의 분리는 자기입자피복 제2항체를 이용하여 분리한다.

3) 검사방법

(1) 표준액과 관리혈청, 검체를 100 ㎕씩 각 시험관에 넣는다.
(2) 항체액(anti LH serum)을 100 ㎕씩 각 시험관에 넣고 잘 혼합한다.
(3) 혼합이 끝나면 37℃의 항온수조에서 60분간 반응시킨다.
(4) 표지항원(^{125}I LH)을 100 ㎕씩 각 시험관에 넣는다.
(5) 잘 혼합 후 실온에서 2시간 동안 반응시킨다.
(6) 제2항체액을 1 ml씩 각 시험관에 넣고, 실온에서 10분간 반응한다.
(7) 반응이 끝나면 원심분리기에서 1,500 g로 20분간 원심분리하거나 자석분리기에서 10분간 분리한다.
(8) 상층액을 조심스럽게 흡인하여 제거한다.
(9) 침전물의 방사능을 감마선계측기에서 계측한다.

4) 계산

(1) 표준액과 검체의 B/B_0%를 구한다.

$$\frac{\text{표준액 또는 검체 계측값(cpm)}}{\text{0 표준액 계측값(cpm)}} \times 100 = B/B_0(\%)$$

(2) B/B_0%를 이용하여 로지트-대수 그래프지에 표준곡선을 작성한다.

(3) 표준곡선에 각 검체의 B/B_0%를 가지고 황체형성호르몬의 값을 찾는다.

5) 부하검사(LHRH 부하검사)

합성 LHRH 100 ㎍을 정맥주사하고 주사하기 전, 주사 후 30, 60, 90, 120분에 채혈하여 측정한다.

6) 정상범위 및 임상적용

정상범위는 남성에서 4~20 mIU/ml, 성인여자는 월경주기의 단계에 따라 다양하다.

난포기 : 5~15 mIU/ml	황체기 : 5~15 mIU/ml
배란기 : 30~60 mIU/ml	폐경기 : 50~100 mIU/ml

남성과 여성의 불임을 평가하고 여성에서는 배란과 무월경을 진단하고 배란을 유도하기 위한 치료를 점검하기 위하여 측정하며, 어린아이들은 조숙과 관계있는 내분비이상을 알아보기 위해 측정한다. 또 난소부전, 뇌하수체기능부전증, 뇌하수체종양, 시상하부질환, 불임의 평가, 폐경의 평가, 남성불임의 평가, 무월경의 감별진단에서 검사한다.

여성에 있어 LH 분비의 중간주기의 최고점이 나타나지 않을 때는 무월경의 징후이다. 감소되거나 낮은 정상 측정값은 성선기능저하증을 의심할 수 있다. 이러한 결과는 관계있는 난소의 파손, 터너증후군, 폐경 혹은 말단거대증의 초기단계의 징후일 수 있다. 남성에 있어서 낮은 측정값은 고환의 파손이나 선천적으로 고환이 없거나 파괴되어 있을 때 나타난다.

제 17 장
성선 호르몬

1. 총론

성선(생식선)은 남자의 고환과 여자의 난소를 말한다. 고환은 음낭 내에 존재하는 좌 · 우 대칭의 둥근 알 형태를 한 생식선으로 두부에 고환소체가 있고, 뒤쪽에는 부고환(정소상체, 고상체)과 접해 있으며, 성인에서는 대개 15~20 g 정도이다. 고환은 정자를 만드는 이외에 호르몬(남성 호르몬)을 분비한다.

남성 호르몬의 작용은 성기의 발육, 남성적 태도, 성욕 등이 있고 사춘기와 더불어 남성호르몬의 분비가 길항되며 성년기 이후는 노년에 이르기까지 혈액에 테스토스테론 값은 그다지 변화가 없다. 라이디히(leydig)세포는 하수체의 간질세포자극호르몬(ICSH)에 의해서 자극되고 테스토스테론 분비가 감소하면 ICSH 분비는 증가한다.

난소는 여성의 골반강에 있고 성인의 난소는 대부분 엄지손가락 머리 크기의 둥글고 긴 타원형이지만 그 표면은 성숙난포가 난소의 표면에서 배란되기 때문에 연령과 기능 형태에 따라 전체가 복잡한 굴곡을 나타내고 있다.

난소는 난세포를 만드는 이외에 난포자극호르몬과 항체형성호르몬(여성 호르몬)을 분비한다.

여성 호르몬은 태반, 부산피질, 고환 등에도 생성되고 있으며, 난소, 고환, 부신피질에서는 17 알파 하이드록시 프로게스테론(17α hydroxy progesterone)가 생성되고 있고 성숙한 부인에서는 황체 형성이 유력한 지표로 되고 있다. 17 OHP은 부신의 선천성 효소결핍증, 특히 C 21 수산화 결핍효소 결핍증에 의해서 증상이 발생하는 부신피질과 형성, 부신성기증후군의 감별방법으로 주목되고 있다.

황체형성호르몬은 주로 난소 황체에서 분비된 난포자극호르몬과 같이 활동하며, 자궁선이 분배를 촉진해서 수정난의 착상을 용이하게 하고, 자궁점막의 비대 및 난포자극호르몬과 길항적으로 작용해서 임신을 계속시키는 작용을 한다.

프로게스테론은 간장에서 환원된 프레그난디올(pregnanediol)으로써 소변으로 40~60% 배설된다. 임신 중에 태반에서 분비되고 태반성 락토겐도 분비되어 태아발육에 관여하며 성장호르몬과 같은 작용을 한다.

생식선 호르몬의 분비는 **그림 16-2**와 같이 시상하부에서 분비되고 있는 성선자극호르몬 방출인자(LHRH, GnRF)와 뇌하수체에서 분비되는 LH, FSH에 의한 시상하부-뇌하수체-생식선 계통의 되먹임에 의해 조절되고 있다. 따라서 테스토스테론, 에스트로겐 등의 분비 동태의 파악에는 LH, FSH의 측정과 LHRH 검사를 빼놓을 수가 없다.

성선기능이상으로 불임의 원인 검색과 치료경과 관찰의 지표로서 남성의 여성화에 대해서는 테스토스테론 뿐만 아니라 LH, FSH의 측정과 시상하부의 장애 검색의 목적으로 부하시험을 실시하고 있는 것이 중요하다.

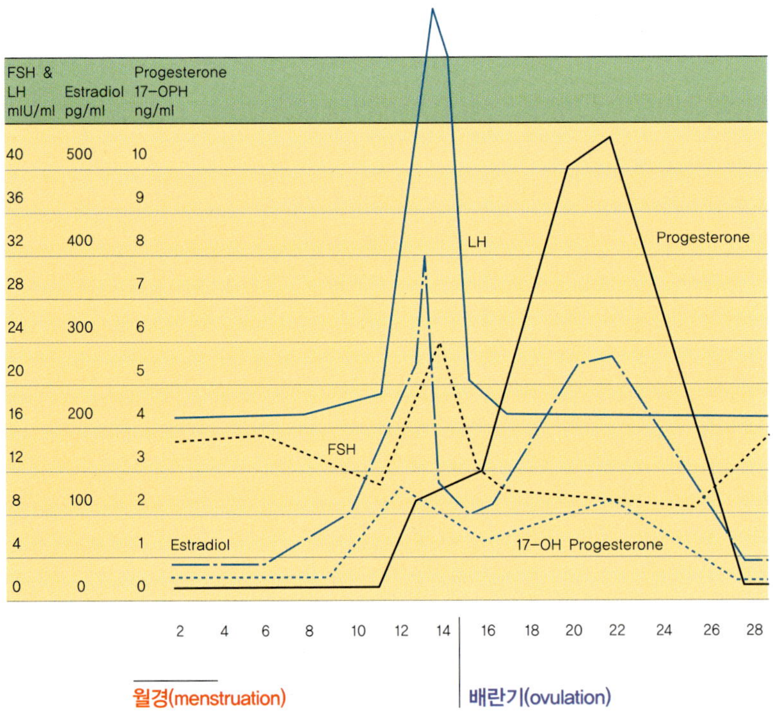

그림 17-1. 정산인의 배란주기에 의한 호르몬 분비

선천성 효소결핍증에 의한 부신피질과형성과 부신성기증후군에서는 17-OH-PGR 측정이 진단에 요구된다. **그림 17-1**은 정상인의 배란주기에 의한 호르몬 분비이다.

2. 테스토스테론(Testosterone)

테스토스테론은 태아의 고환 라이디히(Leydig)세포에서 생성분비되는 주된 남성호르몬으로서 남성의 사춘기를 유도하고 남성 2차 성징을 유지해 준다. 분비는 사춘기 시작부터 증가하기 시작하여 뇌하수체 전엽으로 부터의 황체 호르몬의 영향을 받아서 성인기 동안에 계속 올라간다. 테스토스테론의 생산은 약 40세쯤부터 차츰 감소하여 마침내 약 80세쯤에는 최고 값의 약 1/5 정도로 떨어진다. 여성에 있어서는 부신과 난소에서 미량의 테스토스테론을 분비하고 난소호르몬과 유사한 음성되먹임기전에 의한 생식선 자극호르몬 분비를 억제한다. 황체호르몬과 병행해서 측정하면 남성과 여성의 생식선기능장애 등 측정 목적을 확실하게 해준다.

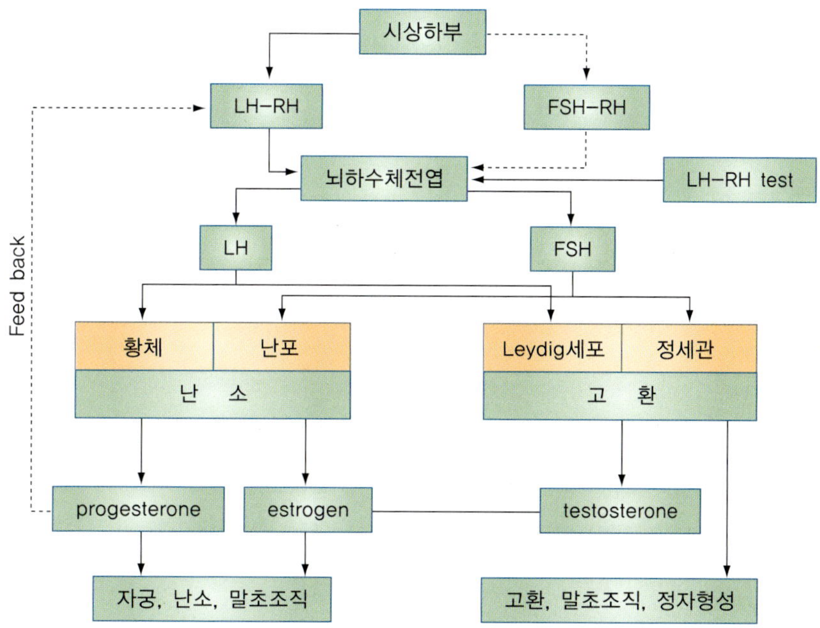

그림 17-2. 시상하부 뇌하수체 성선의 관계

소아와 여자에게는 거의가 부신에서 유래되어 남성화 증상에 대한 병태의 해석 등을 목적으로 측정된다. 그 분비는 간뇌-뇌하수체-고환계의 음성되먹임기전 기능에 따라 조절되고 있고 뇌하수체-고환계의 기능진단에 중요하다.

1) 검체 채취의 주의사항

성인남자에서는 이른 아침에는 높은 수치를 보이고, 오후부터 야간에 걸쳐서 낮은 수치가 되는 일내변동이 있다. 성인 여자에게는 큰 변동이 없다. 급격한 운동, 스트레스, 식사 등에 따라 영향을 받기 때문에 조기공복, 안정 시에 채혈하는 것이 좋다.

(1) 혈청 : 일반 시험관에 채혈하여 혈청을 분리하여 사용한다. 냉장보관은 이틀(48시간) 그 이상 보관 시에는 −20℃로 냉동보관한다. 검사 전에는 검체를 실온과 같게 한 다음 잘 혼합하여 사용한다. 냉동된 검체는 항온수조 같은 더운 곳에서 급속히 녹이면 안 된다.

(2) 소변 : 24시간 모으는 동안 냉장보관하고 전체량을 기록하여 계산한다. 모을 때는 100 ml에 대하여 1 g의 붕산을 넣고 잘 혼합하여 검사용으로는 1.0 ml만 취한다. 이렇게 취한 검체는 냉장(2~8℃)에서 일주일간 안정하고 냉동보존 시는 한 달 동안 안정하다. 모아둔 소변 1.0 ml에 추출용 HCl을 200 ㎕씩 넣어 뚜껑을 막아 항온수조에 15분간 끓인다. 끓인 다음 검체를 1 : 25로 희석한다.

2) 측정원리

표지항원과 검체의 항원(testosterone)이 항체피복시험관의 항체와 경쟁적으로 반응하는 경쟁반응의 원리이다.

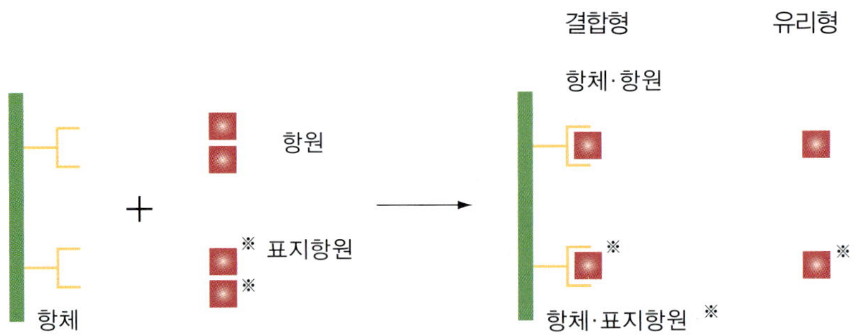

그림 17-3. 테스토스테론의 측정원리

3) 시약

(1) 항체피복시험관은 습기를 피하여 냉장보관한다.

(2) 표지항원(^{125}I testosterone)은 액체상태로 냉장보관(2~8℃)에서 30일 또는 유효기간까지 안정하고 사용 전에는 반드시 실온화하여 혼합해서 사용해야 한다.

(3) 표준액

4) 검사방법

(1) 비특이적결합(NSB), 총방사능용의 일반시험관 4개(duplicate)와 항체피복시험관을 표준액, 검체, 관리혈청으로 준비한다.

(2) 0표준액 50 ㎕를 NSB에 넣고 표준액, 검체, 관리혈청을 50 ㎕씩 시험관에 넣는다. 소변(urine)은 희석하여 사용한다. 이때 높은 값의 검체는 0 표준액으로 미리 희석한다.

(3) 표지항원(^{125}I testosterone)를 500 ㎕씩 모든 시험관에 넣은 다음 잘 혼합한다.

(4) 3시간 동안 37℃에서 반응시킨다.

(5) 반응이 끝나면 총방사능시험관을 제외하고 모든 시험관의 내용물을 버린 다음 5분간 흡수지위에 세워서 내용물을 한 방울도 남김없이 말린다.

(6) 시험관의 방사능을 감마선계측기에서 계측한다.

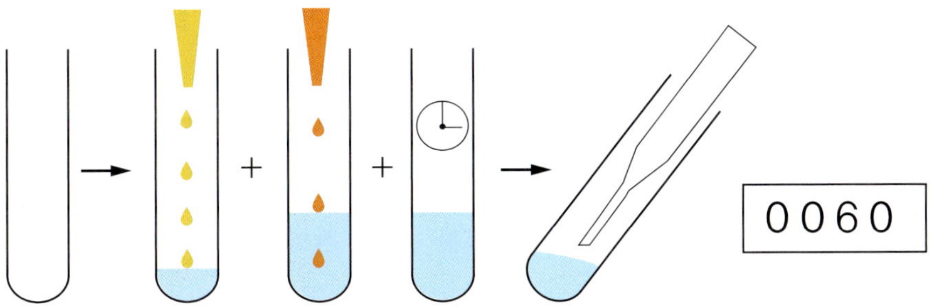

그림 17-4. 테스토스테론의 검사방법

5) 계산

$$\frac{\text{표준액, 검체의 계측값(cpm)}}{B_0 \text{ 계측값(cpm)}} \times 100 = (\quad)B/B_0\%$$

표준액 $B/B_0\%$를 가지고 대수-대수 그래프지에서 표준곡선을 작성하고, 검체의 $B/B_0\%$로 표준곡선에서 테스토스테론의 값을 찾는다.

6) 부하검사

많이 하는 부하검사로는 hCG, 플루옥시메스테론(fluoxy mesterone) 부하검사가 있고, LHRH 자극검사로 LH, FSH의 측정과 조합시켜서 성선 기능저하증의 진단을 할 수 있다.

다음 **표 17-1**에 그 방법을 나타낸 것이다.

표 17-1. 부하검사

구분	약제	투여방법	채혈시간	검사	변화
분비자극	LHRH	정맥주사	0, 30, 60 90, 120분	LH FSH Testosterone	뇌하수체 분비예비능을 본다. 30~60분에 최대값으로 LH는 5~10배, FSH는 1.5~2.5배 증가

7) 정상범위 및 임상 적용

정상인의 정상범위는 성인 남자 300~1,120 ng/dL이고, 성인 여자 20~60 ng/dL이다. 또 사춘기 이전의 남자는 100 ng/dL이고 여자는 40 ng/dL이다. 성인 남자에게는 연령에 따라 변동을 보인다. 유아기에는 낮고 사춘기(12~13세)에서는 급격히 증가를 보이며 성인때까지 점차 높아진다. 성인 이후 나이가 들어감에 따라 변하여 50세대에 점차 감소한다. 측정값을 해석할 때에는 이런 것을 고려할 필요가 있다.

성인 남자에 대한 hCG 부하검사에서는 1.6~3배의 증가반응을 보인다. 반응이 보이지 않을 때에는 높은 고환기능장애가 시사된다. 소아에 있어서는 20배 이상의 증가반응을 보이지만 고환에서도 이 반응이 보이기 때문에 무고환증과의 감별에 이용된다. 증가 혹은 감소를 보이는 주된 질환을 다음과 같다.

증가 남성 : 고환암, 부신피질종양, 갑상선기능항진증
　　여성 : 자궁내막종양, 조모증, 난소종양
저하 선천성무고환증, 성선기능부전증

3. 유리테스토스테론(Free testosterone)

유리테스토스테론(free testosterone)은 남성 주요 호르몬으로 혈액내 테스토스테론의 30%가 데스테스테론 에스트라디올 결합단백질(testosterone estradiol binding protein: TeBG)과 결합하고 있으며 68%는 알부민(albumin)이나 다른 단백질과 결합하고 있다. 단지 약 2%가 유리테스토스테론(free testosterone)으로 있다. 유리테스토스테론은 표적장기(전립선, 정낭)로 들어가 작용한다. 정소 기능저하증, 남성 불임증 또는 소아에서 차이가 난다. 증가는 쿠싱

(cushing)증후군, 고환종양, 난소종양, 임신, 터너(turner) 증후군이며, 감소는 전립선암, 뇌하수체기능저하증, 생식선부전증, 간경변 등에서 나타난다.

1) 검체 채취의 주의 사항

검체의 채혈은 진공채혈시험관에 채혈한다. 채혈한 혈액은 응고가 완전하게 일어난 뒤에 원심분리하여 혈청을 분리한다. 혈청 검체는 측정이 24시간 이내에 이루어진다면 2~8℃에서 보관할 수 있다. 더 오랜 기간의 보관을 위해서는 −20℃ 이하에서 분리 보관하고 사용시에는 실온에서 해동시킨다

혼탁검체, 황달검체, 용혈검체나 고지혈증검체의 사용은 피한다.

2) 측정원리

측정원리는 경쟁반응을 이용한 방사면역측정법이다. 검체의 항원과 표지항원이 특이항체에 경쟁적으로 결합한다. 고체상의 시험관에 피복되어 있는 특이항체에 표준액, 관리혈청, 검체의 항원이 경쟁적으로 반응 결합한다.

결합형 : 항체(유리테스토스테론 항체피복시험관) · 항원(검체 유리테스토스테론)
항체(유리테스토스테론 항체피복시험관) · 표지항원(옥소 125 유리테스토스테론)
유리형 : 항원(검체 유리테스토스테론), 표지항원(옥소 125 유리테스토스테론)

여기서 결합하지 못한 유리형(항원과 표지항원)은 세척과정을 통하여 제거하고 항체피복시험관에 결합된 방사능을 감마선계측기에서 측정한다.

3) 시약

(1) 유리테스토스테론 항체피복시험관(anti free testosterone coated tube)
(2) 옥소 125 유리테스토스테론 표지항원(^{125}I free testosterone labelled antigen)
(3) 표준액(standard solution): free testosterone(pg/ml)
(4) 관리혈청(control serum)
(5) 세척완충액(washing buffer solution)

4) 검사방법

(1) 검사하기 직전 모든 시약은 실온에 이르게 한다.

(2) 유리테스토스테론(free testosterone) 항체피복시험관을 준비한다.

(3) 항체피복시험관에 표준액, 관리혈청, 검체를 50 ㎕ 씩 넣는다.

(4) 유리테스토스테론 ^{125}I 표지항원을 400 ㎕ 씩 넣고 잘 혼합한다.

(5) 항온(37℃)에서 180 rpm으로 흔들며 2시간 동안 반응한다.

(6) 반응이 끝나면 시험관의 내용물을 조심스럽게 흡입한다.

(7) 세척액 2 ml로 2회 세척한다.

(8) 항체피복시험관의 방사능을 감마선계측기에서 1분 동안 계측한다.

5) 계산

(1) 표준액과 검체의 계측값을 구한다.

(2) 표준액의 계측값을 이용하여 반대수(log-linear) 그래프지에 표준곡선을 작성한다.

(3) 표준곡선에서 각 검체의 계측값을 가지고 유리테스토스테론(free testosterone)의 값을 찾는다.

6) 정상범위 및 임상적용

정상범위는 아래와 같이 성별과 나이에 따라 많이 차이가 있어 이용에 주의가 필요하다.

나이	전체(pg/ml)	15세 이하	15-39	40-59	60세 이상
남자	0.2-40.1	0-1.8	8.3-40.1	6.1-25.7	5.0-28.8
여자	0-4.6	0-2.7	0-4.6	0-4.0	0-3.7

7) 측정상의 주의사항

(1) 검사를 하기 30분전에 모든 시약을 실온에 방치한다.

(2) 로트(lot)가 다른 키트의 내용물을 서로 섞지 않는다.

(3) 각 측정마다 새로운 표준곡선이 필요하다.

4. 에스트라디올(Estradiol: E2)

에스트로겐(estrogen)은 현재 20종류 이상 알려지고 있지만 성인에서는 에스트라디올(E2)이 제일 활성이 강하고 중요한 역할을 담당하고 난포호르몬 작용을 갖는 대표적인 성호르몬이며 여성의 제2차 성징의 발육 및 증식작용과 그 기능조절에 관여하고 있다. 주로 난소(난포, 황체)는 태반에서 생성되고 부신과 정소에도 소량이지만 생성된다. 생체에는 에스트론(estrone: E1), 에스트라디올(estradiol 17β: E2), 에스트리올(estriol: E3) 등이 존재하지만 에스트라디올(estradiol 17β)이 가장 생물활성이 강하므로 측정된다.

에스트리올(estriol: E3)은 주로 태반과 부신에서 유래하는 중요한 소변 에스트로겐 대사물이다. 임산부 소변 E3는 태아 태반계의 상태를 반영한다. 따라서 혈액의 측정은 난소기능의 파악과 태아-태반계의 기능파악에 대단히 중요하다.

1) 검체 채취의 주의사항

특별한 것 없다.

2) 측정원리

RIA의 기본원리인 항체에 대해 항원과 표지항원이 경쟁적으로 반응하는 경쟁반응을 이용한다. 즉 검체의 E2와 일정량의 ^{125}I 표지 E2가 일정량의 E2 항체에 대하여 서로 경쟁적으로 반응한 다음 자기입자피복 2항체에 결합시켜 결합형을 분리한다.

3) 검사방법

(1) 표준액 0(Bo)과 비특이결합(NSB) 시험관에 "0"표준액 50 ㎕를 넣는다.

(2) NSB 시험관에 증류수 100 ㎕를 넣는다.

(3) 표준액과 관리혈청, 검체를 50 ㎕씩 각 시험관에 넣는다

(4) 표지항원(^{125}I E2)을 100 ㎕씩 각 시험관에 넣는다.

(5) 제1항체 100 ㎕ 씩(NSB 시험관을 제외) 각 시험관에 넣는다.

(6) 잘 혼합 후 실온에서 60분간 반응시킨다.

(7) 제2항체 1,000 ㎕씩 각 시험관에 넣는다.

(8) 잘 혼합하고 10분 후 자석분리기에서 10분간 분리한다.

(9) 상층액을 흡인하여 버리고 시험관벽에 붙은 유리형을 잘 닦아낸 다음 침전물의 방사능을 감마선계측기에서 계측한다.

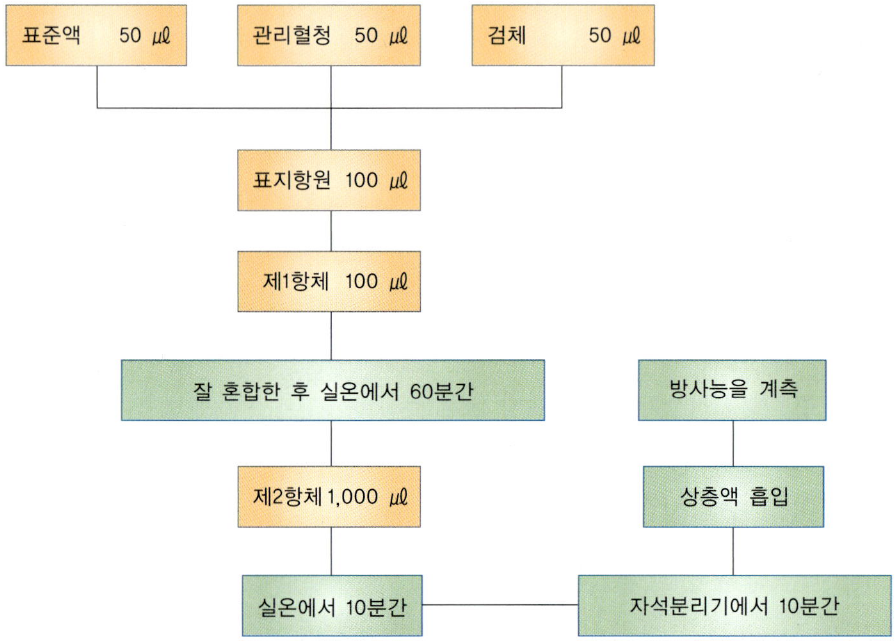

그림 17-5. 에스트라디올의 검사방법

4) 계산

(1) 표준액과 검체의 B/B_0%를 구한다.

$$\frac{\text{각 표준액 또는 검체 계측값} - \text{NSB 계측값}}{\text{0 표준액 계측값} - \text{NSB 계측값}} \times 100 = (\quad)B/B_0\%$$

(2) B/B_0%를 이용하여 로지트-대수 그래프지에 표준곡선을 작성한다.

(3) 표준곡선에서 각 검체의 B/B_0%를 가지고 E2 값을 찾는다.

5) 부하검사

(1) 성선자극호르몬(HMG-HCG) 부하검사

HMG는 FSH와 분비작용을 갖는 것을 이용해서 난포의 에스트로겐 생산기능을 알려는 부하검사로 HMG 15단위와 HCG 3,000 단위를 격일로 2회 투여하고 투여 전, 투여 후 2일, 4일, 7일에 E2의 경관 점액량을 측정한다. 2.5배 이상의 증가이면 정상이다.

(2) HCG 부하검사

hCG 3,000 단위를 3일 연속 투여하여 E2 경관 점액량을 측정하는 한편 10일 이내에 배란이 일어나는지를 검사한다.

6) 정상범위 및 임상적용

정상인 남자는 15~80 pg/ml이고, 여자는 초기 난포기 30~120 pg/ml이며, 단위 환산은 pg/ml × 3.671 = pmol/L이고, 정상범위는 **표 17-2**와 같다.

표 17-2. 에스트라디올의 정상범위

구분	상태	시간	정상범위	단위
남자	성인		15~80	pg/ml
여자	정상	초기 난포기	30~120	pg/ml
		난포기	90~330	pg/ml
		황체기	65~180	pg/ml
		폐경기	10~50	pg/ml
	임신	3개월	0.1~5.6	ng/ml
		6개월	0.8~16.6	ng/ml
		9개월	4.1~29.9	ng/ml

정상인 남자는 15~80 pg/ml이고, 여자는 초기 난포기 30~120 pg/ml, 최고값 90~330 pg/ml, 황체기 65~180 pg/ml, 폐경기 10~50 pg/ml이며, 임신 3개월에 0.1~5.6 ng/ml, 6개월에는 0.8~16.6 ng/ml, 9개월에는 4.1~29.9 ng/ml이다.

성호르몬 시상하부-뇌하수체-난포계에 의해서 분비가 조절되고 있기 때문에 난포기능의 진단에는 LH, FSH, 에스트로겐 및 프로게스테론의 분비동태를 아는 것이 절대 필요하다.

난포기능부전증으로 낮은 값이 되는지 그 원인검사 및 난포장애 진단검사에 측정된다. 즉 난포기능부전증은 중추성과 난소성으로 나눌 때 중추성에서는 LH, FSH의 측정값이 낮고 난소성에서는 높다. E2는 다같이 낮은 값을 보인다. 여자에서 폐경기 증후군의 진단과 남자에서 고환기능평가에 측정한다.

남자에서는 유방의 발달이나 여성화가 생각될 경우 테스토스테론과의 비가 문제되어 측정하는 것이다.

5. 에스트리올(Estriol: E3)

이 검사는 소변에 에스트리올을 측정함으로써 태반에 태아의 생존력을 추적하는 검사로 임신 동안에 소변으로 배설되는 유력한 에스트로겐이다. 첫 3달 마지막 즈음 태반 구성물질은 태아의 부신수질과 간으로부터 에스트리올 전구물질과 결합하여 꾸준히 에스트리올 생산을 증가시킨다. 에스트리올에 있어 이 안정된 증가는 태반이 적절히 기능하고 있다는 것을 반영한다. 정상적으로 에스트리올은 임신하지 않은 여성의 자궁에서, 남성의 고환에서 그리고 부신피질에서 아주 적은 양이 분비된다. 이 검사의 필요는 태반 · 태아상태를 평가하기 위해서 특히 매우 위험한 임신일 때 검사한다. 예를 들어 산모의 고혈압에 의한 합병증, 진성당뇨병, 중독증, 혹은 사산력 등이다.

연속검사는 에스트리올이 올라가리라 예상되는 때와 그러한 오름이 없음을 보여주기 위해 필요한 검사이다.

이 검사의 검체는 24시간 소변이 필요한데 왜냐하면 에스트리올은 일일변동이 있기 때문이다. 일반적으로 혈청 에스트리올은 소변 분석값보다 신뢰할 수 있다고 생각한다. 혈청값은 모성의 사구체여과율에 영향을 받지 않을 뿐 아니라 소변 에스트리올을 사실상 파괴하는 몇몇 약제에 대해서도 쉽사리 영향을 받지도 않는다.

1) 검체 채취의 주의사항

24시간 소변을 모으는데 pH 3.0~5.0으로 검체를 유지하기 위해 보존액이 들어 있는 병에 수집한다.

2) 검사방법

(1) 표준액과 관리혈청, 검체를 20 ㎕씩 시험관에 넣는다.

(2) 표지항원을 모든 시험관에 200 ㎕씩 넣는다.

(3) 비특이결합시험관을 제외하고 항체를 100 ㎕씩 넣는다.

(4) 잘 혼합하고 37℃에서 60분간 반응시킨다.

(5) 제2항체를 모든 시험관에 500 ㎕씩 넣는다.

(6) 잘 혼합하고 실온에서 60분간 반응시킨다 .

(7) 원심분리기에서 2,000 g로 10분간 원심분리한다.

(8) 상층액을 조심스럽게 흡인하여 버린다.

(9) 침전물의 방사능을 감마선계측기에서 계측한다.

3) 계산

(1) 표준액과 검체의 B/B_0%를 구한다.

$$\frac{\text{표준액 또는 검체 계측값} - \text{NSB 계측값}}{\text{0 표준액 계측값} - \text{NSB 계측값}} \times 100 = (\quad)B/B_0\%$$

(2) B/B_0%를 이용하여 로지트-대수 그래프지에 표준곡선을 작성한다.

(3) 표준곡선에서 각 검체의 B/B_0%를 가지고 E3 값을 찾는다.

(4) 측정단위의 환산은 1 ng/ml은 3.671 nmol/L이다.

4) 정상범위 및 임상적용

정상범위는 **표 17-3**과 같이 임신 동안에는 측정값이 210 ng/ml까지 올라갈 수 있다. 소변 에스트리올의 연속검사는 그래프에서 찾아볼 때 임신 중에는 안정되게 올라가는 곡선을 나타내야만 한다.

표 17-3. 에스트리올의 정상범위

임신주수	24 주	27~8 주	31~32 주	35~36 주	39~40 주	단위
평균	31	28	70	110	210	ng/ml
범위	15~54	15~54	32~125	41~196	85~264	ng/ml

2일 연속검사에서 기초값의 40% 정도 떨어졌을 때는 태반부전증과 태아의 쇠약이 절박한 지경에 이르렀음을 강력히 시사한다. 2주 이상 20% 강하 혹은 연속적인 에스트리올의 실패가 정상적인 곡선에서 올라가면 부적절한 태반기능과 바람직하지 않은 태아상태를 나타내준다. 이러한 진전은 환자의 상태와 다른 태아의 쇠약의 뚜렷한 신호에 제왕절개 등으로 의존해야만 한다. 만성적으로 낮은 소변 에스트리올은 태아의 부신 부전증, 유전적 비정상(무뇌증같은) 혹은 Rh 동종면역(isoimuunization)이 원인이 될 수 있다. 모성의 사구체여과율(glomerular filtration rate: GFR) 감소에서의 매우 위험한 임신은 고혈압, 진성당뇨병에서와 같이 낮은 정상에 곡선을 나타낼 수 있다. 그러한 경우에 임신이 계속된다면 길게 합병증이 진전되지 않는 한 에스트리올 값은 계속 높다. 그러나 에스트리올 값이 떨어지거나 기초값에

서 갑작스럽게 떨어지는 것은 심한 태아의 쇠약을 나타낸다. 높은 소변 에스트리올 값은 다태임신을 예측한다.

5) 간섭 인자

스테로이드호르몬(에스트로젠, 프로게스테론, 부신피질스테로이드 포함)은 에스트리올에 영향을 줄 수 있다.

모체의 혈색소병, 빈혈, 영양실조 혹은 간이나 장질환은 특징적으로 에스트리올이 감소한다. 24시간 동안 총 소변수집을 못했거나 pH를 유지시키지 못했다면 정확한 검사결과의 측정에 간섭을 줄 수도 있다. 검체를 냉장하지 못했거나 얼음에 채워두지 못했다면 검사결과가 변형될 수 있다.

6. 프로게스테론(Progesterone: PGR)

프로게스테론은 황체형성호르몬 작용을 갖는 대표적인 물질로 난소, 태반, 부신 혹은 고환에서 생성되지만 분비기관은 난소와 태반뿐이다. 부신과 고환에서는 스테로이드 호르몬의 생성과정에 대한 중간 대사물질로서만 존재한다. 성 성숙기의 여자에서는 황체의 성숙에 따라서 분비가 증가하고 임산부에게는 임신 황체와 태반의 발육에 따라서 혈중농도는 증가한다.

임신하지 않은 부인에게는 난소에서, 임산부에서는 태반에서 분비되고, 수정의 착상에 중요한 역할을 한다. 따라서 프로게스테론의 측정은 난소기능과 임신상태의 파악에 중요하다. 이러한 임신유지의 작용과 유선의 발육촉진 또 성선자극호르몬 분비를 억제하여 경구피임약으로 사용되고 있는 것도 있다.

1) 검체 채취의 주의사항

특별한 것 없지만 헤파린을 처리한 채혈은 좋지 않다.

2) 측정원리

표준액과 검체(혈청이나 혈장) 중의 항원이 표지항체에 대하여 반응하고, 자기입자피복항체를 첨가하여 결합형을 고형상에 결합시켜 결합형과 유리형을 분리하는 면역방사계수측정법이다.

3) 검사방법

(1) 표준액과 관리혈청, 검체를 50 ㎕씩 시험관에 넣는다.
(2) NSB는 표준액 0을 100 ㎕씩 시험관에 넣는다.
(3) 표지항원(^{125}I PGR)을 100 ㎕씩 시험관에 넣는다.
(4) 항체(anti PGR)를 100 ㎕씩 시험관에 넣는다(NSB는 제외한다.).
(5) 실온에서 3시간 동안 반응시킨다.
(6) 제2항체피복자기입자를 1,000 ㎕씩 각 시험관에 넣는다.
(7) 넣고 10분 반응 후 자석분리기에서 10분간 두어 결합형을 분리한다.
(8) 상층액을 조심스럽게 흡인하여 제거한 후 감마선계측기에서 방사능량을 계측한다.

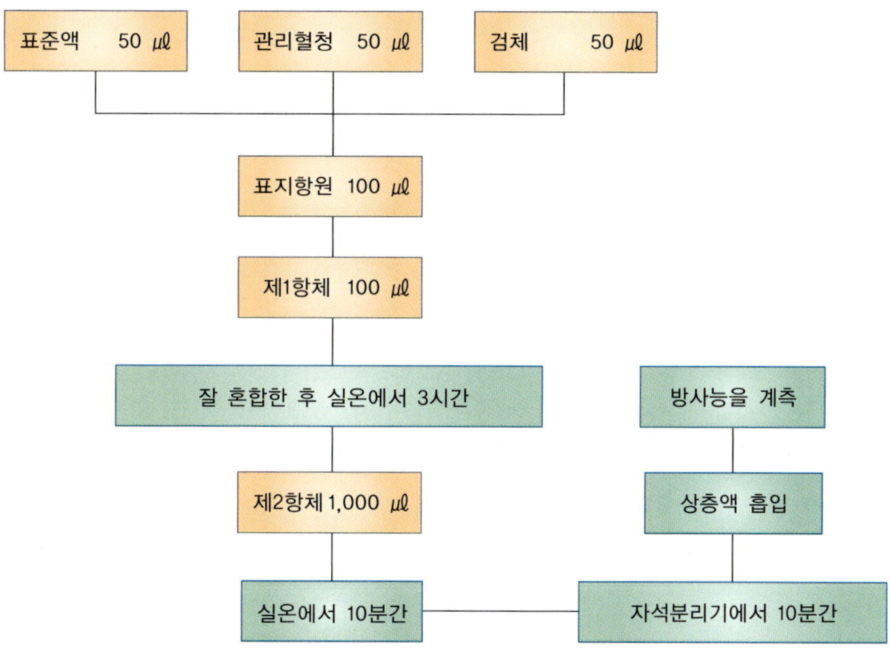

그림 17-6. 프로게스테론의 검사방법

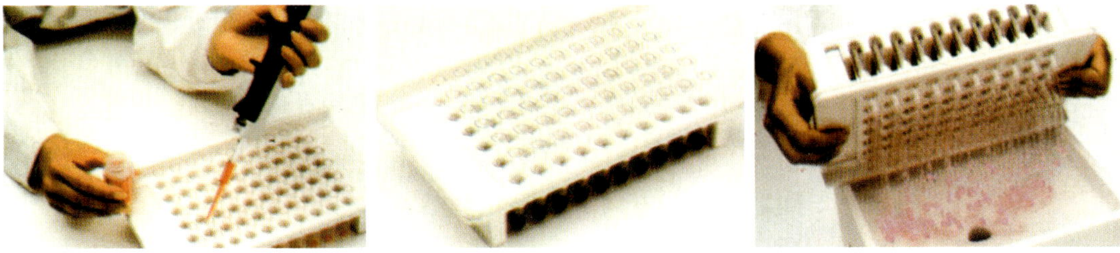

그림 17-7. 자석분리기에 의한 분리법

4) 계산

아래와 같은 식에 의해 각 표준액과 검체의 결합률을 얻고, 각 표준액의 결합률을 가지고 로지트-대수 그래프지에 표준액에 상응하는 점을 찍어 표준곡선을 작성한다. 검체의 결합률을 가지고 표준곡선에서 프로게스테론의 값을 찾는다.

$$\frac{\text{표준액, 검체 계측값} - \text{NBS 계측값}}{B_0 \text{ 계측값} - \text{NSB 계측값}} \times 100 = \text{표준액} \cdot \text{검체의 결합률}(B/B_0\%)$$

5) 정상범위 및 임상적용

정상인 남자는 0.1~0.65 ng/ml이고, 여자는 난포기에 0.25~2.0 ng/ml, 황체기에 2.5~25 ng/ml, 폐경기에 0.1~0.6 ng/ml이다. 임신에서는 12~18주에 40~60 ng/ml, 23~26주에 60~95 ng/ml, 31~34주에 80~150 ng/ml, 39~42주에는 180~270 ng/ml이다.

임신부에서는 13주 이후에 많은 상승(14~44 ng/ml)을 보이고 임신말기에는 170 ng/ml 이상으로 되는 것도 있다. 혈중에는 성주기, 임신의 유무에 따라서 변동하기 때문에 유의한다. 난소, 특히 배란과 황체형성 등의 주기적 기능변동과 배란의 착상 및 그 후의 임신상태의 파악에 유의한다. 선천성 부신피질과형성, 부신성 남성화종양, 쿠싱증후군 등에서는 높은 값을 보이고 뇌하수체 기능저하증, 난소기능저하 및 애디슨병에서는 낮은 값을 보인다.

6) 측정상의 주의사항

용혈검체는 결과에 영향을 줄 수 있다.

7. 사람 태반성 락토겐(Human placental lactogen: hPL)

사람 태반성 락토겐(hPL)은 태반의 합포체성영양세포에 의해 생성 분비되는 분자량 25,000 단백질성 호르몬으로 성장호르몬이나 프로락틴과 분자형태, 생리활성면에서 비슷한 점이 많지만 조금씩 다르며 모체의 대사와 더불어 태아의 성장촉진작용 및 최유작용을 갖고 있다. 임신 5~8주 후에 모체 혈액에서 검출되고 임신수주에 더불어 증가한다. 혈액 값은 태반에서의 분비량을 잘 반영하기 때문에 그 측정은 임신 중의 모체와 태아의 관리에 유용하다.

1) 검체 채취의 주의사항

특별한 것 없다.

2) 정상범위 및 임상 적용

정상범위는 남자와 임신하지 않은 여자에서는 0.5 μg/ml 이하이다. 정상임신에 대한 HPL의 변동은 **표 17-4**와 같다. 임신 5~6주부터 모체 혈중에 검출되고 임신한 주수와 더 불어 증가한다. 쌍둥이인 경우는 더욱 높은 값을 보이고 임신중독증과 태아사망인 경우는 낮은 값을 보인다. 임신 초기에는 절박유산의 진단 또 임신 후에는 태아의 장애와 태아사망의 판단에 높은 진단가치를 갖는다.

표 17-4. 정상임신부의 hPL

임신주수	5~27	28~31	32~35	36~마지막
정상 hPL	4.6 이하	2.4~6.1	3.7~7.7	5.0~8.6 ug/ml

3) 측정상의 주의사항

HPL은 유리벽에 흡착이 잘 되기 때문에 피펫과 시험관은 플라스틱 제품의 것을 사용한다. 유리제품의 것을 사용할 시는 실리콘 처리한 것을 사용한다.

8. 사람융모성성선자극호르몬(Human chorionic gonadotropin: hCG)

사람융모성성선자극호르몬(hCG)은 태반에서 생성되고, 사람태반의 융합세포영양막세포(syncytiotrophoblast cell)에서 정상적으로 분비하는 호르몬으로 임신초기부터 상승하는 분자량 45,000의 당단백질로 α, β아단위로 구성되어 있고, α아단위는 LH, TSH 등 인체내의 다른 당단백질과 동일하나 β아단위에서 서로 차이가 나며, 태아-태반계 기능의 파악을 위해서 측정된다.

1972년 Vaitukaitis가 β아단위의 항체를 이용하여 이중항체 방사면역측정법을 개발하여 1 ng/ml(5 mIU/ml)까지 측정이 가능하게 되었다. hCG는 임신 중에 정상적으로 증가하고 고환이나 난소의 생식세포 종양 등에서 증가한다.

특징적으로 높은 경우는 영양배엽(trophoblast) 종양인 융모막암(choricocarcinoma)이다. 혈청이나 소변의 hCG 양은 실제 종양의 크기와 상관관계가 있고, 24시간 소변 중에 hCG가 10만 IU 이상이 있을 때는 처음 치료부터 병합화학요법(combination chemotherapy)을 권하는 지표가 되기도 한다. 실제 소변의 hCG가 10만 IU 이상일 때 단일 약제로 치료를 하면 20~40%의 관해율(remission rate)을 보이나 병합화학요법을 사용하면 90% 이상의 완치율을 보인다. 치료 후의 경과관찰에도 사용하여 3개월 동안 정상값을 보이는 98%에서 완치되었음을 알 수 있었다. 태아-태반계 기능의 파악을 위해서 측정된다.

이외에도 hCG는 간아세포증(hepatoblastoma)이나 폐암에서 이소성호르몬으로 분비되어 조발사춘기(precocious puberty)나 여성형유방(gynecomastia)을 유발시키기도 한다.

혈액의 hCG를 정량으로 측정하여 조기 임신진단, 임신경과, 비정상적인 임신정도를 알 수 있고, 특히 융모상피암의 조기진단과 치료효과를 아는 방법으로 중요하다. 방사면역측정법은 소변검체를 이용한 일상적인 임신 측정방법보다 아주 예민하다.

1) 검체 채취의 주의사항

정맥 채혈을 해서 검체 5 ml를 시험관에 수집한다. 용혈이 안 되도록 검체를 조심스럽게 다루어 혈청을 분리한다. 소변도 검체로 사용한다.

2) 측정원리

항원이 표지항체에 대하여 반응하고 자기입자피복항체를 첨가하여 결합형을 고형상에 결합시켜 결합형과 유리형을 분리하는 면역방사계수측정법이다.

Ag + Ab* ········· Ag · Ab* + Ab ········· Ab · Ag · Ab*

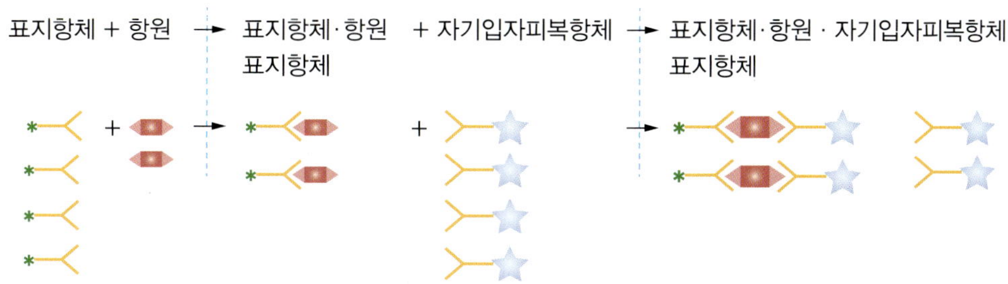

그림 17-8. hCG 측정원리

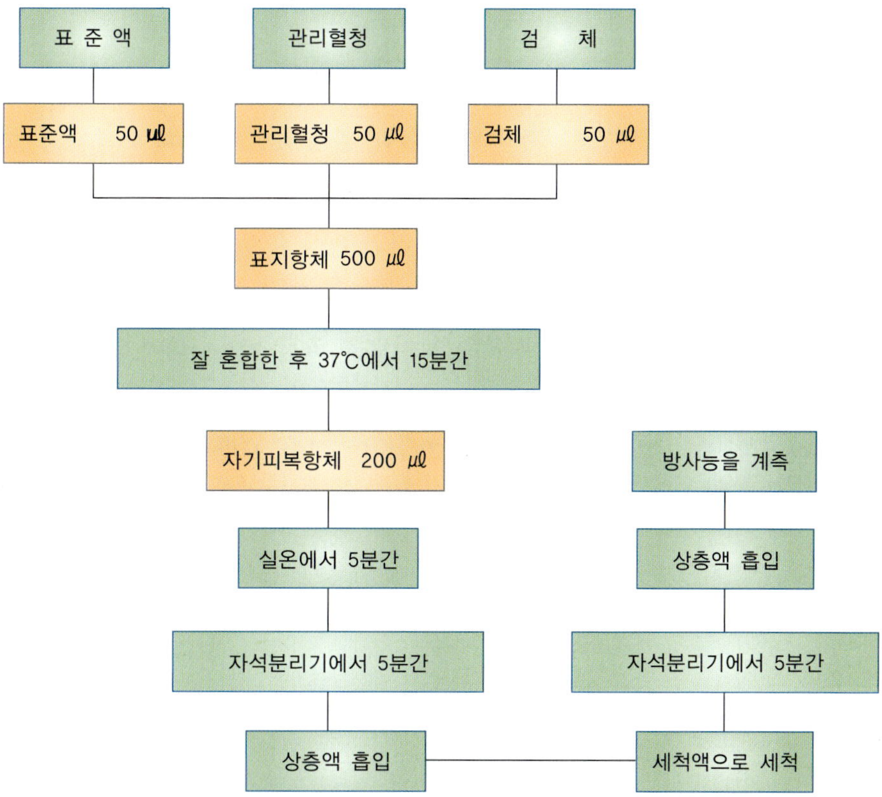

그림 17-9. hCG 검사방법

3) 검사방법

(1) 표준액과 관리혈청, 검체를 각각 50 ㎕씩 시험관에 넣는다.

(2) 표지항체(^{125}I anti hCG)을 500 ㎕씩 넣고 37℃에서 15분간 반응한다.

(3) 자기입자피복항체를 200 ㎕씩 시험관에 넣고, 실온에서 5분간 반응한다.

(4) 자석분리기 위에서 5분간 두었다가 상층액을 조심스럽게 버린다.

(5) 세척액을 500 ㎕씩 넣고 혼합한 다음 다시 자석분리기 위에서 5분간 두었다가 상층액을 조심스럽게 버린다.

(6) 침전물의 방사능을 감마선계측기에서 계측한다.

4) 계산

(1) 표준액의 계측값을 이용하여 대수–대수 그래프지에 표준곡선을 작성한다.

(2) 표준곡선에서 각 검체의 계측값을 가지고 사람융모성성선자극호르몬(hCG) 값을 찾는다.

5) 정상범위 및 임상작용

정상인 남자와 여자의 정상범위는 3 mIU/ml 이하이다. 임신 동안 hCG 값은 아주 다양한데 마지막 정상월경 후에 날짜에 따라 부분적으로 의존한다.

조기 임신을 알고 매우 위험한 임신(습관적인 자연유산)일 때 호르몬 생산이 적당한 가를 알기 위해 측정하고, 영양배엽종양의 진단과 포상기태 혹은 융모상피암과 hCG를 외부로 분비하는 종양들이다. 배란의 유도와 수태를 위한 치료를 조정하기 위하여 측정한다.

높은 hCG β아단위는 자궁외임신이나 9일 이하의 임신일 때 볼 수 있다. β아단위는 임신과 종양재발사이의 감별을 할 수 없게 한다. 왜냐하면 양쪽 상황에서 다 높은 값을 보이기 때문이다. 정상임산부의 혈청 hCG의 값은 **표 17–5**와 같다.

표 17-5. 정상임산부의 혈청 HCG의 값

임신주기	hCG의 값(mlU/ml)
1주	10 ~ 30
2주	200 ~ 500
3주	1,000 ~ 3,000
4주	5,000 ~ 10,000
2~3개월	10,000 ~ 100,000
5개월	5,000 ~ 50,000
7개월	2,000 ~ 15,000

6) 측정시 주의사항

임신한 사람은 표준곡선의 범위를 벗어나기 때문에 처음부터 원(처음) 혈청과 10배 희석하여 측정하고, 10배에서 표준곡선 범위를 벗어나면 100배와 1,000배를 희석하여 측정하여 결과를 내어야 정확한 값을 알 수 있으며, 희석하지 않으면 후크효과로 인하여 잘못된 결과를 보고할 수 있는 실수를 일으키기 쉽다.

제 18 장

췌장
(Pancreas)

1. 총론

탄수화물, 단백질 및 지질대사의 조절은 췌장에서 분비되는 인슐린과 글루카곤에 의해 크게 좌우된다. 인슐린의 분비장애 및 결핍은 인체 에너지대사의 혼란을 일으켜 사망과 장애의 중요한 원인이 된다.

전구인슐린(proinsulin)은 췌장세포의 내형질세망(endoplasmic reticulum)에서 합성되어 세포내 이동 시 전구인슐린(86개의 아미노산으로 된 펩티드)은 효소(endopeptidase)에 의해 분절되어 더 적은 2중사슬로 된 인슐린과 펩티드 잔여물인 C펩티드로 된다.

인슐린과 C펩티드는 저장과립속에 동량 저장되어 있으며, 분비자극에 반응하여 세포탈출(exocytosis)에 의해 분비된다. 인슐린분비에 영향을 미치는 가장 중요한 인자는 랑게르한스섬(island)을 관류하는 혈당이다. 혈당 증가에 따른 인슐린분비증가는 세포의 세포막수용체에 당이 결합하여 나타난다. 혈당증가는 직선이 아닌 2가지 형태(biphasic)의 인슐린 분비 반응을 일으킨다.

처음에는 이미 만들어져 있는 인슐린이 급속히 분비되고, 그 후 인슐린의 새로운 합성으로부터 서서히 분비된다. 당뇨병 진단은 정상적인 공복상태 및 식사 후 혈당측정으로 가능하나 혈액의 인슐린측정도 당뇨병 분류에 도움을 준다.

당뇨병은 이질적인 질환이며 크게 인슐린의존성당뇨병(insulin dependent diabetes melltus: IDDM)과 비인슐린의존성당뇨병(noninsulin dependent diabetes melltus: NIDDM)으로 나눈다. IDDM은 인슐린반응에서 공복시는 정상이나 고혈당증에 비해 부적절하며 당부하반응에서 혈당의 상승에 비해 인슐린반응을 보이지 않는 것이 특징이다. NIDDM은 공복시에 정상 혹은 증가된 인슐린, 식후에 인슐린의 상승 등 다양한 반응을 보인다. 대부분 NIDDM에서의 인슐린반응은 정상 공복시와 1~2시간 사이의 늦게 최고값을 이루고, 3~5시간 내에 늦게 기초값으로 회복되는 반응을 보인다.

2. 인슐린(Insulin)

혈청 인슐린의 정량분석은 항상 혈당값과 병행해서 측정한다. 왜냐하면 혈당은 췌장의 랑게르한스섬으로부터 인슐린을 분비하는데 첫 번째 자극이 되기 때문이다. 이 검사는 췌장 종양이나 신생물을 일으키는 고인슐린증이 의심되는 환자를 판별하는데 도움을 준다. 랑게르한스섬의 베타세포에 의해 분비되는 인슐린은 탄수화물, 아미노산, 지방의 운반이나 동원, 대사를 조절한다. 혈당이 증가하면서 자극이 된 인슐린분비는 음식물 섭취 후 최고에 달하는데 대사와 음식저장이 최대가 될 때이다. 인슐린이 부족을 보이거나 내성이 불충분하면 그 영향이 진성당뇨병에서 1차적인 비정상으로 나타난다.

랑게르한스섬의 신생물이나 종양 혹은 중증의 간질환을 일으키는 저혈당증의 진단과 진성당뇨병과 인슐린 내성상태를 진단하기 위해 측정한다.

1) 검체 채취의 주의사항

검체의 채혈은 완전히 건조된 주사기로 공복시에 채혈하며, 냉장(4℃)에서 30~60분간 보관 후 2,000 g에서 10분간 원심분리하여 혈청은 보존용 시험관에 옮겨 −20℃에서 보관하고 측정할 때 사용한다.

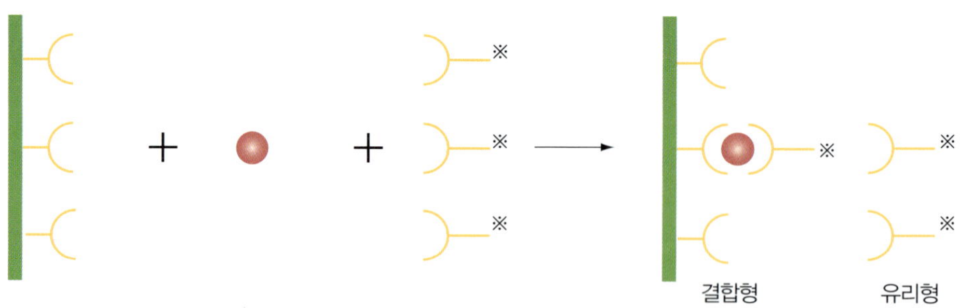

그림 18-1. 인슐린 측정원리

2) 측정원리

항원이 고상항체와 반응시킨 후 계속하여 표지항체를 항원과 반응하는 샌드위치 방법이다.

3) 검사방법

(1) 표준액과 관리혈청, 검체(혈청, 혈장)를 50 ㎕씩 각 시험관에 넣는다.

(2) 표지항체액(^{125}I Insulin Ab)을 200 ㎕씩 넣는다.

(3) 항체피복구슬을 1개씩 시험관에 넣는다.

(4) 실온에서 3시간 반응한다.

(5) 시험관의 구슬을 증류수로 세척한다.

(6) 시험관의 구슬의 방사능을 감마선계측기에서 계측한다.

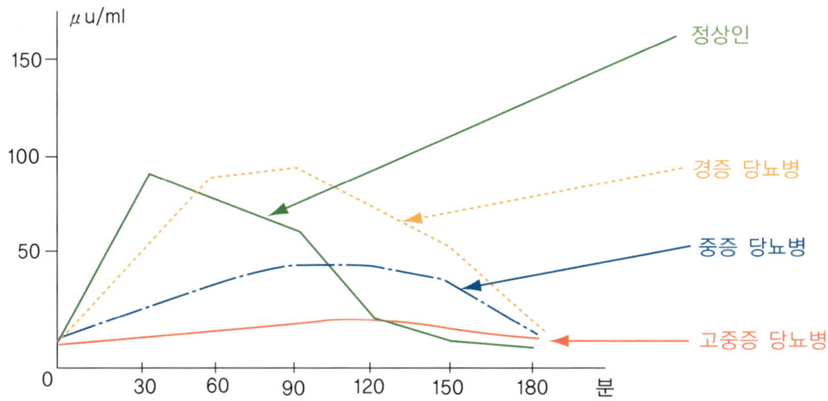

그림 18-2. 당 부하검사의 인슐린 값

4) 계산

(1) 표준액과 검체의 계측값을 구한다.

(2) 표준액의 계측값을 이용하여 대수-대수 그래프지에 표준곡선을 작성한다.

(3) 각 검체의 계측값을 가지고 표준곡선에서 인슐린값을 찾는다.

5) 정상범위 및 임상적 적용

혈청 인슐린은 정상적으로 그 범위가 측정되지 않거나, 5 μU/ml 이하이며, 50 g의 포도당 부하검사에서는 30분에서 60분 사이에 20~45 μU/ml의 최고를 이룬다.

포도당 50~100 g의 부하검사(GTT)를 하여 인슐린 변화를 경시적으로 관찰하여 췌장의 내분비기능을 평가할 수 있다. 공복상태에서 포도당부하를 한 다음 30, 60, 120분에 각각 3~5 ml의 혈액을 환자로부터 취하여 인슐린 값을 측정한다. 보통은 정상, 과잉, 저하 그리고 지연반응으로 나누어 판정한다. 당부하검사의 혈액 인슐린 값은 **표 18-1**과 같다. 인슐린 측정은 저혈당증의 감별진단과 당뇨병에 관한 병태생리를 평가하는데 유용하다.

표 18-1. 당부하검사의 혈액 인슐린 값

구분	공복시	최고값			
	정상반응	정상반응	과잉반응	저하반응	지연반응
50그램	5 μU/ml 이하	20~45 μU/ml	60 μU/ml 이상	15 μU/ml 이하	60 μU/ml 이상(60분 후에)
100그램	5 μU/ml 이하	20~45 μU/ml	70 μU/ml 이상	20 μU/ml 이하	70 μU/ml 이상(60분 후에)
진 단	정상인	정상인	경증당뇨병	고중증당뇨병	중증당뇨병

인슐린 값은 혈당과 비교하여 해석된다. 정상 인슐린은 혈당 결과에 대해 부적절할 수도 있다. 철저한 금식 후에 나타난 높은 인슐린과 낮은 혈당은 인슐린종을 암시한다. 장기적인 공복 혹은 자극검사는 진단을 확인하는데 요구될 수 있다. 인슐린 내성 당뇨 상태에서는 인슐린이 올라간다. 그러나 비인슐린 내성당뇨병인 경우에는 인슐린이 낮다.

6) 측정상의 주의사항

인슐린은 플라스틱시험관에 흡착되는 성질이 있기 때문에 측정할 때에는 유리시험관을 사용하지 않으면 안 된다. 열에 불안정한 호르몬이므로 조작은 전부 4℃(ice bath)에서 실시하는 것이 바람직하다.

인슐린 장기 치료환자는 인슐린에 대한 항체가 생성되어 있어 인슐린항체의 높은 역가로 검사를 간섭할 수 있어 정확한 인슐린 측정이 안되므로 항체를 추출한 뒤에 측정해야 한다.

3. 유리인슐린(Free insulin)

당뇨병 환자에게 인슐린을 투여하여 장기간 치료하면 자가항체(insulin auto antibody)가 생겨 정확한 인슐린의 양을 측정할 수 없으므로 자가항체 추출 후 인슐린을 측정해야 한다.

1) 유리인슐린 추출법

(1) 검체 1,000 ㎕에 25% PEG 1,000 ㎕를 넣고 1분간 혼합한다.

(2) 자가항체와 결합한 인슐린을 침전시키기 위해 4℃에서 2,000 g로 45분간 원심분리한다.

(3) 상층액을 측정에 사용한다.

2) 전체 인슐린(total insulin) 추출법

(1) 검체 1,000 ㎕에 1N HCl액 200 ㎕를 넣고, 혼합 후 실온에서 1시간 방치.
이때 자가항체와 결합한 항원(insulin)이 떨어진다.

(2) 4℃에서 25% PEG액 1,400 ㎕를 넣고 혼합한다.

(3) 산을 중화하는 목적으로 1N NaOH액 200 ㎕를 넣고 잘 혼합한다.

(4) 자가항체를 침전시키기 위해 4℃에서 2,000 g로 45분간 원심분리한다.

(5) 상층액을 측정에 사용한다.

3) 표준액 제조

(1) 표준액도 검체와 같은 조건으로 하기 위하여 표준액 500 ㎕를 취한다.

(2) 25% PEG액 500 ㎕를 가한 후 잘 혼합하여 사용한다.

4) 검사방법

(1) 검체는 2배 희석되었고, 12.5%의 PEG액이 되었다.

(2) 표준액도 같은 양의 25% PEG를 넣어 12.5% PEG액이 되었다.

(3) 보통 검체를 사용하여 인슐린을 측정할 때와 같이 검사한다.

(4) 표준액(12.5% PEG 표준액)으로 반응시켜 나온 표준곡선에서 값을 찾는다.

4. C펩티드(C peptide)

전구인슐린은 췌장 β세포내에서 인슐린과 C펩티드로 분해되어 분비된다. C펩티드는 31개의 아미노산 잔기에서 이루어지지만 종특이성이 높고 인슐린과는 달리 생물활성의 존재는 불분명하다. 또 인슐린이 많아서 간에서 대사되는 것에 대해 C펩티드는 어느 쪽에도 대사되지 않고 신장에서는 반대의 현상으로 나타난다. 이러한 분비과정에서 C펩티드 측정에 따라 췌장기능 평가에는 여러 가지 장점을 보이고 있다.

1) 검체 채취의 주의사항

검사당일은 금식한다. C펩티드는 소변에 다량으로 배설되므로 소변 측정도 자주하고 있다. 하루 소변을 모을 때는 실온에 보존하면 활성저하를 보이지 않지만 세균 소변인 경우는 하루 보존에도 활성저하가 있기 때문에 주의가 필요하다.

2) 측정원리

RIA의 기본원리인 항체에 대해 항원과 표지항원이 경쟁적으로 반응하는 경쟁반응을 이용한다. 검체의 C펩티드와 일정량의 ^{125}I 표지 C펩티드가 일정량의 항체에 대하여 서로 경쟁적으로 반응하고, 계속하여 제2항체 피복구슬을 넣어 반응한다.

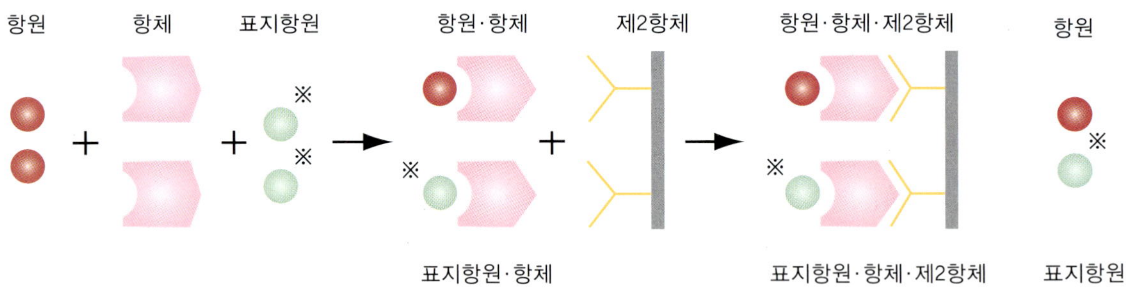

그림 18-3. C펩티드의 측정원리

3) 검사방법

(1) 표준액 0(Bo)과 비특이결합(NSB) 시험관에 "0" 표준액 100 ㎕를 넣는다.

(2) NSB 시험관에 증류수 100 ㎕를 넣는다.

(3) 표준액과 관리혈청, 검체를 100 ㎕씩 각 시험관에 넣는다.

(4) 검체가 소변인 경우에는 1% BSA 완충액을 사용하여 희석한다.

(5) 표지항원(^{125}I C peptide)을 100 ㎕씩 각 시험관에 넣는다.

(6) 제1항체 100 ㎕씩 NSB 시험관을 제외한 각 시험관에 넣는다.

(7) 혼합 후 실온에서 1시간 반응시킨다.

(8) 제2항체피복구슬 1개씩을 각 시험관에 넣는다.

(9) 혼합 후 실온에서 2시간 반응시킨다.

(10) 시험관의 구슬을 잘 세척한다.

(11) 시험관의 방사능을 감마선계측기에서 계측한다.

4) 계산

(1) 표준액과 검체의 B/B_0%를 구한다.

$$\frac{\text{표준액 또는 검체 계측값 − NSB 계측값}}{\text{0 표준액 계측값 − NSB 계측값 } B_0} \times 100 = (\quad) B/B_0\%$$

(2) B/B_0%를 이용하여 대수-로지트 그래프지에 표준곡선을 작성한다.

(3) 각 검체의 B/B_0%를 가지고 표준곡선에서 C펩티드 값을 찾는다.

(4) 소변은 희석배수를 곱한다.

5) 부하검사

대부분의 경우 OGTT 실행 시 인슐린과 같이 C펩티드의 측정을 하므로 부하방법은 인슐린의 경우와 같다고 생각해도 좋다

6) 정상범위 및 임상적용

정상인의 공복시 기초값은 혈액 0.8~4.0 ng/ml이고, 소변 중에서는 23~135 ㎍/day이다. 각종 질환에서 공복혈장과 24시간 소변의 C펩티드의 값은 **표 18-2**와 같다. OGTT에서 C펩티드의 최고값은 대사장기와 대사속도가 다르므로 인슐린보다 약간 늦어 30~90분에 보인다.

소변의 C펩티드를 측정하면 인슐린 분비량의 총합을 간접적으로 알 수가 있다. 그러나 요세관 이상에 따른 영향을 받기 때문에 크리아틴제거율(creatinine clearance)등의 측정에 따라 신장기능 상태를 파악해 둘 필요가 있다. 또 그날의 식사내용에 따라서도 큰 영향을 받기 때문에 주의가 필요하다.

C펩티드에는 생리작용이 보이지 않고 인슐린과의 대사속도도 다르지만 정상인과 당뇨병 환자에 대한 부하검사로 양자를 잘 구분할 수 있다.

인슐린 측정보다도 C펩티드 측정이 적합한 경우는 인슐린이 주로 간에서 대사되기 때문에 만성간질환에서는 OGTT에 의한 인슐린반응은 증가하지만 C펩티드는 대상군과 변함없이 보다 췌장기능을 반영한다.

외인성 인슐린을 투여받고 있는 당뇨병은 인슐린보다 췌장기능을 반영한다. 외인성 인슐린 투여를 받고 있는 당뇨병환자의 내인성 인슐린 분비상태를 아는 데는 C펩티드의 측정이 절대 필요하며, 또 그러한 경우의 대부분은 인슐린항체 생산이 보여짐으로 당뇨병환자에서 혈액에 있는 어느 정도 인슐린항체가 존재하고도 C펩티드를 측정함에 따라 췌장기능을 평가가 가능하다. 이런 것 때문에 OGTT 실행시에는 혈당 및 인슐린과 같이 C펩티드의 측정도 필요에 따라서 실시한다.

표 18-2. 각종 질환에서 공복혈장과 24시간 소변의 C펩티드(평균±S.D)

구분		증례수	남자	여자	공복시혈장(ng/ml)	24시간 소변(ug/일)
정상인		26	21	5	1.93±0.80	81±36
당뇨병	어린이	12	3	9	0.46±0.38	8±6
	성인	19	11	8	1.63±0.55	45±21
	비만형 성인	16	13	3	1.72±0.42	85±38
간질환		12	5	7	1.89±0.91	85±38
인슐린종		3	2	1	4.43±0.29	71±16
스테로이드 치료		7	5	2	4.37±1.18	195±102

7) 측정상의 주의사항

당뇨병환자에서 인슐린항체가 존재하는 경우에는 인슐린항체와 결합하고 있는 전구 인슐린이 C펩티드 항혈청과 반응해서 비정상적인 높은 결과를 보이는 경우가 있다.

현재 시판되고 있는 키트는 혈액 C펩티드를 정확하게 측정할 수 있지만 소변의 C펩티드를 측정할 경우는 비교적 높은 결과를 보이는 것은 소변의 염류에 의한 항원 항체 반응에 영향을 주기 때문에 소변은 희석이 필요하다.

5. 소변 C펩티드(Urine C peptide)

1) 검체 채취의 주의사항

(1) 외래나 병실에서 소변 C펩티드를 측정하고자 하면 준비된 3,500 ml 용기에 5% 우혈청알부민(bovine serum albumin: BSA) 1 ml와 5% 소듐아자이드(sodium azide: 방부제) 1 ml를 넣어서 환자 또는 보호자에게 준다.

(2) 5% 우혈청알부민(BSA)은 BSA 10g을 증류수 200 ml에 녹여 폴리에틸렌 병에 넣어 냉장고(4℃)에 보관한다.

(3) 5% 소듐아자이드(sodium azide : 방부제)는 10 g을 증류수 200 ml에 녹여 유리병에 넣어 냉장고(4℃)에 보관한다.

(4) 0.1 N 소디움하이드록사이드(NaOH)를 만들어 보관한다.

(5) 환자는 24시간의 소변을 모은다.

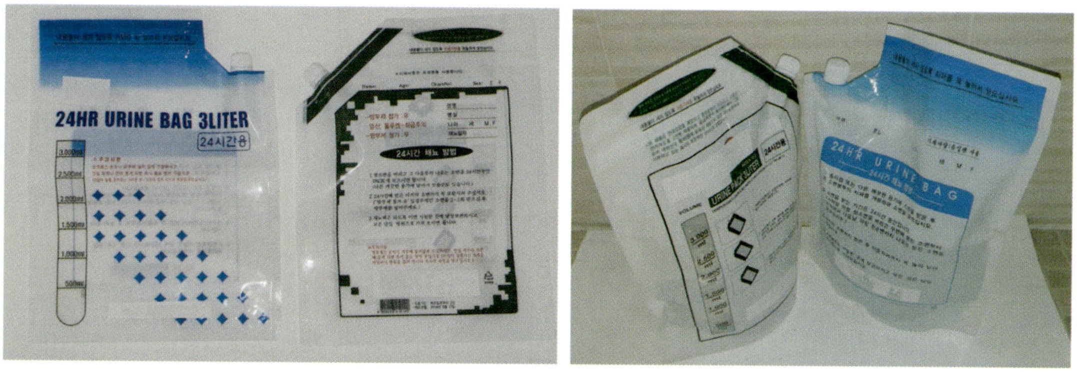

그림 18-4. 24시간 소변 수집통

2) 24시간 소변처리

(1) 외래나 병실에서 24시간 소변이 핵의학과에 도착하면 잘 혼합한다.

(2) 전체 소변의 양을 재어 기록한다.

(3) 소변을 15 ml 정도 취하여 0.1 N 소디움하이드록사이드(NaOH)로 pH 7로 맞춘다.

(4) 소변을 2,000 g에서 15분간 원심분리한다.

(5) 상층액을 5% BSA로 피복한 시험관에 상층액 5 ml를 넣어 −20℃에서 보관한다.

3) 검사방법

저장된 소변을 녹여서 10배와 50배로 희석한 다음 혈청과 같이 검사한다.

제19장 신장 (Kidney)

신장은 복부 후벽의 상부에 있고, 척추의 양측에 위치하고 있는 장기이다. 1개의 크기는 약 12×5×3 cm이고, 무게는 180 g 정도이다. 조직학적으로 표면층의 신피질과 안쪽의 수질 외층과 수질내층으로 나눌 수 있다.

신장의 최소단위는 신원(nephron)이며 한 개의 신장은 약 100만개의 신원으로 구성되어 있다. 신원은 모세혈관의 집합으로 있는 사구체, 근위세뇨관, 원위세뇨관과 집합관으로 되어 있다. 요세관은 이것과 밀접한 관계로 있는 결합조직에 의해 서로 결합되어 있다. 신장은 주로 체액(혈액, 조직액)의 양과 질의 조절에 관여하고 있다. 사구체에서 여과되어 소변의 원료가 되며, 아미노산, 포도당, 전해질의 용질은 세뇨관에서 재흡수 된다.

레닌–안지오텐신–알도스테론 계통(R–A–A)은 혈압조절에 관여하는 인자이며, 여러 가지의 순환기계 질환에서 측정된다. 악성 고혈압증, 신성고혈압 등으로 레닌활성은 증가하고, 원발성 알도스테론증에서는 저하된다. 레닌 생산성 신종양에서는 고혈압, 낮은 칼슘, 알도스테론 및 레닌활성의 상승이 관찰된다.

1. 혈장레닌활성도(Plasma renin activity: PRA)

레닌의 분비는 체내의 나트륨과 칼륨 균형, 수액량, 혈압을 조절하고, 레닌–안지오텐신–알도스테론 계통(R–A–A계)은 신장의 순환혈액조절과 부신의 알도스테론 분비에 관여하는 조절기구이다.

레닌은 신장의 방사구체 장치에서 생산되고, 신피질이 허혈상태로 되면 혈액 중에 분비된다. 레닌은 단백질분해효소이며, 불안정한 상태에서 분해되기 쉬운 성질을 갖고 있다. 안지오텐신 II의 혈관 평활근 수축작용과 알도스테론 분비로 혈압이 상승하고, 레닌 및 그 기질(angiotensinogen), 전환효소와 분해효소(angiotensinase)에 의해서 결정되나 주로 레닌동태에 의존하고 있다. 레닌 분비는 동맥에 들어오는 혈류량과 혈압에 따라 달라지므로 체위에 따라서도 변한다.

레닌, 안지오텐신, 알도스테론은 체내의 나트륨평형과 체액량, 혈압조절에 매우 중요한 역할을 한다.

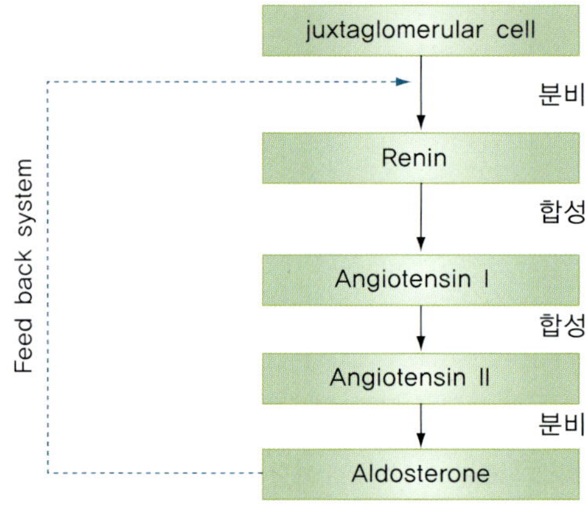

그림 19-1. 레닌 작용기전

신관류가 감소하면 혈액량과 혈압이 떨어지게 되고, 이때 신장의 방사구체 장치에서 레닌이 혈액내로 분비된다. 레닌은 혈장의 글로불린에 효소적 역할을 하여 안지오텐신 I을 합성하며, 안지오텐신 I은 폐와 혈장에 있는 변환효소(converting enzyme)에 의하여 안지오텐신 II로 변하게 되고 이 안지오텐신 II가 말초혈액에 직접 승압작용을 하고, 또 부신에서 알도스테론의 분비를 자극한다. 알도스테론은 신뇨세관에서 NaCl의 분비를 막고 재흡수를 촉진함으로써 승압작용을 한다. 이와 같이 안지오텐신과 알도스테론의 NaCl 분비를 차단시켜 혈압을 높이는 역할을 한다.

알도스테론과 레닌을 측정함으로써 레닌-안지오텐신계의 자극에 의한 속발성 알도스테론증의 감별이나 다른 호르몬 분비 이상에 의한 신장이나 신장혈관의 고혈압증이 있는 환자를 위한 필수적인 검사이다. RIA에 의한 레닌의 직접 측정은 일반화되어 있지 않고 레닌 분비의 지표로서 혈장레닌활성도를 측정하고 있다. 혈장레닌활성도는 말초혈액이나 신장혈액에서 단위시간당 레닌에 의해 혈장 ml 당 ng의 안지오텐신 I으로 전환되는가를 나타낸 것이다.

1) 검체 채취의 주의사항

환자는 정상식염섭취를 해야 하고 혈장레닌활성도 측정을 위한 채혈은 하루에도 분비변동이 커서 임의의 검체 채취는 큰 의미가 없고, 당일 금식한 환자를 누운 상태로 2~3시간 안정을 취한 후 행한다. EDTA가 혈액 1 ml 당 1 mg이 들어있는 시험관에 채혈하여 얼음에 채워 운반하고 즉시 냉장(4℃) 원심분리한다. 분리한 혈장을 측정 시까지 −20℃에서 동결 보존한다.

2) 측정원리

혈장레닌효소활성을 레닌기질과 함께 반응하여 생성되는 안지오텐신 I의 양을 측정한다. 생성된 안지오텐신 I은 경쟁반응인 항원과 표지항원이 항체피복구슬에 경쟁적으로 반응하고 결합형과 유리형을 분리한다.

3) 시약

(1) 표지항원(^{125}I angiotensin I)

(2) 항체피복구슬(anti angiotensin I rabbit serum)

(3) 표준액(angiotensin I standard 20 ng/ml용)

(4) 표준액 조정액

(5) 저지제(inhibitor)

A액 : 페닐메틸 설포닐 플루오라이드(phenyl methl sulfonyl fluoride: $C_7H_7FO_2S$)

B액 : 펩스타틴에이(pepstatin A: 분해억제제)

(6) pH 조정액 : 초산완충액(2M acetate buffer solution) pH 5.0

4) 검사방법

제 1반응(효소 반응)

(1) 한 개의 검체마다 4개의 시험관에 검체 200 ㎕와 pH 조정액 20 ㎕를 넣고, 혼합 후 저지제 A액을 10 ㎕씩 넣어 준비한다.

(2) 준비된 검체를 각각 2개씩 나누어 온도가 다른 2개(37℃와 4℃)의 항온수조에 넣어 1시간 반응(incubation)시킨다.

제 2반응(RIA 조작)

(1) 표준액 100 μℓ에 pH 조정액 20 μℓ를 넣고 혼합 후 표준조정액 100 μℓ를 넣어 잘 혼합한다.

(2) 제1반응이 끝난 검체를 그대로 계속 실험에 사용한다.

(3) 표지항원 혼합액(표지항원 + 저지제 B액)을 100 μℓ씩 넣는다.

(4) 항체피복구슬을 각 시험관에 1개씩 넣는다.

(5) 실온(20℃~30℃)에서 2시간 반응시킨다.

(6) 증류수로 구슬을 깨끗이 씻는다.

(7) 시험관내 구슬의 방사능을 감마선계측기에서 계측한다.

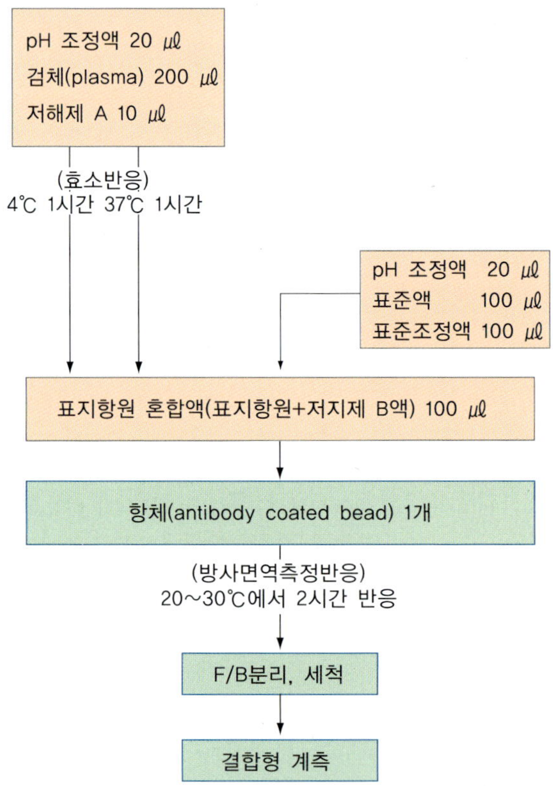

그림 19-2. 혈장레닌활성도 검사방법

5) 계산

(1) 표준액 계측값으로 직선–대수 그래프지에 표준곡선을 작성한다.

(2) 검체의 계측값으로 표준곡선에서 값을 찾는다.

(3) 각 검체의 37℃ 값에서 각 검체의 4℃의 값을 빼면 레닌값이 나온다.

(4) 기록은 PRA : (　　) ng/ml/hr로 표시한다.

6) 혈장검체의 반응온도와 시간의 관계

혈장을 효소반응 시키는데 온도의 변화에 따른 결과는 **표 19–1**과 같으며 반응시간의 변화에 따른 혈장레닌활성도의 변동결과는 **표 19–2**와 같다.

표 19–1. 효소 반응온도에 따른 변화(37℃ 기준)

구분	온도(℃)	4	23	31	33	35	37	45
검체 A	레닌활성도/시간	1.5	1.7	5.3	6.3	7.2	9.6	8.9
	37℃ 기준(%)	0	18.2	55.2	65.6	75.0	100	92.0
검체 B	레닌활성도/시간	0.6	0.9	2.5	3.0	3.4	4.7	4.1
	37℃ 기준(%)	0	20.4	56.8	68.1	77.2	100	93.1

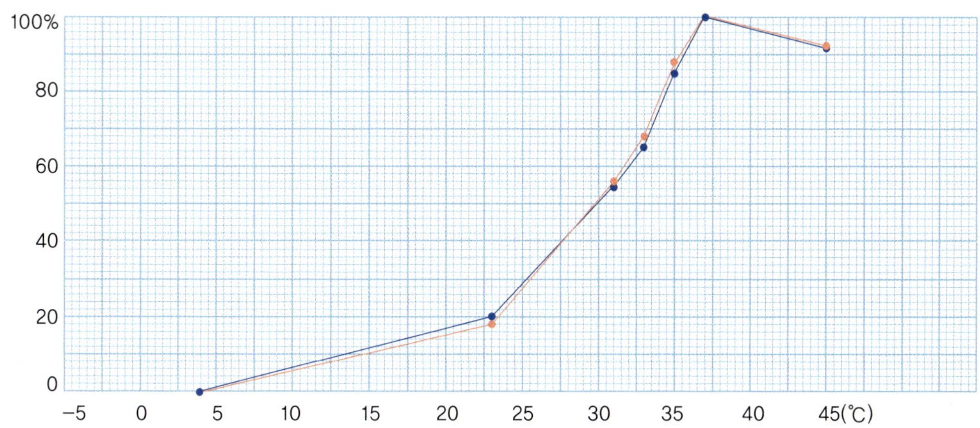

그림 19–3. 효소 반응온도에 따른 변화

표 19-2. 효소 반응시간과 온도에 따른 변화(4℃ 와 37℃)

구분	반응온도(4℃)				반응온도(37℃)			
	검체 A		검체 B		검체 A		검체 B	
시간	레난활성도	%	레닌활성도	%	레닌활성도	%	레닌활성도	%
0.5	0.64	100	0.78	97	2.9	69	2.1	65
1	0.64	100	0.80	100	4.3	100	3.2	100
2	0.70	109	0.84	105	8.5	198	6.2	192
3	0.84	131	0.90	112	10.9	257	8.7	267

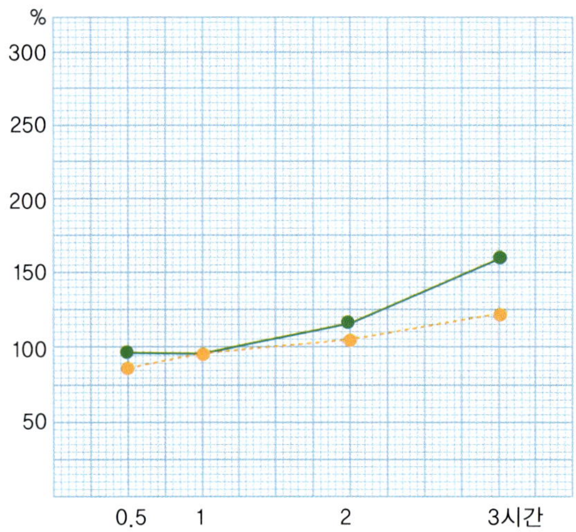

그림 19-4. 효소 반응시간에 따른 변화(4℃)

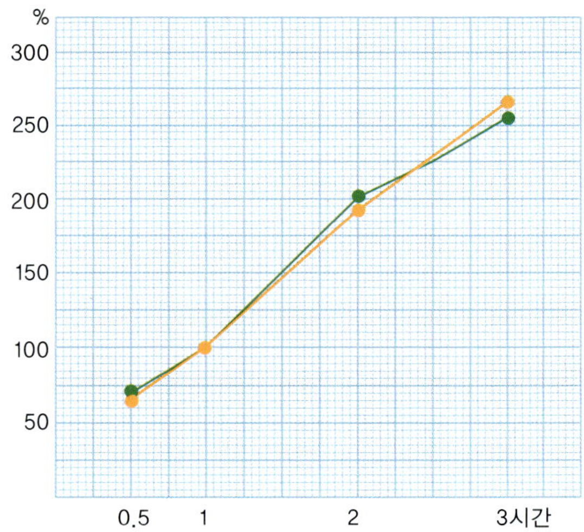

그림 19-5. 효소 반응시간에 따른 변화(37℃)

7) 부하검사

부하검사로 제일 많이 사용하고 있는 방법은 안정을 취하고 누운 상태로 공복시에 채혈하고, 다음에 프로세미드(furosemide: 이뇨제) 20~40 mg을 정맥주사하고, 1시간 또는 2시간 보행한 후 레닌을 측정하는 분비자극검사이다. 이 방법은 신관류 혈액을 감소시켜 교감신경계를 자극함에 따라 레닌 분비를 증가시키는 것이므로 강압이뇨제 복용유무, Na 섭취량이 판정에 영향을 주기 때문에 주의가 필요하다.

8) 정상범위 및 임상적용

정상인의 기초상태 정상범위는 누운 상태에서 0.2~2.0 ng/ml/hr이고 선 상태에서 0.3~4.0 ng/ml/hr이다. 또한 정상인 53명에서 24시간 소변내의 나트륨배설과 안정 상태에서 분포는 **그림 19-6**과 같으며 혈장레닌활성도는 24시간 나트륨의 배설과 역상관관계를 보이고 있다.

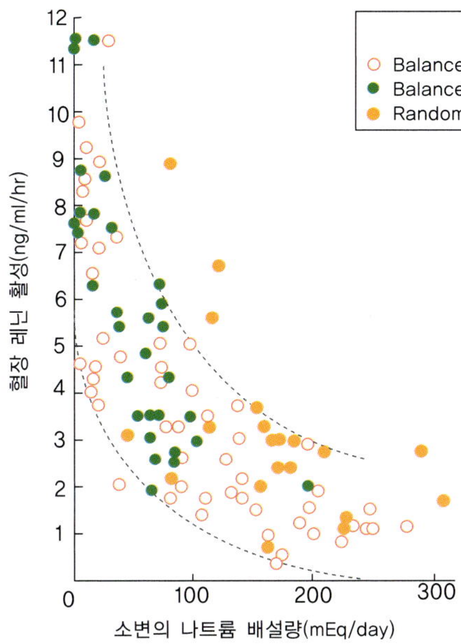

그림 19-6. 한국인의 혈장레닌활성도 정상범위

혈장레닌활성도는 나이가 들어감에 따라 감소하고 순환혈액량의 변화와 일내변동, 연령, 임신, 월경주기 등의 생리적 요인과 약물복용에 따라서도 변하기 때문에, 임상증상과 일치하지 않는 이상값이 나타날 경우는 그 해석에 주의가 요망된다.

혈장레닌활성도가 증가하는 경우는 보행, 물이나 나트륨의 섭취량 감소, 임신, 신혈관고혈압증, 요붕증, 애디슨병, 칼륨결핍 등이며 감소하는 경우는 순환혈액량 증가, 칼륨 대량투여, 원발알도스테론증, 저레닌본태고혈압증 등이다.

9) 측정상의 주의사항

채혈시험관에 적절한 항응고제의 사용과 검체를 완전히 채우는데 검체와 항응고제를 적절히 섞는데 실패했다면 영향을 줄 수 있으며, EDTA는 안지오텐신 I을 보존하는데 도움을 주지만 헤파린은 그렇지 않다.

염분섭취를 증가했을 때, 이뇨제 치료, 경구 피임 조절약 사용, 심한 출혈, 항암제 사용, 혈관확장제, 감초의 섭취, 임신일 때 증가시키고 항이뇨제 치료는 감소시킨다.

측정할 때에 동결시킨 혈장을 급속히 녹이는 것은 절대로 피한다. 또한 검사하는 동안 혈장의 온도상승에 따라 변화되므로 안지오텐신 I의 생성을 막기 위해 전체의 검사는 얼음물속(4℃)에서 빨리 행한다. 또 검사 잘못과 높은 값으로 인한 반복측정의 필요성을 고려하여, 혈장 분리 후 2개의 용기에 구분하여 보존하는 것이 바람직하다. 기타 정도관리상 PRA용 풀혈장을 만드는 경우, 장기 동결보존하면 PRA 값이 올라가므로 약 2개월간을 한도로 하여 새로운 풀혈장을 만들 필요가 있다.

2. 베타투 마이크로글로불린(β_2 microglobulin: β_2Mg)

베타투 마이크로글로불린(β_2 MG)은 100개의 아미노산으로 11,800의 낮은 분자량을 지닌 단백질로서 정상인의 혈액, 소변, 수액 및 모유(젖)에 미량으로 존재하고 있다.

수분대사는 사구체여과량과 세뇨관의 재흡수에 따르지만 사구체의 기능과 요세관의 장애 파악에는 β_2MG이 측정되고 있다. β_2MG는 신사구체를 쉽게 통과해서 세뇨관에서 대부분 재흡수된다. 혈중 β_2MG은 사구체여과량을 잘 반영하기 때문에 사구체여과량의 지표로 측정되고 소변중의 β_2MG은 요세관 기능을 잘 반영하므로 요세관성 단백질뇨와 사구체성 단백질뇨의 감별에 측정되며 어떤 종류의 악성종양에서 상승하므로 종양표지자로서 광범위하게 측정된다.

1) 검체 채취의 주의사항

혈청은 특별한 것이 없지만 소변중의 β_2MG를 측정할 때에는 수시 소변(아침 일찍 소변을 배설한 후 신선한 것을 사용한다) 또는 24시간 소변을 사용한다. pH 5.5 이하의 경우는 0.5 M NaOH로 pH 7.0 부근으로 조절할 필요가 있다.

2) 검사방법

(1) 표준액, 관리혈청, 검체를 100 μℓ씩 시험관에 넣는다.

(2) 표지항원(β_2 microglobulin ^{125}I)액을 200 μℓ씩 각 시험관에 넣는다.

(3) 항체(antibody) 피복구슬을 1개씩 각 시험관에 넣는다.

(4) 실온(20~30℃)에서 3시간 반응시킨다.

(5) 증류수로 구슬을 깨끗이 씻는다.

(6) 시험관내 구슬의 방사능을 감마선계측기에서 계측한다.

3) 계산

(1) 표준액 계측값으로 직선-대수 그래프지에 표준곡선을 작성한다.

(2) 검체의 계측값으로 표준곡선에서 β_2 microglobulin 값을 찾는다.

4) 정상범위 및 임상적용

정상인의 기초값은 혈청에서 1.1~2.4 ㎍/ml이고, 소변에서는 수시 소변이 10~300 ㎍/L, 24시간 소변에서는 10~370 ㎍/L이다.

혈중 β_2MG은 사구체여과량을 잘 반영하므로 임상에서 사구체여과량을 대표하는 지표가 된다. 소변중의 β_2MG은 세뇨관 재흡수 기능을 잘 반영하고 비정상적이 높은 값을 보이는 세뇨관성 단백질뇨와 사구체성 단백질뇨와의 감별을 유용하게 된다.

어떤 종류의 악성종양에서 혈중 β_2MG 값이 상승하기 때문에 종양표지자로서의 임상적 의의도 있고, 다른 종양 표지자(CEA, ferritin, AFP 등)와 조합하여 사용하기도 한다. 일부 자가면역질환에서도 높은 값이 보고되고 있다.

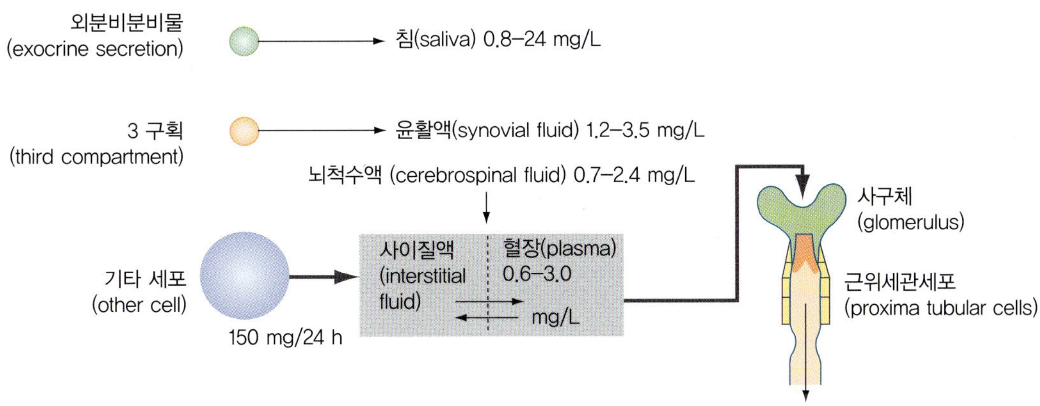

그림 19-7. β_2MG의 대사

제20장 부신 (Adrenal gland)

1. 총론

부신은 신장의 상단에 접한 좌우 1쌍의 장기로 평균 무게는 15 g이다. 부신은 발생학적으로도 기능면에서도 전혀 다른 부신피질(adrenal cortex)과 부신수질(adrenal medulla)의 내외 2층으로 되어 있다.

또 부신피질은 3층으로 되어 있고 제일 바깥쪽을 구상층(zonaglomerulosa)이라 부르며, 피질염류호르몬을 **표 20-1**과 같이 분비한다.

표 20-1. 부신에서 분비되는 호르몬과 세포층

내층		스테로이드 호르몬	대표적 호르몬	조절 호르몬
피질	구상층	염류 스테로이드	Aldosterone	Angiotesion-II
	속상층	당질 스테로이드	Cortisol	ACTH
	망상층	성 스테로이드드	DHEA	ACTH
수질		Catecholamine	adenalin, noradenalin	

내층은 속상층(zona fasciculata)이라 부르며 피질 당호르몬을 분비하고, 제일 안쪽층은 망상층(zona reticularis)으로 부신성호르몬을 분비한다. 부신수질은 세포내의 크롬산염으로 염색되는 과립을 갖고 카테콜아민을 생산하고 측정대상 질환은 **표 20-2**와 같다.

표 20-2. 일반적인 호르몬과 측정대사 질환

호르몬	높은 값	낮은 값
코티솔	쿠싱 증후군	부신 부전
알도스테론	원발성 알도스테론증	저 알도스테론증
혈장레닌활성도	신혈관성 고혈압증	
catecholamine	갈색 세포증	

기능검사는 대조 시에 부신피질 및 수질호르몬과 자극호르몬의 직접측정, 자극검사, 억제검사등의 부하검사가 있고, 검사결과는 리듬과 식사, 체위의 영향을 받기 쉬우므로 반복해서 기초값을 측정하는 것이 필요하다.

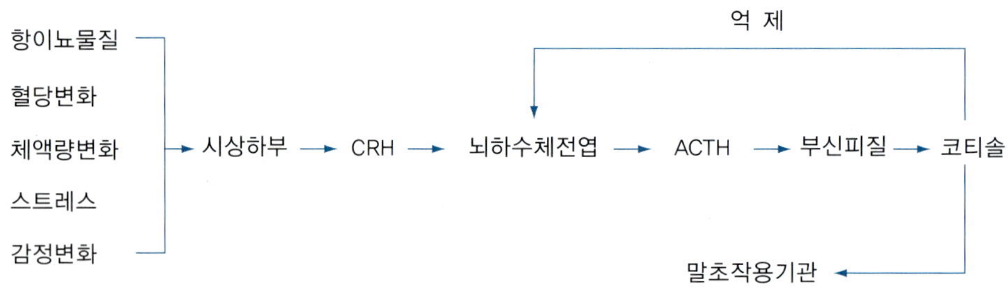

그림 20-1. 뇌하수체부신피질계의 음성되먹임 기전

2. 코티솔(Cortisol)

부신피질에서는 많은 종류의 스테로이드호르몬이 생산되고 있지만 작용의 차이에서 편리하게 당 스테로이드와 염류스테로이드로 크게 구별된다.

당 스테로이드의 대표적인 호르몬으로는 코티솔이 있다. 생리작용은 간의 당 생산에 필요한 중요한 효소의 합성을 항진시키고 아미노산에서 당 생산을 촉진한다. 혈청단백질과 근육단백질의 아미노산으로의 전환을 촉진하고 간에 대한 단백질합성과 당 생산을 항진하는 단백질동화작용과 항염증작용과 항면역작용 등이다. 코티솔의 합성 분비는 시상하부의 CRF와 뇌하수체의 ACTH에 의해 조절된다.

염류스테로이드는 전해질 대사에 관여하는 스테로이드 호르몬의 총칭이며 알도스테론이 대표적인 호르몬이다. 모두 신요세관에 의한 Na의 재흡수 촉진과 칼륨의 배설에 작용하고 있다. 알도스테론의 분비조절은 ACTH 이외에 Na과 칼륨을 중심으로 하는 전해질의 변동과 세포외액의 변동에 따른 레닌-안지오텐신계통의 자극에 의해 조절된다.

코티솔은 당대사에 관여하고 있기 때문에 당질스테로이드라고도 부르고 있다. 이는 체내 합성에서 콜레스테롤이 기본이 되는 대사산물로써 ACTH와 서로 음성되먹임기전에 의한다.

코티솔 분비는 정상적으로 일교차를 수반한다. 이른 아침 시간 동안 값이 올라가서 아침 8시경 가장 높고 잠자기 전과 저녁 무렵 아주 낮은 값으로 내려간다. 이 호르몬의 생산은 신체적 또는 정신적 긴장에 영향을 받는다. 그래서 심한 열이나 감기, 감염, 외상, 운동, 비만 그리고 쇠약이 코티솔 분비에 영향을 끼친다.

쿠싱증후군과 비만과의 감별에 측정하고, 애디슨병과 스테로이드약제 장기투여환자에 대한 부신피질기능이상 질환 등의 발견을 목적으로 측정되어지고 있다. 이 질환의 감별은 혈중 ACTH와 코티솔을 함께 측정함으로써 훨씬 쉽게 감별된다.

1) 검체 채취의 주의사항

코티솔의 분비는 아침에 높고, 저녁에 낮은 일내변동을 보이고, 또 스트레스에 따라서 변동하기 쉬우므로 채혈은 아침 공복상태로 안정을 취한 후 하는 것이 원칙이다.

소변을 모을 때는 용기에 붕산 10 g을 넣거나, 티오메르살(thimerosal : 방부제) 1 g을 넣어 24시간 소변을 모은다. 모은 소변은 실온(25℃)에서 3일간 보존 가능하나, 오랫동안 보관 후 검사 시에는 −20℃에서 보관하고, 4주까지는 변화없이 보존된다.

2) 측정원리

검체의 항원(cortisol)과 표지항원(^{125}I labelled cortisol)이 항체피복입자(antibody coated particles)에 경쟁적으로 반응하는 경쟁반응의 원리이다.

Ag + *Ag + Ab → AgAb, *AgAb(결합형) ---- Ag, *Ag(유리형)

3) 검사방법

(1) 표준액과 관리혈청, 검체를 50 ㎕씩 각각 시험관에 넣는다.

(2) 표지항원(^{125}I labelled cortisol)을 200 ㎕씩 모든 시험관에 넣는다.

(3) 항체피복입자를 NSB 시험관만 제외하고 200 ㎕씩 모두 넣는다.

(4) 잘 혼합한 다음 마개를 하고, 37℃ 항온수조에서 1시간 동안 반응시킨다.

(5) 원심분리기에서 15분간 1,500 g에서 원심분리한다.

(6) 조심스럽게 상층액을 흡인하여 버린다.

(7) 시험관의 침전물의 방사능을 감마선계측기에서 계측한다.

4) 계산

$$\frac{\text{표준액, 검체 계측값} - \text{NSB 계측값}}{\text{0 표준액 계측값} - \text{NSB 계측값}} \times 100 = (\quad)B/B_0\%$$

표준액에 B/B_0%를 구하고 로지트-대수 그래프지에 표준곡선을 작성하고, 검체의 B/B_0%로 표준곡선에서 코티솔의 값을 찾는다.

5) 부하검사

부하검사에는 분비자극과 분비억제가 있으며 그 방법은 **표 20-3**과 같다.

표 20-3. 부하검사방법

구분	약제	방법	채혈시간	측정물질	변화
분비자극	ACTH 50 μg	정맥	0, 30, 60분	코티솔	기초의 2배 증가
분비억제	텍사메타존 1 mg	경구	아침 8시 투여 8시간 후	코티솔	저하

6) 정상범위 및 임상적용

정상인의 아침 공복시 혈중 값은 5~25 μg/dL이고, 오후에는 아침의 반 정도이다. 소변에서는 35~120 μg/24 hrs이다. 혈중 값은 변화하기 쉽기 때문에 여러 번 검사하든가 여러 가지 부하검사를 실시하여 병태를 파악하는 것이 대단히 중요하다.

상품화된 키트 중에는 약제에 대해서 교차반응을 보이는 항혈청을 사용하고 있는 것도 있으므로, 30 μg/dL 이상으로 측정되는 경우 약제 투여 유무를 확인하고 부신피질의 기능항진을 진단한다. 그 중에서의 ACTH의 관여를 검사한다.

코티솔이 증가하는 경우는 쿠싱증후군, 갑상선기능항진증, 부신피질암, 임신 등이며, 저하하는 경우는 부신기능저하, 애디슨병이고 부신과형성(쿠싱병)에서는 부하검사에 대해서 반응하지만 부신종양에서는 반응하지 않는 경우가 많기 때문에 쿠싱증후군의 감별에 사용된다.

7) 측정상의 주의사항

프레드니솔론(prednisolone)에 대한 교차반응성의 높은 항체를 사용하고 있는 키트가 있으므로 사용할 때에는 주의가 필요하다.

참고로 코티솔은 혈액에서 코티솔결합성 단백질과 결합한 형태로 존재하지만 생물활성을 갖는 것은 유리형 코티솔이고, 시판 키트는 총 코티솔을 측정한다. 추출조작의 불필요로 소변 중의 유리형 코티솔을 측정하는 것에 의하여 분비량을 추정하는 것도 가능하다.

3. 디에취이에이에스(Dehydroepiandrosterone sulfate: DHEA-S)

디에취이에이에스(DHEA-S)는 부신피질에서 분비되는 부신피질스테로이드로서 비정상적인 모발성장(hirsutism)이나 여성의 탈모증(balding, alopecia)의 진단에 또 사춘기가 늦어지는 것 등의 진단에 유용하다.

DHEA-S는 반감기가 하루정도로 교체가 느리기 때문에 분비는 일내변동이 코티솔처럼 많지 않고, 성호르몬결합글로불린에 결합하지 않기 때문에 담체단백질농도 변화에 의한 영향을 받지 않는다. ACTH는 DHEA-S의 분비를 자극하고 덱사메타손은 억제한다.

1) 검체 채취의 주의사항

정맥혈액을 유리시험관에 채혈하여 혈청을 사용한다. DHEA-S는 플라스틱 표면에 매우 잘 흡착하는 성질이 있으므로 검체는 유리용기를 사용하는 것이 좋다. 냉장보관은 이틀(48시간) 유효하고 그 이상 보관 시에는 -20℃에서 냉동보관한다. 냉동되었던 검체는 실온에서 녹여 사용한다. 이 때 항온수조에 넣거나 열을 가하면 안 된다.

2) 측정원리

표지항원(^{125}I labelled DHEA-S)과 항원(검체의 DHEA-S)이 시험관 벽에 피복되어있는 항체(antibody)와 경쟁적으로 반응하는 경쟁반응이다.

3) 시약

(1) DHEA-S 항체피복시험관 : DHEA-S 항체가 피복되어 있는 폴리프로필렌시험관이 지퍼백에 들어있다. 보관은 냉장상태에서 습기를 피하여 보관한다.

(2) 표지항원(^{125}I DHEA−S) : 동결 건조된 상태인 것에 증류수를 110 ml 넣은 후 뚜껑을 잘 닫고 거꾸로 잘 혼합하여 사용하고, 2~8℃에서 30일 또는 유효기간까지 안정하다. 보관은 플라스틱 용기에 옮기지 말아야 한다.

(3) DHEA−S 표준액 : 7개의 병에 동결 건조되어 있다. 0 표준액에는 증류수 3.0 ml, 나머지는 1.0 ml의 증류수로 용해시킨다. 냉장보관에서 30일간 안정하다.

4) 검사방법

(1) 비특이반응, 총방사능계측용 일반시험관 4개와 표준액, 검체, 관리혈청용으로 항체 피복시험관을 준비한다.

(2) 0 표준액을 NSB에 50 ㎕씩 넣고 각각의 표준액과 검체를 50 ㎕씩 시험관 바닥에 직접 넣는다. 높은 환자의 검체는 0 표준액으로 검사 전에 희석한다.

(3) 표지항원(^{125}I DHEA−S)을 1.0 ml씩 모든 시험관에 넣어 잘 혼합한다. 전체의 시험관에 넣는 시간은 10분을 넘어서는 안된다.

(4) 30분 동안 37℃에서 반응시킨다.

(5) 총방사능계측용 시험관을 제외하고 모든 시험관의 내용물을 버린 다음 흡수지 위에서 2~3분 동안 잔여물까지도 제거한다.

(6) 각 시험관의 방사능을 감마선계측기에서 계측한다.

5) 계산

$$\frac{\text{검체 · 표준액 계측값(cpm)}}{B_0 \text{ 계측값(cpm)}} \times 100 = (\qquad) B/B_0\%$$

표준액 B/B_0%를 구해서 로지트−대수 그래프지에 표준곡선을 작성하고, 검체의 B/B_0%로 표준곡선에서 DHEA−S의 값을 찾는다.

6) 정상범위 및 임상적용

정상인의 정상범위는 나이와 남녀에 차이가 있으며, 키트 제조회사에 따라 **표 20-4**와 같이 다르다.

표 20-4. 키트에 따른 정상범위

구 분	Serono PEG 분리법	DPC 항체피복시험관법
남자(20~50세)	1.0~3.8 ㎍/ml	0.8~5.6 ㎍/ml
여자(20~50세)	0.6~3.6 ㎍/ml	0.4~4.3 ㎍/ml

다모증, 남성화증후군, 사춘기 지연, 탈모증, 불임의 진단에 이용된다.

4. 알도스테론(Aldosterone)

알도스테론은 부신피질의 구상층으로 피질의 가장 바깥층 세포의 집합으로 이루어진 세포에 의해 분비되는 원천적 피질염류호르몬이며, 분자량이 360인 스테로이드호르몬이다. 안지오텐신 II가 알도스테론의 전구물질인 코르티코스테론으로부터 알도스테론의 생산을 증가시킨다.

생리작용은 세포막 사이의 이온 이동을 조절하고, 특히 신뇨세관에서 나트륨과 염소(Cl)를 흡수하고 수소와 칼륨을 배설한다. 결과적으로 알도스테론은 혈압과 혈량을 유지시키는데 도움을 주고, 액체와 전해질의 균형을 조절한다. 알도스테론 분비는 칼륨과 부신피질자극호르몬(ACTH)을 순환시킴으로써 일차적으로 레닌-안지오텐신 기전에 작용하고, 높은 혈청 칼륨은 되먹임기전을 통하여 알도스테론 분비를 유도해 낸다.

이 검사는 알도스테론증을 진단하고, 혈장레닌활성도와 같이 측정하여 이 질병의 1차와 2차 행태의 구별을 하고, 부신선종과 1차 알도스테론증을 일으키는 부신과형성을 진단하는데 도움을 주고 있다. 알도스테론은 혈액과 소변 동시측정을 요구한다.

1) 검체 채취의 주의사항

(1) 혈액 : 하루에 아침 6시경 최고를 저녁부터 야간에 최저를 보이고 서서 있을 때가 누워서 있을 때보다 높은 결과를 보인다. 그러므로 채혈은 체위와 시간에 따라서 다르므로 혈액의 기초값의 측정은 공복상태에서 아침에 누워 안정을 취한 뒤 채혈하는 것이 좋으며, 나트륨 섭취량에 따라 변화하므로 고려해야 한다.

과분비를 검사하려면 환자에게 짠 음식물을 며칠 동안(보통 5일) 섭취하게 하거나 정상의 음식물을 섭취하고 알도스테론을 측정하기 전 4시간 동안 생리식염수를 주입받게 한다. 저알도스테론증을 위한 검사를 하려면 환자에게 싱거운 음식물을 섭취하게 하고, 이뇨제를 주는데 그전에 반듯이 누운 자세와 일어났을 때의 알도스테론과 레닌을 측정해 놓는다. 나트륨섭취량에 따라 변화하므로 고려해야 한다.

(2) 소변 검체의 처리 : 24시간 소변에서 1.0 ml을 취하고, 2 ml의 0.2 N HCl로 pH 4.0~4.5로 조정한 후 실온에서 24시간 가수분해하여 포화형 알도스테론을 유리형으로 분리한 후 5% BSA 용액으로 희석하여(10:1) 측정한다.

2) 측정원리

방사면역측정법인 경쟁반응으로 항원(aldosterone)과 ^{125}I가 표시되어 있는 알도스테론을 동시에 항체(antibody)에 반응시키고, 제2항체를 넣어 결합형을 분리 한다.

3) 검사방법

(1) 표준액과 관리혈청, 검체를 각각 100 μl씩 시험관에 넣는다.
(2) 표지항원(^{125}I aldosterone)을 100 μl씩 넣어 잘 혼합한다.
(3) 항체(antiserum)를 100 μl씩 넣어 잘 혼합한다.
(4) 실온(20~30℃)에서 2시간 동안 반응시킨다.
(5) 제2항체 1 ml을 넣어 잘 혼합하고, 실온에서 10분간 반응한다.
(6) 원심분리기에서 1,700 g로 15분간 원심분리한다.
(7) 상층액을 조심스럽게 흡입하여 버리고 시험관 벽에 묻은 것도 잘 닦는다.
(8) 침전물의 방사능을 감마선계측기에서 계측한다.

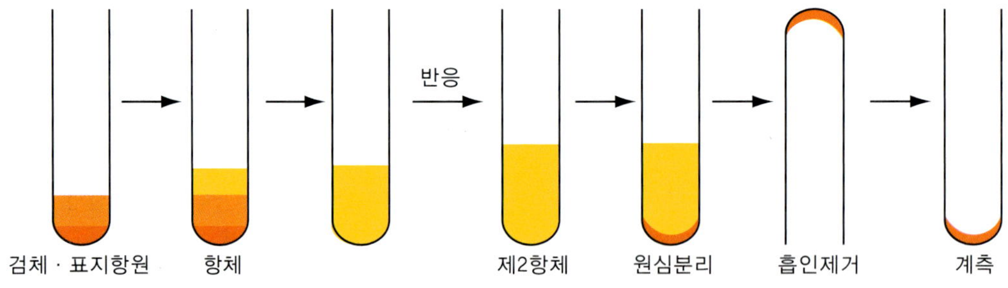

그림 20-2. 알도스테론의 검사방법

4) 계산

(1) $\dfrac{\text{표준액 계측값} - \text{NSB 계측값}}{\text{B}_0 \text{ 계측값} - \text{NSB 계측값}} \times 100$ = 표준액의 %를 구한다.

(2) 직선-대수 그래프지에 표준곡선을 작성한다.

(3) $\dfrac{\text{검체 계측값} - \text{NSB 계측값}}{\text{B}_0 \text{ 계측값} - \text{NSB 계측값}} \times 100$ = 검체의 %로 표준곡선에서 값을 찾는다.

5) 정상범위 및 임상적용

정상인의 정상범위는 혈액에서 누운 상태의 기초값이 50~194 pg/ml이고, 서서 있을 때 94~338 pg/ml이며, 24시간 소변 중에서는 0.5~8.6 ㎍/day이다.

여러 가지의 부하검사에서 정상인 및 본태성고혈압증의 분비자극검사에 대한 알도스테론은 기초값의 1.5배 이상으로 증가하고, 분비억제검사에서 기초값의 반으로 억제된다.

원발성알도스테론증과 유사질환과의 감별에는 알도스테론과 함께 레닌활성을 측정하고, 부하검사를 측정할 필요가 있다.

증가하는 경우는

(1) 혈장레닌 활성을 상승 : 신혈관성고혈압증, 악성고혈압증, 레닌분비신종양
(2) 혈장레닌 활성을 저하 : 원발성알도스테론증, 특발성알도스테론증, 부신암
(3) 약제 : 이뇨제, 혈관확장제

감소하는 경우는

(1) 혈장레닌 활성을 상승 : 애디슨병, 염분소실증
(2) 혈장레닌 활성을 저하 : 쿠싱증후군, 자율신경부전증
(3) 약제 : 인도메타신(indomethacin : 관절염치료제),
캡토프릴(captopril : 고혈압치료제)

6) 측정상의 주의사항

검체의 용혈과 음식물, 약물치료, 자세의 준수에 실패했을 때도 정확한 검사결과를 기대하기 어렵다. 항고혈압약제는 나트륨과 체액의 보유를 증진시키므로 알도스테론을 감소시킨다. 감초섭취는 알도스테론을 감소시킨다. 이뇨제가 나트륨분비를 증진시켜서 증가시키고, 과도한 칼륨의 섭취도 알도스테론을 증가시킨다. 알도스테론이 과도한 상태에서 칼륨의 섭취부족은 알도스테론을 저하시킨다. 혈장의 칼륨농도의 증가는 부신의 알도스테론 생산을 자극시킨다. 서있는 자세, 급성 긴장, 임신후기에는 알도스테론을 증가시킬 수 있다. 예를 들어 염분결핍상태에서 서 있는 자세는 누워 있는 자세보다 2~3배 정도 알도스테론이 높아진다. 방사성스캔 촬영은 검사결과에 영향을 줄 수 있으므로 검사 1주일 전까지 마친다.

제21장 혈액 (Blood)

1. 총론

혈액세포는 개체발생부터 있으며 제일 빠른 시기부터 분화를 시작하고, 태생기부터 출생기에 걸쳐서 혈구생산부위는 이동한다. 초기의 조혈은 난황 낭포에서 이루어지지만 태생 19주경에는 줄어들고 대신에 간과 비장에서 시작한다. 간과 비장에서의 적아구생산도 태생 5~6개월경에는 줄어들고, 그 대신에 골수에서의 조혈이 시작되어 적혈구, 과립구, 혈소판계 세포의 생산이 이루어지게 된다. 출생 후는 주로 골수가 조혈기능을 담당한다(**그림 21-1**).

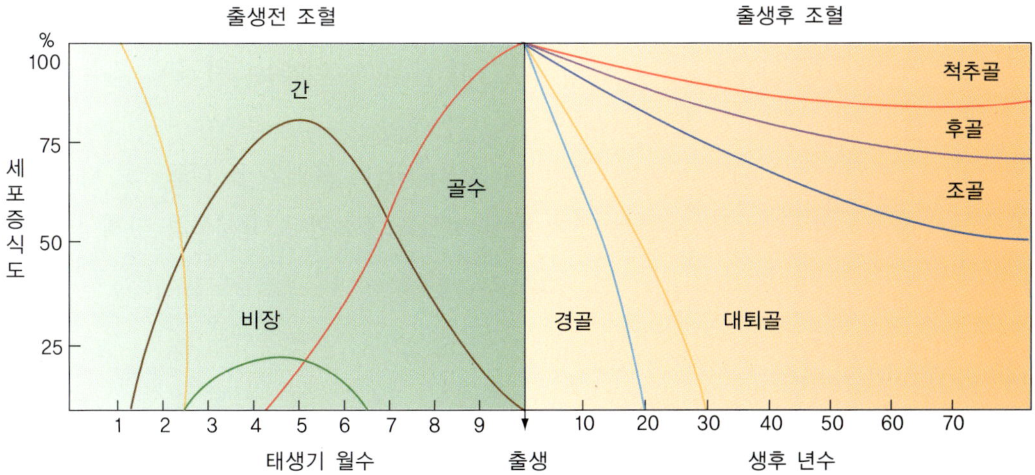

그림 21-1. 태생기 및 출생 후에 대한 조혈장기의 변동

조혈기관 세포에 작용해서 골수계의 미분화된 간세포를 적혈구, 과립구, 혈소판으로 분화시켜 적혈구 생산조절에 중요한 조절을 담당하고 있는 것으로 적혈구조혈인자(erythropoietin)

이고 과립구와 단구에 관여하는 과립구조혈인자(granulopoietin)와 혈소판을 생산하는 혈소판 조혈인자(thrombopoietin) 등 조혈인자의 존재를 알 수가 있다.

혈액은 혈관 내를 유동하고 생체내의 모든 장기조직을 순환하는 일종의 점성 액상조직으로 이루어져 있다. 그 조성은 혈구성분과 혈장성분으로 나누어져 있다. 혈액은 생체 생명을 담당하고 있지만 때에 따라서는 질병에 대해서도 방어의 역할을 한다.

1) 종류와 생리작용

(1) 적혈구(Red blood cell)

적혈구는 중앙부위가 함몰한 원판상의 무핵세포로 주로 폐세포 내에서 산소(O_2)와 결합하고, 조직 내에서 산소와 탄산가스를 교환한다. 정상 상태에서는 골수에서 생산된다. 조혈간세포에서 분화된 적아구는 성숙하면 핵이 없어져 혈류 중으로 나온다. 말초적혈구의 수명은 120일이며 전체 적혈구의 약 0.8%는 매일 노화사멸하고, 신생 적혈구가 생성되어 평형상태를 유지하고 있다.

(2) 백혈구(White blood cell)

백혈구는 과립구, 단구, 림프구의 3종류가 있다. 또 과립구는 염색 상태에 따라 호중구, 호산구, 호염기구로 구분되며, 어느 것이라도 생체의 방어와 상처의 회복에 관여한다.

단구는 활동성이 강하며 식균작용도 현저하고 대식세포(macrophage)와 같은 계통을 보이고 동시에 면역현상과 밀접한 관계를 갖는다.

림프구는 면역현상에 관련하고 흉선 유래의 T 림프구와 뼈 유래의 B 림프구로 나눈다.

T세포는 세포성 면역과 액성 면역에 대한 항체 생산을 조절한다. B세포는 항체생성 세포가 된다.

(3) 혈소판(Platelet)

혈소판은 응고 및 지혈과 더불어 혈전형성에 관여한다. 응고의 진전은 혈관벽 손상부위의 회복을 하며 정상기능을 조절한다.

혈관벽이 손상하면 그 부위에 접착하여 응고가 빠르게 응결된다. 혈소판에서 내놓는 물질에는 국소의 혈관수축과 중막에서 평활근세포를 증식시키는 것과 혈전형성에 관여하는 응고인자(β-TG, PF4 등) 등이다.

(4) 혈장(Plasma)

정상혈액에서는 혈구성분이 45%이고 혈장성분은 55%이다. 혈장은 약 7.0 g/dL의 단백질 성분을 포함한다. 혈장 단백질의 성분은 알부민, 글로불린 및 섬유소 등이다. 글로불린은 알파, 베타, 감마글로불린으로 분획된다. 혈장은 혈구세포를 보호하고 운반하며, 활성하여 움직이며 응고와 용혈의 작용을 갖고 각 조직의 생성물, 노폐물 및 영양소를 운반하는 기능을 갖는다.

2) 혈액질환의 분류

혈액질환에 있어서의 증상은 여러 가지이지만 공통점을 분류하면 다음과 같다.

(1) 적혈구계의 질환

빈혈(anemia)과 적혈구 증가증(다혈증)으로 크게 구별된다. 이것은 말초혈액의 단위용적당의 적혈구수, 혈색소농도, 혈구용적치, 어느 것이든 정상에서 증감의 상태를 말한다.

그러나 적혈구를 지표로 하는 경우 정상 성인에서는 성별 차이가 있고 연령 차이도 있다. 또 혈장량에 대한 상대적 변화로서 혈장량이 정상보다 증가하고 감소하면 상대적 평가는 높거나 낮게 보이게 된다.

절대적 빈혈로서는 (1) 적혈구 생산저하로서 간세포의 분화와 증식장애에 의한 재생불량성 빈혈, 적아구생성부전, 신장성빈혈, 내분비질환 등으로 기인하는 것과 적아구 분화 증식에 필수불가결한 비타민 B12 결핍, 엽산의 결핍, 철결핍성빈혈, 트렌스페린 무혈전증, 기타 출혈(급성 출혈) 등을 열거할 수 있다. (2) 적혈구 파괴항진으로서는 적혈구막 이상과 혈색소 이상증이 있다. 절대적 증가로서는 원인이 규명되지 않은 진성다혈증, 적혈구조혈인자 생산에 의한 신낭종, 신종양 등으로 기인하는 2차성 적혈구증가증 등이 있다.

혈장량의 변화에 의한 적혈구의 상대적 저하에는 임신, 간경변, 영양장애가 있고 상대적 증가로서는 탈수와 스트레스 등이 있다.

(2) 백혈구계의 질환

과립구의 질환으로서 말초혈액과 골수의 검색에서 과립구의 양적이상(과립구의 증가증, 감소증)과 질적이상(과립구의 분화성, 살균능, 탐식성)을 열거할 수 있다. 과립구 증가의 대부분은 세균감염에 의한 급성 염증이 그 대표적인 것이고, 전신성 감염증에서는 생산능력이상의 과립구소모에 따라 반대로 감소를 나타내는 것도 있다. 또 골수증식성질환에서는 급성, 만성, 골수성백혈병, 골수섬유종 등 골수조직에서 발생하는 질환이 있다. 림프망내계에 기인하는 질환으로서 면역부전증이 있다.

(3) 출혈, 응고계 질환

혈소판 이상, 혈관 이상, 혈액응고장애, 혈전증으로 크게 구별된다. 혈소판의 양적 이상으로서는 혈소판 생산 장애에 의한 증가증, 감소증, 파괴항진, 출혈에 의한 혈소판 상실이 있다.

질적 이상에서는 응고인자 이상에 의한 것과 후천적인 비타민 K 결핍증, 간질환, 신증후군을 열거할 수 있다.

3) 검사와 질환

혈액질환의 검사로서는 혈액상과 혈구계산 등의 혈액검사, 생화학적검사 및 골수검사 등이 있으며 핵의학에서 이용하는 검사는 다음 **표 21-1**과 같다.

표 21-1. 검사와 임상적용

검사명	임상적용
순환혈구량검사	진성, 2차성 상대성다혈증
적혈구수명검사	용혈성빈혈, 장내출혈
철대사검사	철결핍성빈혈, 다혈증, 철과잉증, 재생불량성빈혈
비타민 B12, 엽산	악성빈혈, 위장관 기질적 장애, 용혈성빈혈
페리틴	철결핍성빈혈, 재생불량성빈혈, 악성종양, 자가면역질환
혈소판응고인자	심근경색증, 당뇨병, 혈액응고 장애

2. 페리틴(Ferritin)

페리틴은 분자량이 약 44만이며 일종의 이성단백질(isomeric protein)로 철의 저장 및 대사에 중요한 기능을 가지고 있으며, 망상내피세포, 간, 비장, 골수 등에서 발견할 수 있는 주된 철 저장 단백질이다. 정상적으로는 혈청에 적은 양을 보인다. 건강한 성인에서는 혈청 페리틴이 직접적으로 신체에 저장된 유용한 철의 양과 관련이 있다. 많은 다른 혈액검사와는 달리 혈청 페리틴검사는 검체의 적은 용혈이나 어떤 약제에도 영향을 받지 않는다.

혈색소를 제외하고는 체내에서 가장 철을 많이 가진 단백질이다. 페리틴은 쉽게 동원할 수 있는 성질의 철을 가지고 있으며 이런 뜻에서 체내 철저장의 정도를 보여주는 가장 민감한 지표가 되고 있다. 철은 체내의 모든 장기에 있는 페리틴의 생합성을 자극하고 증가시키게 한다. 처음 페리틴이 혈중에 나타나는 것은 간장애에 기인한 것으로 생각하였으나 항상 일정한 양이 있는 것으로 알려져 있다. 혈청 페리틴에 있는 철은 음식에서 흡수된 것보다 혈색소가 깨지면서 생긴 것이 주성분이다. 체내의 철 저장량이 낮아지거나 혈색소가 줄면 곧 혈청 페리틴은 줄어든다.

페리틴은 간편하면서 정확하고 민감하게 혈청철의 저장량을 알려주는 지표가 되므로 이 측정은 철결핍성빈혈의 철제 치료 시에 그 반응을 관찰하는데 중요하다.

1) 검체 채취의 주의사항

혈청을 사용하고 용혈을 피하여 혈청을 분리한다.

2) 측정원리

검체의 항원이 항체피복구슬에 반응하고, 계속하여 표지항체가 반응하는 샌드위치 방법으로 결합형을 분리한다.

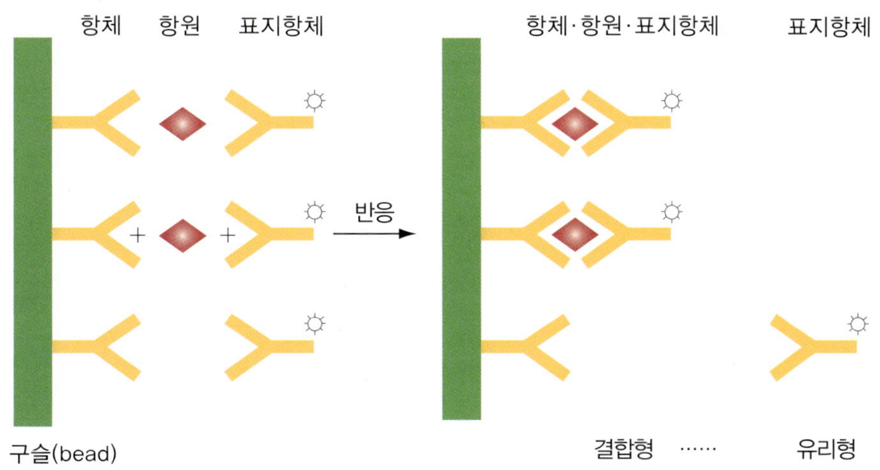

그림 21-2. 페리틴의 측정원리

3) 검사방법

(1) 표준액과 관리혈청, 검체를 10 ㎕씩 시험관에 넣는다.

(2) 표지항체(^{125}I ferritin)를 각각에 200 ㎕씩 넣어 잘 혼합한다.

(3) 항체피복구슬(antibody coated bead)을 1개씩 넣어 잘 혼합한다.

(4) 실온에서 2시간 동안 반응시킨다.

(5) 증류수로 여러 번 세척한다.

(6) 세척된 구슬의 방사능을 감마선계측기에서 계측한다.

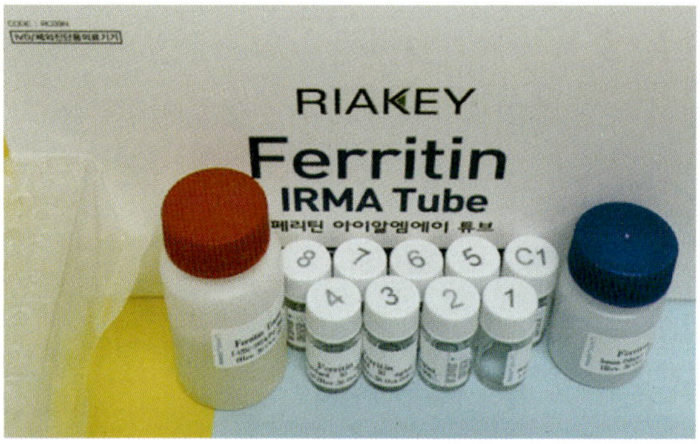

그림 21-3. 페리틴 키트

4) 계산

표준액의 계측값을 가지고 대수-대수 그래프지에서 표준곡선을 작성한다. 표준곡선에서 검체의 계측값으로 페리틴의 값을 찾는다.

5) 정상범위 및 임상적용

혈청 페리틴의 정상범위는 나이와 성별에 따라 다르며, 출생 후 평균값이 100 ng/ml이며 1개월이 되면 350 ng/ml로 급격히 상승하고, 6개월에는 30 ng/ml로 다시 감소한 후 사춘기까지 유지된다. 성인여자의 정상범위는 약 40 ng/ml로써 남자의 90 ng/ml 정도에 비하여 훨씬 낮으며, 혈청 페리틴이 약 20 ng/ml 이하이면 체내의 철 저장량이 비정상적으로 낮다고 생각된다.

서울대학교병원 핵의학과에 따르면 혈청 페리틴의 정상범위는 다음과 같다.

성인남자 : 20~200 ng/ml

성인여자 : 20~120 ng/ml

6개월~15세의 어린이 : 7~140 ng/ml

2~5개월의 유아 : 50~200 ng/ml

1개월 된 유아 : 200~600 ng/ml

신생아 : 25~200 ng/ml

혈청 페리틴이 200 ng/ml 이상은 과다한 체내 철저장량을 의미하며, 철과다질환의 진단을 가능하게 한다. 혈청 페리틴은 호지킨병, 림프종, 다발성골수종, 고환의 생식세포 종양에서도 증가되어 있다. 또 림프구의 표면에 페리틴이 붙어 있어 림프구의 페리틴 농도가 급성골수성 백혈병에서는 정상보다 6배, 급성골수아구성백혈병에서는 정상보다 20배 증가되어 있고 급성 혹은 만성간질환, 급성 혹은 만성간염 혹은 염증, 만성용혈성빈혈에서 나타날 수 있다. 낮게 나오는 경우는 만성철결핍증을 나타낸다.

6) 측정상의 주의사항

최근의 수혈은 혈청 페리틴을 높일 수도 있으며, 검체에 과다한 페리틴이 존재할 때 희석하지 않으면 적게 나오는 경우가 있어 병명에 따라 높게 나오지 않는 것은 희석을 하여 보아야 정확한 값을 알 수 있다.

3. 비타민 B12(Vitamin B12)/엽산(Folic acid)

비타민 B12 또는 엽산은 모두 수용성 비타민의 일종이다. 생체 중에는 보조효소로서의 작용을 갖고 있지만 특히 세포핵의 DNA 합성에 관여하고 있다.

체내에서 신체의 성장에 활발하게 관여하여 세포분열과 증식을 하는 조혈조직에 대한 영향이 크므로 빈혈의 원인검사의 하나로서 측정된다.

엽산은 생물학적으로 불활성이고 소장에서 흡수되어 혈류로 들어가면 엽산은 즉시 조직으로 흡수된다. 엽산이 함유된 음식물은 효모, 과일, 잎사귀 채소, 계란, 우유를 통해서 공급한다. 신체는 엽산의 아주 적은 량을 저장하므로 부적절한 음식물 섭취로 흡수결핍을 일으킨다. 특히 임신동안에 엽산의 대사요구는 늘어난다.

측정은 엽산이나 비타민 B12의 결핍이 원인인 거대적아구성빈혈의 감별진단과 임신 중 엽산의 저장을 평가하기 위해서 측정한다.

1) 검체 채취의 주의사항

EDTA를 가한 혈장은 좋지 않으며, 용혈혈청은 혈구중의 엽산과 비타민 B12가 용출하기 때문에 사용할 수가 없다. 빛에 의한 변성으로 분해되기 쉬우며, 엽산측정용에 산화방지제로서 10 mg/dL의 아스코르빈산을 첨가하는 것도 있다.

2) 측정원리

비타민 B12 자체의 구조에 코발트(Co)를 포함하고 있어서, ^{57}Co같은 방사성동위원소를 비타민 B12 분자내에 자연스럽게 대체될 수 있는 점을 이용한 것이다. ^{57}Co과 ^{125}I의 에너지가 다른 2개의 추적자(tracer)를 사용하여 보통 이중분석(dual assay)하는 방법이다.

실험에 앞서 청산가리(potassium cyanide: KCN)가 포함된 변성(denaturation)용액을 첨가하여 pH 13.0의 알칼리로 유지시켜주면, 혈청결합단백질로부터 비타민 B12와 엽산을 방출하게 만든다. 비타민 B12는 ^{57}Co로, 엽산은 ^{125}I로 표지시켜 각각의 제한된 항체결합부위에 표준액과 검체의 항원이 결합되는 경쟁반응을 원리로 한다.

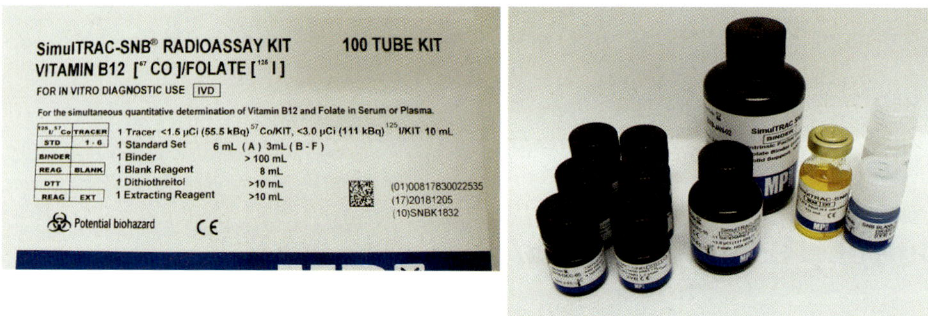

그림 21-4. 비타민 B12/엽산 키트

3) 검사방법

(1) 표준액과 관리혈청, 검체를 200 ㎕씩 시험관에 넣는다.

(2) 표지항원(^{57}Co Vitamin B12, ^{125}I folate)을 100 ㎕씩 시험관에 넣는다.

(3) 변성액(denaturation solution)을 100 ㎕씩 시험관에 넣는다.

(4) 혼합 후 실온에서 15분 동안 반응시킨다.

(5) 결합단백질(binding protein)액을 1.0 ml씩 시험관에 넣는다.

(6) 잘 혼합한 후 실온에서 45분 동안 반응시킨다.

(7) 결합형과 유리형의 분리시약으로 탄말구슬(charcoal bead)을 1개씩 넣는다.

(8) 잘 혼합하고 실온에서 15분간 반응시킨다.

(9) 원심분리기에서 1,500 g로 10분 동안 원심분리한다.

(10) 상층액(결합형)을 계측할 시험관에 옮긴다. 이때 피펫 팁을 새 것으로 바꾸어 가면서 해야 한다.

(11) 감마선계측기의 계측범위를 ^{57}Co와 ^{125}I의 에너지에 맞춘 다음 방사능을 계측한다.

4) 계산

^{57}Co과 ^{125}I의 에너지 범위에서 얻은 각각의 계측값으로 결합률을 구하고, 반대수 그래프지에 표준액 값에 상응하는 점을 찍어 표준곡선을 작성한다. 검체의 결합률을 가지고 각각의 표준곡선에서 비타민 B12와 엽산의 값을 찾는다.

$$\frac{(\text{표준액, 검체})\ \text{계측값} - \text{NSB 계측값}}{B_0\ \text{계측값} - \text{NSB 계측값}} \times 100 = \text{표준액, 검체의 결합률}(B/B_0\%)$$

5) 정상범위 및 임상적용

비타민 B12의 정상범위는 260~790 pg/ml이고, 엽산은 2~6 ng/ml이다. 비타민 B12와 엽산의 측정은 거대적아구성빈혈의 감별진단에 이용되며 비타민 B12 단독의 측정은 비타민 B12가 소화관에 흡수되기 위해 결합물질(내인자)를 필요로 하기 때문에 그 비정상 검사의 목적으로도 측정된다.

비타민 B12가 증가되는 질환은 만성골수성백혈병, 급성간염, 전이성간암, 감소하는 질환은 내인자기능부전, 악성빈혈, 위절제 후 빈혈 등이다.

엽산의 낮은 혈청 측정값(2 ng/ml)은 혈액학적 이상을 나타내는 거대적아구성빈혈, 백혈구감소증, 혈소판감소증 등이다. 또한 감소된 엽산값은 갑상선기능항진증으로 인한 것일 수 있고 부적절한 음식 섭취, 편식, 만성 알코올증, 소장흡수불량증후군 혹은 임신으로 인한 것일 수 있다.

엽산의 높은 측정값(20 ng/ml 이상)은 엽산이나 엽산 보충물의 과도한 음식물흡수를 지적할 수 있다. 이 비타민은 많은 양을 갖고 있더라도 인체에는 비독성이다.

6) 측정시의 주의사항

비타민 B12의 항내인자 항체가 존재하는 경우와 만성골수성백혈병의 경우에는 검사방법에 따라 값을 과소평가하는 가능성이 있기 때문에 유의할 필요가 있다. 검체 보존에 있어서는 세균의 오염에 주의해야 한다.

4. 비타민 D3(25-hydroxy vitamin D)

혈액에서 측정되는 비타민 D는 직사광선(자외선)에 노출된 피부에서 생성되는 비타민 D3(25-hydroxy vitamin D3: cholecalciferol)와 음식이나 보충제 섭취를 통한 비타민 D2(1,25-dihydroxyvitamin D2: ergocalciferol)가 있다. D2와 D3는 동등하게 효과가 있다. 비타민 D3는 혈중에 주된 호르몬이고, 반감기가 길고 값이 높기 때문에 비타민 D 상태를 평가하고 관찰하기 위해 비타민 D3(25-hydroxy vitamin D3)를 주로 측정한다.

비타민 D의 역할은 칼슘, 인 대사와 흡수조절하는 지용성비타민으로 성장발육 및 골형성에 필수적인 건강에 있어서 매우 중요하다. 이것이 없다면 뼈는 연약해지고 형태가 이상해지며 스스로 정상적으로 복구가 안 됨으로써 소아에서 구루병을, 성인에서는 골연화증과 같은 질환이 발생한다.

1) 검체 채취의 주의 사항

검체의 채혈은 진공채혈시험관에 채혈한다. 채혈한 혈액은 응고가 완전하게 일어난 뒤에 3000 rpm에서 원심분리하여 혈청을 분리한다. 혈청 검체는 24시간 이내에 측정이 이루어진다면 4℃에서 보관할 수 있다. 더 오랜 기간의 보관을 위해서는 −20℃ 이하에서 분리 보관하고 사용시에는 실온에서 해동시킨다. 황달검체, 용혈검체나 고지혈증검체의 사용은 피한다.

2) 측정원리

측정원리는 경쟁반응에 의한 방사면역측정법으로 표지항원과 비표지항원이 특정항체에 대하여 경쟁적으로 반응하는 원리이다. 항체가 고형상인 폴리스틸렌시험관에 피복되어있어 표지비타민 D3와 검체의 비타민 D3가 특이항체에 결합하기 때문에 남아 있는 표지항원을 세척과정을 통해 제거하고 항체피복시험관에 결합된 표지항원을 감마선계측기에서 계측한다.

3) 시약

(1) 항 비타민 D3 항체피복시험관(25-hydroxy vitamin D3 coated tube)

(2) 옥소 125 표지비타민 D3(^{125}I 25-hydroxy vitamin D3)

(3) 표준액(standard solution)

(4) 관리혈청(control serum)

(5) 아세톤(분리)완충액(acetonitrile buffer solution)

(6) 반응완충액(incubation buffer solution)

(7) 세척완충액(washing buffer solution)

4) 검사방법

(1) 검사하기 직전 모든 시약은 실온에 이르게 한다.

(2) 표준액, 관리혈청, 모든 검체를 유리시험관에 50 ㎕씩 넣는다.

(3) 모든 유리시험관에 아세톤(분리) 완충액 250 ㎕씩 넣는다.

(4) 잘 혼합한 다음 1,500 g에서 10분간 원심분리한다.

(5) 항체피복시험관을 준비한다

(6) 항체피복시험관에 반응완충액 400 ㎕씩 넣는다.

(7) 항체피복시험관에 원심분리한 상층액을 100 ㎕씩 넣는다.

(8) 표지항원을 50 ㎕ 씩 넣고 잘 혼합한다.

(9) 실온(18~25℃)에서 180 rpm으로 흔들며 2시간 동안 반응한다.

(10) 반응이 끝나면 시험관의 내용물을 조심스럽게 흡입하여 버린다.

(11) 세척액 3 ml로 5회 세척한다.

(12) 항체피복시험관의 방사능을 감마선계측기에서 1분 동안 계측한다.

5) 계산

(1) 표준액과 검체의 계측값을 구한다.

(2) 표준액의 계측값을 이용하여 반대수 그래프지에 표준곡선을 작성한다.

(3) 표준곡선에서 각 검체의 계측값을 가지고 비타민 D3 값을 찾는다.

6) 정상범위 및 임상적용

혈액의 비타민 D3(25-hydroxyvitamin D3) 값의 참고범위는 아래와 같다.

결핍 상태: 10 ng/mL

부족한 상태: 10-30 ng/mL

정상인: 30-150 ng/ml

과다상태: 150 ng/ml 이상

임상적으로 감소하는 것은 구루병, 골연화증, 만성신부전, 증가가 나타나는 것은 원발성 부갑상선기능항진증, 말단비대증, 비타민 D 과다증 등이다.

정상인이 낮은 혈중 비타민 D3(25-hydroxyvitamin D3)의 값을 보이는 경우 몸의 요구를 충족할 만큼 충분히 햇빛을 쪼이지 못하거나, 충분한 비타민 D 섭취를 못하거나, 장에서 비타민 D의 흡수와 관련된 문제가 있음을 의미한다.

정상인이 높은 비타민 D3(25-hydroxyvitamin D3)의 경우 일반적으로 비타민 약제나 다른 영양 보충제의 과량 섭취를 반영한다.

제22장 종양표지자 (Tumor marker)

1. 총론

종양표지자란 말의 개념은 암의 출현과 그 후의 경과의 지표로 되어 얻는 물질 모두를 종양표지자라 생각되는 넓은 해석과 종양특이물질(tumor specific antigen: TSA)를 종양표지자로 하는 좁은 뜻의 해석으로 사용되고 있다.

특히 TSA에 관해서는 발견 당시에는 종양특이성이라고 생각되었으나 요즘에는 정상 조직에서도 미량으로 검출되고, 또 태아조직에서도 많은 양이 있다는 것이 밝혀지고 있어 엄밀한 의미에서의 TSA는 현재까지 발견되고 있지 않다. 따라서 최근에는 종양특이물질 대신에 종양관련항원(tumor associated antigen: TAA)이라고 부르고 있다. 정상조직에도 나타난 암에 있어서 특히 다량으로 생산되는 물질로 해석되고 있다. TAA에 관해서는 현시점에서 생리적 의미는 밝혀지지 않는 것이 많다. 넓은 의미에서의 종양표지자로서 호르몬과 동종효소 등도 포함되고 있다.

이러한 물질은 암 조직에서 만들어지기 때문에 본래 생체 내에서 생산되고 있는 것과는 다르고, big 호르몬과 호르몬 전구물질 혹은 면역학적, 전기영동적으로 성질을 달리하는 동종효소(isoenzyme)로서 나타나는 것이 많다.

종양표지자는 말초혈액과 소변, 흉막삼출액, 복수와 같은 액체의 검체에서 측정하는 것이 전제되고, 종양조직에서 이러한 검체에 측정 가능한 물질이 유익한 종양표지자로서 위치하는 것을 인식해 둘 필요가 있다. 어느 것이라도 암을 규명하는 데는 계속 연구되는 것으로 생각되고, 특히 단세포군항체가 TAA의 규명에 크게 기여할 것으로 기대되고 있다.

종양표지자로서 현재까지 장기특이성이 애매한 경우와 다른 것도 있기 때문에 고려할 필요성이 있고, 보고된 표지자에서도 능동적으로 활용되는 것과 부차적으로 활용되는 것이 있다.

1) 종앙관련항원

1963년 Abelev에 의해서 보고된 AFP와 1965년 Gold에 의해서 보고된 CEA부터 시작된다. 암에는 비교적 다량으로 생산되는 물질이 있다. 나중에 나오는 TPA는 1956년 스웨덴의 비조크룬드(Bjorklund)에 의해서 보고되었으나 아직 잘 알려지지 않았기 때문에 조직폴리펩티드항원(tissue polypeptide antigen: TPA)를 종양표지자의 원조로는 보지 않는 경우도 있다.

종양관련항원에 있어서는 상당히 많은 보고도 있고 최근에는 단세포군항체의 제작이 쉽게 됨에 따라 점점 보고수가 증가하고 있다. 그러나 항원간의 차이와 생리적 의의에 있어서는 밝혀지지 않는 물질이 많다.

대부분의 종양관련항원은 특정한 암의 진단을 목적으로 특이성이 확인된 것이지만 TPA는 대부분의 암 조직에서 공통의 종양표지자로서 확인된 것이다. 또 페리틴은 장기에 분포하는 철저장 단백질이고, 베타투마이크로글로불린도 액체성 면역과 세포성 면역에 관련된 단백질로서 특히 암질환이 아닌 환자의 진단에 이용되고 있지만, 암에 따라서 생산되는 것으로 종양표지자로 될 수 있으며 **표 22-1**과 같다.

표 22-1. 종앙관련항원

한글	영어	정상범위	검체량 μl	검사목적
알파태아단백	Alphafetoprotcin	15 ↓ ng/ml	20	간암
암태아성항원	Carcino embryonic Ag	5 ↓ ng/ml	500	대장암, 직장암
베타투마이크로글로빈	β_2 microglobulin	1.1-2.4 μg/ml	100	다발성 골수종
갑상선글로불린	Thyroglobulin	36 ↓ ng/ml	100	갑상선암
시에이 19-9	Carcino antigen 19-9	21 ↓ ng/ml	100	췌장암
페리틴	Ferritin	20-200 ng/ml	20	백혈병
조직폴리펩티드항원	Tissue polypeptide Ag	110 ↓ u/L	100	각종 암
편평세포암 항원	Squmous cell carcinoma	2.0 ↓ ng/ml	100	자궁경부암
암항원 125	Cancer antigen 125	35 ↓ U/ml	100	난소암
암항원 15-3	Cancer antigen 15-3	30 ↓ U/ml	100	유방암

최근에 개발된 CA 19-9와 CA-125는 단세포군항체 제작이 앞서가고, 항원이 나중에 규명되는 등 다클론항체의 경우와 역의 발전과정을 밟고 있어 주목된다.

2) 호르몬(Hormone)

그 장기가 생산하고 있는 호르몬이 조직에서 생긴 종양(정소성 호르몬생산 종양)에서도 분비된다. 따라서 각 호르몬이 종양표지자가 될 수 있다. 또 본래의 조직에서는 생산되지 않는 호르몬을 만드는 종양(이소성호르몬 생산 종양)도 있고, 이 경우 호르몬이 종양표지자로서 유용하게 이용된다.

정소성호르몬 생산종양에서는 인슐린 분비기능을 가진 췌장 랑게르한스섬 B세포 종양(insulinoma)과 프로락틴 생산 뇌하수체종양(prolactinoma)의 증례가 보고되고 있다.

또 융모성상피암에서 생산되는 HCG도 중요한 종양표지자이다. 이소성호르몬을 내는 대표적인 종양은 갑상선수질암과 폐의 소세포암이 있으며, 종양표지자로서는 폐암에서의 이소성 ACTH와 간암과 소화기암에서의 HCG 등이 알려지고 있으며 **표 22-2**와 같다.

표 22-2. 호르몬

한글	영어	정상범위	검체량	검사목적
융모성성선자극	Chorionic gonadotropin	3.0 ↓ mIU/ml	100	융모상피암
프로락틴	Prolactin	20 ↓ ng/ml	50	유방암

3) 효소(Enzyme)

호르몬과 같은 행태로 암조직에서 효소의 생산이 증가하고, 다량으로 분비되는 경우가 있어 종양표지자로 되어 있지만 대부분 효소의 경우 본래의 효소와 분자구조나 물리 화학적 성질이 다른 동종효소(isoenzyme)로 되어 있다. 종양관련물질에 있어서 종양표지자로서 중요한 것은 전립선암에 대한 전립선산성효소(PAP)가 대표적이다.

또 최근에는 에놀라제 동종효소(enolase isozyme)의 신경특이에놀라제효소(NSE)가 폐세포암과 신경아세포종 종양표지자로서 주목되고 있으며 **표 22-3**과 같다.

표 22-3. 효소

한글	영어	정상범위	검체량	검사목적
전립선산성효소	Prostatic acid phosphates(PAP)	3.0 ↓ ng/ml	100	고환암
신경특이에놀라제	Neuron specific enolase(NSE)	8.5 ng/ml	100	폐암

2. 알파태아단백(Alphafetoprotein: AFP)

1) 임상적의의

알파태아단백(Alphafetoprotein: AFP)은 태아의 간 및 난황낭에서 생산되는 태아성단백이다. 1963년 Abelev 등이 원발성간암에서 AFP이 생성된다는 것을 생쥐(mouse)에서 간암이식 실험으로 발견하였다. AFP는 분자량이 약 70,000이며, 약 3~4%의 당을 함유한 산성 당단백질이다. 태아의 AFP는 임신 13~14주에 최고에 이르며, 그 후 출생 시까지 점차 감소하며, 태아의 소변을 통해서 양수로 배출되는데, 양수의 AFP는 태아의 혈중보다 200배 정도 낮다. AFP는 확산으로 태반을 통과하여 모체혈중으로 들어간다. 그러나 모체의 혈중 AFP는 임신 10~12주부터 증가하기 시작하여, 30~31주에 최고가 되는데, 이때 약 200~400 ng/ml의 값을 갖으며, 이후 출산 시까지 점차로 감소한다. 만약에 태아의 신경관에 이상이 생기면 AFP의 혈중 값이 증가하여 양수로의 확산이 증가하게 되고, 따라서 산모의 혈중 AFP가 증가하게 된다. 이러한 이상기능을 검사하는데 AFP검사가 유용하게 쓰이며, 임신 중 AFP의 생리적기능은 잘 알려져 있지 않지만 산모의 태아에 있어서 면역억제기능을 갖는 것으로 여겨진다. 보통 15 ng/ml 혈중 값을 갖는 성인의 AFP는 여러 형태의 종양성질환(초기간종양, 고환암)과 비종양성질환(바이러스성간염, 간경변) 등에서 더 높은 값으로 측정된다.

(1) **임신진단** : 태아의 무뇌증 진단을 위해 임신 16~18주에 산모의 AFP 혈중 값을 측정한다. 그 시기에 정상보다 높게 나타나면, AFP 양수검사는 물론 초음파검사를 실시해야 한다. 임신 중 AFP의 값이 낮으면, 태아의 다운증후군 위험을 의미한다.

(2) **종양성 질환** : 초기 간암 환자의 약 70~90%에서 1~5 mg/ml의 높은 값이 검출된다. 다른 종류의 암 질환(췌장암, 난소암, 위암)에서도 AFP 증가를 발견할 수 있다.

(3) **비종양성 질환** : 간염바이러스(급성, 만성), 간경변증, 모세관 확장증, 폐쇄증과 같은 비종양성 감염에서 증가를 보인다.

2) 검사지침

(1) 검사시행은 시약 제조회사의 설명서를 따르는 것을 원칙으로 하며, 파일로 정리되어 있어야 한다.

(2) 시약은 유효성이 검증된 것을 사용하며, 유효기간내의 것을 사용한다. 또한 제조회사가 권장하는 방법에 따라서 보관해야 한다.

(3) 내부정도관리를 위해 2가지 농도 이상의 정도관리물질을 환자검체와 동일하게 검사하며, 허용범위를 검사실에서 자체 설정하여 사용한다.

(4) 측정가능범위(AMR)와 보고가능범위(CRR)가 설정되어 있어야 한다.

(5) 만약 측정가능범위를 벗어나는 경우 희석방법에 대해 정의되어 있어야 하며, 별도의 검증이 이루어져야 한다.

(6) 고용량 후크효과를 고려하여 최대 표준액 값의 70% 이상을 보이는 값은 희석하여 최종 결과를 보고한다.

(7) 시약의 생산 제조번호가 변경되면, 반드시 표준액의 값을 확인하고, 변경 시 이를 적용하여 검사를 실시한다.

(8) 검사실에서 직접 설정하였거나, 검증과정을 거친 참고값이 설정되어 있어야 하며, 검사결과와 함께 보고되어야 한다.

(9) 신빙성 있는 결과보고를 위해 대한핵의학회/대한핵의학기술학회에서 시행하는 외부정도관리에 참가해야 한다.

3) 검체 채취, 보관 및 거절 기준

가. 검체종류 : 혈청, 혈장, 양막액(amniotic fluid)

(1) 혈청분리

검체분리시험관(sample separating tube: SST)에 채혈한 검체는 실온에서 응고시킨 후, 3000 rpm에서 10분 동안 원심분리한 후 상층액을 취한다.

나. 검체보관

(1) 4℃에서 24시간 동안 안정하며, 1개월 정도를 보관하고자 할 경우 −20℃ 이하에서 냉동보관을 한다.

(2) 냉동과 해동을 반복하여 실행하지 않는다.

(3) 보관되었던 검체는 사용하기 전 충분히 혼합하여 사용한다.

4) 측정원리

(1) 비경쟁반응에 의한 방사면역측정법으로, 2개의 특이 단세포군항체를 이용하는 샌드위치 원리의 양방향 면역방사계수측정법(IRMA)이다. 항체가 피복된 폴리스틸렌 시험관은 고형상이며, 표지항체와 피복된 항체는 표준물질 또는 환자의 검체에 있는 AFP에 동시에 반응한다. 여분의 표지항체는 세척과정을 통해 제거되고, 항체피복 시험관에 결합된 방사능은 감마선계측기에서 측정된다.

(2) 측정원리 : 면역방사계수측정법

Ab(anti AFP coated tube) + Ag(serum AFP) + Ab*(^{125}I labeled AFP Ab)

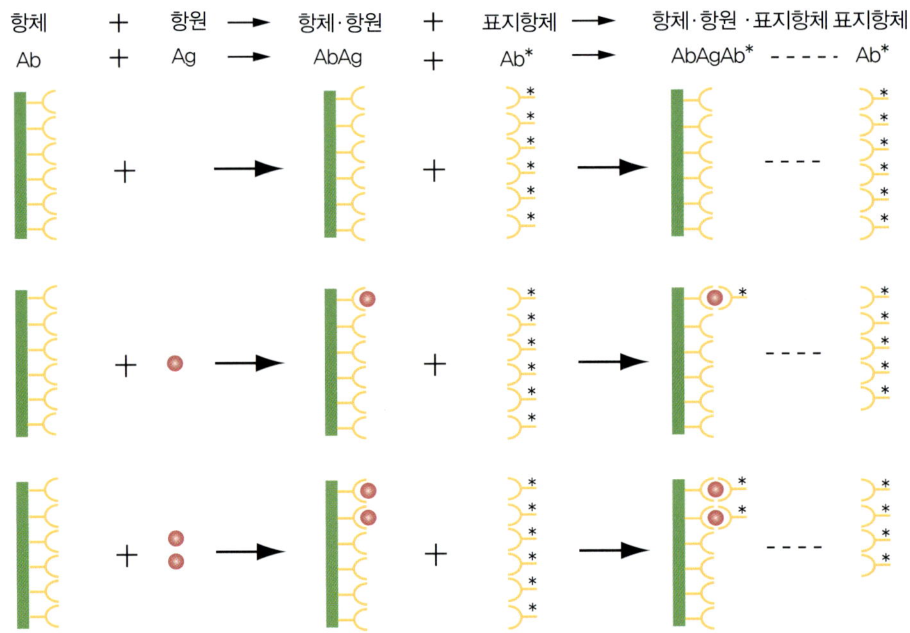

그림 22-1. 알파태아단백 측정원리

5) 시약 구성물

(1) 표지항체(^{125}I) anti AFP : mouse monoclonal) ························ 1 병, 24 ml

(2) 표준액(1~6)사람혈청알부민(human serum albumin) ························ 각 병, 각 1.0 ml

(3) 희석액(diluent) ························ 1 병, 12 ml

(4) 항체피복시험관(Ab coated tube) ························ 100개

(5) 관리혈청(control serum) ························ 1 병, 1.0 ml

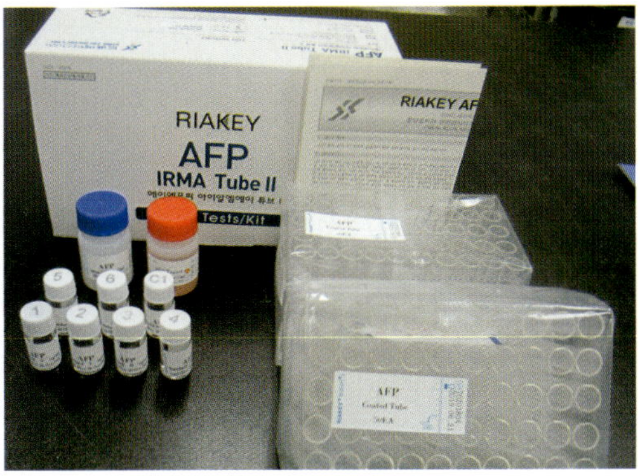

그림 22-2. AFP 측정용 키트

6) 분석장비 및 기구

(1) 시험관

(2) 시험관랙(test tube rack)

(3) 혼합기, 교반기

(4) 피펫, 에펜돌프(eppendorf)

(5) 세척기

(6) 감마선계측기

7) 검사방법

(1) 항체가 피복된 시험관에 번호를 기입한다.

(2) 관리혈청은 lyphocheck immunoassay plus control(Bio-RAD) Level 1, 2, 3번을 이용한다.

(3) 표준액과 관리혈청 및 검체를 각각 항체가 피복된 시험관에 25 μl씩 넣는다.

(4) 모든 시험관에 옥소(^{125}I) AFP를 200 μl씩 넣는다.

(5) 잘 혼합한 후, 실온에서 1시간 동안 반응한다(약 250 rpm).

(6) 시험관자동세척기에서 3 ml씩 3회 세척한다.

(7) 진공흡입기를 이용하여 물기를 완전히 제거한다.

(8) 감마선계측기에서 1분 동안 시험관의 방사능을 측정한다.

8) 계산

(1) 표준액의 계측값을 측정하여, 그래프의 X축은 표준액의 값, Y축은 표준액 계측값으로 하여 표준곡선을 작성한다.

(2) 그래프는 직선(log−log) 형태를 이용한다.

(3) 각 검체의 계측값을 표준곡선에 대입하여 결과값(ng/ml)을 찾는다.

9) 검사결과 입력 및 보고

가. 검사결과 입력

(1) 표준액 계측값으로 표준곡선을 작성하여 검체의 값을 구한다.

(2) 계측기에서 자동적으로 표준곡선을 작성하여 결과 값을 출력하나, 문제 발생시 표준곡선을 직접 작성하여 확인한다.

(3) 정도관리혈청의 값을 정도관리도에 기록하고 검사의 신뢰도를 확인한다.

(4) 검사결과는 감마선계측기에서 자동적으로 인터페이스 프로그램을 이용하여 전송되거나 또한 매뉴얼로 담당자가 직접 입력한다.

(5) 전송된 검사결과는 담당자가 검사항목별 또는 그룹(결과관리 항목)으로 검증을 하며, 델타/페닉 검증 등의 결과 검증이 자동적으로 이루어진다.

(6) 수기로 결과를 입력할 경우 델타/페닉을 하는 항목이라면 입력과 동시에 델타/페닉이 자동 검증되어 표시된다.

(7) 특이사항 입력 시 비고란에 입력하면 의뢰처에서 확인할 수 있다.

(8) 작업단위별로 해당 검사항목들의 검증이 완료되면, 의뢰처에서는 검사결과 조회가 가능하다

(9) 출력된 결과지의 표준액, 관리혈청의 계측값과 값을 입력하고 내부정도관리 규정과 정도관리 결과 확인체계에 의하여 이상 유무를 확인한 후 이상이 없을 경우 보고하며, 이상 발생 시 수석기사에게 보고하여 적절한 조치를 취한다.

(10) 표준액농도를 벗어난 검체는 희석액으로 희석하여 최종 값을 보고하여야 한다. 희석액은 원칙적으로 키트내에 있는 전용 희석액을 사용하여야 하나, 전용 희석액이 없는 경우 0표준액을 이용하는 것을 원칙으로 한다(0표준액의 양이 모자랄 경우에는 0.85% 생리식염수 또는 증류수로 희석을 한다).

나. 검사결과 보고

(1) 의뢰한 모든 검사의 결과검증이 완료되면, 의뢰처에서 검사결과 조회가 가능하다.

(2) 작업구분에서 의뢰처별 출력, 수탁출력, 기타 부서를 선택하여 보고서를 출력한다.

(3) 핵의학과의 모든 결과는 통합보고서 양식으로 보고를 한다.

(4) 같은 날 의뢰일자 기준으로 의뢰된 모든 검사종목이 담당자에 의해 검증되면, 마지막 보고일에 한 장으로 보고서가 출력된다.

10) 측정가능범위(Analytes measurement rang: AMR)

(1) 측정가능범위 : 1.0~600 ng/ml

(2) 민감도 : 0.63 ng/ml

(3) 표준액최고값 : 600 ng/ml

11) 임상보고범위(Clinical reportable range: CRR)

(1) 희석액 : 키트내 포함된 희석액을 사용한다.

(2) 희석배수 : 10배(예, 검체 50 ㎕ + 희석액 450 ㎕), 100배

(3) 임상보고범위 : 1.0~200,000 ng/ml

12) 시약의 특성

(1) 간섭물질

빌리루빈(bilirubin) : >0.125 mg/ml,

헤모글로빈(Hb) : >500 mg/dL

(2) 후크효과(hook effect)

AFP 값이 100,000 ng/ml까지는 높은 값에서 후크효과가 나타나지 않았다.

(3) 민감도 : < 0.63 ng/ml

13) 검사 진행 중 검체 보관

검사 진행 중 검체는 실온에 보관한다.

14) 참고값

참고값은 다음과 같으며, 정상 산모의 양수와 혈청의 값은 **그림 22-3**과 **그림 22-4**와 같다.

0~15 ng/ml　　: 정상

15~100 ng/ml　: 급성, 만성간염의 약 20%, 간경변의 약 35%, 임신

100~400 ng/ml : 간경변의 약 15%, 임신(32주경)

400~900 ng/ml : 원발성간세포암, 일부 위암

*단위환산

1.0 KU/L = 1,000 IU/ml = 1,210 ng/ml

1.0 IU/ml = 1.21 ng/ml

1.0 ng/ml = 0.826 IU/ml

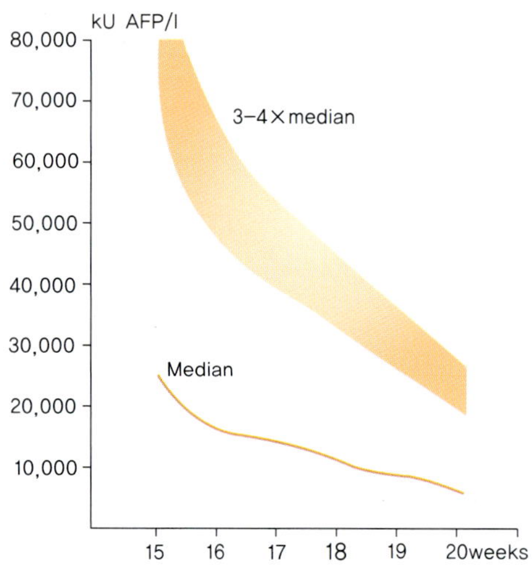

그림 22-3. 양수액의 AFP 값

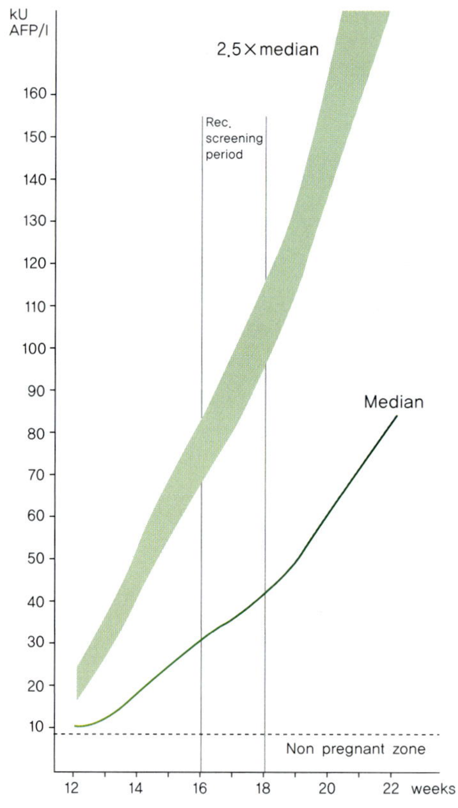

그림 22-4. 산모 혈청의 AFP 값

15) 재검기준

검사결과 보고 시 실수 방지를 위하여 보고 전에 반드시 최종결과를 검토하며, 비정상적인 결과는 재검사하여야 하며, 이를 점검하는 시스템이 마련되어야 한다.

16) 내부정도관리

(1) 내부정도관리는 병원전산망(MIS 또는 OCS) 프로그램을 이용한다.

(2) 검사 담당자는 검사항목과 표준물질 등의 기본정보를 입력하고 표준물질과 관리혈청의 값을 입력한다. 입력된 값들은 자동으로 레이제닝관리도(Levey jenning chart)로 그려지며, 원하는 시점의 평균, 표준편차, 변이계수값이 자동으로 계산된다.

(3) 정량검사의 경우 정도관리물질의 결과값의 허용범위는 평균 ±2표준편차이다.

(4) 정도관리물질은 매 검사 시 마다 환자 검체와 같은 방법, 같은 조건에서, 같은 검사 담당자에 의해 분석되어야 한다.

(5) 정도관리물질을 반드시 값이 다른 2개 이상의 관리혈청을 사용하도록 한다(낮은 값, 높은 값 또는 낮은 값, 중간 값, 높은 값).

(6) 매 검사 시마다 환자의 결과를 보고하기 전에 정도관리물질의 결과를 정도관리 기록지에 기록하여 이상 유무를 확인하고, 이상이 없을 경우 확인 서명한 후 환자의 결과를 보고한다.

(7) 담당 수석기사는 매주 점검하여 확인 후 서명하며, 담당 전문의는 매월 확인 후 서명한다.

(8) 매일/매주/매월/매년 동일 제조번호를 사용하는 관리혈청의 각 검사 항목별로 평균 +2표준편차, 평균, 평균 −2표준편차를 기록하여 과거 또는 전월과 비교하여 그 이상 유무를 확인하여야 한다. 만약 현저한 이상이 발견될 경우 담당 전문의의 조치를 받도록 한다.

3. 암태아성항원(Carcinoembryonic antigen: CEA)

암태아성항원(CEA)은 1965년 골드(Gold)와 프리드만(Freedman)이 대장암과 정상태아에 있는 특이 항원이라 보고하였고 분자량이 180,000인 당단백(glycoprotein)으로 위장세포의 표변에서 분비된다. CEA의 생물학적 의의와 본태에 관해서는 아직 불분명한 점이 많고 처음에 예상했던 것과는 달리 대장암에 특이한 종양표지자는 아니지만 그 측정의 임상적 가치는 매우 높다. CEA의 물리화학적 성질은 수용성이며 에탄올에는 불용으로 열에는 안정하다. 전기영동분획에서 베타글로불린 분획에 나타난다.

1) 검체의 채취의 주의사항

특별한 것은 없고 용혈검체는 좋지 않다.

2) 측정원리

고형상(solid phase)법으로 항체가 피복된 구슬에 항원(CEA)을 반응시킨 다음 표지항체(^{125}I anti CEA)를 반응시켜 검체의 CEA를 알려는 샌드위치 원리이다.

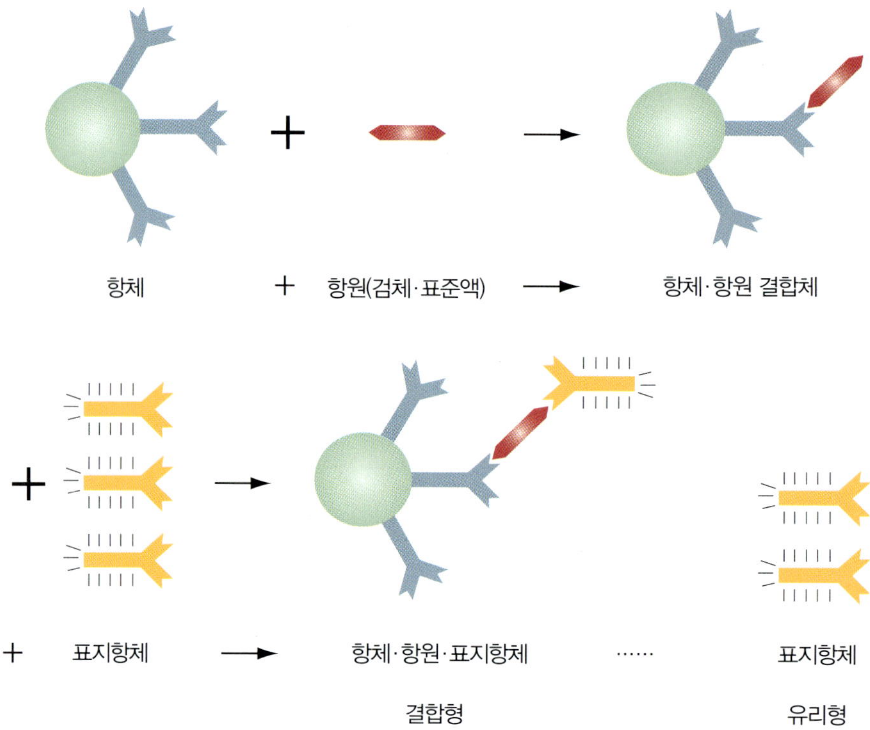

그림 22-5. CEA 측정원리

3) 검사방법

(1) 표준액과 관리혈청, 검체를 100 μl씩 시험관에 넣는다.

(2) 검체희석 완충액을 100 μl씩 각 시험관에 넣은 다음 잘 혼합한다.

(3) 조심스럽게 항체피복구슬을 1개씩 각 시험관에 넣는다. 이때 액이 튀어 시험관벽에 묻지 않도록 한다.

(4) 시험관은 잘 덮어서 기포(bubble)가 없도록 잘 혼합한다.

(5) 항온수조(45±1℃)에서 1시간 동안 반응시킨다.

(6) 덮어두었던 뚜껑을 벗기고 증류수로 3회 이상 세척한다.

(7) 표지항체(anti CEA ^{125}I)를 200 ㎕씩 각 시험관에 넣는다.

(8) 기포(bubble)가 없이 잘 혼합하고 다시 덮어서 반응시킨다.

(9) 반응은 항온수조(45℃)에서 1시간 동안 한다.

(10) 반응이 끝나면 덮어두었던 뚜껑을 벗기고 증류수로 3회 이상 세척한다.

(11) 세척된 시험관의 방사능을 감마선계측기에서 계측한다.

4) 계산

(1) 표준액의 0 계측값을 비특이결합(NSB)으로 하여 표준액과 검체의 계측값에서 빼준다.

(2) 표준액의 계측값으로 대수-대수 그래프지에 표준곡선을 작성한다.

(3) 검체의 계측값을 가지고 표준곡선에서 CEA의 값을 찾는다.

5) 정상범위 및 임상적용

정상인의 정상범위는 키트에 따라 다르지만 5.0 ng/ml 이하이고, 남여 차이는 밝혀지지 않지만 나이가 들수록, 담배를 피우는 사람은 5.0 ng/ml에서 10 ng/ml까지 상승하는 경향이 있다.

제조회사	분리방법	정상범위
아보트(Abbott)	샌드위치법	2.5↓ ng/ml
신진메딕스(RIAKEY)	샌드위치법	5.0↓ ng/ml
광원(Backman)	샌드위치법	4.6↓ ng/ml
상정(CIS bio)	샌드위치법	5.0↓ ng/ml
로쉬(Roche)	이중항체법	2.5↓ ng/ml

CEA의 추이는 암환자의 경과관찰 및 치료효과의 판정의 지표가 된다. CEA가 높은 경우는 암의 전이나 재발의 경우에 특히 간전이의 경우에는 현저하게 높게 된다. 원발성간암 일 때에는 AFP의 상승이 보이지만, CEA는 상승하지 않으므로 원발성간암과 전이성간암의 감별에 유용하다.

궤양성 대장염과 염증성 질환(특히 호흡계)에서도 상승을 보이고 있다. 암질환 중 폐암, 직장암, 췌장암, 간암, 간담도암은 특히 높은 양성률을 보인다. 또 암의 확정 진단을 위해서는 다른 종양관련물질(Ferritin, AFP, TPA, CA 19-9, CA-125 등)을 병행하여 측정하고, 기타 검사의 결과를 종합 판정하는 것이 대단히 중요하다.

6) 측정상의 주의사항

CEA 항체의 특이성이 각 시판 키트에 따라서 각각 다르므로, 이러한 키트의 측정원리와 측정한계를 이해한 다음에 측정값을 판정해야만 한다.

키트는 혈청 중의 CEA 측정을 목적으로 하는 것이므로, 다른 체액(흉수, 복수, 위액, 담즙, 췌장액)의 경우에는 혈청과 같이 보아서는 안 된다.

그러나 흉수, 복수에 있어서는 혈청과 비슷한 값을 보이므로 측정의의가 있다고 볼 수가 있고 병리조직검사의 결과와 맞추어 고려할 필요가 있다. 또 정상값을 조금 초과하는 이상을 보일 경우에는 시간적 변동을 관찰해서 증가 유무가 암진단에 유용하다.

희석하지 않은 혈청을 사용하면 과소평가할 가능성이 있기 때문에 증례에 따라서는 희석 혈청과 함께 양쪽으로 판정하는 것이 바람직하다.

4. 편평세포암(Squamous cell carcinoma: SCC) 항원

편평세포암항원(SCC)은 1977년 Kato에 의해서 자궁경부 편평세포암에서 추출한 분자량 약 45,000의 단백질이 같은 항원을 갖고, TA-4의 아분획으로 있는 이것을 편평세포암(squamous cell carcinoma)항원이라 이름을 붙이고 있다. 정상부인의 혈액에도 적은량이 검출되지만 자궁 편평세포암, 폐 편평세포암에서 특히 높게 검출되었기 때문에 종양표지자의 하나로서 이용되고 있다.

1) 검체 채취의 주의사항

검체는 혈청을 사용하며, 용혈검체는 사용하지 않는다.

2) 측정원리

항체에 항원과 표지항원이 경쟁적으로 반응하는 기본적인 경쟁반응의 원리이다.

3) 검사방법

(1) 표준액, 관리혈청, 검체를 100 ㎕씩 시험관에 넣는다.

(2) 표지항원(^{125}I SCC)을 200 ㎕씩 넣고 잘 혼합한다.

(3) 항체(anti rabbit IgG)를 100 ㎕씩 넣는다.

(4) 잘 혼합하고 실온에서 24시간 반응시킨다.

(5) 제2항체(goat IgG)와 PEG 혼합액을 500 ㎕씩 넣는다.

(6) 잘 혼합한 다음 30분간 반응시킨다.

(7) 반응이 끝나면 원심분리기에서 2,500 g로 20분간 원심분리한다.

(8) 상층액을 조심스럽게 흡인하여 버린다.

(9) 침전물(결합형)의 방사능을 감마선계측기에서 계측한다.

4) 계산

표준액의 계측값으로 표준곡선을 작성하고, 검체의 계측값으로 SCC의 값을 찾는다.

5) 정상범위 및 임상적용

정상인의 정상범위는 2.0 ng/ml 이하이다.

표 22-4는 정상인과 산부인과 질환 및 악성종양에 대한 측정결과이다. 자궁경부 편평세포암, 폐편평세포암에서 특히 높은 값을 보이고, CEA, HCG에서도 조직 특이성 높은 종양표지자로서 평가된다. SCC도 다른 종양표지자와 조합하여 검사하는 것이 조기 암의 선별, 치료효과의 판정, 치료 경과, 재발 등의 유용성이 높고 진단율을 높이는데 필요하다.

표 22-4. 각종 질환의 편평세포암항원 측정값

구분	건수	양성률(%)	평균	표준편차
정상인	62	1.6	0.42	0.13
근종(Myoma)	10	0	0.62	0.22
양성자궁종양	11	0	0.71	0.20
자궁경부 편평세포암	62	37.0	5.42	11.72
재발	6	83.0	38.12	43.47
난소암	9	33.0	1.06	0.80

5. 신경특이에놀라제(Neuron specific enolase: NSE)

신경특이에놀라제(NSE)는 포유동물의 신경조직중에 대량 존재하는 특이적인 단백질로서 1965년 Moore에 의해서 그 존재가 밝혀졌다. 에놀라제(enolase)는 세포질에 존재하는 가용성 단백질로서 분자량 약 90,000의 해당계효소(glycolytic enzyme)로서 인글리세린산(1 Phosphoenolpyruvate)을 인초성 포도산(2 phosphoglycerate)으로 변화시키는 반응을 촉매하는 효소이다. 이 효소는 α, β, γ의 3종류 아단위로 되어 있고, 현재 동종효소(isoenzyme)로 $\alpha\alpha$, $\alpha\beta$, $\beta\beta$, $\alpha\gamma$, $\gamma\gamma$의 5 종류의 2배체로 알려져 있다.

그 중 $\alpha\gamma$, $\gamma\gamma$는 신경세포, 축삭돌기에 특이적이고 높은 값이 포함되어 있기 때문에, 이것을 특히 NSE 라고 부르고 있다. 중추 혹은 말초신경의 신경내분비에 선택적으로 관여하기 때문이며 혈청으로 많은 양의 NSE가 유출되는 것은 신경내분비 종양(neuroendocrine neoplasms)이나 소세포성 폐암(small cell lung carcinoma)에 증명됨으로 이들 종양의 진단과 경과관찰에 유용하게 적용되어 종양표지자의 하나로서 측정되고 있다.

1) 검체 채취의 주의사항

검체는 혈청을 사용하는 것이 가장 적절하며 수액이나 배양액을 사용할 수 있다. NSE는 신경내분비 세포뿐만 아니라 적혈구 내에도 분포하고 있기 때문에 용혈에 따라 NSE가 방출되어 측정값이 높게 되며 혈장은 혈청보다 약간 낮게 된다.

검체 보존은 혈구유입이나 용혈 없이 냉장보관하면 1주간 안정하나 더 오래 보관 시는 냉동시켜야 하며, 반복 냉동은 피해야 한다. 수액, 배양액 등의 검체는 동결에 따라 NSE가 활성을 잃기 때문에 50% 글리세롤액과 검체를 같은 량으로 혼합해서 −20℃에 보존한다.

2) 측정원리

항원 항체의 면역학적 반응을 기본으로 하며, 혈청내의 NSE는 ^{125}I NSE 추적자와 집토끼 항혈청 NSE 사이에 경쟁반응을 일으키며, 결합형 항원은 해당량의 제2항체와 결합하여 침전한 것을 계측한다.

3) 시약

(1) 제1항체(anti NSE)

(2) 표지항원(^{125}I labelled NSE)

(3) 제2항체(goat anti rabbit IgG serum)

(4) NSE 표준액 : 2.2, 4.8, 16, 32, 64, 123 ng/ml

시약은 녹일 때 거품이 생기지 않게 잘 녹이며, 녹인 시약은 냉장온도에서 1주 정도 안정한다.

4) 검사방법

(1) 표준액, 관리혈청, 검체를 각각 50 ㎕씩 시험관에 넣는다.

(2) 표지항원(^{125}I NSE)을 200 ㎕씩 넣는다.

(3) 항체(anti NSE serum)를 200 ㎕씩 넣고 잘 혼합한다.

(4) 실온(20~30℃)에서 20시간 반응시킨다.

(5) 제2항체를 200 ㎕씩 넣고 잘 혼합한다.

(6) 실온에서 30분간 반응시킨다.

(7) 원심분리기에서 2000 g로 30분간 원심분리한다.

(8) 상층액을 조심스럽게 흡인하여 버린다.

(9) 침전물의 방사능을 감마선계측기에서 계측한다.

5) 계산

표준액의 계측값으로 표준곡선을 작성하고, 검체의 계측값으로 값(NSE)을 찾는다.

6) 정상범위 및 임상적용

정상성인의 정상범위는 3.0~8.5 ng/ml이다. 남녀 차이는 없지만 유아에서는 높은 값이 된다. NSE는 정상 혈청에는 미량이 존재하지만 신경아세포종, 신경내분비 유래의 종양(인슐린종, 가스트린종, 글루카곤종, 카로틴종, 갈색세포종)과 귀리세포형(oat cell type)의 폐 세포암은 높은 값을 보인다.

조기암에서의 양성률은 낮기 때문에 선별검사로서는 적당하지 않지만 치료효과의 판정, 경과관찰이나 재발을 미리 아는데 감시로서 사용된다.

7) 측정상의 주의사항

현재 사용되고 있는 항체는 γ 아단위에 대한 것이 많다.

6. 탄수화물항원 19-9(Carbohydrate antigen 19-9: CA 19-9)

탄수화물항원 19-9(CA 19-9)은 1979년 Koprowski 등이 결장암 세포를 생쥐에 면역하여 얻어진 면역장세포와 생쥐의 골수종세포를 융합해서 융합(hybridoma)세포를 만들고, 여기서 얻어진 단세포항체로 당연쇄항원이다. 이 항체는 세포유래의 결장암에서 59%의 양성률을 보이지만 대장암(67%), 위암(47%), 췌장암(100%)등에서 높은 양성률을 보였다.

1) 검체 채취의 주의사항

검체는 혈청 또는 구연산 혈장을 사용하고, 용혈검체는 사용하지 않는다.

2) 측정원리

고형상법으로 항체가 피복된 구슬(bead)에 항원(CA 19-9)을 반응시킨 다음 표지항체(^{125}I anti CA 19-9)를 반응시켜 검체의 CA 19-9를 알려는 샌드위치 원리이다.

3) 검사방법

(1) 표준액, 관리혈청, 검체를 각각 100 μℓ씩 반응 웰에 넣는다.

(2) 완충액(buffer soution)을 100 μℓ씩 넣고 잘 혼합한다.

(3) 항체피복구슬(antibody coated bead)을 1개씩 넣고 잘 혼합한다.

(4) 뚜껑을 잘하고 37℃에서 3시간 동안 반응시킨다.

(5) 반응이 끝나면 구슬을 세척한다.

(6) 표지항체(^{125}I CA 19-9)를 200 μℓ씩 넣는다.

(7) 잘 혼합한 다음 뚜껑을 잘하고 실온에서 3시간 동안 반응시킨다.

(8) 반응이 끝나면 구슬을 세척하고 시험관에 옮긴다.

(9) 옮긴 구슬이 든 시험관의 방사능을 감마선계측기에서 계측한다.

4) 계산

표준액의 계측값으로 표준곡선을 작성하고, 검체의 계측값으로 값(CA 19-9)을 찾는다.

5) 정상범위 및 임상적용

한국인의 정상인 CA 19–9는 대수 정규분포형을 하고 있고, 평균값은 8.4 U/ml이다. 또 정상상한은 20 U/ml이하이다. 대부분의 정상인은 20 U/ml 이하에 측정되지만 남성에 비해서 여성이 높은 값을 보이며, 특히 20~29세에서 제일 높게 관찰된다. 각종 증례에 대한 CA 19–9의 측정성적은 **표 22–5**와 같다.

표 22–5. 각종질환의 CA 19–9값

진단명	건강인	대장암	위암	간암	췌장암	담도암
증례수	135	18	17	28	2	3
양성률(%)	3	67	47	8	100	100

췌장암에서 제일 높은 양성률을 보이지만 직장암과 위암, 간암, 담낭암에도 높은 양성률을 보인다. 특히 비정상적인 높은 값이 경험되고 또 초기암에서도 양성예가 보여졌던 것이다.

6) 측정상의 주의사항

키트를 사용할 때에는 충분한 세척조건을 행하면 좋은 결과를 얻을 수 있다. 현재의 최대 측정범위는 120 U/ml이지만 비정상적인 높은 값을 보이는 것도 있고 또 높은 값에 있어서 후크효과를 인정한 경우도 있기 때문에 다른 복수의 희석배율에 의한 측정이 필요하다 .

7. 암항원 15–3(cancer antigen 15–3: CA 15–3)

암항원 15–3(cancer antigen 15–3)은 정상 유방세포에서도 생산되는 당단백질로 유방암환자의 혈청 속에서 높은 값이 나타난다.

모든 유방암에서 CA 15–3가 상승하지는 않는데 유방암을 가진 여성의 약 30%에서 증가하고 전이성 유방암에서는 약 70%에서 증가한다. 유방암환자에서 CA 15–3의 생산이 증가되어 암의 경과를 추적하는 종양표지자로서 유용성을 갖는다. CA 15–3은 초기 유방암을 가진 여성의 약 10%와 CA 15–3은 건강인에서도 증가할 수 있으며 결장직장암, 폐암, 간암, 췌장암 및 양성유방질환 같은 다른 암이나 다른 질환에서도 증가할 수 있다.

일반적으로 높을수록 유방암의 진행 상태가 심하고 종양부위도 더 크다. CA 15–3 농도는 암의 크기가 커짐에 따라 증가하는데 암이 뼈나 간 등으로 퍼진 전이유방암에서 매우 높은 값을 보여 전이성 유방암 치료에 대한 반응을 관찰하는데 가장 유용하다.

또한 유방암 재발 여부 평가로 유방암 치료를 끝낸 경우 혈액검사를 통해 혈중값이 상승했는지 또는 안정되어 있는지 확인하여 상승 수준을 보고 유방암의 재발을 진단한다.

회복시기에, 반복적인 검사로 재발이나 전이의 초기진단이 가능하다. 전이가 됐다는 진단이 나오면 치료기간 내내, 값의 변화는 치료의 효과와 예후 관찰에 관련이 있다.

1) 검체 채취의 주의 사항

검체의 채혈은 진공채혈시험관에 채혈한다. 채혈한 혈액은 응고가 완전하게 일어난 뒤에 원심분리하여 혈청을 분리한다. 혈청 검체는 측정이 24시간 이내에 이루어진다면 4℃에서 보관할 수 있다. 더 오랜 기간의 보관을 위해서는 −20℃ 이하에서 보관하고 사용시에는 실온에서 해동시킨다.

2) 측정원리

암항원 15−3(CA 15−3)은 면역방사계수측정법으로 고체상의 샌드위치방법이다. 두 개의 단일클론항체는 CA 15−3 분자의 두 입체적으로 떨어진 항원자리에 준비되어 있다. 첫 번째는 고체상에 피복되어 있고, 두 번째는 방사성동위원소 옥소(^{125}I)가 표지된 단일세포균항체를 사용된다. 검사할 때 표준액이나 검체에 있는 CA 15−3 항원은 두 항체사이에 샌드위치되어 결합한다. 결합하지 않은 표지항체는 세척 단계에서 쉽게 제거할 수 있고, 항체피복시험관에는 항체 · 항원 · 표지항체 결합만 남게 된다. 항체피복시험관에 결합된 방사능을 측정한다. 항체피복시험관에 결합된 방사능은 표준액 및 검체에 있던 CA 15−3의 값에 비례한다.

3) 시약

(1) 암항원 15−3 항체피복시험관(CA 15−3 antibody coated tube)

(2) 옥소 125 암항원 15−3 표지항체(^{125}I CA 15−3 labelled antibody)

(3) 표준액(standard solution): CA 15−3(0−240 U/ml)

(4) 관리혈청(control serum)

(5) 희석완충액(dilution buffer solution)

4) 검사방법

(1) 검사하기 직전 모든 시약은 실온에 이르게 한다.

(2) 먼저 플라스틱시험관에 관리혈청과 검체 20 ㎕에 희석완충액 1000 ㎕를 넣어 잘 혼합한다.

(3) 항체피복시험관을 준비한다

(4) 항체피복시험관에 표준액, 희석된 관리혈청, 희석된 검체를 300 ㎕ 씩 넣는다.

(5) 실온(18~25℃)에서 180rpm으로 흔들며 60분 동안 반응한다.

(6) 세척액 3 ml로 3회 세척한다.

(7) 표지항체를 300 ㎕ 씩 넣고 잘 혼합한다.

(8) 실온(18~25℃)에서 180rpm으로 흔들며 60분 동안 반응한다.

(9) 반응이 끝나면 시험관의 내용물을 조심스럽게 흡입한다.

(10) 세척액 3 ml로 3회 세척한다.

(11) 항체피복시험관의 방사능을 감마선계측기에서 1분 동안 계측한다.

5) 계산

(1) 표준액과 검체의 계측값을 구한다.

(2) 표준액의 계측값을 이용하여 반대수 그래프지에 표준곡선을 작성한다.

(3) 표준곡선에서 각 검체의 계측값을 가지고 CA 15-3의 값을 찾는다.

6) 정상범위 및 임상적용

양성이나 악성 병리학에 영향을 받지 않은 186명의 정상인 여성에게 행해진 연구에서 98.6%가 30 U/ml 이하로 나왔다. 각 검사실에서는 자기들의 정상범위를 정하는 것이 좋다.

CA 15-3이 30~100 U/ml이면 유방암 전이, 골 전이, 흉막 전이를 의심하고, 100~1000 U/ml이면 간 전이, 광범위한 골 전이, 말기암을 의심한다.

7) 측정상의 주의사항

(1) 유효기간이 지난 키트의 시약은 사용하지 않는다.

(2) 로트(lot)가 다른 시약과 섞지 않는다.

(3) 용혈, 고지혈증을 나타내는 검체나 섬유소를 포함한 검체는 잘못된 결과를 낳을 수도 있다.

(4) 표준곡선에서 벗어나는 높은 CA 15−3 값이 의심스럽다면, 키트에 있는 희석액으로 희석하여 재검사를 한다. 희석할 때는 일회용 플라스틱시험관을 사용한다.

8. 전립선산성인산효소(Prostatic acid phosphatase: PAP)

전립선산성인산효소(PAP)는 생체 내에 넓게 분포하고, 전립선상피세포에서 생성되는 분자량이 약 110,000의 당단백질효소의 하나이다. 전립선암의 특이적인 종양표지자로서 진단과 경과관찰에 사용되고 있다.

1) 검체 채취의 주의사항

PAP는 다른 비뇨기과적 처치 등에 따라서도 상승하므로 처치 직후의 채혈은 피한다. 검체는 보통 혈청을 사용하지만 EDTA를 첨가한 혈장도 가능하다 심한 용혈, 우유 혼탁 및 황달 환자 혈청은 좋지 않다.

2) 측정원리

RIA의 기본원리인 항체에 대해 항원과 표지항원이 경쟁적으로 반응하는 경쟁반응을 이용한다. 즉 검체의 PAP와 일정량의 PAP 항체를 반응시키고 표지항원을 나중에 첨가하는 비평형방법이며 B/F의 분리는 제2항체를 이용하여 분리한다.

3) 검사방법

(1) 표준액, 관리혈청, 검체를 각각 100 ㎕씩 시험관에 넣는다.

(2) 항체(anti PAP serum)를 200 ㎕씩 넣고 잘 혼합한다.

(3) 실온(20~30℃)에서 3시간 반응시킨다.

(4) 표지항원(^{125}I PAP)을 200 ㎕씩 넣고 잘 혼합한다.

(5) 제2항체를 200 ㎕씩 넣고 잘 혼합한다.

(6) 실온에서 30분간 반응시킨다.

(7) 원심분리기에서 2,000 g로 30분간 원심분리한다.

(8) 상층액을 조심스럽게 흡인하여 버린다.

(9) 침전물의 방사능을 감마선계측기에서 계측한다.

4) 계산

(1) 표준액과 검체의 $B/B_0\%$를 구한다.

$$\frac{\text{표준액 또는 검체 계측값(cpm)}}{\text{0 표준액 계측값(cpm)}} \times 100 = (\quad)B/B_0\%$$

(2) $B/B_0\%$를 이용하여 로지트-대수 그래프지에 표준곡선을 작성한다.

(3) 표준곡선에서 각 검체의 $B/B_0\%$를 가지고 PAP 값을 찾는다.

5) 정상범위 및 임상적용

정상인의 정상범위는 3 ng/ml 이하이고, 성별이나 연령의 차이는 현저하지 않다. 말기 전립선암(3기 이상)의 양성률은 지극히 높고, 전립선비대증과 전립선염에서 10% 정도의 위양성을 보이지만 10 ng/ml 이상으로 되는 것은 드물고, 다른 악성종양 양성질환에도 거의가 정상 영역으로 분포한다.

표 22-6. 각종 질환의 PAP값

구분	정상인		전립선		전립선암		기타
	남	여	염증	비대	치료 전	치료 후	악성암
PAP(ng/ml)	3.0	2.0	3.0	7.0	200~300	2~30	5.0

표 22-6에서 전립선암의 말기치료에 조직학적 악성도별 및 임상 각 질환의 PAP값 침윤도별 양성률은 어느 것이라도 병의 진행으로도 상승하고, 뼈나 림프에 전이를 동반한 증례에서는 100 ng/ml 이상의 높은 값을 보이는 것이 많다. 전립선암 치료는 항암성 호르몬 요법이 주류를 이루지만 치료가 좋게 반응하는 예에서는 1주간부터 1개월 이내에 PAP가 현저하게 내려가고 또 재발하는 경우에는 상승한다.

6) 측정상의 주의사항

RIA에 의한 PAP의 측정은 효소활성측정법에 비해 특이성, 감도가 좋으며 조작이 간편하고 열과 pH에 있어서도 면역활성은 효소활성보다 안정하지만, 20℃에서는 비교적 안정함에도 불구하고, 37℃에서는 1시간으로 반감한다는 보고도 있고, 특히 여름철에는 검체나 시약의 취급 시에 충분한 온도관리가 필요하다.

9. 전립선특이항원(Prostate specific antigen: PSA)

전립선특이항원(PSA)은 당단백질로 분자량이 33,000이고, 전립선조직의 전립선암에서 증가되어 진단에 이용된다.

1) 검체 채취의 주의사항

용혈이 없도록 채혈한 혈청을 사용하며, 오염된 혈청은 검체로 부적합하다. 혈청의 보관은 냉장실(4℃)에서 7일간 안정하고, 냉동실(−20℃)에서 6개월간 안정하다.

2) 측정원리

면역방사계수측정법이며 항체피복시험관을 이용하는 고형상(solid phase)법으로 항체에 항원을 반응시키고, 다시 표지항체를 반응시켜 항체 · 항원 · 표지항체의 결합체를 만드는 샌드위치 원리이다.

3) 검사방법

(1) 표준액, 관리혈청, 검체를 50 ㎕씩 항체피복시험관에 넣는다.
(2) 표지항체를 300 ㎕씩 항체피복시험관에 넣는다.
(3) 잘 혼합하고 45℃에서 2시간 반응한다.
(4) 증류수로 충분히 세척한다.
(5) 항체피복시험관의 방사능을 감마선계측기에서 계측한다.

4) 계산

표준액의 계측값을 대수-대수 그래프지에 곡선회귀하여 표준곡선을 작성하고, 검체의 계측값으로 전립선특이항원 값을 찾는다.

5) 정상범위 및 임상적용

정상인의 정상범위는 0~3.0 ng/ml으로 남녀 같다. 임상적적용은 전립선암의 선별검사와 전립선암 치료 후 평가를 하고 재발을 진단한다.

10. 조직폴리펩티드항원(Tissue polypeptide antigen: TPA)

스웨덴의 비조크룬드(Bjorklund) 등이 1957년 발견한 조직폴리펩티드항원(TPA)은 주로 종양세포의 세포막이나 소포체에 존재하는 분자량 20,000~45,000의 단백질이다. 특정의 종양에서 특이성은 부족하지만 폐암, 유방암, 소화기암 및 요도계통 암등, 소위 악성종양에 비교적 높은 양성률을 보이기 때문에 전반적인 악성종양의 선별검사로서 유용하다.

1) 검체 채취의 주의사항

용혈이 없도록 채혈한 혈청을 사용하며, 오염된 혈청은 검체로 부적합하다. 혈청의 보관은 냉장실(4℃)에서 24시간 안정하고 냉동실(−20℃)에서 60일간 안정하다.

소변의 TPA를 측정하는 경우에는 24시간 소변을 채취해서 0.5 M NaOH 또는 0.5 M HCl 로서 pH 7.5 부근에 조정한 후 다시 원심분리하여 상층액을 사용한다.

2) 측정원리

RIA의 기본원리인 항체에 대해 항원과 표지항원이 경쟁적으로 반응하는 경쟁반응을 이용한다. 검체의 TPA와 일정량의 TPA항체를 반응시키고 표지항원을 나중에 첨가하는 비평형방법이며, B/F의 분리는 제2항체를 이용하여 분리한다.

3) 검사방법

(1) 표준액, 관리혈청, 검체를 각각 100 ㎕씩 시험관에 넣는다.

(2) 항체(anti TPA)를 100 ㎕씩 넣고 잘 혼합한다.

(3) 4℃에서 20시간 반응시킨다.

(4) 표지항원(^{125}I TPA)을 100 ㎕씩 넣고 잘 혼합한다.

(5) 4℃에서 24시간 반응시킨다.

(6) 제2항체(anti IgG)를 100 ㎕씩 넣고 잘 혼합한다.

(7) 4℃에서 2시간 반응시킨다.

(8) 세척액(완충액 + PEG)을 1,000 ㎕씩 넣고 잘 혼합한다.

(9) 4℃의 원심분리기에서 2,000 g로 30분간 원심분리한다.

(10) 상층액을 조심스럽게 버리고 다시 (8)번과 (9)번을 반복한다.

(11) 침전물의 방사능을 감마선계측기에서 계측한다.

4) 계산

$$\frac{\text{표준액 검체 계측값(cpm)} - \text{NSB 계측값(cpm)}}{\text{0 표준액 계측값(cpm)} - \text{NSB 계측값(cpm)}} \times 100 = \quad (\quad)B/B_0\%$$

표준액의 $B/B_0\%$로 표준곡선을 작성하고, 그 표준곡선에서 검체의 $B/B_0\%$로 TPA의 값을 찾는다.

5) 정상범위 및 임상적용

정상성인의 정상범위는 혈액에서 110 U/㎕ 이하이고, 소변은 250 U/㎕ 이하이다. 성별이나 나이에 따른 영향은 없지만 임신부에서는 임신의 경과에 따른 상승이 보이므로 주의가 필요하다. 특정의 종양에 특이성은 없지만 거의 대부분의 형태의 악성종양에서 **표 22-7**과 같이 높은 값을 보인다.

표 22-7. 각 질환의 TPA값

진단명	정상인	위 암	대장암	폐 암	전이성암
양성률(%)	4	39	55	50	10
건수	49	33	11	10	10

그 반면 양성질환의 간병변, 만성간염, 만성췌장염, 담즙염, 요로 감염 및 인플루엔자에 있어서도 비교적 높은 값으로 검출되고 있으므로 양성질환과 악성질환의 감별은 상당히 어렵다.

따라서 양성질환에도 반복 측정하면 급성기를 지나서 임상 증상이 개선되면 TPA는 빨리 저하한다. TPA 측정은 악성종양의 직접적인 진단보다 전반적인 악성종양의 선별검사로 전이의 유무, 치료효과의 판정, 다른 종양표지자(AFP, CEA 등)와 함께 서로 보완적으로 사용하는 것이 제일 바람직하다.

소변의 TPA 측정은 요도계통의 암 특히 방광암에 있어서 상당히 높은 양성률(90% 이상)을 보이고 있는 것은 흥미가 깊다. 그러나 각종 감염증과 양성질환 및 신기능 장애 등에서 높은 값을 보이는 것과 측정값의 신뢰에도 약간의 문제점이 남아 있다.

6) 측정상의 주의사항

높은 값의 검체 희석은 직선으로 되지 않는 것이 많으므로 주의가 필요하다.

11. 암항원 125(Cancer antigen 125: CA-125)

암항원(CA-125)은 난소암의 종양표지자로서 1981년 Bast 등이 난소장액성낭종암의 상피성 세포를 생쥐에 면역하고, 이 면역비장세포와 단세포군항체에 의해서 알려진 난소암 항원이다.

1) 검체 채취의 주의사항

검체로 혈청 또는 구연산 혈장을 사용한다. 헤파린을 가한 혈장이나 용혈검체는 사용하지 않는다.

2) 측정원리

비경쟁반응으로 항체가 피복된 구슬에 항원(CA 125)이 반응하고, 계속하여 표지항체(^{125}I anti CA 125)가 결합하여 고형상법을 이루는 샌드위치 원리이다.

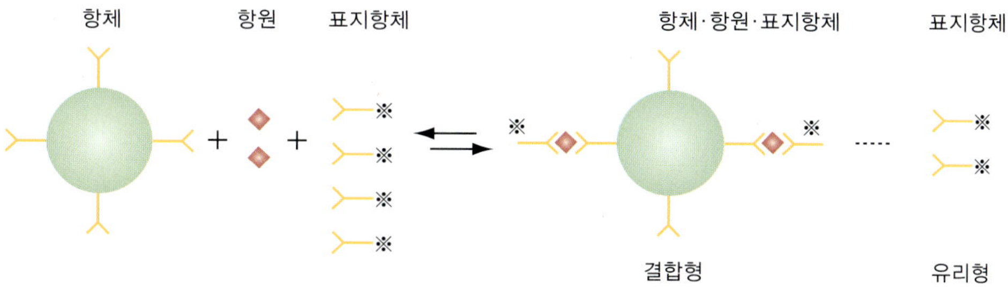

그림 22-6. CA 125 측정원리

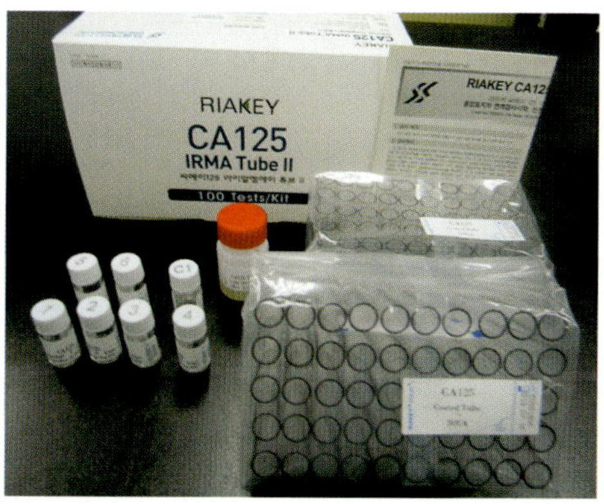

그림 23-7. CA 125 측정용 키트

3) 검사방법

(1) 표준액, 관리혈청, 검체를 각각 100 μl씩 웰(well)에 넣는다.

(2) 표지항체(^{125}I anti CA−125)를 100 μl씩 넣고 잘 혼합한다.

(3) 항체(anti CA−125)가 피복된 구슬을 1개씩 넣는다.

(4) 잘 혼합한 다음 실온에서 24시간 반응시킨다.

(5) 구슬을 세척한 다음 시험관에 옮긴다.

(6) 옮긴 시험관의 방사능을 감마선계측기에서 계측한다.

4) 계산

표준액의 계측값으로 표준곡선을 작성하고, 검체의 계측값의 CA−125 값을 찾는다.

5) 정상범위 및 임상적용

정상인의 정상범위는 35 U/ml 이하이다. 건강인의 CA−125는 10 U/ml를 중심으로 하는 대수 정규분포형을 나타내며 평균±표준편차는 8.7±8.9이다. 또 남성에 비해서 여성에서는 높은 값을 보이는 경향이 있다. 임신초기에서 3개월까지 35 U/ml이상이 측정되고, 그 후 정상이 되므로 주의가 필요하다. 각종 질환에 있어서는 난소암이 양성률이 가장 높고, 자궁내막암과 자궁 경부선암에도 양성률이 높으며, 비산부인과 암인 췌장암과 간병변에서도 양성인 예가 많다.

6) 측정상의 주의사항

측정상에 있어서는 세척을 충분하게 하는 것이 필요하다. 항원량이 500 U/ml의 값에서는 후크효과가 나타나지 않으나, 3,000 U/ml 이상에서 후크효과가 일어나므로 희석하여야 한다.

12. 사이프라 21−1(cyfra 21−1)

사이프라 21−1(cyfra 21−1)은 암 환자의 혈청내에서 발견되는 용해성 세포각질 단편(cytokeratin 19 filaments)이다. Cytokeratin 19는 단백질의 중간 필라멘트 그룹의 일부이지만 생리학적 역할은 아직 분명하게 밝혀지지 않았다. 산화 세포질 단백질로 분자량이 4−8만의 분자량이 다른 단순한 상피로 나타난다. 세포가 죽을 때, 용해 가능한 형태로 혈청에서 나타난다.

기관지암을 포함한 상피종양세포의 세포질에서 나타나 사전 임상 실험을 한 기관지암 환자의 혈청 사이프라 21-1 검사가 비소세포암에서, 특히 폐의 편평상피세포암에서 높아 진단과 경과 관찰에 유용하다. 사이프라 21-1은 혈청으로 폐종양과 폐질환의 진단에 이용하는 검사법으로, 정상조직에서는 불용성 단백질로 상피세포에 많이 존재하고 흡연자와 비흡연자의 차이는 없으며, 최근 비소세포성폐암과 유방암, 간경화증, 신부전증에서도 증가하여 이용하고 있다.

1) 검체 채취의 주의 사항

검체의 채혈은 진공채혈시험관에 채혈한다. 채혈한 혈액은 응고가 완전하게 일어난 뒤에 원심분리하여 혈청을 분리한다. 혈청 검체는 측정이 24시간 이내에 이루어진다면 4℃에서 보관할 수 있다. 오랫동안 보관은 -20℃ 이하에서 보관하고 사용시에는 실온에서 해동시킨다.

2) 측정원리

사이프라 21-1(cyfra 21-1)은 면역방사계수측정법으로 고체상의 샌드위치 방법이다. 단일클론항체군의 사이프라 21-1 항체는 고체상에 피복되어 있고, 방사성동위원소 옥소(^{125}I)가 표지된 단일세포군항체를 사용한다. 검사할 때 표준액이나 검체에 있는 사이프라 21-1은 두 항체 사이에 샌드위치되어 결합한다. 항체피복시험관에는 항체 · 항원 · 표지항체 결합만 남게 되고, 결합하지 않은 표지항체는 세척단계에서 쉽게 제거할 수 있다. 항체피복시험관에 결합한 방사능을 측정한다. 항체피복시험관에 결합된 방사능은 표준액 및 검체에 있던 사이프라 21-1의 농도에 비례한다.

3) 시약

(1) 항 사이프라 21-1 항체피복시험관(anti cyfra 21-1 antibody coated tube)

(2) 옥소 125 사이프라 21-1 표지항체(^{125}I cyfra 21-1 labelled antibody)

(3) 표준액(standard solution): cyfra 21-1(0-60 ng/ml)

(4) 관리혈청(control serum)

(5) 세척액(tween 20 washing solution)

4) 검사방법

(1) 검사하기 직전 모든 시약은 실온에 이르게 한다.

(2) 항체피복시험관을 준비한다.

(3) 항체피복시험관에 표준액, 관리혈청, 검체를 100 ㎕씩 넣는다.

(4) 표지항체(^{125}I anti cyfra 21−1)를 300 ㎕씩 넣고 잘 혼합한다.

(5) 실온(18~25℃)에서 180 rpm으로 흔들며 20시간 동안 반응한다.

(6) 반응이 끝나면 시험관의 내용물을 조심스럽게 흡입한다.

(7) 세척액 3 ml로 3회 세척한다.

(8) 항체피복시험관의 방사능을 감마선계측기에서 1분 동안 계측한다.

5) 계산

(1) 표준액과 검체의 계측값을 구한다.

(2) 표준액의 계측값을 이용하여 반대수 그래프지에 표준곡선을 작성한다.

(3) 표준곡선에서 각 검체의 계측값을 가지고 사이프라 21−1의 값을 찾는다.

6) 정상범위 및 임상적용

임상실험결과, 정상인 사람(n=250)에서 사이프라 21−1 값은 3.3 ng/ml 이하이다. 성별, 나이, 흡연 여부로 차이가 나타나지 않았다.

각 검사실에서는 자기들의 정상범위를 정하는 것이 좋다.

7) 측정상의 주의사항

(1) 유효기간이 지난 키트의 시약은 사용하지 않는다.

(2) 로트(lot)가 다른 시약과 섞지 않는다.

(3) 용혈, 고지혈증을 나타내는 검체나 섬유소를 포함한 검체는 잘못된 결과를 낳을 수도 있다.

(4) 표준곡선을 벗어나는 높은 검체는 키트에 있는 0 표준액으로 희석하여 재검사를 한다. 희석할 때는 일회용 플라스틱시험관을 사용한다.

제23장 간염 (Hepatitis)

1. 총론

간염이란 간에 염증이 있는 것을 말하며, 바이러스성간염, 알코올성간염, 화학약품성간염, 약물에 의한 중독성간염, 기생충간염, 면역성간염이 있다.

바이러스성간염(viral hepatitis)에 대해서는 일찍이 Hipocrates의 기록에 있으며, 8세기 Popest. Zacarius가 본증의 전염성 및 유행성 성상에 대하여 기술한 바 있다. 그후 1865년 Virchow가 황달이라고 호칭하여 당시에는 염증에 의해서 총수담관의 입구가 점액으로 막혀서 발생되는 것으로 생각하였는데, 이러한 잘못된 개념은 거의 1940년대까지 통용되었다. 그 후 제2차 세계대전시 Mac Callum, Paul 및 Havens, Neefe 및 Stockes 등이 지원자(volunteer)에 대한 전파 실험을 통해서 전염성간염은 전염성 바이러스에 의해 경구적으로 감염되며 잠복기가 짧고 혈청간염은 혈청간염바이러스에 의해 비경구적으로 감염되며, 잠복기가 길다는 사실을 알게 되었다.

바이러스성간염의 원인에 대한 규명은 1965년 Blumberg등이 호주(Australia) 원주민의 혈청에서 새로운 항원 즉 오스트레일리아 항원을 발견하면서부터 본격화 되었다. 그 후 오스트레일리아 항원이 B형간염에 특이한 것임이 확인되었으며, 이어서 B형과 다른 A형 간염바이러스를 검출하였으며, C형, D형 간염에 대한 연구도 활발히 진행되고 있다.

간염 바이러스 검사법의 종류를 세계보건기구에서는 검사의 민감도와 실시된 순서에 따라서 1세대, 2세대, 3세대로 나누고 있다. 1세대 검사법은 HBsAg를 약 10 ㎍/ml까지 검출하는 겔확산법, 면역확산법이 있으며, 2세대 검사법으로는 HBsAg를 약 1.0 ㎍/ml까지 검출하는 교차전기영동법, 보체결합반응, 라텍스응집반응이 있고, 3세대 검사법은 HBsAg를 약 5~10 ng/ml까지 검출하는 역전성피동성혈구응집반응, 효소면역측정법, 방사면역측정법이 있다.

각종 간염바이러스 항원 및 항체의 측정 결과에 대한 임상적 해석은 **표 23-1**과 같다.

표 23-1. 각종 검사에 대한 결과

구분	Anti HAV		항원(antigen)		항체(antibody)		
	IgM	IgG	HBsAg	HBeAg	HBc	HBe	HBs
(1)	-		-				
(2)	+						
(3)	+	+					
(4)		+					
(5)			+				
(6)			+	+			
(7)			+	+	+M		
(8)			+	+	+M	+	
(9)			+		+M		
(10)			+		+M	+	
(11)							
(12)						+	
(13)					+G	+	+
(14)					+G		+
(15)							+
(16)				+			
(17)						+	
(18)				+	+		+
(19)			+		+	+	

(1) 정상, Non A Non B 또는 다른 바이러스감염, 간독소

(2) 최근 급성기 A형간염

(3) 급성 A형간염의 회복초기, 면역획득

(4) 급성 A형간염의 회복말기, 면역획득

(5) 급성기 B형간염(2~6주) 잠복말기

(6) 최근 급성 B형간염, 전염율이 높음

(7) 급, 만성 B형간염 진행활동성, 전염율 높음

(8) 급, 만성 B형간염, 전염율 높음

(9) 급, 만성 B형간염, 전염 가능성 있음

(10) 만성보균자, 만성 B형간염, 전염율이 낮음

(11) "Core Window" HBsAg, HBeAg 소실, Anti HBc, Anti HBs의 출현 예후

(12) B형간염의 과거, HBsAg 검출역가의 낮음, Anti HBs의 출현 예후

(13) B형간염의 과거, Anti HBs의 출현(면역획득) 초기, 면역지속

(14) B형간염의 과거, Anti HBs의 출현(면역획득)

(15) 완전면역 획득

(16) HBsAg의 검출역가 낮거나(초기), Anti HBc 출현 전이거나 위양성

(17) 교차반응성 항체, 위양성

(18) 면역결합체 HBsAg, Anti HBs(항체)과다, 열성비종대 증후군

(19) 순환 면역결합체 HBsAg, Anti HBs의 과다

2) 간염의 예방

일부 의료기관에서 외래환자나 공혈자를 대상으로 조사한 결과 B형간염의 양성률이 약 3~4%(약 200만 추산)로 미국을 비롯한 선진국이 1%, 일본 3%에 비하여 1980년대까지는 우리나라는 2배나 되었으나 1990년대는 간염백신의 개발로 예방접종을 실시하였고, 그 뒤로 양성률이 계속 떨어지고 있다. 간염환자는 장기적인 안정과 휴식이 요구되는 질환으로 개개인의 건강상실은 물론 국가적인 손실을 가져오므로 예방관리는 매우 중요하다.

예방법으로는 간염검사를 일반화하여 필수적으로 실시하고, 생활습관 및 식생활을 개선하는 방법으로 흐르는 물에 손등을 깨끗이 씻기, 어린이를 귀엽다고 입을 대거나 음식 등을 씹어 먹이는 것, 공동사용(치약, 칫솔, 수건) 술잔 돌리기 등을 안 하고 흡혈곤충 및 해충을 구제하고 요식 접객업소의 교육지도 계몽한다.

의료용 기자재는 고압멸균 및 약제소독과 일회용 주사기를 사용하고, 환자 및 보균자의 혈액과 소변, 타액의 소독 및 관리를 철저히 하며, 간염 예방접종을 권장하며 어린이, 의료직 종사자(보건직, 의사, 간호사)는 우선 접종한다.

3) 간염검사의 형태

표 23-2. 간염검사의 형태

형태	구분	표지	목적
감별진단	면역적	● HBsAg ● Anti HBc ● Anti HBs	1. HBsAg 감염검사 2. 투석환자, 의료종사자, 수혈을 받은 환자 및 마약 상용자 등 HBV에 노출된 자들의 면역력 검사. 3. 적절한 예방조치를 통해 간염전파를 최소화 하기 위해 상기 환자들의 배우자 또는 성적접촉이 있는 자들의 검사. 4. 현재 감염이 되어있는 상태인지, HBV 항체를 보유하고 있는지를 알아보기 위한 검사.
진단	분만시	● HBsAg ● HBeAg	1. 신생아 또는 태아에게 B형간염을 전파시킬 위험이 있는 HBsAg 양성인 산모의 진단에 사용한다. 2. 만일 HBsAg 양성인 산모가 HBeAg 양성이면 그녀에게서 출생하는 아이는 만성 B형간염에 걸릴 확률이 90%정도 된다.
진단	급성	● HBsAg ● Anti HBelgM ● Anti HAVlgM	급성감염시에 B형인지 A형인지 non A, non B인지를 구별하기 위해 쓰이며, 증상발현 후 12주까지에 행한다.
예후관찰	만성 B형간염	● HBsAg ● HBsAg ● Anti HBe	HBV 보균자가 질병회복 상태에서 후기 혈청 전환을 검사하기 위해서 실시
	신생아 Follow-Up	● HBsAg ● Anti HBs	HBV의 산모-태아 감염에 대한 치료 효과 추적을 위해 출생 후 12~15개월에 실시.
	예방접종후	● Anti HBs	예방접종 후 면역력을 얻었는가를 확인하기 위해 실시.

2. A형간염 바이러스 항원(Hepatitis A virus antigen: HAVAg)

A형간염 바이러스는 1973년 S.M. Feinstone등이 급성전염성 간염환자의 대변에서 2 nm의 구형 바이러스를 처음으로 발견하였다. 간염 A 바이러스의 저항성은 산(pH 3.0)에 대해서 내성이 있어 경구적 감염시 용이하게 장관내에 도달하여 장관내에서 증식한다. 그러나 열에는 약해 100℃에서 5분간 가열에 의해 완전히 죽는다. 간염 A바이러스는 장관내에서 황달기에 들어서면서 단기간에 급속히 대변 및 혈액내에서 소실되며, 간염 A바이러스의 검출은 임상적으로 실용성이 없다. 따라서 A바이러스 감염에 대한 검사는 간염 A바이러스항체의 검출에 의존하고 있는 실정이다.

3. A형간염 바이러스 IgG 항체 (Hepatitis A virus IgG antibody: HAV IgG Ab)

A형간염바이러스항체(HAV Ab)는 IgM과 IgG의 두 종류가 있다. A형간염의 잠복기는 15~45일이며 급성간염의 임상증상출현과 동시에 IgM 항체가 높은 역가로 나타나며 수 개월 후에 소실된다. IgG 항체는 IgM 보다 늦게 나타나서 수년 동안 또는 평생 높은 역가로 지속된다. A형간염 회복기에 IgG 항체가 나타나므로 IgG 항체만 양성일 때는 과거에 A형의 감염을 의미하며, 이런 환자는 A형간염의 재감염에 대해서 면역이 있다.

1) 측정원리

항원에 검체의 항체와 표지항체가 경쟁적으로 반응한다.

HAV Ag + HAV Ab + HAV Ab^{125}I

→ HAV Ag · HAV Ab

HAV Ag · HAV Ab^{125}I …… HAV Ab

HAV Ab^{125}I

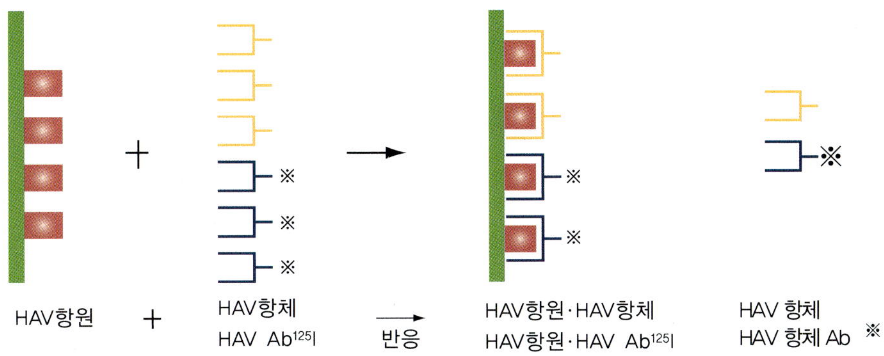

그림 23-1. A형간염 IgG 항체 측정원리

2) 시약

(1) HAV Ag 피복구슬(Hepatitis A virus antigen coated bead)

(2) 표지항체(Hepatitis A virus antibody ^{125}I)

(3) 대조혈청(음성, 양성)

3) 검사방법

(1) 검체, 대조혈청을 10 μl씩 각 시험관에 넣는다.

(2) 표지항체를 200 μl씩 넣고 혼합한다.

(3) 항원이 피복된 구슬을 각 시험관에 1개씩 넣는다.

(4) 실온(15~30℃)에서 24시간 또는 45℃에서 4시간 반응시킨다.

(5) 구슬을 증류수로 깨끗이 씻은 후 방사능을 감마선계측기에서 계측한다.

4) 계산

음성대조군 계측값과 양성대조군 계측값을 더하여 2로 나눈 평균값보다 많으면 음성으로 적으면 양성으로 한다.

예) 음성대조군 계측값의 평균이 22,300 cpm이고, 양성대조군 계측값의 평균이 925 cpm 이라면 (22,300 + 925) ÷ 2 = 11,613 cpm이 평균이 되며, 이 평균보다 많으면 음성으로, 적으면 양성으로 판정한다.

5) 임상적 적용

A형간염의 초기진단과 급성 A형간염의 진단에 검사한다.

4. A형간염 바이러스 IgM 항체 (Hepatitis A virus IgM antibody: HAV IgM Ab)

A형간염의 잠복기는 15~45일이며 급성간염의 임상증상출현과 동시 A형간염 초기에 항체는 주로 IgM 항체이며, 높은 역가로 나타나며, 수개월 후에 소실된다. IgM 항체가 높은 역가일 때에는 급성 A형간염으로 진단할 수 있다.

1) 측정원리

3단계의 샌드위치 방사면역측정법으로 검체의 IgM 항체에 특이적으로 결합하는 사람 IgM 항체가 피복된 구슬에 결합시킨 후 HAV Ag과 다시 반응시킨 다음 표지항체를 계속 넣어 결합시킨다.

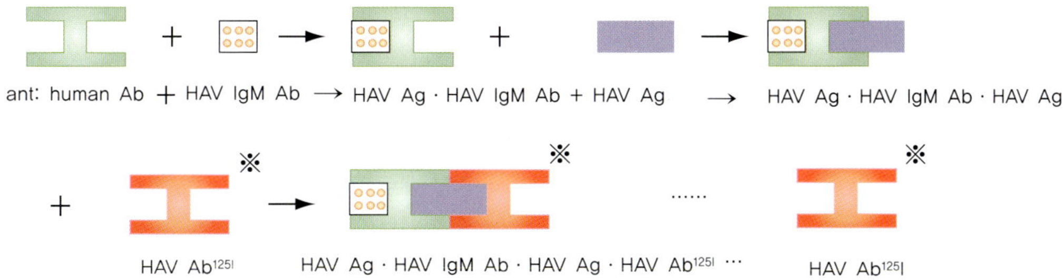

그림 23-2. A형 간염 IgM 항체 측정원리

Anti human antibody + HAV IgM Ab

→ Anti human antibody · HAV IgM Ab + HAV Ag

→ Anti human antibody · HAV IgM Ab · HAV Ag + HAV Ab ^{125}I

→ Anti human antibody · HAV IgM Ab · HAV Ag · HAV Ab ^{125}I

2) 시약

(1) 항사람항체피복구슬(anti human antibody coated bead)

(2) 표지항체(^{125}I HAV Ab)

(3) A형간염항원(Hepatitis A virus)

(4) 희석액

(5) 대조혈청(음성, 양성)

3) 검사방법

제1반응

(1) 검체를 생리식염수로 200배 희석한다.

(2) 희석된 검체와 대조혈청을 10 ㎕씩 각 시험관에 넣는다.

(3) 희석액을 200 ㎕씩 각 시험관에 넣는다.

(4) 항사람항체(anti human Ab)가 피복된 구슬을 1개씩 각 시험관에 넣는다.

(5) 실온에서 2시간 반응시킨 다음 증류수로 세척한다.

제2반응

(6) 항원(HAV Ag)을 200 ㎕씩 각 시험관에 넣는다.

(7) 실온에서 24시간 반응시킨 다음 증류수로 세척한다.

제3반응

(8) 표지항체(HAV Ab ^{125}I)를 200 ㎕씩 각 시험관에 넣는다.

(9) 45℃에서 4시간 반응시킨다.

(10) 증류수로 깨끗이 씻은 후 방사능을 감마선계측기에서 계측한다.

4) 계산

양성대조 계측값의 10%에 음성대조 계측값을 더한 값보다 많으면 양성으로, 적으면 음성으로 판정한다.

예) 양성대조의 계측값이 17,900 cpm 이고, 음성대조의 계측값이 825 cpm 이라면

$\frac{17,900}{10}$ + 825 cpm = 2,615 cpm 이 되며 이 값보다 많으면 양성으로,

적으면 음성으로 판정한다.

5. B형간염 표면항원(Hepatitis B surface antigen: HBsAg)

혈청간염으로 불려 왔으나 1976년 D. Dane이 B형 바이러스를 전자현미경으로 관찰하여 42 nm 크기의 Dane(발견자 Dane의 이름) 입자와 Bayer 등이 발견한 관상형입자(tubular particle)가 있다. Dane 입자는 DNA형의 HBV자체로써 항원성과 감염성을 가지며, 관상형입자와 소구 면체입자는 항원성은 있으나 감염성은 없다. B형간염 항원은 4종의 아형(subtype) 즉 adw, adr, ayw, ayr 등이 있으며 공통항원인자(adeterminant) a 이외에 d, y, r, w가 있으며, 아형의 구분의의는 다음과 같다.

1. HBV의 균주(strain)을 결정지을 수 있다.
2. 지역적인 분포를 나타내며 역학적으로 연구가 유용하다. 지역적 분포로는 유럽지역은 ayw, adw, 북남미는 adw, 동남아시아는 adr, ayr, 우리나라는 adr형이 많다.
3. B형간염 백신 제조에 중요한 역할을 한다.
4. 급성간염이나 만성보균자와 접촉하였을 때 그 감염원을 알 수 있다.

5. 급성간염 초기에 가장 먼저 나타나며, 만성감염 시에도 지표가 된다.

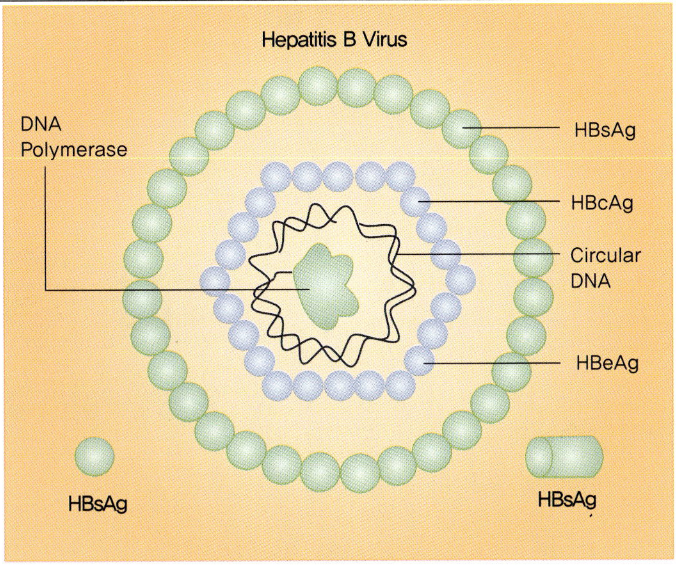

Diagram of the Hepatitis B Virus. The Complete Virion is Known as the Dane Particle. Spherical and Tubular Bodies of Surface Antigen Circulate Freely in the Serum

1) 측정원리

항체를 구슬이나 시험관에 피복시킨 뒤 검체의 항원이 항체와 반응시킨 다음, 계속하여 표지항체를 반응시켜 항체 + 항원 + 표지항체의 샌드위치를 만들어 항원의 양을 측정한다(**그림 23-3**).

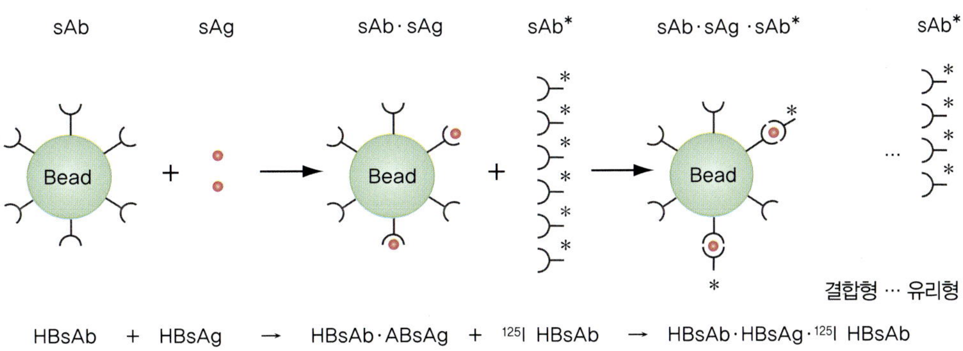

그림 23-3. B형간염 s항원 측정원리

HBsAb + HBsAg

→ HBsAb · HBsAg + ^{125}I HBsAb.

→ HBsAb · HBsAg · ^{125}I HBsAb …… ^{125}I HBsAb

2) 시약

(1) B형간염표면항체 피복구슬(HBsAb coated bead)

(2) B형간염표면표지항체(^{125}I HBsAb)

(3) 대조혈청(음성, 양성)

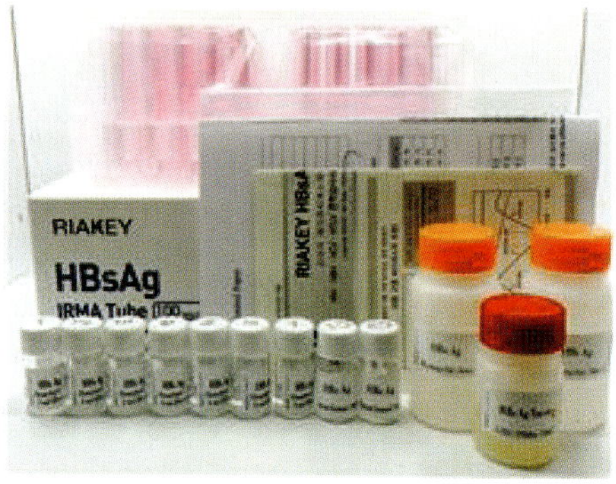

그림 23-4. HBsAg 측정용 키트

3) 검사방법(피복구슬)

(1) 검체와 대조혈청(음성, 양성)을 200 ㎕씩 각 시험관에 넣는다.

(2) 항체가 피복된 구슬을 한 개씩 각 시험관에 넣는다.

(3) 혼합 후 45℃에서 2시간 혹은 실온에서 20시간 반응시킨다.

(4) 반응이 끝나면 증류수로 구슬을 깨끗이 씻는다.

(5) 표지항체를 200 ㎕를 각 시험관에 넣는다.

(6) 혼합 후 45℃에서 1시간 반응시킨다.

(7) 반응이 끝나면 증류수로 구슬을 깨끗이 씻는다.

(8) 구슬을 다른 시험관에 옮겨 방사능을 감마선계측기에서 계측한다.

4) 계산

음성대조혈청 계측값(cpm)에 2.1배 하고 그 값보다 검체의 계측값(cpm)이 적으면 음성으로, 많으면 양성으로 판정한다.

예) 음성대조혈청 계측값(cpm)이 100 cpm이라면 2.1배 하여 210이 되고, 210보다 적으면 음성, 많으면 양성으로 판정한다.

5) 정량검사

B형간염 s항원의 정량검사를 위하여 양성대조혈청과 높은 검체를 희석하여 **표 23-3**과 **그림 23-5**와 같은 결과를 얻었다.

표 23-3. 정량검사를 위한 희석실험

희석 \ 검체	positive	A 검체	B 검체	C 검체	D 검체	E 검체
1	4207	7796	8803	7647	5761	5091
2	1790	8553	7738	7821	7090	6106
4	648	9788	9254	8359	8111	6859
8	209	7302	7865	8411	9327	7761
16	138	4520	5671	7215	8613	8042
32	120	2171	3084	6347	6865	8997
64	130	458	1012	3610	3623	9789
128	135	206	293	996	1490	8740
256	100	178	169	322	448	7363
512	140	120	119	182	189	4455
1024	102	109	106	104	136	1996

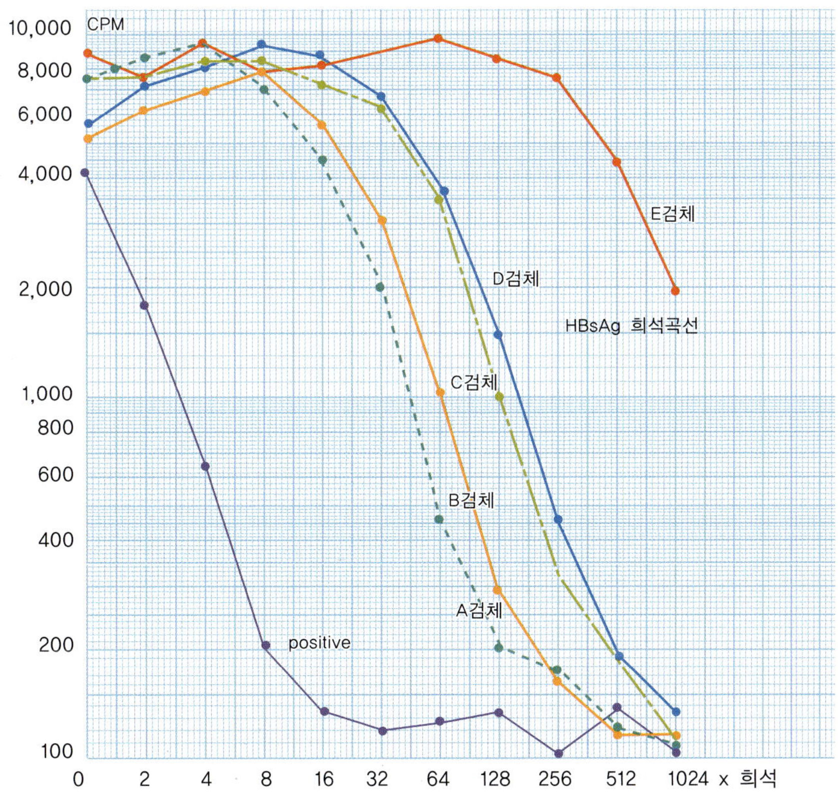

그림 23-5. B형간염 s항원 희석곡선

6. B형간염 표면항체(Hepatitis B surface antibody: HBsAb)

B형간염 표면항체(HBsAb)는 HBV의 감염 후 회복된 경우에만 나타나므로 HBV의 감염의 과거력이나 완전회복을 의미한다. 증상이 나타난 후 1~4개월 정도에 나타나지만 늦어질 수도 있다.

1) 측정원리

항원을 구슬이나 시험관에 피복시킨 뒤 검체의 항체가 항원과 반응하고 다시 표지항원을 반응시켜 항원+항체+표지항원의 샌드위치를 만들어 항체의 양을 측정한다.

HBsAg + HBsAb

→ HBsAg · HBsAb + ^{125}I HBsAg

→ HBsAg · HBsAb · ^{125}I HBsAg …… ^{125}I HBsAg

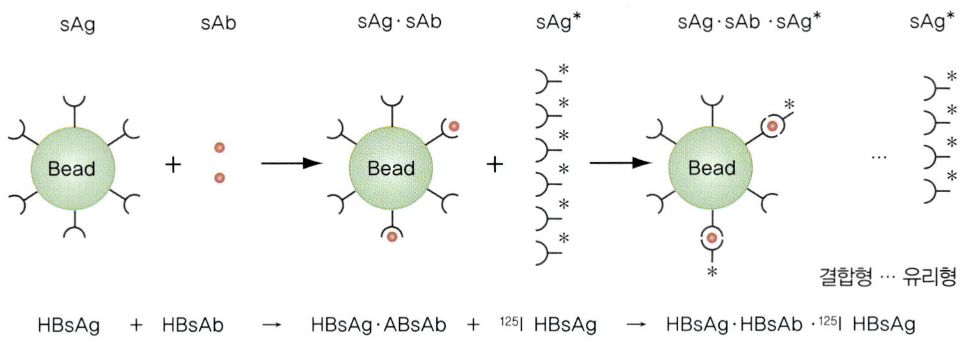

그림 23-6. B형간염 s항체 측정원리

2) 시약

(1) B형간염표면항원 피복구슬(HBsAg coated bead)

(2) B형간염표면표지항원(^{125}I HBsAg)

(3) HBsAb 음성대조혈청(negative control)

(4) HBsAb 양성대조혈청(positive control)

(5) HBsAb 표준액(standard) 0, 10, 30, 100, 300, 1000 mIU/ml

3) 검사방법

(1) 검체와 대조혈청(음성, 양성)을 200 μl씩 각 시험관에 넣는다.

(2) 항원이 피복된 구슬을 한 개씩 각 시험관에 넣는다.

(3) 혼합 후 45℃에서 2시간 혹은 실온에서 20시간 반응시킨다.

(4) 반응이 끝나면 증류수로 구슬을 깨끗이 씻는다.

(5) 표지항원을 200 μl를 각 시험관에 넣는다.

(6) 혼합 후 45℃에서 1시간 반응시킨다.

(7) 반응이 끝나면 증류수로 구슬을 깨끗이 씻는다.

(8) 구슬을 다른 시험관에 옮겨 방사능을 감마선계측기에서 계측한다.

4) 계산

음성대조혈청 계측값(cpm)에 2.1배하고 그 값보다 검체의 계측값(cpm)이 적으면 음성으로, 많으면 양성으로 판정한다.

예) 음성대조혈청 계측값(cpm)이 100 cpm이라면 2.1배 하여 210이 되고, 210보다 적으면 음성으로, 많으면 양성으로 판정한다.

5) 정량검사

(1) HBsAb 표준액(0, 10, 30, 100, 300, 1000 mIU/ml)을 검체와 같이 검사한다.

(2) 표준액으로 표준곡선을 작성하고, 검체의 계측값으로 HBsAb의 정량값(mIU/ml)을 찾는다.

(3) 만약 300 mIU/ml를 넘는다면 음성대조혈청이나 생리식염수로 검체를 4배, 10배 희석하여 검사한다.

(4) 희석한 검체는 계산된 값에 희석배수를 곱하여 최종값을 기록 보고한다.

(5) 결과의 판정

음성 : 검체의 값 10 mIU/ml 이하

양성 : 검체의 값 10 mIU/ml 이상

재검 : 검체의 값 10~15 mIU/ml 결과

표 23-4. 양성 대조혈청과 양성검체의 희석시험 결과

희석배수	양성 cpm	희석배수	A 검체	B 검체	C 검체	D 검체
1	10,035	1	24,501	34,491	38,983	50,802
2	5,416	2	14,395	25,220	25,005	40,339
4	3,160	4	7,428	14,617	15,227	36,689
5	2,553	8	3,933	7,270	8,565	23,574
8	1,676	16	2,084	3,847	4,504	14,532
10	1,325	32	1,196	1,796	2,342	6,865
25	625	64	678	1,000	1,244	6,520
		128		645	727	1,783
		256			484	1,042
		512				615

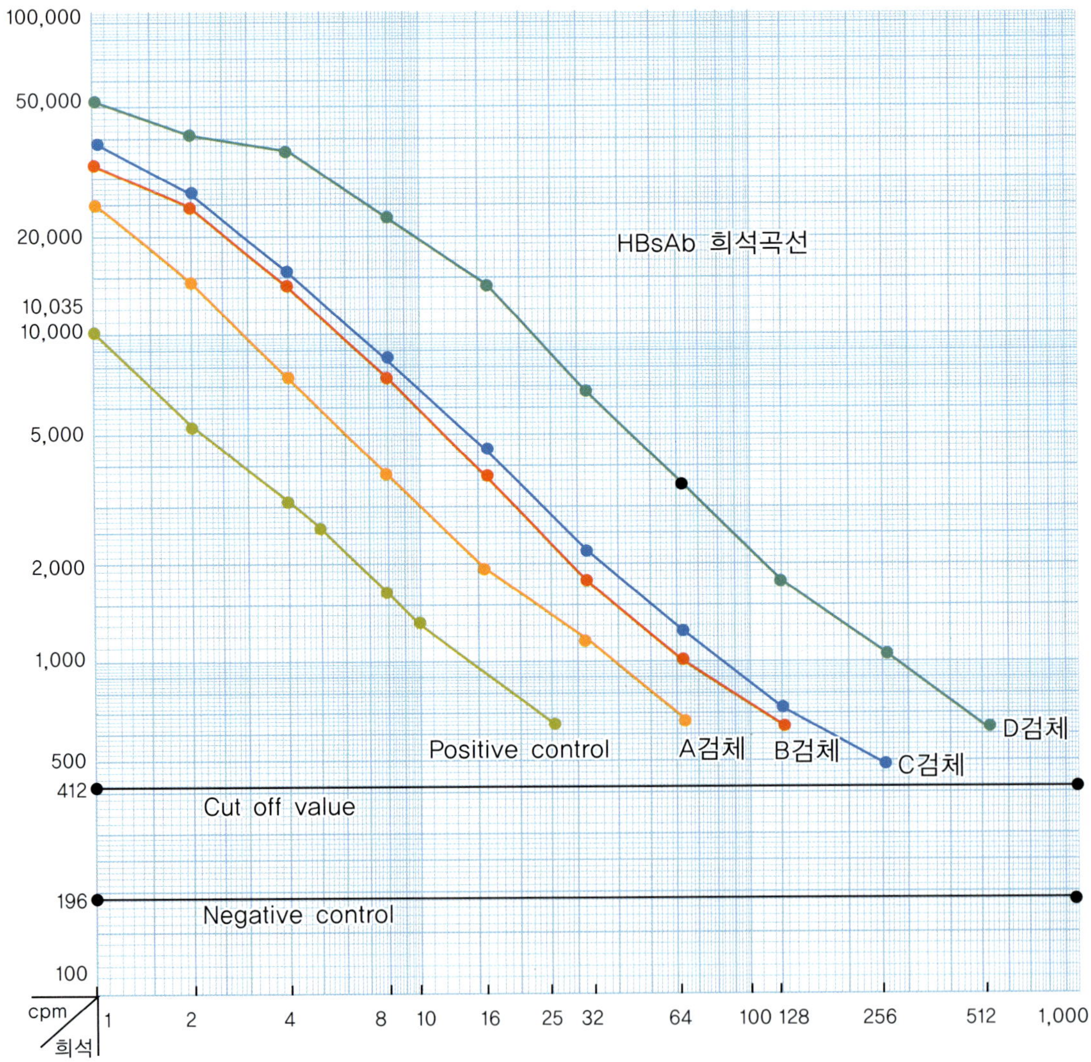

그림 23-7. 양성대조혈청과 양성검체의 희석곡선

B형간염 바이러스에 대한 면역획득여부를 판정하기 위하여 정성검사로 음성이나 양성으로 판정하고 있으나 역가(titer)가 필요한 경우가 있다. 특히 간염예방주사를 맞은 후에 체내에 생성된 항체의 역가를 확인하는 데는 위와 같은 방법으로 정량검사를 한다면 예방주사에 대한 면역결과의 정확한 정보를 얻을 수 있다.

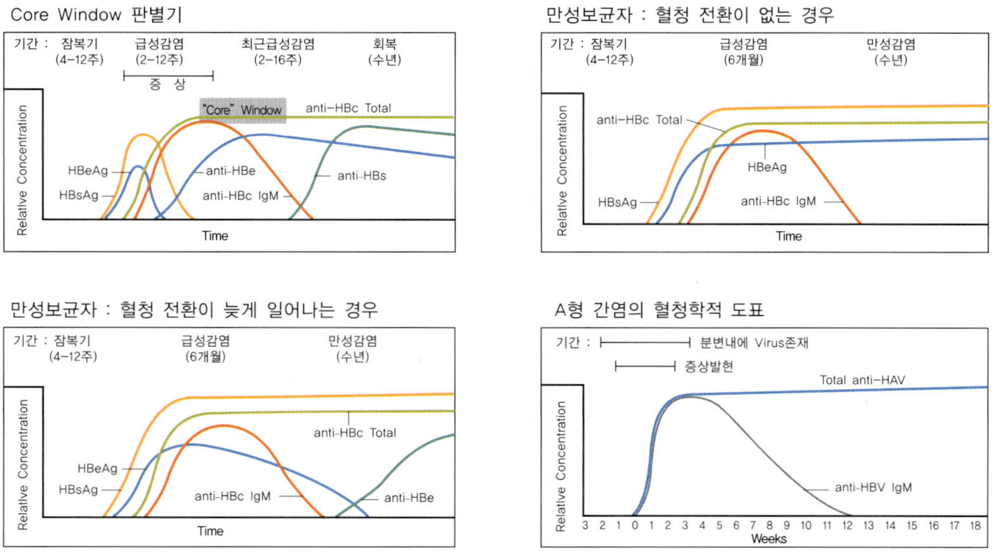

그림 23–8. A형, B형 간염의 혈청학적 도표

7. B형간염 c항원(Hepatitis B core antigen)

혈청내의 B형간염 c항원(HBcAg)은 면역학적으로 검사가 안 되고, 실험실에서 Dane 입자의 겉껍질인 HBsAg을 파괴시켜서 뉴클레오캡시드(nucleocapsid : 바이러스의 핵산과 그것을 둘러싸는 단백질 막) core에서만 증명된다. HBV에 감염된 후 간세포의 핵에서만 발견된다. 즉 간 조직생검을 형광항체법이나 면역과산화효소염색법으로 검사할 수 있다.

8. B형간염 c IgG 항체(Hepatitis B core antibody: HBcAb IgG)

혈청내의 anti HBc는 HBV 감염 후 회복에 관계없이 장기간 지속적으로 나타나므로 B형간염의 감염에 대한현재 및 과거력의 증거가 된다.

HBsAg과 함께 검출되면 아직도 진행성인 감염이 있음을 말하고, HBsAb와 함께 검출되면 감염되었다가 회복되었음을 말하고, HBcAb만 단독으로 검출되는 경우에는 급성간염의 회복 초기이거나 단순히 HBV 감염의 과거력을 의미한다.

1) 측정원리

검체의 항체와 표지항체를 항원피복구슬에 경쟁적으로 반응시키고, 반응하고 남은 표지항원을 씻어 버린다.

$$HBcAg + HBcAb^{125}I + HBcAb$$
$$\rightarrow HBcAg \cdot HBcAb \quad HBcAg \cdot HBcAb\ ^{125}I \cdots\cdots HBcAb \quad HBcAb\ ^{125}I$$

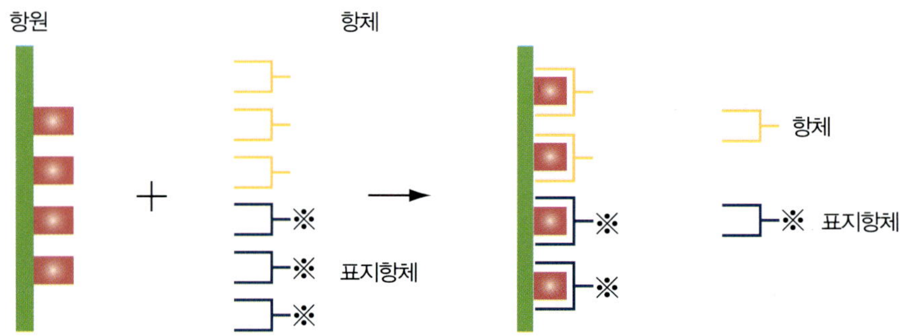

그림 23-9. B형간염 c IgG항체 측정원리

2) 시약

(1) B형간염 c항원 피복구슬(HBcAg coated bead)

(2) B형간염 c표지항체(^{125}I HBcAb)

(3) 대조혈청(음성, 양성)

3) 검사방법

(1) 검체와 대조혈청(음성, 양성)을 100 ㎕씩 각 시험관에 넣는다.

(2) 표지항체(^{125}I HBcAb)를 100 ㎕씩 각 시험관에 넣고 혼합한다.

(3) 항원(HBcAg)이 피복된 구슬을 각 시험관에 1개씩 넣는다.

(4) 반응이 끝나면 증류수로 깨끗이 씻은 후 방사능을 감마선계측기에서 계측한다.

4) 계산

음성대조혈청 계측값(cpm)에 양성대조혈청 계측값(cpm)을 더하여 2로 나눈 값보다 많으면 음성, 적으면 양성으로 한다.

예) 음성대조혈청 계측값이 5,000 cpm이고, 양성대조혈청 계측값(cpm)이 600 cpm이라면 (5,000 + 600)÷2 = 2,800 cpm으로 이 값보다 많으면 음성, 적으면 양성으로 판정 한다.

9. B형간염 c IgM 항체(Hepatitis B core IgM antibody: HBcAb IgM)

급성간염의 초기에 나타나는 지표로서 만성간염의 경우 검출하기 힘들다. B형 감염의 급성 및 만성의 구별과 Non A, Non B와의 구별에도 사용된다.

1) 측정원리

3단계의 샌드위치 방사면역측정법으로서 검체의 HBcIgM이 특이적으로 결합되는 사람 IgM과 결합시킨 후 항원(HBcAg)으로 반응시키고 난 다음 표지항체(^{125}I HBcIgM)와 결합시킨다.

anti−human HBcIgM + HBcIgM Ab

→ anti−human HBcIgM · HBcIgM Ab + HBcAg

→ anti−human HBcIgM · HBcIgM Ab · HBcAg + HBcAb IgM ^{125}I

→ anti−human HBcIgM · HBcIgM Ab · HBcAg · HBcAb IgM ^{125}I

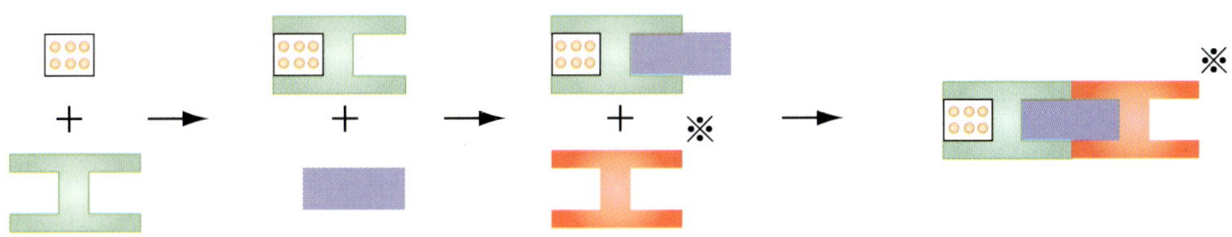

그림 23-10. B형간염 c IgM 항체 측정원리

2) 시약

(1) 항체피복구슬(HBcAb IgM coated bead)

(2) 표지항체(^{125}I HBcAb)

(3) B형간염 c항원(HBcAg)

(4) 희석액(diluent)

(5) 대조혈청(음성, 양성)

3) 검사방법

제1반응

(1) 검체 10 ㎕에 희석액 500 ㎕를 넣어 50배 희석하고, 대조혈청(음성, 양성)은 희석하지 않는다.

(2) 희석된 검체 10 ㎕씩을 시험관에 넣고, 대조혈청은 200 ㎕씩 시험관에 넣는다.

(3) 대조혈청(음성, 양성)을 제외한 검체 시험관에 희석액을 200 ㎕씩 넣고 혼합한다.

(4) 항체가 피복된 구슬을 각 시험관에 1 개씩 넣는다.

(5) 45℃에서 1시간 동안 반응시킨다.

제2반응

(6) 반응이 끝나면 구슬을 증류수로 깨끗이 씻는다.

(7) HBcAg을 각 시험관에 200 ㎕씩 넣고, 실온에서 18시간 반응시킨다.

제3반응

(8) 반응이 끝나면 구슬을 증류수로 깨끗이 씻는다.

(9) 표지항체(^{125}I HBcAb)를 200 ㎕씩 각 시험관에 넣는다.

(10) 45℃에서 2시간 동안 반응시킨다.

(11) 반응이 끝나면 증류수로 구슬을 깨끗이 씻는다.

(12) 구슬의 방사능을 감마선계측기에서 계측한다.

4) 계산

양성대조혈청 계측값에 0.25를 곱한 값에다 음성대조혈청 계측값을 더하고 이 값보다 적으면 음성으로, 많으면 양성으로 판정한다.

예) 양성대조혈청 계측값이 7,980 cpm이고, 음성대조혈청 계측값이 186 cpm 이라면 (7,980 × 0.25) + 186 = 2,181으로 2,181 보다 적으면 음성으로, 많으면 양성으로 판정한다.

10. B형간염 e 항원(Hepatitis B e antigen: HBeAg)

B형간염 바이러스와 관련된 3번째 항원으로 HBsAg이 나타나는 경우에만 나타나며, 혈청 내의 Dane 입자나 DNA 중합효소(polymerase)의 존재와 밀접한 관계가 있다.

또한 감염력이 가장 강한 시기에 나타나는 지표로서 보통 3~6주간 존재한다. 급성간염의 경우에 e항원이 10주 이상 지속적으로 나타나면 만성질환으로 전환되는 것을 나타낸다. 혈액으로 감염성 높음을 나타내는 지표가 되며, 특히 모자간의 수직감염에 대한 매우 중요한 지표가 된다. 모든 B형급성간염에서 HBeAg이 일시적으로 나타나므로 예후결정인자는 되지 못한다.

1) 측정원리

항체를 구슬에 피복시킨 뒤 검체의 항원이 항체와 반응시키고, 다시 표지항체를 반응시켜 항체 · 항원 · 표지항체의 샌드위치를 만들어 항체의 양을 측정한다.

HBeAb + HBeAg

→ HBeAb. HBeAg + ^{125}I HBeAb

→ HBeAb. HBeAg. ^{125}I HBeAb …… ^{125}I HBeAb

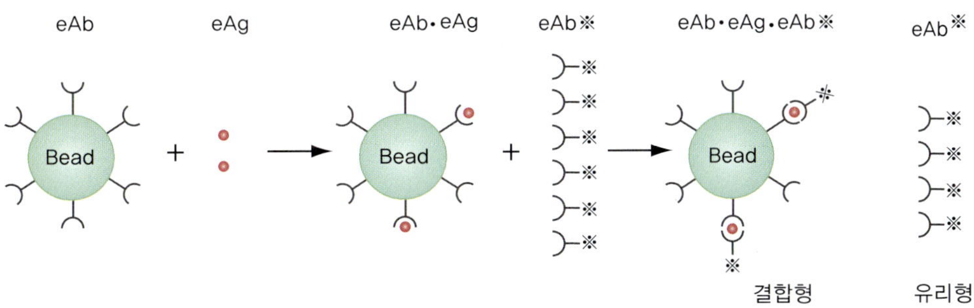

그림 23-11. HBeAg의 측정원리

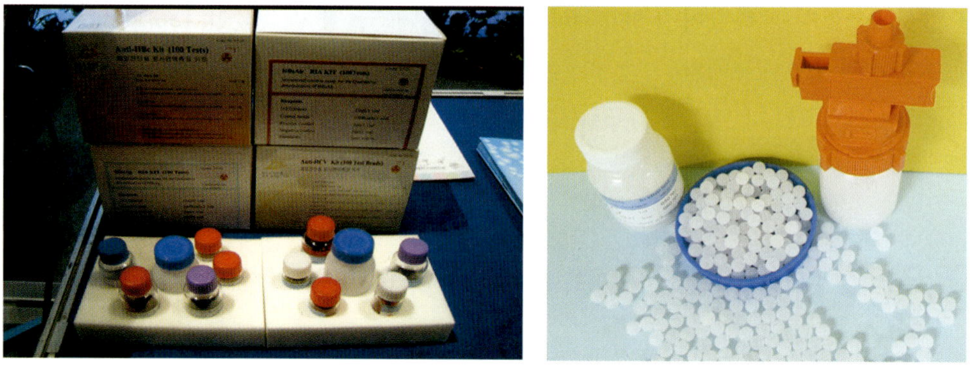

그림 23-12. B형 간염e 항원키트와 구슬

2) 시약

(1) B형간염 e항체 피복구슬(HBeAb coated bead)

(2) B형간염 e표지항체(^{125}I HBeAb)

(3) 대조혈청(음성, 양성)

3) 검사방법

(1) 검체와 대조혈청(음성, 양성)을 200 μℓ씩 각 시험관에 넣는다.

(2) 항체(HBeAb)가 피복된 구슬을 1개씩 각 시험관에 넣는다.

(3) 항온수조 45℃에서 2시간 반응시킨다.

(4) 반응이 끝나면 각 시험관을 증류수로 깨끗이 씻는다.

(5) 표지항체(^{125}I HBeAb)를 200 μℓ씩 각 시험관에 넣는다.

(6) 항원수조 45℃에서 2시간 반응시킨다.

(7) 반응이 끝나면 각 시험관을 증류수로 깨끗이 씻는다.

(8) 각 시험관의 방사능을 감마선계측기에서 계측한다.

4) 계산

음성대조혈청 계측값(cpm)에 2.1배하고 검체의 계측값(cpm)이 그 수치보다 적으면 음성으로, 많으면 양성으로 판정한다.

예) 음성대조혈청 계측값(cpm)이 200 cpm이면 2.1배 하여 420이 된다. 420보다 적으면 음성으로, 많으면 양성으로 판정한다.

11. B형간염 e 항체(Hepatitis B e antibody: HBeAb)

혈청내의 B형간염 e 항체의 존재는 HBV의 감염성이 낮음을 의미하나 감염경과를 예후하는 인자는 되지 못한다. HBeAg이 anti HBe로 전환은 단지 HBsAg를 체내에 보유하는 기간이 길면 일어나는 것으로 생각되기 때문이다.

급성간염에서 HBeAg이 anti HBe로 혈청전환이 일어나면 감염으로부터 회복을 나타낸다. HBcAb와 함께 나타나면 HBsAb가 나타나지 않아도 회복기로 진행됨을 확인할 수 있다.

1) 측정원리

HBeAb의 원리는 eAb가 피폭된 구슬에 검체(eAb)와 일정량의 eAg을 반응시키고, 계속하여 표지항체(^{125}I eAb)를 반응시키는 방법이다.

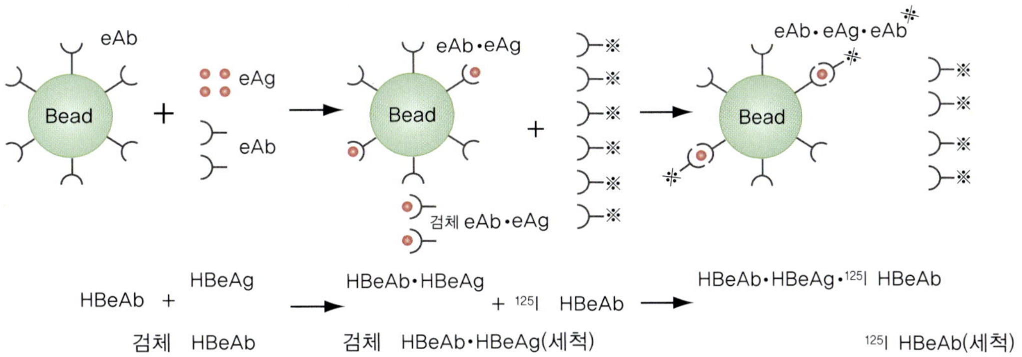

그림 23-13. HBeAb의 측정원리

2) 시약

(1) B형간염 e항체 피복구슬(HBeAb coated bead)

(2) B형간염 e표지항체(^{125}I HBeAb)

(3) 대조혈청(음성, 양성)

(4) B형간염 e항원(HBeAg) : 중화시약(neutralizing reagent)

* 시약은 HBeAg과 같으며 검체의 HBeAb와 반응할 수 있는 HBeAg이 추가로 필요

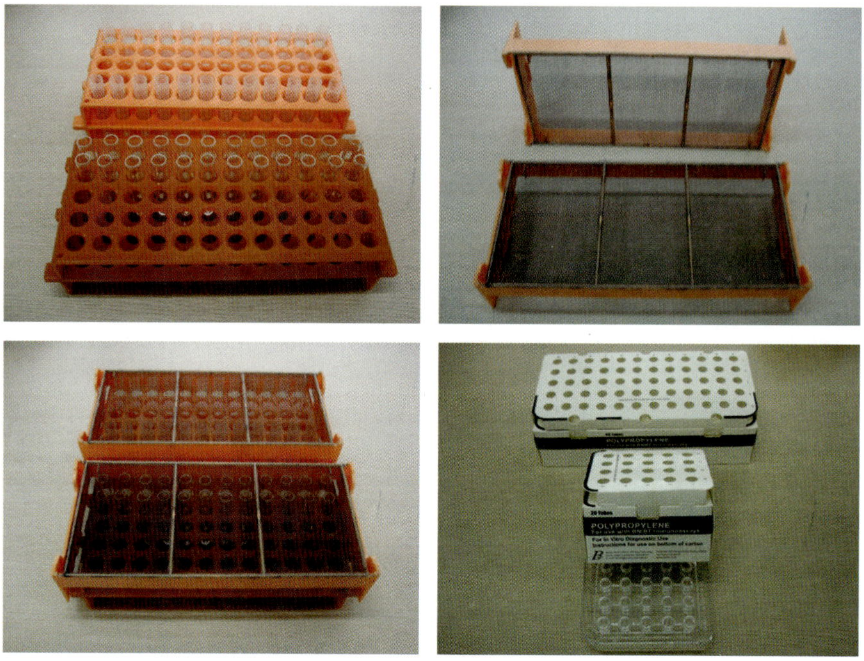

그림 23-14. 구슬(bead) 세척방법

3) 검사방법

(1) 검체 및 대조혈청(음성, 양성) 100 μℓ에 HBeAg 100 μℓ를 각 시험관에 넣는다.

(2) 항체(HBeAb)가 피복된 구슬을 1개씩 각 시험관에 넣는다.

(3) 항온수조 45℃에서 2시간 반응시킨다.

(4) 반응이 끝나면 각시험관을 증류수로 깨끗이 씻는다.

(5) 표지항체(^{125}I HBeAb)를 200 μℓ씩 각 시험관에 넣는다.

(6) 항온수조 45℃에서 2시간 반응시킨다.

(7) 반응이 끝나면 각 시험관을 증류수로 깨끗이 씻는다.

(8) 각 시험관의 방사능을 감마선계측기에서 계측한다.

4) 계산

음성대조혈청 계측값에 양성대조혈청 계측값을 더하여 2로 나눈 값을 기준으로 하여 많으면 음성, 적으면 양성으로 판정한다.

예) 음성대조혈청 계측값이 5,000 cpm, 양성대조혈청 계측값이 200 cpm 이라면

(5,000 + 200) ÷ 2 = 2,600으로 2,600보다 많으면 음성이고, 적으면 양성으로 판정한다.

12. 간염델타 바이러스항체(Hepatitis delta virus antibody : HDV Ab)

간염델타 바이러스는 B형간염 바이러스 존재 하에서만 복제가 가능한 불완전 바이러스이다. 1979년 이탈리아 마리오리주토(Mario Rizzetto)와 그의 동료들이 만성 B형 간염환자의 간세포에서 델타 간염 바이러스를 발견하였다. 크기는 35~37 nm의 RNA 바이러스이다.

델타 바이러스의 감염은 B형 단독으로 감염되었을 때보다 그 증세가 중증으로 나타날 수 있는 것이 특징이다. D형 바이러스의 노출에 대한 지표로서 델타항체 양성인 사람은 HDV 감염을 전파시킬 수도 있다.

1) 측정원리

구슬에 피복된 델타항원에 검체의 항체와 표지항체가 경쟁적으로 반응한다.

Delta Ag + Delta Ab + Delta Ab ^{125}I

→ Delta Ag · Ab, Delta Ag · Ab ^{125}I……Delta Ab, Delta Ab ^{125}I

2) 시약

(1) 델타항원 피복구슬(delta Ag coated bead)

(2) 표지항체(^{125}I delta Ab)

(3) 대조혈청(음성, 양성)

3) 검사방법

(1) 검체와 대조혈청(음성, 양성)을 100 μl씩 각 시험관에 넣는다.

(2) 표지항체(^{125}I Delta Ab)를 100 μl씩 넣고 혼합한다.

(3) 항원이 피복된 구슬을 1개씩 각 시험관에 넣는다.

(4) 실온에서 20시간 ±2시간 반응시킨다.

(5) 반응이 끝나면 증류수로 깨끗이 씻는다.

(6) 시험관내 구슬의 방사능을 감마선계측기에서 계측한다.

4) 계산

음성대조혈청 계측값에 0.4를 곱한 값과 양성대조혈청 계측값에 0.6을 곱한 값을 즉 두 값을 더한 값보다 많으면 음성으로, 적으면 양성으로 판정한다.

예) 음성대조혈청 계측값이 15,658 cpm이고 양성대조혈청 계측값이 1,023 cpm이라면 $(0.4 \times 15{,}658) + (0.6 \times 1{,}023) = 6{,}877$ cpm이 되며 이 값보다 많으면 음성으로, 적으면 양성으로 판정된다.

13. C형간염항체(Hepatitis C antibody: HCV Ab)

바이러스에 의해 발생되는 간염 중에서 A형간염바이러스와 B형간염바이러스 등 기존의 바이러스가 원인균으로 되는 간염 이외의 간염을 총칭하여 NANB형 간염이라 한다.

NANB형 간염의 원인 바이러스에 관해서는 1975년 이래 그 바이러스의 분리동정 등 여러 가지 검토가 세계적으로 이루어졌으나 그 실태에 접근할 수 없었다.

1988년 미국 치론(chiron)사에 의해 NANB형 간염 바이러스의 일부라고 생각되는 단백질을 DNA 조합 기술에 의해 효모를 이용하여 합성하고, 이 단백질을 C-100-3이라 명명하였다. 현재 이 단백질 C-100-3에 의해 검출되는 환자 혈청중의 항체를 C형간염바이러스 항체라 하며, 이 바이러스를 C형간염바이러스라 부르기로 제창되었다.

NANB형 간염 바이러스의 감염 경로에 따라 수혈 후 감염과 산발성 감염으로 크게 구분되나 수혈 후에 발생하는 NANB형 간염의 70~80%가 이 C형바이러스에 의한다고 생각되고 있다. 따라서 수혈 시 반드시 이 C형바이러스의 항체의 선별검사를 함으로써 감염을 방지하여, 그 후 발생되는 간질환을 예방할 수 있다.

C형간염의 경우에는 C형바이러스가 RNA 바이러스이므로 인터페론에 의한 치료의 가능성도 있으며, 현재 그 유용성에 관하여 많은 발표가 나오고 있다. HCV항체의 측정은 인터페론 치료효과의 판정이나 치료효과의 경과관찰에 앞으로 점점 그 응용이 기대되고 있다.

이러한 중요한 목적에 의해 HCV항체 측정시약을 미국 Ortho사에서 세계 최초로 ELISA 방법으로 진단시약을 개발하였으며, 그 후 미국의 Abbott사에서도 ELISA키트가 나왔으며 최근 Ortho사, 중국의 BNiBT사, 한국의 신진메딕스(Shinjn)사에서 RIA에 의한 진단시약이 개발되었다.

1) 검체 채취 및 보관방법

혈청 또는 혈장을 사용하고 장기간 보존 시에는 동결보존하며, 검체의 동결과 융해의 반복은 금하고 있다.

2) 측정원리

C형간염바이러스 항원이 피복된 구슬에 검체의 HCV항체가 반응하고, 계속하여 ^{125}I HCV 항체 복합체를 넣어 반응을 시키는 샌드위치 방법으로 측정한다.

3) 시약

(1) HCV 항원피복구슬(HCVAg coated bead)	100개/1병
(2) 방사성동위원소 표지(^{125}I avidin biotin HCVAg)액	21 ml/1병
(3) HCV 음성 대조(Negative control)	3 ml/1병
(4) HCV 양성 대조(Positive control)	2 ml/1병
(5) 검체 희석액(diluent)	11 ml/1병

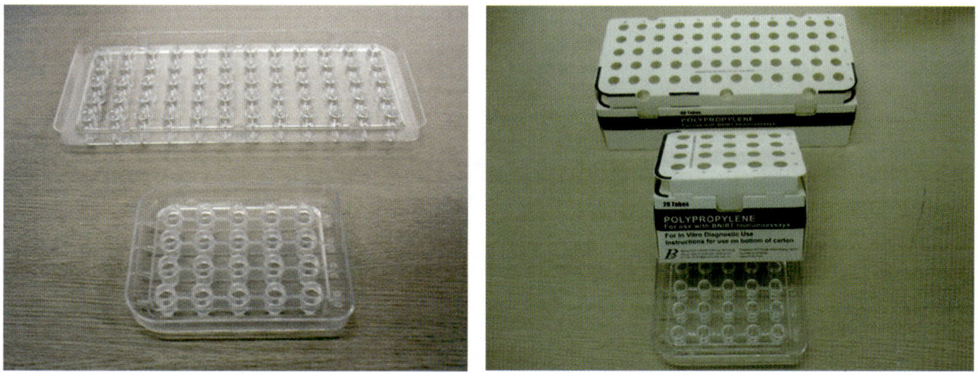

그림 24-15. 반응웰 모양(20홀과 60홀)

4) 검사방법

(1) 검사 전에는 모든 시약과 검체를 실온에 두며, 사용 전 가볍게 흔들어 준다.

(2) 반응 웰에 3개의 음성대조, 3개의 양성대조, 검체 순으로 50 μl씩 넣는다.

(3) 검체 희석액 200 μl를 분주하고, 구슬을 1개씩 넣는다.

(4) 반응 웰을 봉하고 실온에서 1시간 반응한다.

(5) 구슬을 충분히 세척한다.

(6) 각 웰에 ^{125}I 표지단백질 A액 200 μl씩 넣은 후 실온에서 1시간 반응한다.

(7) 구슬을 충분히 세척한다.

(8) 웰의 구슬을 시험관으로 옮긴다.

(9) 시험관의 방사능을 감마선계측기에서 1분간 계측한다.

5) 결과 판정법

(1) 음성대조 평균계측값, 양성대조 평균계측값과 검체의 계측값을 기록한다.

예) 음성대조 계측값 : 298 cpm, 256 cpm, 274 cpm

양성대조 계측값 : 24,662 cpm, 25,076 cpm, 25,668 cpm

검체 계측값 : 15,000 cpm 이라면

① 음성대조 평균계측값은 298 cpm + 256 cpm + 274 cpm = 828 cpm

828 / 3 = 276 cpm

② 양성대조 평균계측값은 24,662 cpm + 25,076 cpm + 25,668 cpm = 75,406 cpm

75,406 / 3 = 25,135 cpm

(2) 결과 판정값(cut off)은 음성 평균값 + 양성 평균값 × 1/10의 값을 판정값으로 한다.

276 + (25,135 × 1/10) = 276 + 2,513 = 2,789 cpm

6) 측정 결과의 판정

(1) 검체의 계측값(cpm)이 판정값 보다 많으면 양성, 이 보다 적으면 음성으로 판정한다.

(2) 검체계측값이 15,000 cpm이면 2,789 cpm보다 많으므로 양성으로 판정한다.

7) 임상적용

만일 수혈 후 HCV에 감염된 때는 약 3개월에서 6개월 사이에 HCV항체가 출현하지만 수혈 후 12개월까지의 추적에서 항체가 확인된 예도 있다. 따라서 급성간염 초기에는 HCV 항체출현을 볼 수 없으므로 급성기에서의 HCV항체가 음성이라고 해서 HCV의 감염을 부정할 수 없다. 측정시기에 관해서는 충분한 주의가 필요하다. 수혈 후의 급성간염 발생률과 HCV항체 양성률을 보면 수혈 후 약 10~25%가 간염증상을 나타내며, 이들의 약 90~95%가 NANB형간염이며, 그들의 70~80%가 HCV항체 양성을 보여 C형간염이고, 양성환자의 40~60%가 만성화되며, 그 절반이 간경변증으로 된다.

만성 간질환에서 HCV항체 양성률을 보면 HCV항체는 NANB형만성간염의 76%, 간경변의 67%, 간세포암의 76%로 검출된다는 보고와 NANB형간염과 B형만성간염에 의한 HCV항체 양성자는 분명하게 NANB형간염 환자인 쪽이 많다. 또 과거에 수혈력을 가지고 있는 환자의 비율은 약 40%나 되며, 수혈에 의한 C형바이러스의 감염을 시사하였다. 만성 간질환의 70~80%가 HCV항체 양성을 보인다.

제24장 면역글로불린 (Immunoglobulin)

면역학적검사에서 항원과 항체의 측정은 외부로부터 생체에 침입하여 질병을 일으키는 항원(알레르겐에 의한 알레르기)과 면역질환으로 나타나는 자가항체(autoantibody)가 있다.

알레르겐(allergen)은 1906년 오스트리아의 폰피르케(Von Piquet)가 외부물질에 대한 이상반응을 알레르기(allergy)라고 처음 사용하였으며, Ishizaka는 호그위이드(ragweed) 알레르기 환자의 혈청에서 피부감작을 가진 새로운 종류의 항체단백질을 발견하여 면역글로불린 E(immunoglobulin E: IgE)라 하였다.

IgE는 알레르기 반응에서 감작항체(reagins antibody)라고 불리는 혈청 항체의 특이한 형태로 작용한다. 이는 알레르기에 대한 혈청 IgE 항체의 값이 면역계나 알레르기질환의 진단에 큰 의미를 갖는다.

알레르겐을 규명하기 위해 감작항체, 즉 IgE 측정에는 혈청 면역글로불린의 농도를 화학적 혹은 면역학적 방법으로는 피부반응검사, 피내반응검사(단자시험, 유발시험), 비 점막시험 등 체외검사법이 시행되어 왔다. 피부반응검사는 특이성과 민감성이 상반적으로 작용하고 피내반응검사를 해야 할지 단자시험을 해야 할지 문제가 되며, 시술자의 검사방법도 표준화되어 있지 않아 반정량측정이면서 민감도가 우수한 방사성알레르겐 흡수검사(radio allergo sorbent test: RAST)방법으로 혈청 내에 존재하는 특이 IgE항체를 측정하고 있다.

면역글로불린 측정시는 total IgE 측정과 알레르기를 일으킨 원인물질의 검출을 목적으로 IgE RAST의 측정이 있다.

1. 면역글로불린 E (Immunoglobulin E: IgE)

면역글로불린 E(IgE)는 분자량 약 20만의 당단백질로 구성된 면역글로불린으로 혈청, 콧물, 객담, 장액 내에서 검출되며, 알레르기 반응에 관여하는 면역글로불린이다. 알레르기가 있으면 전신적 또는 국소적으로 IgE가 증가하므로 총 IgE농도의 측정은 어떤 증상이 알레르기와 관계가 있는지를 아는데 유용한 검사이다.

IgE는 특이항원에 대해서만 반응하는 특이(specific) IgE와 항원특이성이 없는 비특이(non-specific) IgE로 나눌 수 있다.

총 IgE 측정법으로는 방사면역측정법과 종이방사성면역글로불린흡수검사(paper radioimmunosorbnt test: PRIST)가 있다.

1) 검체 채취의 주의사항

검체는 혈청이나 혈장을 사용하고 용혈이 없도록하여 1주일 동안은 4℃에서, 그 이상은 −20℃에서 보관한다. 검체 보관이나 실험에는 폴리스틸렌 시험관을 사용한다. 검체의 희석은 IgE 유리혈청을 사용한다.

2) 측정원리

항체가 피복된 디스크 종이에 검체의 IgE가 결합하고, 여기에 표지항체(anti ^{125}I IgE)를 계속하여 결합시키는 원리이다.

3) 검사방법

(1) 준비된 검체를 각 시험관에 100 ㎕ 넣고 표준액도 순차적으로 시험관에 넣는다.
(2) 항체가 피복된 디스크(anti IgE coated disc)를 1매씩 시험관에 각각 넣어주고 혼합한다.
(3) 실온에서 3시간 반응시킨다.
(4) 세척액으로 3회씩 디스크 종이를 세척한다.
(5) 표지항체(anti ^{125}I IgE)를 100 ㎕씩 각 시험관에 넣는다.
(6) 실온에서 24시간 흔들어 주면서 반응시킨다.
(7) 세척액으로 3회씩 디스크 종이를 세척한다.
(8) 디스크 종이가 든 시험관의 방사능을 감마선계측기에서 계측한다.

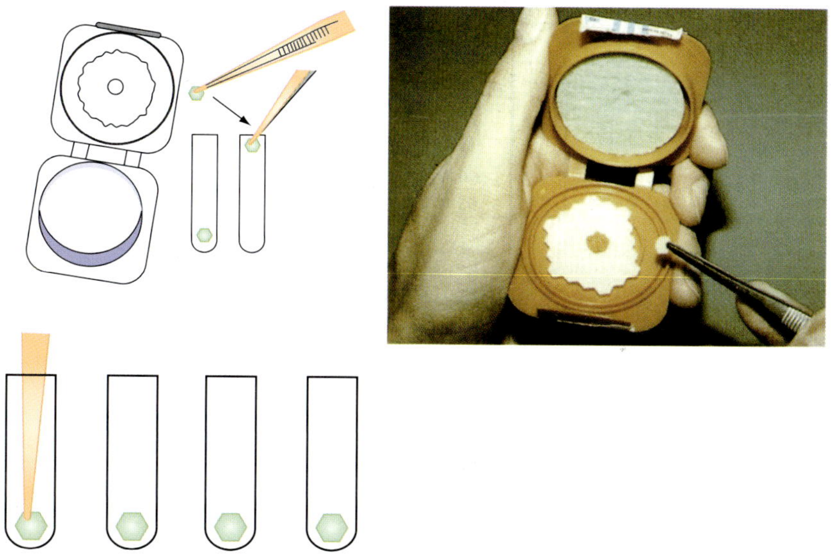

그림 24-1. 알레르겐 디스크

4) 계산

(1) $\frac{\text{결합형}}{\text{전체}} \times 100 = \frac{\text{디스크 종이가 든 시험관 계측값}}{\text{전체 방사능 계측값}} \times 100 = (\quad)\%$ 결합형

(2) 표준액에 따른 결합형 %를 이용하여 반대수 그래프지에 표준곡선을 작성한다.

(3) 검체의 결합형 %를 가지고 표준곡선에서 값을 찾는다.

5) 정상범위 및 임상 적용

정상인의 면역글로불린은 **표 24-1**과 같이 나이에 따라 다르며, IgE의 증가 또는 감소를 나타내는 주된 증상은 다음과 같다.

증가 : 기생충 질환, 간경변, 소아기관지천식, IgE 골수종

감소 : IgE 골수종 이외의 골수종, 저감마글로불린 혈증.

면역글로불린을 측정하는 경우는 측정자의 기침, 재채기, 콧물이 혼합되면 실제보다 높게 측정될 수 있으므로 감기에 걸린 경우에는 반드시 마스크를 착용하고 측정한다.

표 24-1. 나이에 따른 면역글로불린 E 참고치

나이	명	기하학적 평균 KU/l	+1 표준편차	+2 표준편차 KU/l
1	12	3	7	15
2	18	3	9	29
3	6	2	6	17
4	7	9	24	69
7	18	13	46	161
10	17	24	116	570
14	19	20	63	195

2. 방사알레르겐흡수검사(Radioallergosorbent test: IgE RAST)

면역글로부린 E 알레르겐은 각종 항원의 특이 IgE 항체를 방사성알레르겐흡수검사(IgE RAST)법으로 반정량 할 수 있다. 이 검사는 알레르기를 일으키는 원인물질인 알레르겐을 찾는데 유용하며 흔히 알레르기를 일으키는 알레르겐의 종류는 다음과 같다.

1. 꽃가루 : 수양버들, 잡초, 벼와 식물의 꽃이 피는 시기에 꽃가루 알레르겐의 흡입으로 알레르기가 발생한다.
2. 집 먼지 : 집 먼지(house dust)에 의한 알레르기가 발생한다.
3. 진드기 : 집 진드기(mites)에 의한 알레르기가 발생한다.
4. 진균 : 곰팡이(mold)로서 실내외의 습기가 많은 곳에서 발생 후 건조 포자로 되어 공기 중에 날아다니다 호흡 시에 흡입되어 알레르기를 발생한다.
5. 동물 상피세포 : 고양이와 개 등의 상피세포에 접촉이나 흡입하는 경우이며, 계절에 관계없이 동물과 접촉하면 발생한다.
6. 음식물 : 음식물 알레르겐의 중요한 시기는 3~4세이며, 젖먹이에서 소아에 걸쳐 발생빈도가 높고 나이가 많아짐에 따라 빈도는 낮아지고 있다. 알의 흰자, 우유, 콩, 어류, 돼지고기 등이 있다.

혈청 내에 있는 IgE 항체를 측정하는 방사알레르겐흡수검사(RAST)는 위축성 피부염, 알레르기성 비염과 천식을 일으키는 특이 알레르겐을 동정하는 검사로 환자의 임상력에 기초한 특이 항원들의 신중한 선택은 효과적인 검사를 위해 결정적이다. 특이 IgE 항체에 대한 분석결과는 피부검사를 포함하여 알레르기에 대한 체내검사와 관련이었다. 피부내검사가 IgE의 보통 과민반응을 진단하는 수단으로 더 잘 쓰이는 방법이긴 하지만, RAST는 피부질환이 있어 피부검사의 정확한 판독을 어렵게 할 경우와 환자가 계속적인 항히스타민 치료를 계속해야 할 경우에, 또한 피부검사가 음성으로 나왔지만 환자의 임상력이 IgE로 인한 과민성을 뒷받침해 주는 경우에 더 유용하게 쓰이고 있다.

환자가 가지고 있는 직접적인 과민반응에 대한 알레르기항원을 확인하기 위해 천식 환자, 피부염 혹은 알레르기성 비염환자 혹은 화학물질, 약제나 곤충독액에 대한 온몸의 반응을 나타낸 환자일 경우와 탈감작 치료에 대한 반응을 추적하기 위해 측정한다.

1) 검체 채취의 주의사항

검체는 혈청을 사용하고 1주일 동안은 4℃에서, 그 이상은 −20℃에 보관한다. 혈청 1 ml로 약 16종목의 알레르겐을 검사할 수 있다.

2) 측정원리

환자의 환자력에 의해 선택된 특이항원에 알레르겐이 피복된 디스크 종이에 검체의 특이항체 알레르겐이 결합하고, 여기에 방사성표지 항 IgE 항체가 거기에 첨가되어서 이것에 IgE 항체에 있는 양에 직접적으로 비례한다. 검사결과는 기준혈청과 비교하여 특이항원에 대한 환자의 반응을 나타내는 것이다.

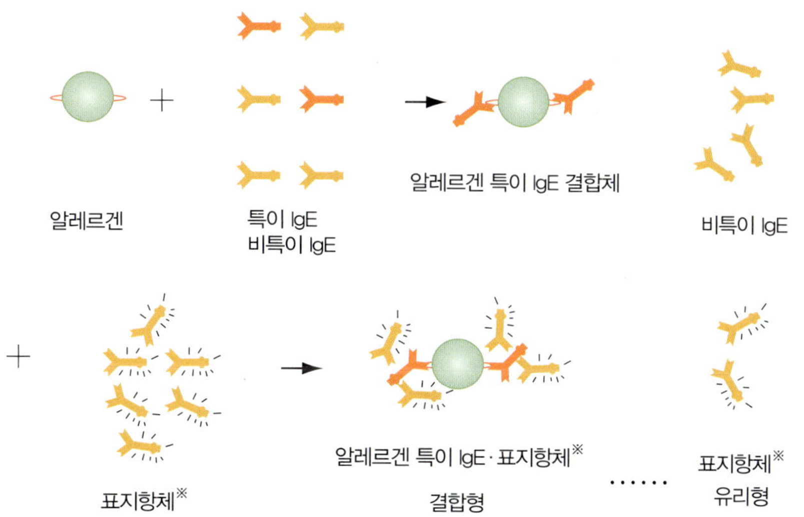

그림 24-2. IgE RAST의 측정원리

3) 검사방법

(1) 표준액으로는 기준혈청액(reference sera) A, B, C, D를 시험관에 50 μℓ씩 넣는다.

(2) 측정하고자하는 알레르겐의 수만큼 각 시험관에 검체를 50 μℓ씩 넣는다.

(3) 각각의 알레르겐 디스크를 각 시험관에 넣는다.

이 때 검사 계획표를 잘 작성하여 혼동하지 않도록 주의한다.

(4) 실온에서 3시간 반응시킨 뒤 세척액으로 세척한다.

(5) 항 IgE ^{125}I 용액을 50 μℓ씩 넣고, 실온에서 16시간 반응시킨다.

(6) 반응이 끝나면 세척하고, 디스크의 방사능을 감마선계측기에서 계측한다.

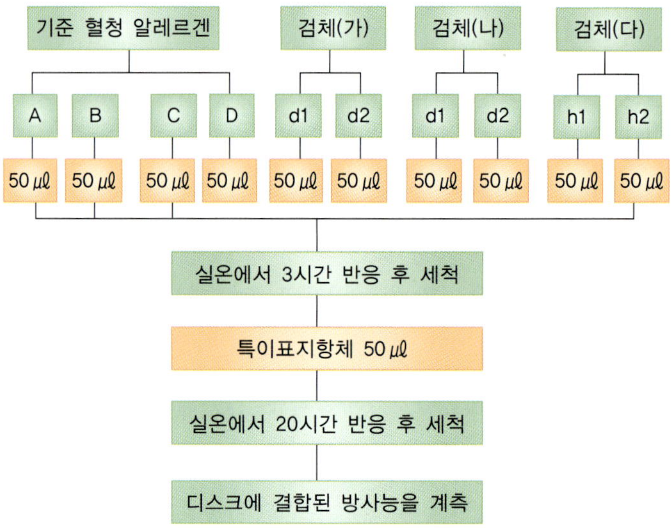

그림 24-3. IgE RAST 검사방법

4) 결과 기록방법

(1) 먼저 기준혈청 A(4), B(3), C(2), D(l)의 계측값을 가지고, 검체의 계측값(cpm)과 비교한다.

(2) 검체의 계측값이 기준혈청

A보다 많으면 A 로 나누고 기록은 4. −

A와 B 사이는(계측값 − B) ÷(A − B)로 하고 기록은 3. −

B와 C 사이는(계측값 − C) ÷(B − C)로 하고 기록은 2. −

C와 D 사이는(계측값 − D) ÷(D − D)로 하고 기록은 1. −

D보다 적으면 D로 나누고 기록은 0. −로 한다.

(3) 실제 환자의 검체에서 결과 기록을 위한 계산 방법을 알아본다.

측정자료

기준혈청의 각 계측값이

A = 15,000 cpm.

B = 7,000 cpm.

C = 3,000 cpm.

D = 600 cpm 일 때

검체 "가" = 9,400 cpm

검체 "나" = 1,800 cpm

검체 "다" = 20,000 cpm 이라면,

계산방법

검체 "가"는 기준혈청 A와 B사이에 있으므로(9,400 −7,000) ÷ (15,000 −7,000)

= 2,400 ÷ 8,000 = 0.3. 기록은 3.3으로 한다.

검체 "나"는 기준혈청 C와 D사이에 있으므로(1,800−600) ÷ (3,000 −600)

= 1,200 ÷ 2,400 = 0.5. 기록은 1.5로 한다.

검체 "다"는 기준혈청 A 보다 많으므로 20,000 ÷ 15,000

= 1.33. 기록은 4.33으로 한다.

5) 정상범위 및 임상적용

정상인의 범위는 1.0이하이고, 제조회사인 파마시아 단위(pharmacia unit: PRU)로는 0.3 PRU/ml이하이며 환산표는 **표 24-2**와 같다.

측정대상질환은 피부알레르기와 코 알레르기 및 소아천식이 대상이 된다. RAST 이외의 알레르겐 검출방법으로는 피부반응검사와 흡입유발시험 등의 생체검사와 총 IgE 농도측정이 있다.

표 24-2. RAST 환산표

Index	PRU/ml	Index	PRU/ml	Index	PRU/ml
1.0	0.35	2.1	0.98	3.1	4.90
1.1	0.90	2.2	1.26	3.2	6.30
1.2	0.42	2.3	1.54	3.3	7.70
1.3	0.46	2.4	1.82	3.4	9.10
1.4	0.49	2.5	2.10	3.5	10.50
1.5	0.53	2.6	2.38	3.6	11.90
1.6	0.56	2.7	2.66	3.7	13.30
1.7	0.60	2.8	2.94	3.8	14.70
1.8	0.63	2.9	3.22	3.9	16.10
1.9	0.67	3.0	3.50	4.0	17.50
2.0	0.70				

PRU : Pharmacia Unit

방사면역측정법(RIA)에서 흔히 사용되는 알레르겐의 종류는 다음 **표 24-3**과 같다.

표 24-3. 알레르기 검사종목(Specific 알레르겐 Test: RAST)

기호	Allergen	기호	Allergen	기호	Allergen	기호	Allergen	기호	Allergen
House dust		Occupational		Animal proteins		Parasites		f 25	□ 토마토
h 3	□ 집먼지	k 74	□ Silk	el	□ 고양이 상피	Pl	□ Ascaris	f 26	□ 돼지고기
Mites		k 75	□ TDl	e2	□ 개상피	Grass pollens		f 27	□ 쇠고기
d 1	□ D.pteronys	k 76	□ MDl	e5	□ Dog dander	g3	□ Cocksfoot	f 31	□ 당근
d 2	□ D.farinae	k 77	□ HDl	e6	□ Guinea pig	g6	□ 큰조이재비	f 33	□ 오렌지
d 70	□ Acarus siro	k 78	□ 산화에틸렌	e7	□ Pigeon	g7	□ 갈대	f 40	□ 참치
d 71	□ Lepidoglyphus	k 79	□ 무수탈릭	e70	□ 거위털	g8	□ Meadow grass	f 41	□ 연어
d 72	□ Tyrophagus	k 86	□ TMA	e85	□ 닭털	g16	□ 독새풀	f 45	□ Yeast
d 74	□ Euroglyphus	Drugs		e86	□ 오리털	Foods		f 47	□ 마늘
Moulds		cl	□ Penieilloyl G	Tree pollens		fl	□ 난백	f 48	□ 양피
m 1	□ Penicillium	c2	□ Penicilloyl V	fl	□ 단풍나무	f2	□ 우유	f 49	□ 사과
m 2	□ Cladosperium	c3	□ Chymopapain	t 2	□ 오리나무	f 3	□대구	f 75	□ 난황
m 3	□ Aspergillus	c 70	□ Insulin porcine	t 3	□ 자작나무	f4	□밀	f 76	□ a-lactalbumin
m 5	□ Candida	c 71	□ Insulin bovine	t 4	□ 개암나무	f 6	□ 보리	f 77	□ β-lactglobulin
m 6	□ Alternaria	Weed pollens		t 5	□ 너도밤나무	f 8	□ 옥수수	f 78	□ Casein
m 11	□ Rhizopus	w 1	□ 두드러가 쑥	f 7	□ 참나무	f 10	□ 참깨	f 79	□ Gluten
Venoms		w 3	□ 두드러기 쑥	t 8	□ 느봅나무	f 11	□ 메밀	f 81	□ 치즈
i 1	□ 꿀벌	w6	□ 쑥	t 11	□ 플라타너스	f 12	□ 완두콩	f 83	□ 닭고기
i 3	□ Common wasp	w 7	□ 국화	t 12	□ 버드나무	f 13	□ 땅콩	f 85	□ 샐러리
i 5	□ Yellow Hemet	w 8	□ 민들레	t 14	□ 양버들	f 14	□ 대두콩	f 89	□ 겨자
i 6	□ 바퀴벌레	w 10	□ 명아주	t 16	□ 소나무	f 20	□ 아몬드	f 92	□ 바나나
i 71	□ Mosquito	w 12	□ 미역취	t 17	□ 삼나무	f 23	□개	f 94	□배
o 70	□ Seminal fluid	w 14	□ 비듬	t 19	□ 아카시아	f 24	□ 새우	f 95	□ 복숭아

3. 항디엔에이항체 (Anti double stranded DNA antibody: anti ds DNA)

항핵항체는 세포핵 성분과 반응하는 자가항체의 총칭이고, 항DNA항체와 항ANA항체가 있다. 항핵항체는 전신성홍반성낭창(systemic lupus erythematosus: SLE)에서는 대부분이 양성으로 나타나며, SLE 이외에서 양성을 보이는 것이 있다.

1980년 Wold 등이 황산암모늄 침전법을 이용한 항dsDNA항체의 방사면역측정법 개발로 전신성홍반성낭창(SLE)의 진단 및 치료에 지침이 되고 있다.

전신성홍반성낭창(SLE)은 원인을 모르는 만성 염증성질환으로 자가항체가 존재함이 특징이며 각종 장기를 침범하여 다양한 임상상을 나타내기 때문에 초기에는 진단이 어렵다.

SLE의 진단에 이용되는 LE 세포 및 형광 항핵항체(fluorescent antinuclear antibody: FA)의 검사는 진단에 많은 도움을 주지만 다른 결체조직 질환과 만성활동성 간염 및 각종 약물에 의한 경우에도 비특이적으로 양성으로 나타나 확진에 곤란한 점이 많으며, 또한 치료경과 중 임상적으로 활동성 판정의 정확한 기준검사가 없어 많은 어려운 점이 있다. 각종 항핵항체중 항dsDNA항체는 SLE에 특이적으로 혈청에 상승되어 있으며, 항DNA항체 항원의 면역 복합체는 병태기전에도 매우 중요한 역할을 한다. 그러므로 임상적으로 활동성이거나 치료의 악화시에는 수일-수주 전에 혈청 항DNA항체값은 상승되고 보체치는 감소되며, 치료해서 활동성이 없어지면 항DNA항체값과 보체값은 거의 정상으로 되어 진단과 치료의 효과 판정에 중요한 의의를 갖는다.

1) 검체 채취의 주의사항

항응고제는 사용하지 않는다.

2) 측정원리

비경쟁반응(단백질결합법)으로 분리법은 염석법(salt precipitation)이며 황산암모늄(ammonium sulfate)을 사용하여 결합형을 침전시킨다.

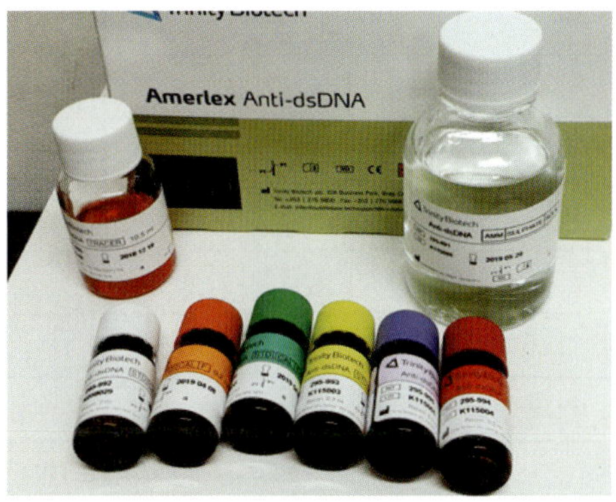

그림 24-3. 항디엔에이(anti ds DNA) 키트

3) 검사방법

(1) 검체를 완충액 A로 10배 희석된다.

(2) 표준액과 희석된 검체를 50 ㎕씩 시험관에 넣는다.

(3) 항온수조(56℃±0.5℃)에 30±5분간 반응시킨다.

(4) 표지 DNA액을 50 ㎕ 넣고 혼합 한 후 37℃에서 60분간 반응시킨다.

(5) 반응 후 4℃에서 24시간 방치한다.

(6) 황산암모늄액을 100 ㎕ 넣고 혼합한다.

(7) 1000 g에서 15분간 원심 분리한다.

(8) 상층액을 흡인한 후 시험관의 방사능을 감마선계측기에서 계측한다.

4) 계산

표준 항DNA항체의 계측값으로 표준곡선을 작성하고, 검체의 값을 찾는다.

5) 정상범위 및 임상적용

정상인의 기초값은 10 IU/ml 이하이고 비정상값은 10 IU/ml 이상이며, 각종 질환에서의 결과는 **표 24-4**와 같다.

표 24-4. 각종 질환에서의 anti DNA 측정값

질환명	항 DNA 항체 Unit/ml	양성수/증례수
정상인		0/150
SLE 전신성 홍반성 난장		29/31
만성 관절 류마티스		0/40
전신성 진행성 경화증		2/7
피부근염, 다발생근염(DM, PM)		0/7
특발성 혈소판 감소성 자발병		0/7
그레이브스병		0/14
기타		1/149
	0 10 20 30 40 50 60 70 80 90 100	

SEL 이외에 혈관염이 병발된 류마티스양관절염(rheumatioid arthritis), 공피증, 쇼그렌(Sjogren)증후군, 약년성류마티스양관절염, 만성활동성간염 및 장기혈액투석을 받은 환자에서도 드물게는 혈청 항DNA항체가 상승되나 현저히 상승된 경우는 거의 SLE의 활동기에만 국한되며 약물로 유발된 낭창에서는 정상으로 나타난다. DNA는 높은 산성의 종합체로서 여러 가지의 비특이적인 결합을 받기 쉽고 혈청의 동결융해 반복은 위양성의 원인이 된다.

6) 측정상의 주의사항

검체는 측정에 앞서 56℃에서 30분간의 불활성화를 하지 않으면 반응(assay)계를 방해하는 c'lq분획이 불활성화하지 않는 것도 있어 온도조건(56℃)을 정확하게 하지 않으면 안 된다. 항원항체 결합물의 침전은 황산암모늄 농도에 특히 민감하기 때문에 결합형과 유리형의 분리는 될 수 있는 대로 빨리하고 측정시험관내의 황산암모늄 농도를 균일하게 하는 것이 중요하다.

4. 아세틸콜린수용체항체(Acetylcholine receptor antibody: AchRAb)

아세틸콜린수용체는 신경섬유의 전달물질인 아세틸콜린에 대한 신경근접 합부의 수용체로 중증근무력증(myasthenia gravis)에서는 이 수용체에 대한 자가항체인 아세틸콜린수용체항체(acetylcholine receptor antibody: AchRAb)가 생산되어 수용체 단백질과의 사이에 항원항체 결합체를 형성하기 때문에 신경흥분의 전달장애 탈력증상을 가져오는 것으로 알려져 있어 AchRAb의 측정은 중증근무력증의 진단에 중요하다. 아세틸콜린 수용체 항체검사는 후천적 중증근무력증 확진에 있어 가장 널리 쓰이는 면역학적 검사이다. 신경근육의 전달에 이상이 생기면 두개골의 자극을 받은 다른 근육의 그룹뿐만 아니라 얼굴이나 입술, 혀, 목, 목구멍과 같은 근육에 영향을 줄 수 있다. 정상적인 근육의 수축에서는 신경의 말단부분의 끝에서 분비되고 근육의 끝 표면에 있는 아세틸콜린수용체 위치에 결합한다. 그러나 중증근무력증 환자에서는 항체가 아세틸콜린수용체 위치를 막거나 파괴시켜 전신의 근육을 약화시키거나 눈의 근육을 약화시킨다. 검사방법은 검체를 알파붕가로독소(alfa bungaro toxin)가 표지된 방사성동위원소를 넣기 전에 정제된 아세틸콜린과 반응시켜 항원의 위치를 막는 방법으로 항체를 검출해 낸다.

1) 검체 채취의 주의사항

채혈 시에는 항응고제 없이 채혈하여 혈청을 분리하고, 용혈검체는 사용하지 않는다. 혈청의 보관은 4℃에서 7일 안정하고, −20℃에서는 6개월 안정하다.

2) 측정원리

측정원리는 방사수용체측정법의 기본원리인 표지수용체가 비표지수용체 항체의 비율에 의하여 경쟁적으로 수용체단백질에 결합하는 방법으로 반응한 후에 유리형을 세척하여 버리고, 남는 결합형을 계측하여 알고 있는 비방사능에 의해 미지의 검체값을 계산하는 방법으로 다음과 같다.

* AchR + AchRAb →

* AchR · AchRAb + Anti−human IgG →

* AchR · AchRAb · Anti−human IgG

3) 시약

(1) 방사성동위원소가 표지된 아세틸콜린수용체 항체

(2) 음성관리혈청

(3) 양성관리혈청

(4) 항사람(anti human) IgG

(5) 정상인 혈청(높은 검체 희석용)

(6) 세척액

(7) 표지수용체 복원 완충액

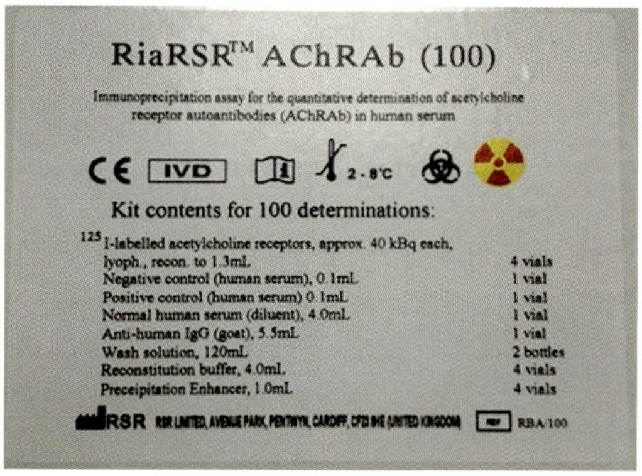

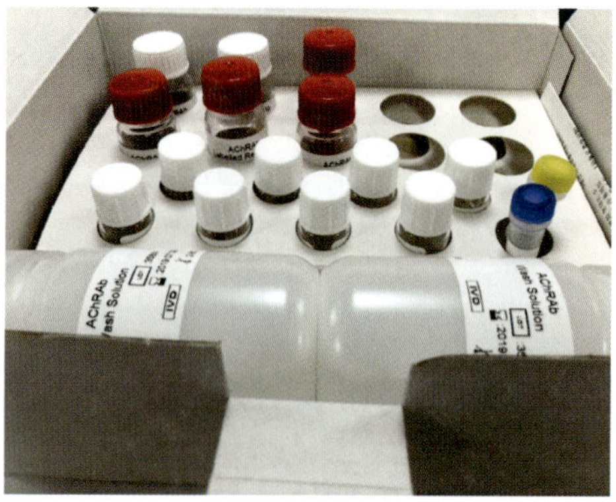

4) 검사방법

(1) 관리혈청(음성, 양성)과 검체혈청을 5 ㎕씩 시험관에 넣는다.

(2) 방사성동위원소가 표지된 아세틸콜린수용체를 50 ㎕씩 넣고, 잘 혼합한 다음 실온에서 2시간 반응시킨다.

(3) 항 사람 IgG액을 50 ㎕씩 넣고 4℃에서 2시간 반응시킨다.

(4) 세척액을 1 ml씩 넣고 잘 혼합 후, 4℃에서 20분간 1500 g로 원심분리한다.

(5) 조심스럽게 상층액을 흡입한다.

(6) 세척액을 1 ml씩 넣고 반복하여 흔들어 반복하여 원심분리한다.

(7) 상층액을 흡인하여 버린 후, 침전물의 방사능을 감마선계측기에서 2분간 계측한다.

5) 계산

측정결과는 nmol/liter toxin bound로 나타내며 계산식은 다음과 같다.

$$\frac{(\text{검체 계측값} - \text{음성 계측값}) \times \text{붕괴인자(A)}}{\text{검체의 량} \times \text{비방사능} \times \text{계측기효율} \times \text{초당 계수율}} = \text{nmol / L}$$

예) 검체 계측값 : 1,800 cpm

음성 계측값 : 300 cpm

붕괴인자(A) : 1.2(제조 후 2주)

검체의 양 : 5 ㎕

비방사능 : 216 MBq/nmol

계측기 효율 : 70%

초당 계수율 : 2.22

$$\frac{(1{,}800 - 300) \times 1.2}{5 \times 216 \times 0.7 \times 2.22} = \frac{1{,}800}{1{,}678}$$

$= 1.07$ nmol/L

6) 정상범위 및 임상적용

정상인의 범위는 0.5 nmol/L 이하이고, 중증근무력증에서는 높은 값을 보이며, 중증근무력을 동반한 또는 중증근무력을 동반하지 않은 자가면역질환의 진단, 안검근무력증의 진단에 중요한 검사이다.

제25장 약물 (Drug)

1. 사이클로스포린(Cyclosporin)

사이클로스포린(cyclosporin, sandimmun)은 노르웨이 하르당에르비다(Hardngervidda)지역 토양중의 곰팡이(tolypocladium inflatum gams)에서 추출된 순환 언더캡펩데드(cyclic undecapeptide)로서 강력한 면역억제 성질을 가지고 있다. 사이클로스포린이 장기이식의 면역거부반응(rejection)을 막는데 유용하다고 증명되었지만 몇 가지 부작용이 있다. 이중 가장 심한 것은 대사 정도가 환자 개개인에 따라 매우 다양하기 때문에 사이클로스포린의 혈중값이 일정범위내로 유지되어야 하는데 장기이식 후 혈중값이 너무 낮아서 거부반응이 나타나는 경우와 너무 높아서 나타날 수 있는 부작용을 최소화하기 위하여, 산디문 약제를 투여하고, 혈중 값을 측정하여 투약용량을 결정함으로써 사이클로스포린의 과량에 의한 약제 부작용을 방지하는데 측정한다.

1) 검체 채취의 주의 사항

환자는 산디문을 투여한 후 주기적으로(주 1회) 혈액을 채혈한다. 채혈 시기는 다음 투여 직전에 한다. 혈액은 EDTA에 채혈하여 전혈(whole blood)을 가지고 실험하며, 혈장은 37℃에서 원심분리 후 상층액을 사용한다. 혈청도 원심분리 후 검체로 사용한다.

2) 표준액과 검체의 희석

표준액과 관리혈청 및 검체는 모두 각각 100 ㎕에 900 ㎕의 에탄올을 넣고, 바로 혼합하여 1,600 g에서 5분간 원심분리한다. 상층액을 취하여 측정에 사용한다.

3) 측정원리

항체에 항원과 표지항원을 경쟁적으로 반응시킨 다음, 탄말을 넣어 유리형을 침전시켜 결합형과 유리형을 분리하는 삼중수소 표지키트와 옥소 125를 표지하고, 단일클론항체로서 특이항체를 사용하여 사이클로스포린만을 측정하거나, 비특이항체를 사용하여 사이클로 스포린과 그 대사물질 모두를 측정하는 검사법이 있다.

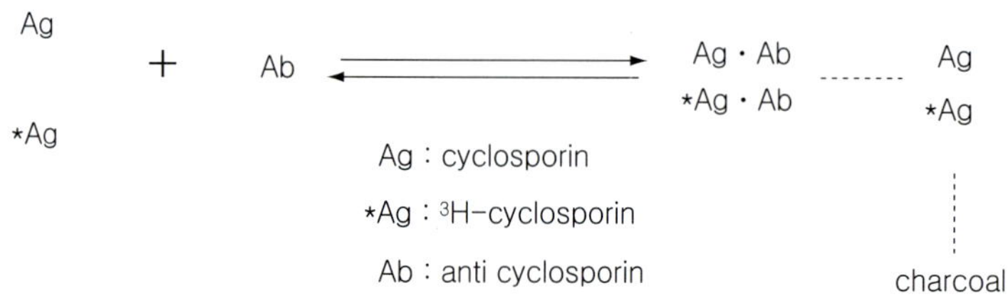

그림 25-1. 사이클로스포린의 측정원리

4) 검사방법

(1) 삼중수소 표지키트 측정 방법

(1) 전처리가 끝난 표준액과 관리혈청 및 검체(전혈)를 각각 50 μℓ 취하여 시험관에 넣는다.

(2) 추적자(tracer)로 ^{3}H cyc1osporin을 100 μℓ 넣는다.

(3) 항체(특이 혹은 비특이)를 50 μℓ씩 넣고 완충액 500 μℓ씩 넣는다.

(4) 잘 혼합 후 4℃에서 2시간 반응시킨다.

(5) 반응이 끝난 후 1% 탄말액을 500 μℓ씩 넣는다.

(6) 잘 혼합 후 4℃에서 2시간 반응 후 4℃에서 1,600 g로 5분간 원심분리한다.

(7) 상층액 1 ml를 계측용기에 취하고, 액체섬광체액을 6 ml씩 넣어 잘 혼합한다.

(8) 계측용기의 방사능을 베타선계측기에서 1분간씩 계측한다.

표 25-1. 삼중수소 표지키트 검사방법

(단위 : μℓ)

시약 시험관	표준액 0	표준액 1~6	희석된 검체	표지 항원	항체	완충액	제1반응	활성탄 혼탁액	제2반응
총방사능	50	–	–	100	–	550	4℃에서 2시간 반응후	–	4℃에서 2시간 반응 후 1,600 g에서 5분간 원심분리
비특이	50	–	–	100	–	550		500	
최고결합	50	–	–	100	50	500		500	
표준액	–	50	–	100	50	500		500	
검체1			50	100	50	500		500	
검체2			50	100	50	500		500	

(2) 옥소 125 표지키트 측정 방법

(1) 전처리가 끝난 표준액과 관리혈청 및 검체(전혈)를 각각 50 μℓ 취하여 시험관에 넣는다.

(2) 추적자(tracer)로 ^{125}I cyclosporin을 100 μℓ 넣는다.

(3) 특이항체 혹은 비특이항체액을 1,000 μℓ씩 비특이반응시험관을 제외하고 넣는다.

(4) 잘 혼합 후 특이항체는 실온에서 1시간(비특이항체는 2시간)반응시킨다.

(5) 반응이 끝난 후 실온에서 1,600 g로 20분간 원심분리한다.

(6) 상층액을 흡인하여 버리고, 침전물의 방사능을 감마선계측기에서 계측한다.

표 25-2. 옥소 125 표지키트 검사방법

(단위 μℓ)

시약 시험관	표준액 0	추출된 표준액	추출된 검 체	표지 항원	특이 항체	항체	반응 및 분리
총방사능	50	–	–	100		–	실온에서 1시간 반응 후 (비특이항체는 2시간) 실온에서 1,600 g로 20분간 원심분리
비특이반응	50	–	–	100		–	
최고결합	50	–	–	100	1,000	1,000	
표준액	–	50	–	100	1,000	1,000	
검체 1			50	100	1,000	1,000	
검체 2			50	100	1,000	1,000	

5) 계산

(1) 표준액 계측값을 최고결합 계측값으로 나누어 결합률(%)을 구하고, 그 %를 가지고 로지트-대수 그래프지에 표준곡선을 작성한다.

$$B/B_0 = \frac{\text{표준액, 검체 계측값(cpm)} - \text{NSB 계측값(cpm)}}{\text{0 표준액 계측값(cpm)} - \text{NSB 계측값(cpm)}} \times 100 = \quad \%$$

(2) 검체 계측값도 B_0 계측값으로 나누어 구한 %로 표준곡선에서 검체의 값을 찾는다.

(3) 찾은 값에 희석 배수를 곱한다.

6) 정상범위 및 임상적용

정상적인 상태에서 혈액의 값이 유지되는 환자에서의 삼중수소방법과 옥소방법에 따른 정상범위는 **표 25-3**과 같다.

표 25-3. 사이클로스포린의 정상범위

(단위 : ng/ml)

방법	삼중수소(^3H) 키트		옥소(^{125}I) 키트	
구분	특이항체	비특이항체	특이항체	비특이항체
전혈	150~300	500~1,000	150~300	500~1,000
혈장	70~150	200~400	70~150	200~400

임상적 이용은 신장이식, 간이식, 폐이식, 심장이식, 골수이식의 면역억제제 사용 중 혈중 감시용으로 측정된다.

제26장 방사성동위원소 생산 및 방사성의약품 합성

핵의학과 방사성의약품 생산개발실 조용현

1. 방사성동위원소의 생산(Production)

1) 역사

1896년에 베크렐(1852~1908, 프랑스)이 자연 방사능(radioactivity)물질을 발견한 후로 퀴리부부(Pierre and Marie Curie, 폴란드)와 러더퍼드(1871~1937, 뉴질랜드)를 포함한 많은 과학자들에 의해서 여러 가지 방사능물질이 발견되었다. 1934년에 Curie(1897~1956, 프랑스)와 F. Joliot(1900~1958, 프랑스)은 폴로늄(polonium)으로부터 나오는 알파입자(α particle)를 알루미늄(aluminum)과 붕소(boron)에 조사시켜서(irradiation) 방출되는 양전자(positron)를 관찰하였는데, 이것은 인공 방사능물질을 생산하거나 유도하는데 중요한 역할을 하게 되었다. 현재 약 2,700개의 방사능 물질을 사이클로트론(cyclotron), 반응기(reactor), 중성자발생기(neutron generator)나 선형가속기(linear accelerator) 등을 이용하여 생산하고 있다.

2) 입자가속기

입자가속기(particle accelerator)는 전하를 가지고 있는 입자를 전기장(electric field)속에서 높은 속도로 가속해서 에너지를 얻게 하는 장치로, 입자의 궤도모양에 따라 선형가속기(linear accelerator)와 원형가속기(circular or cyclic accelerator)로 나뉘게 된다.

(1) 선형가속기(Linear accelerator)

Rolf wideroe(1902~1996, 노르웨이)가 1928년에 고안한 입자의 가속방식이다. 빔(beam: 입자들의 집단)이 지나가는 경로(pathway)를 따라 전극을 연속해서 직선으로 배치하여 입자(particle)들이 지나갈 때 순간적으로 전압을 바꿔 입자에 에너지와 속력을 계속해서 부여하므로 원하는 에너지를 얻을 때까지 입자를 가속하는 방식이다.

(2) 원형가속기(Circular or cyclic accelerator)

Lawrence(1901~1958, 미국)가 1929년에 고안한 입자의 가속방식이다. 입자에 원하는 에너지를 부여하기 위해서 선형가속기는 입자경로가 직선식이기 때문에 많은 공간과 시설들이 필요했다. 하지만, 원형가속기는 입자의 경로가 원형이기 때문에 공간과 시설들에 제약을 받지 않는다. 입자에 전압을 걸어주는 가속전극(alternating voltage, Dee)과 높은 무선주파수(high radio−frequency), 자장을 형성하는 영구자석(permanent magnet)등으로 구성되어 있다. 낮은 에너지의 사이클로트론(~18 MeV)은 의료용으로 많이 사용되고 있고, 높은 에너지의 사이클로트론(30 MeV~)은 연구용으로 사용되고 있다.

3) 사이클로트론(cyclotron)

사이클로트론 중에서 용량이 작은 것이 의료용으로 이용되고 있고, 주로 양성자(proton)나 중양자(deuteron)를 가속하여서 양성자 과잉원자를 만들어 낸다. 양성자 과잉원자는 베타붕괴(β^+)를 하여 양쪽 180도 방향으로 감마선 2개를 내고, 안정하게 된다. 사이클로트론은 이온을 발생시키는 이온원(ion source), 입자를 가속시키는 전극과 자장을 만들어 주는 전자석이 위치하는 가속영역(acceleration), 가속된 입자가 표적물질에 입사하여 핵반응을 일으키는 표적영역(targetary)으로 구성된다.

(1) 이온원(Ion Source)

수소가스를 고온과 고압상태로 만들면 원자구조가 깨어져서 여러 가지 이온들이 플라즈마를 형성하게 된다. 플라즈마상태의 이온 중에서 양이온(H^+)만 선택적으로 추출한 후에 음전극(cathode)이나 전자 발생물질(filament)에서 만들어진 전자(electron) 두 개가 결합시켜서 음이온(H^-)으로 만들게 된다. 사이클로트론이 가속하는 입자의 종류에 따라 음이온사이클로트론과 양이온 사이클로트론으로 나뉘게 되고, 이온을 만드는 이온원이 사이클로트론 가속전극(Dee) 내부에 위치하느냐 외부에 위치하느냐에 따라 내부용(internal type)과 외부용(external type)으로 나뉘게 된다.

(2) 가속영역(Acceleration)

이온원에서 만들어진 빔은 자기장속에서 직선운동을 원운동으로 바꾸면서 가속전극으로 들어가게 된다. 자장을 형성하기 위해 자석을 사용하는데 사이클로트론에서는 높은 자장을 형성하기 위해 초기의 가속전극을 알파벳 "D" 형태로 만들었기 때문에 사람들이 가속전극을 "Dee"라고 부르던 것이 오늘날에도 계속해서 가속전극을 부르는 용어가 되었다. 여기에 고전압을 걸어주면, 가속전극 내부를 지나가는 빔은 고전압 만큼의 에너지를 얻게 된다. 예를 들면, 25 kV의 가속전극을 빔(electrons)이 지나가면 25 keV의 에너지를 얻게 되는데, 1 eV는 1 volt의 전위차속을 전자 1개가 지나갈 때 얻는 에너지를 말한다. 사이클로트론에는 가속전극이 위, 아래 양쪽으로 설치되어 있으므로, 위의 예와 같을 때 빔이 한바퀴를 돌때 얻는 에너지는 50 KeV가 된다. 따라서 원하는 에너지 만큼 빔을 회전시킨 후에 빔을 타겟으로 보내면 된다.

(3) 표적영역(Targetary)

가속된 빔은 음이온(negative charge)의 형태인데, 원하는 에너지에 도달하게 되면, 그 위치에서 빔을 포집해서 타겟으로 보내게 된다. 이때 회전하는 반대방향으로 빔을 보내기 위해 음이온을 추출프로브(extract probe)에서 제거하고 양이온(positive charge)상태로 만든다. 그러면 전하(charge)가 변해서 운동하는 방향이 반대가 된다. 표적(target)에서는 입사된 빔과 표적물질 사이에서 반응이 일어나는데 이것을 핵반응(nuclear reaction)이라고 한다. 핵반응은 많은 열을 발생시키기 때문에 타겟 주위를 물과 헬륨(helium)가스를 이용해서 냉각시킨다.

(4) 핵반응(Nuclear reaction)

핵반응은 원자핵이 외부의 충격(입자나 다른 원자핵)등으로 다른 핵으로 변환되는 과정을 말한다. 가속입자 a가 정지상태의 원자핵 X와 반응하여 새로운 원자핵 Y와 입자 b를 만드는 과정은 다음과 같이 표시할 수 있다.

$$a + X \rightarrow Y + b \text{ 또는 } X(a,\ b)\ Y$$

핵반응에서는 에너지, 전하, 질량수 보존의 법칙이 성립한다. 즉, Aa + AX = AY + Ab, Za + ZX = ZY + Zb이다. a, X, Y, b의 질량을 각각 Ma, MX, MY, Mb라고 하면, 핵반응 전후에 대한 에너지의 차이를 다음의 식으로 구할 수 있다.

$$Q = [(Ma + MX) - (MY + Mb)]c^2$$

이때, Q > 0의 반응을 발열 반응, Q < 0의 반응을 흡열 반응이라 하고, Q값이 핵반응이 일어날 수 있는 최소한의 에너지인 문턱에너지보다 높아야만 핵반응이 일어날 수 있다. 핵반응에는 여러 가지가 있는데 보통(p, n), (p, α), (d, n), (d, α)의 반응을 이용해서 양전자단층촬영(positron emission tomography: PET)용 방사성동위원소를 생산해낸다. 사이클로트론에서 생산되는 중요 방사성동위원소는 다음 **표 26-1**과 같다.

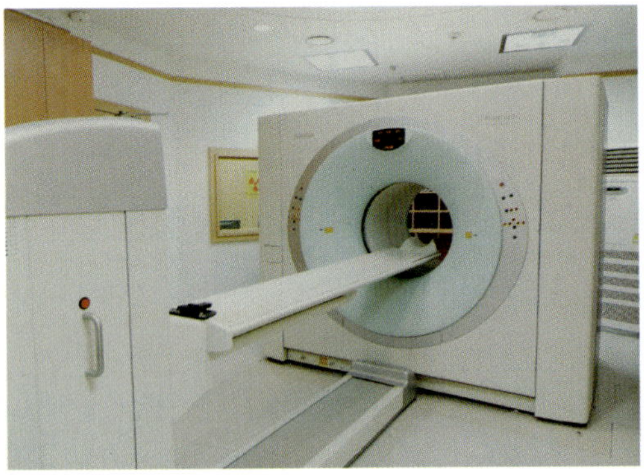

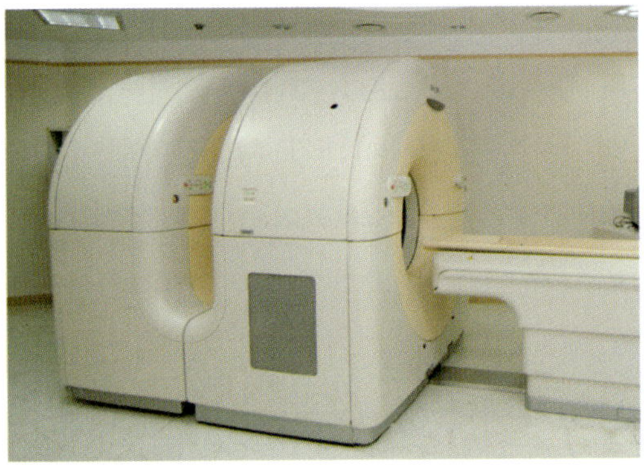

그림 26-1. PET/CT 스캐너

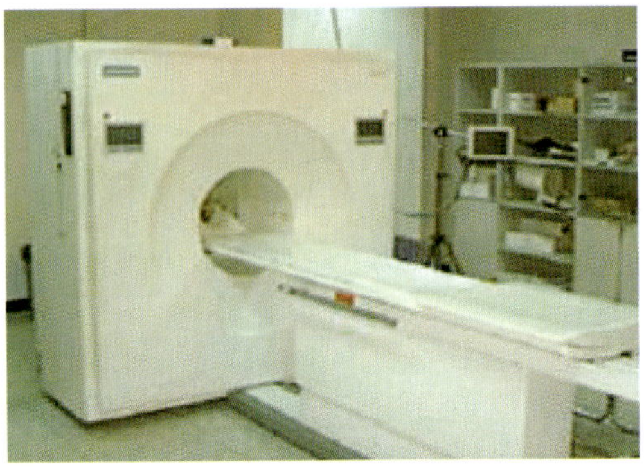

그림 26-2. 국내 최초의 PET 스캐너

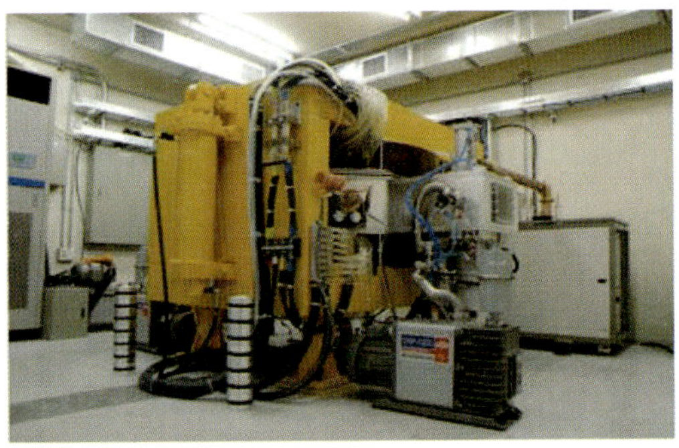

그림 26-3. 국산 사이클로트론(KIRAMS-13)

표 26-1. 사이클로트론 생산 방사성동위원소

방사성핵종	붕괴방식	핵반응	반감기
탄소(^{11}C)	β^+	$^{13}N(p, \alpha)\ ^{11}C$	20.3분
질소(^{13}N)	β^+	$^{16}O(p, \alpha)\ ^{13}N$	10분
산소(^{15}O)	β^+	$^{14}N(d, n)\ ^{15}O$	122초
불소(^{18}F)	β^+, EC	$^{18}O(p, n)\ ^{18}F$	109.7분
구리(^{64}Cu)	β^+, β^-, EC, IC,	$^{64}Ni(p, n)\ ^{64}Cu$	12.7시간
옥소(^{124}I)	β^+, EC	$^{124}Te(p, n)\ ^{124}I$	4.18일

2. 방사성의약품

방사성의약품은 진단용과 치료용으로 크게 구분할 수 있다. 진단용은 체내에 투여된 약품이 특정 장기나 세포에 섭취되면 그 부위에서 방출하는 방사선을 탐지하여 영상을 구성하여 질병을 진단하는데 사용하고, 치료용은 특정병소에 약품이 축적이 되면 그 부위에 방사선이 조사가 되어 세포를 죽임으로써 질병이 치료되는 것이다.

1) 방사성의약품의 특성

- 추적자로서의 작용
- 방사선의 방출
- 반감기의 특성
- 사용상의 제한
- 고가 장비 사용
- 소량 다품종

2) 조제실제제

방사성의약품은 일반의약품들과는 다르게 의사의 처방이나 지시에 의해 특정 환자에게만 사용하도록 되어 있거나 위와 같이 될 것을 예측하여 미리 만들어 두었다가 사용하기 때문에 조제실제제로 볼 수가 있다.

3) ^{99m}Tc 표지 방사성의약품

핵의학에서 쓰이는 진단방사성의약품의 약 80%를 ^{99m}Tc으로 표지된 방사성의약품이 차지하고 있다. 감마카메라를 이용하여 진단용 영상을 만들 때 사용하는 여러 가지 방사성동위원소들 중에서 ^{99m}Tc은 가장 이상적인 체내 영상용 방사성의약품의 조건을 충족하며, 다른 동위원소들에 비해 ^{99}Mo/^{99m}Tc 발생기(generator)로부터 값싸고 손쉽게 구할 수 있기 때문에 핵의학에서 가장 널리 사용되고 있는 방사성동위원소이다.

4) 양전자방출핵종 표지방사성의약품

양전자방출핵종 표지방사성의약품의 초기 연구는 주로 사이클로트론에서 생산된 방사성동위원소인 ^{11}C으로 표지된 화합물로 이루어졌으며, 1978년 ^{18}F FDG(2−fluoro−2−deoxy−D−

glucose)의 합성이 처음 보고됨에 따라 ^{18}F으로 표지된 화합물들에 대한 연구가 활발하게 진행되었다.

5) 친핵성치환반응

^{18}F 표지반응 중에서 직접법에 해당되는 반응은 친핵성치환반응과 친전자성 치환반응이 있다. 이 중에서 친핵성치환반응은 불소(^{18}F−fluoride) 이온이 이탈기(leaving group)를 갖는 전구물질과 반응하여 C−F결합을 형성하는 반응이다. ^{18}O(p,n)^{18}F 핵반응에 의하여 생산된 ^{18}F fluoride 이온은 자체로 친핵성이 낮고 유기용매에도 녹지 않기 때문에, 유기용매에 녹고 친핵성을 높여 치환반응을 수행할 수 있도록 만들기 위하여 특별히 고안된 염을 만들게 된다. 여기에 쓰이는 물질로는 크립토픽스(kryptofix) 222와 테트라부틸암모늄(tetra butyl ammonium)을 이용한다. 친핵성치환반응에 사용되는 용매로는 주로 아세토니트릴(acetonitrile), 디메틸포름아마이드(DMF), 이메틸일산화황(DMSO), 테트라하이드로퓨란(THF)을 사용한다. 또한 주로 사용되는 이탈기는 트리플레이트(trifalte)이고, 이것은 FDG를 합성할 때 사용하는 전구체에 사용되는 이탈기이다.

3. 방사성의 약품의 정도관리

방사성약품의 정도관리는 생산된 lot 번호 한 개의 약품마다 모든 항목을 하도록 되어 있다. 반감기가 짧은 방사성동위원소로 표지된 방사성의약품의 합성 시 무균성, 비발열성, 등장성과 적절한 pH에 대한 확신은 적절한 합성과정을 유지하는데 달려있다. 무균성과 비발열성은 검사할 때 오랜 시간이 소요되므로 주사제로 만들어진 최종 생성물의 일부가 주사된 후 측정된다. 그러므로 같은 합성법으로 만들어진 주사제를 미리 여러 번 시험하여 재현성이 있는가를 확인하고 기록을 남겨둔다.

1) 무균성(Sterility)

무균화는 세균과 유기체를 파괴하거나 제거하는 것이다. 양전자방출 방사성동위원소로 표지 된 방사성의약품은 반감기가 짧고 대부분이 열에 불안정하므로 무균화는 일반적으로 무균막 여과(세공의 크기 : 0.22 ㎛)에 의해 얻어진다. 무균성 시험은 시료에 외부 세균이 들어가지 않도록 유선형 흐름 후드(laminar flow hood)를 사용한 것이 바람직하다. 방사성의약품을 티오글리코산(thioglycollate) 배지에서 30~35℃로 7~14일간이나 콩-카세인 소화(soybean-casein digest) 배지에서 20~25℃로 7~14일간 배양하여 세균이 증식되면 세균이 있는 것으로 판정한다.

2) 비발열성(Apyrogenicity)

발열물질(pyrogenicity)은 열을 내는 물질이다. 이들은 보통 세균의 부산물로 세균성 내독소(endotoxin)와 호환되어 사용된다. 발열물질은 용액을 단순히 가열하거나 막 여과에 의해 제거되는 것이 아니므로 방서성의약품을 제조하는 과정에서 세균이 들어가지 않도록 각별히 주의해야 한다. 특히, 이온교환 물질[AG-11, AG-50 레진(resin)]은 발열물질(즉, 세균이 존재할 가능성)을 함유할 잠재력이 있어 이들을 이용한 분리와 정제에는 특별한 주의가 필요하다.

3) 수소 이온 농도 지수(pH)

방사성의약품의 pH는 제조될 때마다 다를 수가 있다. pH는 쉽고 빠르고, 규칙적으로 측정돼야 하며 각 의약품의 병표면에 표기되어야 한다. 생리적으로 바람직한 pH는 5.5~8 사이에 있어야 한다.

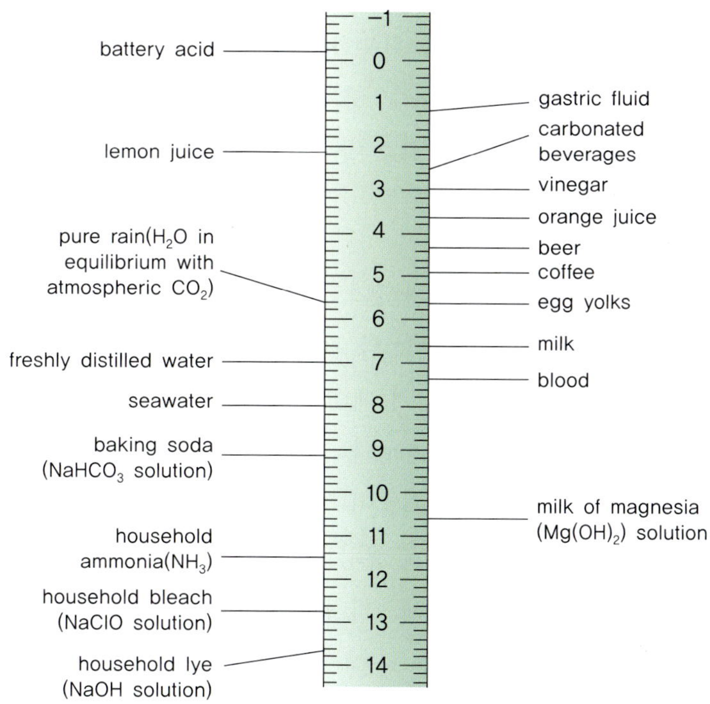

그림 26-4. 수소이온농도지수(pH)

4) 등장성(Isotonicity)

등장성은 각 제조 끝에 정제와 제제 과정을 적절하게 조절하여 얻어진다.

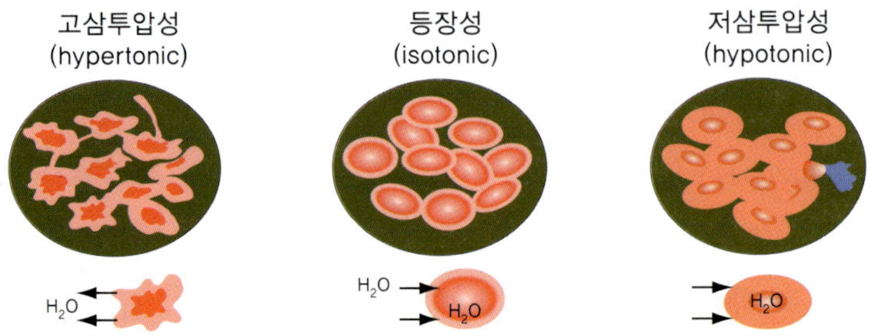

그림 26-5. 등장성

4. PET센터 사이클로트론(Cyclotron)실 업무

1) ^{18}F FDG(2 fluoro 2 deoxy D glucose)의 합성과정

(1) 목적

^{18}F-FDG를 생산하기 위해서는 자동합성장치인 모듈(module)을 사용해야한다. 이것은 피폭을 최소화하고, 반응에 필요한 각종요소를 자동화해서 화학적 반응의 손실(lose)을 줄이고 멸균상태로 방사성의약품을 생산하기 위함이다. 하지만 모듈을 사용하는 중요한 목적은 품질의 일관성(constancy)과 신뢰성(reliability) 그리고 방사선피폭으로부터의 작업종사자의 보호이다.

(2) 작업전 주의사항

합성작업하기 전에 항상 공급되는 전원과 질소가스 그리고 압축공기가 기준치 이상으로 유지되고 있는지 확인해야 한다. 모듈(module)의 관 세척 및 헹구기(line washing & rising)를 확인해야 하며, 누출검사(leak test)와 시약이 제대로 원하는 위치에 끼워져 있는지 확인한다. QMA와 이온교환컬럼(ion exchange column)의 연결이 제대로 되고 있는지 확인해야 한다. 방사선피폭을 방지하는 핫셀(hot cell)의 기압이 잘 유지되고 있는지와 청정관리구역의 운영상태가 정상인지 확인한다. 모듈(module)을 운용하는 컴퓨터 소프트웨어가 잘 구동되는지와 방사성의약품 생산에 사용되는 일회용 카세트의 포장상태가 적절한지도 확인한다. 특히 점검에 있어서는 두 사람이 따로 검사를 하여 혹시라도 못보고 지나친 것이 없는지 확인해야 한다. 합성하기 전에는 핫셀의 납유리문을 닫고 시작해야한다.

(3) 합성 전 점검(preliminary steps)

① 모듈(module)에 연결되어 있는 노트북의 전원을 켜고 비밀번호(password)를 입력하여 컴퓨터에 로그인 후, 바탕화면의 운용 소프트웨어를 열어 비밀번호를 입력하여 전용프로그램 로그인을 한다. 로그인 초기화면에서 모듈(module)기기를 클릭하여 선택한다.

② 프로그램 좌측 하단에 대기상태에서 합성 버튼을 클릭하고 선택모드에서 FDG를 선택한다.

③ 선택한 카세트명이 흰색 메시지박스에 나오면 생산시작 버튼을 클릭하고 비밀번호를 입력한다. 진행과정은 좌측 리스트와 흰색 메시지박스를 확인한다.

- 합성준비(ready to start synthesis procedure) : 시작 버튼을 클릭한다.
- 합성장비 테스트(synthesizer lab unit test) : 계속 버튼을 클릭한다.
- 카세트점검(cassette mounting and barcode reading) : 계속 버튼을 클릭한다.
- 카세트 장착점검(cassette setup) : 기기점검 버튼을 클릭한다.
- 생산방식 선택(synthesis sequence setup) : 생산방식을 선택한다.
- 사이클로트론 타겟 용량(1.5 또는 2.5 mL)을 확인하고 계속 버튼을 클릭한다.

④ 합성 전 점검(preliminary steps)

방사성동위원소 받기(ready to receive activity) : 방사성동위원소 도착 확인 버튼을 클릭한다.

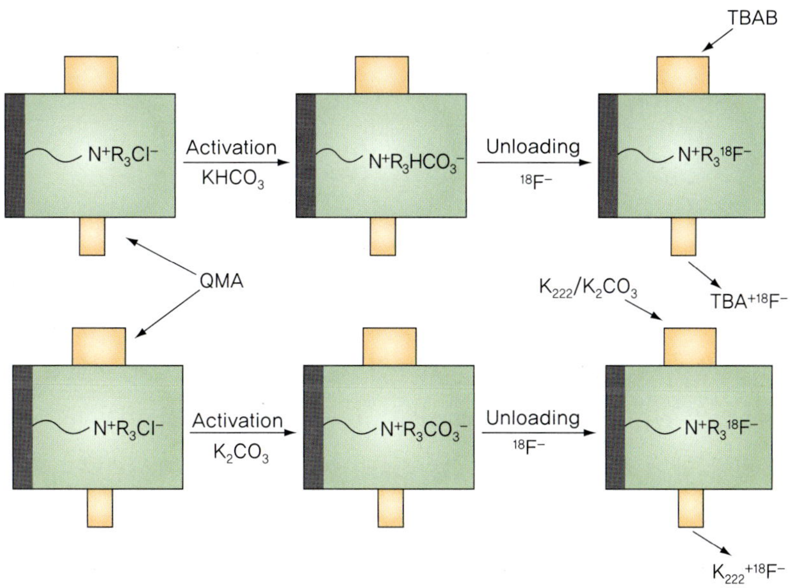

(4) 합성시작(activity recovery and synthesis)

① ^{18}O을 사이클로트론의 표적(타겟)에 장전(loading) 한다. 사이클로트론을 가동하여 빔을 타겟에 조사(irradiation)하여 일정시간 동안 핵반응을 일으킨다. 그러면 다음의 핵반응에 의해 ^{18}F가 생성된다.

$^{18}O(p, n)\ ^{18}F$

② 생성된 ^{18}F를 자동화 모듈에 보내기 전에 합성모듈에 사용되는 모든 관(line)을 증류수와 에탄올을 이용하여 자동으로 세척(cleaning)한다.

③ 합성에 필요한 시약과 여러 가지 이온교환칼럼(ion exchange column), 멸균필터, 멸균 진공병(sterilized vacuum vial)등을 준비하여 준비가 끝난 자동화 합성모듈에 연결한다.

④ 생성된 ^{18}F은 QMA 카트리지(cartridge)에 포획되고, 용리액(eluent)인 테트라부틸암모늄브롬화물(TBAB)나 크립토픽스(K222)를 이용하여 카트리지를 빠져나와 자동합성 모듈의 반응기(reactor)로 들어가게 된다.

⑤ 반응기의 온도를 올리고 진공펌프를 이용해서 음압을 걸어주어 용출액(eluate)에 들어있던 증류수와 유기용매를 제거한다. 그 후에 다시 아세톤(acetonitrile)을 이용하여 수분을 완전히 제거해 준다(공비혼합물법(azeotropic method)).

⑥ 전구체물질 만노즈트리플레이트(mannose triflate)[(beta D mannopyranose, 1,3,4,6 tetraacetate 2 (trifluoro methane sulfonate)]를 반응기에 넣어서 불소화(fluorination)을 시작한다.

⑦ 플루오르화(fluorination)가 끝나면, 용매(solvent)를 제거하고, 1M NaOH를 이용하여 가수분해를 한다.

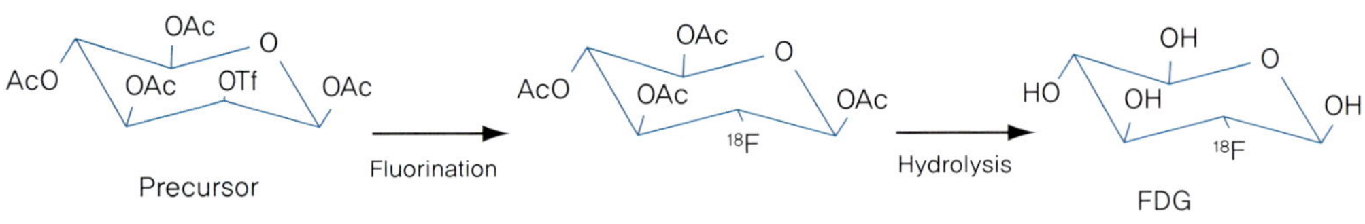

⑧ 가수분해가 끝나면, 합성과정 중에 남아있는 불순물들을 이온교환칼럼(ion exchange column), 알루미나(alumina) Sep-Pak, C-18 Sep-Pak을 이용하여 제거하고, 멸균 진공 병에 담기 전에 멸균필터(GS filter, 0.22 ㎛)를 통과시킨다

(5) 합성완료 및 운송준비(ready to transfer tracer) : 방사성의약품 운송 버튼을 클릭한다.

(사전확인요망– 최종 바이알이 관에 연결되었는지 확인 후 클릭함)

운송(tracer transfer) : 정제과정이 끝나면 메인 이송관을 제거한다.

① 카세트 세척(cassette rinsing) : 카세트 세척과정 또는 종료를 실시한다.

a. 생산방식 완료(finalizing sequence) – 최종점검(finalizing procedure)

b. 합성종료(synthesis procedure ended)

② 제조완료 후 열림(open drawer) 버튼을 클릭하여 사용한 카세트(cassette)를 해체시킨다.

⑨ synthesis report를 출력하고 모듈(module)을 종료하고 컴퓨터 전원을 끈다.

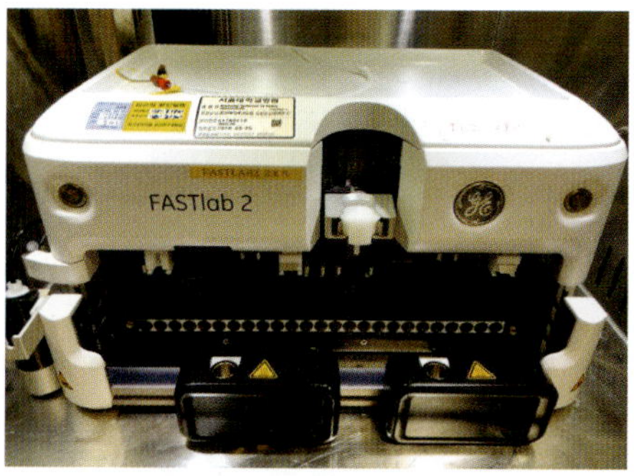

그림 26–6. [FDG 자동합성장치 – Fastlab2]

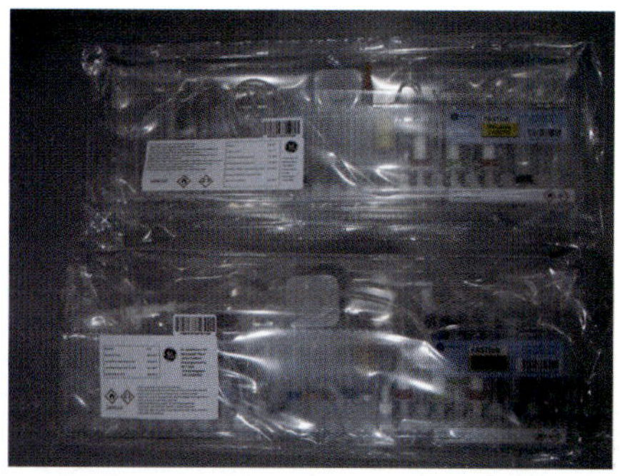

그림 26–7. [FDG 합성용 카세트 – 시약 및 소모품 포함]

2) ^{18}F–FDOPA의 합성

(1) 목적

^{18}F–FDOPA를 생산하기 위해서는 자동합성장치인 모듈(module)을 사용해야한다. 이것은 방사선피폭을 최소화하고, 반응에 필요한 각종요소를 자동화해서 화학적 반응의 손실(lose)을 줄이면서 멸균상태로 방사성의약품을 생산하기 위함이다. 하지만 모듈을 사용하는 중요한 목적은 품질의 일관성(constancy)과 신뢰성(reliability) 그리고 방사선피폭으로부터의 작업종사자의 안전보호이다.

(2) 작업전 주의사항

작업하기 전에 공급되는 전원과 질소가스 그리고 압축공기가 기준치 이상으로 유지되고 있는지 확인해야 한다. 방사선피폭을 방지하는 핫셀(hotcell)의 차압이 잘 유지되고 있는지와 청정관리구역의 운영상태가 정상인지 확인한다. 모듈(module)을 운용하는 컴퓨터 소프트웨어가 잘 구동 되는지와 방사성의약품 생산에 사용되는 일회용 카세트의 포장상태가 적절한지도 확인한다. 정제에 사용되는 HPLC장비와 중간 혼합물을 루프(loop)에 장전(loading)해주는 펌프도 잘 동작하는지 확인한다.

(3) 합성과정

① 이전에 사용한 카세트를 제거하고, 쓰레기병(waste bottle) 및 감쇠용기(decay bag)을 비워준다.

② HPLC에 사용되는 용액을 확인하고 부족하면 더 채워준다.

③ FDOPA 합성방법을 열어서 HPLC 유량을 3 ml로 흘려준 후, 유속(flow rate)이 맞는지 확인한다.

④ 레오다인 밸브(rheodyne valve)를 주입(injection)상태로 바꿔 준 다음 증류수 10 ml로 루프(loop)를 세척한다.

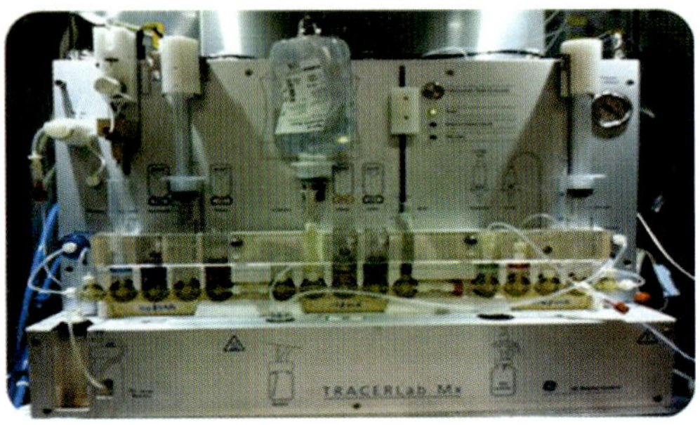

그림 26-8. [FDOPA 자동합성장치 - MX]

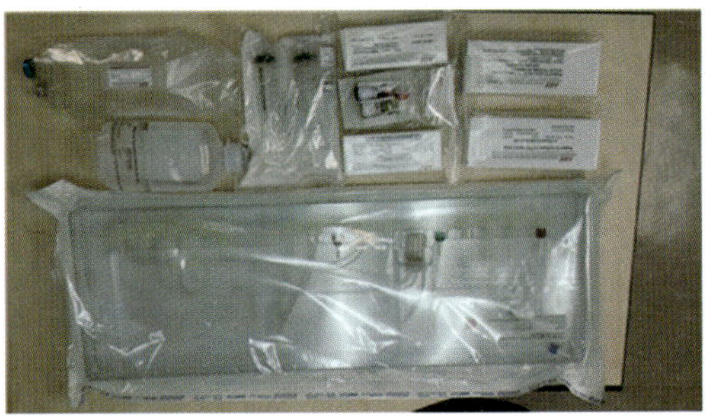

그림 26-9. [FDOPA 합성용 카세트 - 시약 및 소모품 포함]

⑤ 세척과정이 끝나면 레오다인 밸브(rheodyne valve)를 장전(load)상태로 바꿔 준 다음, 증류수 20 ml로 루프(loop)를 세척한다.

⑥ 두 번째 세척과정이 끝나면 HPLC를 준비상태로 바꾼 다음, 레오다인 밸브(rheodyne valve)를 주입(injection)상태로 바꿔서 FDOPA 방법을 샘플주입없이 진행한다. 이때, 레오다인 밸브(rheodyne valve)상태를 주입으로 바꿨을 때 준비라는 팝업창이 사라지면서 해당 과정이 진행되는지 확인한다.

⑦ FDOPA 카세트에 시약과 소모품을 연결한 다음 자동합성장치에 장착한다. 용액에 전구체를 녹일 때 혼합을 30초 이상 충분히 해주고 제대로 장착되어 있는지 확인한다.

⑧ 카세트 장착이 마무리되면 테스트를 진행한 후 방사성동위원소를 자동합성장치로 이송하여 FDOPA 방사성의약품 제조를 진행한다.

⑨ 자동합성장치 에서 제조가 마무리되면 중간 바이알에 모인 FDOPA 혼합물을 주사기펌프를 사용하여 HPLC로 주입하여 정제과정을 진행한다.

⑩ FDOPA HPLC 정제과정이 끝나면 MX 모듈(S-ME-14)과 연결되어 있는 노트북과 HPLC 컴퓨터 전원을 끈다.

3) ^{18}F-FLT의 합성

(1) 목적

^{18}F-FLT를 자동으로 합성하기 위해서이다. 자동합성모듈을 이용한 정확한 온도와 시간 및 시약의 량이 생산량(yield)을 더 높이게 되고, 합성 양을 증가시키게 된다. 가장 중요한 목적은 작업자의 피폭을 줄이는 것과 작업소의 공간선량을 줄이는 데 있다.

(2) 작업 전 주의사항

합성하기 전에 항상 모듈의 관 세척과 헹구기를 해야 하며, 누출검사(leak test)와 시약이 제대로 원하는 위치에 끼워져 있는지 확인하고, 사급 메틸암모늄(QMA)와 이온교환컬럼의 연결은 제대로 되었는지 확인한다. 특히 점검에 있어서는 두 사람이 따로 검사를 하여, 혹시라도 못보고 지나친 것이 없는지 확인해야한다. 합성하기 전에는 핫셀의 납유리문을 닫고 시작해야 한다.

(3) 조작순서

① FDG 모듈 조절용 컴퓨터전원을 켠다.

② 모듈측면(module side) A 또는 B에 세척시약을 장착하고 배수관을 배수통에 연결한다.
(세척 시약 : 아세토니트릴(acetonitrile) ml → 1번, 에탄올(ethanol) 8 ml → 3번)

③ 바탕화면에서 모듈아이콘을 클릭한 다음 모듈 세척을 선택한 후 시작을 클릭한다.

④ 합성시약을 다음과 같이 준비한다.
(TBAB 0.7 ml → 주사기 → 1번 병

전구물질(precursor)(20 mg/ 3 ml) → 2번 병

1.5 M HCl 1.5 ml + ACN 0.5 ml → 3번 병

20% ACN 1 ml → 4번 병

⑤ 정제시스템을 다음과 같이 준비한다.

세팍(Sep-Pak) → 알루미나(활성된) alumina(activated by) 증류수

PVDF 여과기(filter)(0.45 ㎛)

⑥ 합성이 끝나기 전에 미리 Prep HPLC의 용매를 다음과 같은 조건으로 흘려준다(에탄올(ethanol) : 증류수 = 10 : 90).

⑦ ^{18}F이 사급 메틸암모늄(QMA)에 포획(capture)되고 나면, 시작을 누른다.

⑧ TBAB 시약의 증발 과정이 끝나고 나면, 온도를 85℃로 낮춘다.

⑨ 온도가 85℃에 다다르면, 전구물질(precursor)을 넣고, 다시 온도를 120℃로 올려서 20분간 반응시킨다.

⑩ 반응이 끝나고 난 다음, 증발한다.

⑪ 증발이 끝나고 나면 온도를 105℃로 낮춘 다음 3번 시약을 넣는다.

⑫ 3번 병의 시약으로 가수분해를 8분 한다.

⑬ 가수분해가 끝나고 나면 1차 생산병으로 옮기고, 반응병에 남은 것은 4번 시약으로 세척해서 1차 생산병으로 옮긴다.

⑭ Sep-Pak과 필터를 제거하고, 방사능를 측정한다.

⑮ 1.5 ml을 취해서, Prep HPLC로 장전(loading) 하고, HPLC 화면에서 원하는 최고점피크(peak)에 나타나는 RI peak를 3분지(3 way) 밸브를 이용해서 받는다.

4) 플루마제닐(flumazenil: ^{18}F)의 합성

(1) 목적

플루마제닐(flumazenil: ^{18}F)을 자동으로 합성하기 위해서이다. 자동합성모듈을 이용한 정확한 온도와 시간 및 시약의 량이 효율을 더 높이게 되고, 합성 양을 증가시키게 된다. 가장 중요한 목적은 작업자의 피폭을 줄이는 것과 작업소의 공간선량을 줄이는데 있다.

(2) 작업 전 주의사항

합성하기 전에 항상 모듈의 관 세척 및 헹구기를 해야 하며, 누출검사와 시약이 제대로 원

하는 위치에 끼워져 있는지 확인하고, QMA와 이온교환컬럼의 연결은 제대로 되었는지 확인한다. 특히 점검에 있어서는 두 사람이 따로 검사를 하여, 혹시라도 못보고 지나친 것이 없는지 확인해야한다. 합성하기 전에는 핫셀의 납유리문을 닫고 시작해야 한다.

(3) 조작순서

① FDG 모듈 조절용 컴퓨터 전원을 작동한다.

② 모듈측면(module side) A 또는 B에 세척 시약을 장착하고 배수관을 배수통에 연결한다(세척 시약 : 아세토니트릴(acetonitrile) 8 ml → 1번, 에탄올(ethanol) 8 ml → 3번).

③ 바탕화면에서 모듈아이콘을 클릭한 다음 모듈 세척을 선택한 후 시작을 클릭한다.

④ 합성시약을 다음과 같이 준비한다.
(TBAB 0.7 ml → 주사기 → 1번 병
전구물질(precursor)(6.25 mg/ 2 ml) → 2번 병
20% ACN 1 ml → 3번 병

⑤ 정제시스템을 다음과 같이 준비한다.
세팍(Sep-Pak) → 알루미나(활성된) by 증류수
PVDF 필터(PVDF filter : 0.45 ㎛)

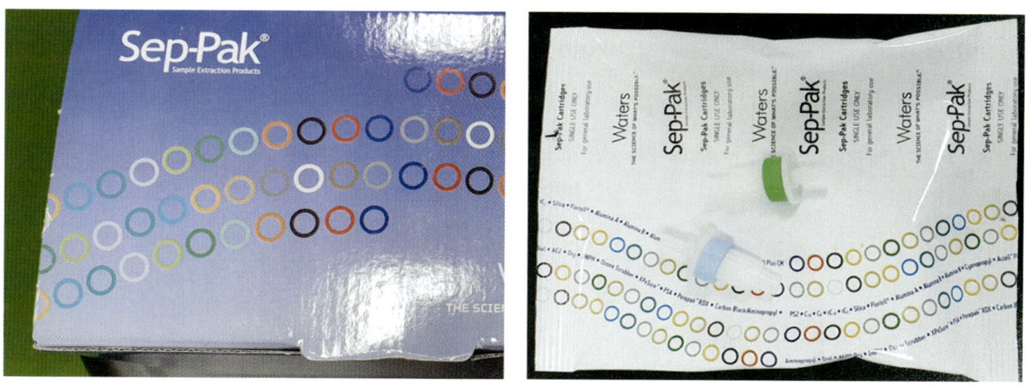

그림 26-10. 세팍(Sep-Pak)

⑥ 합성이 끝나기 전에 미리 Prep HPLC의 용매를 다음과 같은 조건으로 흘려준다.
(에틸알코올 : 증류수 = 10 : 90)

⑦ ^{18}F이 QMA에 포획되고 나면, 시작을 누른다.

⑧ TBAB시약의 증발 과정이 끝나고 나면, 온도를 85℃로 떨어트린다.

⑨ 온도가 85℃에 다다르면, 전구물질를 넣고, 20분간 반응시킨다.

⑩ 반응이 끝나고 난 다음, 증발한다.

⑪ 양이 0.5 ml가 되면, 1차 생산병으로 옮기고, 반응병에 남은 것은 3번 시약으로 세척해서 1차 생산병으로 옮긴다.

⑫ 세팍(Sep-Pak)과 여과지를 제거하고, 방사능을 측정한다.

⑬ 1.5 ml을 취해서, Prep HPLC로 부하(loading)한다.

⑭ HPLC 화면에서 원하는 peak때에 나타나는 RI 피크(RI peak)를 3 way 밸브를 이용해서 받는다.

5) ^{11}C Methionine 합성

(1) 목적

사이클로트론에서 생산된 ^{11}C을 $^{11}CHI_3$로 만들기 위해 loop를 이용하고 $^{11}CHI_3$와 L-호모시스테인(L-homocystein)의 반응에도 HPLC loop를 이용하여 합성을 하는 것으로 합성 후 HPLC의 칼럼을 이용해 ^{11}C 메티오닌(methionine)을 얻는 합성법이다.

(2) 작업 전 주의사항

합성하기 전에 항상 사용되는 루프(loop)는 아세톤과 N_2 가스를 이용해서 깨끗하고 완전하게 세척 및 건조가 되어야 한다. 합성이 이루어지는 모든 관에는 물이 없어야 한다. 시약을 준비할 때와 조작할 때는 무균조작을 위해 무균작업실(clean bench)를 이용해야 한다.

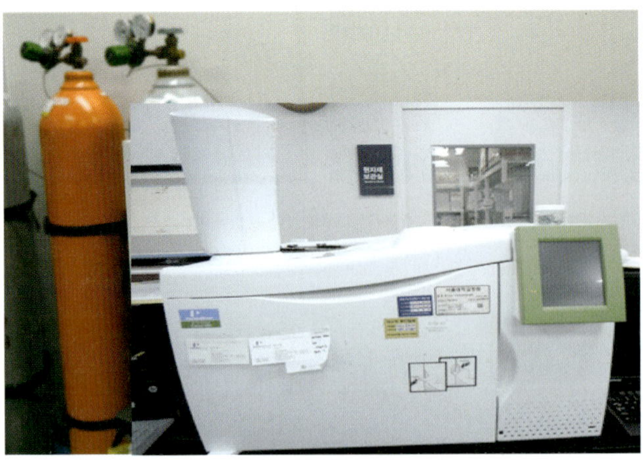

그림 26-11. 가스크로마토그라피(GC)

(3) 조작순서

① 합성에 필요한 모든 관을 아세톤을 이용하여 세척한다. 질소가스를 이용하여 건조를 충분히 30분 이상 해준다.

② HPLC loop의 램프, 3 way 밸브, 질소가스 유속(flow rate), HPLC의 생리식염수, RI검출기 범위, UV검출기 파고 선별 등을 미리 점검한다.

③ 시험관 4개, 긴 바늘(20G) 3개, 일반 바늘(24G) 3개를 준비해서 시험관 2개에는 각각 아스카라이트(ascarite)(1/5 부피), 소다석회(sodalime) & Na_2HPO_4(1/5 부피)를 준비하고 나머지 두 개는 그냥 둔다. 이때 나머지 중 하나에 1 ml DMF를 넣고, 10 mg 전구물질을 녹인다. 주사기에 0.3 M KOH 0.5 ml을 준비한다.

④ 대수그래프지(log sheet)에 있는 그림대로 각각의 시험관을 조립한다. 이동관은 HPLC 주인 바늘에 결합되어진다. HPLC 밸브를 장전(load) 위치에 놓고 HPLC의 "met" 계획서(protocol)를 실행시킨다. 이때 HPLC 용액은 생리식염수.

⑤ 사이클로트론을 약 5분 정도 가동한다. 이때 전가열은 110℃까지 한다.

⑥ Unloading을 하기 전, 합성 loop에 0.2 M LAH/THF 200 ㎕ 주입한다. 그리고, 재빨리 target과 연결된 관을 연결시킨다. 약 5분 정도 방출(unloading) 한다.

⑦ 연결 관에 57% wt HI 1 ml을 주입하고, HPLC 루프(HPLC loop)에 L 호모시스테인(homocystein)을 200 ㎕ 주입한다. 그 다음 질소가스를 불어준다. 약 10분 정도가 지나면, 질소가스를 중단하고 HPLC 루프(loop)에 있는 램프의 전원을 작동한다.

⑧ 30초 뒤 전원을 끄고 1분정도 방치한다. 그 후 생리식염수 1.5 ml을 주입한 후 HPLC 밸브를 주입기로 바꾼다.

⑨ 원하는 시간 때에 나타나는 RI 피크(peak)를 3 way 밸브를 이용해서 생산병에 받는다.

⑩ 방사능을 측정한 다음, 분석적(analytical) HPLC로 분석한다.

6) ^{11}C PIB 합성

(1) 목적

사이클로트론에서 생산된 ^{11}C을 $^{11}CHI_3$로 만들기 위해 loop를 이용하고 $^{11}CHI_3$를 은트리플레이트(silver triflate) 칼럼에 통과시켜서 $^{11}CH_3OTf$로 만든 다음 전구물질와의 반응에도 HPLC loop를 이용하여 합성을 하는 것으로 합성 후 HPLC의 칼럼을 이용해 ^{11}C PIB를 얻는 합성법이다.

(2) 작업 전 주의사항

합성하기 전에 항상 사용되는 loop는 아세톤과 N_2 가스를 이용해서 깨끗하고 완전하게 세척 및 건조가 되어야 한다. 합성이 이루어지는 모든 관에는 물이 없어야 한다. 시약을 준비할 때와 조작할 때는 무균조작을 위해 무균조작실을 이용해야 한다.

(3) 조작순서

① 합성에 필요한 모든 관을 아세톤을 이용하여 세척한다. 질소가스를 이용하여 건조를 충분히 30분 이상 해준다.

② HPLC loop의 램프, 3 way 밸브, 질소가스 유속(flow rate), HPLC의 생리식염수, RI검출기 범위, UV검출기 파장(detector wave length)등을 미리 점검한다.

③ 시험관 4개, 긴 바늘(20G) 3개, 일반 바늘(24G) 3개를 준비해서 시험관 2개에는 각각 아스카라이트(ascarite)(1/5 부피), 소다석회(sodalime) & Na_2HPO_4(1/5 부피)를 준비하고 나머지 두 개는 그냥 둔다.

④ 대수그래프지(log sheet)에 있는 그림대로 각각의 시험관을 조립한다. 이동 관은 HPLC 주입 바늘에 결합되어진다. HPLC 밸브를 load 위치에 놓고 HPLC의 "PIB" 지침(protocol)을 실행시킨다.

⑤ 사이클로트론을 약 5분정도 가동한다. 이때 전 가열은 110℃까지 하고, 트리플레이트(silver triflate) 컬럼은 220℃로 30분 정도 전가열시켜준다.

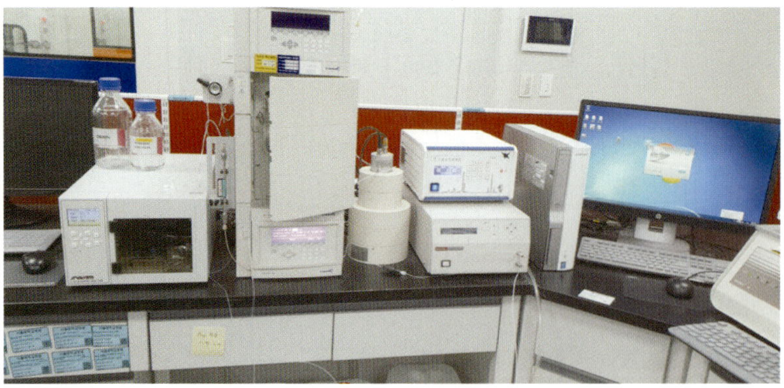

그림 27-12. 고성능액체크로마토그라피(HPLC)

⑥ 방출(unloading)을 하기 전, 합성 loop에 0.2 M LAH/THF 200 ㎕ 주입한다. 그리고, 빨리 표적(target)과 연결된 관을 연결시킨다. 약 5분 정도 방출(unloading) 한다.

⑦ PIB 전구물질 1 mg을 시클로헥사논(cyclohexanone) 100 ㎕에 녹인다.

⑧ 연결 관에 57% wt HI 1 ml을 주입하고, HPLC 루프(loop)에 라클로프라이드(raclopride) 전구물질을 100 ㎕ 주입한다. 그 다음 질소가스를 불어준다. 약 10분 정도가 지나면, 질소 가스를 중단하고 HPLC 밸브를 주입으로 바꾼다.

⑨ 원하는 시간 때에 나타나는 RI 피크(peak)를 3 way 밸브를 이용해서 생산병에 받는다.

⑩ 방사능을 측정한 다음, 분석적(analytical) HPLC로 분석한다.

5. 사이클로트론실 생산 방사성의약품 정도관리

1) 자동분주기(Auto dispensor)(model 401 controller)

(1) 목적

^{18}F-FDG를 원하는 양만큼 취하기 위함

(2) 작업전 주의사항

모든 기구들은 멸균하여 사용하도록 하고, 모든 작업은 무균조작실에서 한다.

(3) 조작순서(세척) –70% 에탄올(ethanol) 사용

① 전원 on ⇒ 창에 "모델(model) 401 ver 1.23" 표시됨

② "WASH – HIT – START"창이 나오면 ⇒ START누름

③ "FILE NUMBER"창이 나오면 ⇒ 1~3 중 하나 선택

④ "SELECT MODE"창이 나오면 ⇒ DISPENSE ⇒ ENTER누름

⑤ "DELIVERY" ⇒ 1000 ⇒ ENTER누름

⑥ "NB ALIQUOTS" ⇒ 1 ⇒ ENTER누름

⑦ "MAN. 0 – AUTO. 1" ⇒ 1 ⇒ ENTER누름

⑧ "NB OF TUBES" ⇒ 1 ⇒ ENTER누름

⑨ "SYRNG.(1ML) 1000" ⇒ ENTER누름

⑩ "ASPIR. TIME" ⇒ 50 ⇒ ENTER누름

⑪ "DELIV. TIME" ⇒ 50 ⇒ ENTER누름

⑫ "PRIME TIME" ⇒ 50 ⇒ ENTER누름

⑬ "ROLL−PRIME−START" ⇒ PRIME누름(10회 이상 순환(circulation) 실시)

(4) 검체조작순서(sampling)

① "ROLL − PRIME − START" ⇒ EDIT PARAM 누름

② "DELIVERY" ⇒ 원하는 양(ML) ⇒ ENTER 누름

③ 세척(washing) 과정 6~과정 12까지 동일

④ "ROLL−PRIME−START" ⇒ START누름

2) 가스 크로마토그라피(Gas chromatography test) 검사

(1) 목적

방사성의약품 내의 유기용매의 양이 얼마 정도인지 측정하는 것으로, 유기용매의 종류와 정확한 양(quantity)을 알아내기 위한 것이다. 방사선 피폭때문에 일주일후 검사를 실시해서 결과를 보고(report)한다.

(2) 작업 전 주의사항

검체를 취하는 모든 작업은 무균조작실에서 실시하도록 하고, 표준 그라프는 미리 작성하여서 약 3개월 정도 사용한 다음, 새로 작성하여 사용하도록 한다. 측정하기전에 사용하는 가스양을 점검하고, 전용 주사기와 주입캡은 잘 관리한다. 주입캡은 한달에 한번 교체하도록 하고, R.T가 std R.T와 ±10% 이상 차이가 나면, 가스류량을 측정한다. 수소가스를 사용하기 때문에 항상 주의를 요하고, 측정이 끝나면, 가스밸브를 반드시 닫아야 한다.

(3) 조작순서

① 수소가스, 질소가스, 에어가스 밸브를 연다.

② GC 장비와 자동치로 데이터 모듈(auto chro data module)의 전원을 켠다. 전용프로

그램을 컴퓨터에서 활성화 시킨다.

③ GC 장비가 초기화(initialization)되고, 오븐(oven)의 온도가 올라가는 동안, 측정해야 할 검체를 준비한다. 1 ml 주사기를 이용하여, 생산병에서 검체를 0.2 ml 정도 뽑는다. 이때 생산병이 오염되지 않도록 주의한다.

④ 제일 먼저 전용주사기로 증류수 1 ㎕ 뽑은 후 GC 장비에 주입한다. 측정과정이 모두 끝난 다음, 다음 step으로 넘어간다.

⑤ 준비된 검체로부터 전용주사기로 1 ㎕를 뽑은 후 측정한다.

⑥ 얻어진 결과는 표준곡선을 이용해서 ppm단위로 농도를 알 수 있다.

⑦ 정해진 보고서 양식에 맞게 프린트를 하고 보관한다.

⑧ 모든 검체에 대해 측정이 끝나면, 장비 및 모듈의 전원을 끄고, 가스밸브도 잠근다.

⑨ 사용된 주사기는 잘 정돈해서 정해진 위치에 버리고, 주입용 전용 주사기는 물과 에탄올로 잘 씻은 다음 건조기에 넣고 건조해서 원래의 자리에 위치시킨다.

3) 고성능액체크로마토그라피(High performance liquid chromatography: HPLC) 검사

(1) 목적

방사성의약품의 정상적인 합성을 확인하기 위한 것이다.

(2) 조작순서

① 해당 제품을 분리, 분석하기 위해 필요한 용리액(eluent)를 준비한다.

② 배출구(outlet)으로 나오는 용리액(eluent)의 유속(flow rate)를 확인하고 관내에 기포가 있는지 여부를 확인한다.

③ HPLC의 컬럼을 세척해준다.

④ 제품이 생산된 직후 일정한 양을 취한다음, 전용 주사기를 이용하여 검체를 얻는다.

⑤ 검체의 방사능량을 측정하여 기록하고, HPLC로 주입한다.

⑥ 검체의 피크(peak) 위치와 표준물질의 피크(peak)를 확인한다.

⑦ 검체의 면적과 표준물질의 면적을 구하여 비방사능(specific activity)를 계산한다.

4) 에너지스펙트럼(511 keV) 확인 검사법

(1) 목적

사이클로트론에서 생산된 방사성동위원소의 적합여부를 판단하기 위해 사용하는 것으로 방사성동위원소 각각은 고유한 에너지를 방출하는 것을 원리로 하여서 감마선계측기를 이용하여 에너지스펙트럼을 측정한다.

(2) 작업 전 주의사항

감마선계측기는 보정(calibration)은 되어 있어야 하고, 검체에는 측정하고자 하는 핵종이외의 다른 핵종이 포함되어 있어서는 안된다.

(3) 조작순서

① FDG 양(dose)을 적당량 시험관에 준비한다.

② 빈 카셋트를 준비하고, 인식표 3번을 카셋트에 끼운 다음, 시험관을 카셋트 1번에 위치시킨다.

③ 감마선계측기의 전원을 켠다.

④ 3번 카셋트와 “stop” 카셋트를 준비해서 순서대로 감마선계측기에 위치시킨다.

⑤ “F2(SC 명령어(commands))” → “F5(측정(count))”를 순서대로 누른다.

⑥ “F1”을 두 번 눌러서 cpm값을 확인한다.

⑦ “F4(Spectraview)”를 눌러서, 스펙트럼(spectrum)을 확인한다.

5) 순도시험(박층크로마토그라피: TLC 이용) 검사법

(1) 목적

주사제로 사용되는 방사성약품내에 방사화학적순도를 측정하기 위하여 박층크로마토그램을 이용한 것이다. 방사성약품 내에 유리형의 양이 증가하면 영상 판독시 다른 결과를 얻을 수 있으므로 전 체중에서 결합형의 양이 95% 이상이 되는지 확인해야 한다.

(2) 작업 전 주의사항

박층크로마토그라피(TLC) 스캐너가 보정이 되어있는지 확인하고, 이동상용액(95% 아세토니트릴(aceotonitrile: C_2H_3N))의 제조날짜를 확인하고, 피펫과 팁을 확인한다. 박층크로마토그라피(TLC) 스캐너의 P10 가스가 충분한지도 확인한다.

(3) 조작순서

① FDG를 주사기를 이용하여 소량을 취한다.

② 미리 만들어 놓은 95% ACN과 TLC 알루미나 시트(alumina sheet), 피펫(2 ㎕), 팁을 준비한다.

③ TLC sheet의 1 cm정도 위치에 피펫을 이용해 0.1 ㎕정도를 취해서 선이 그어져 있는 부분에 점을 찍듯 작업한다.

④ 약 10초 정도 실온에 놔두고, 그 동안에 준비한 빈 시험관에 95% ACN을 1 ml 정도 분주한다.

⑤ TLC 시트(sheet)를 핀셋을 이용하여 시험관에 수직으로 심는다.

⑥ 약 15분 정도 지난다음 핀셋을 이용하여, TLC sheet를 꺼낸 다음, 드라이기를 이용해서 sheet를 잘 말린다.

⑦ TLC장비의 판위에 놓는다.

⑧ 바탕화면의 아이콘을 클릭하여 창을 띄운다.

⑨ 획득(aquisition)을 클릭한 다음, 우선모드(quick start)를 클릭한다.

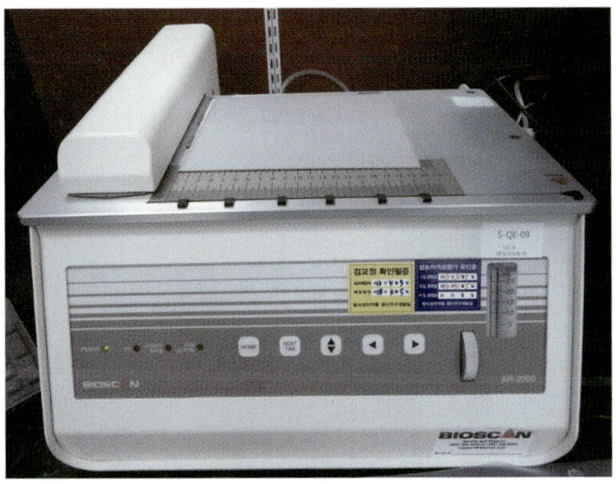

박층 크로마토그라피(TLC)

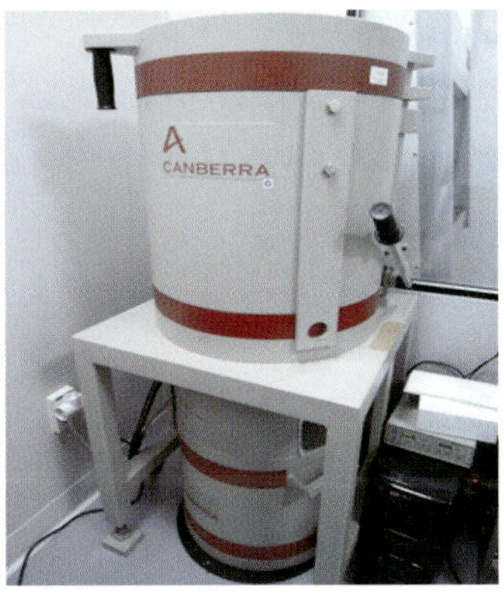

Multi channel analyzer(MCA) 감마계측기

그림 26-13.

⑩ 실험(study)에서 PET을 선택, 방법(method)에서 FDG를 선택, 파일이름(file name)을 입력한다.

⑪ 시작을 클릭한 다음, 과정이 끝날 때까지 기다린다.

⑫ 과정이 끝난 다음, 데이터파일열기(open data file)을 클릭해서 해당 화일을 클릭한다.

⑬ 증발을 클릭하고, peak finder click, 결과에서 프린트를 클릭한다.

⑭ 결과지를 파일(file)에 철한 다음, % of ROIs의 값을 생산보고서에 기록한다.

6) 주사제의 불용성이물(성상검사) 검사법

(1) 목적

주사제로 사용되는 방사성약품은 합성 후 병에 담겨있게 되고, 환자에게 사용하기 전에 불용성이물여부를 확인해야한다.

(2) 작업 전 주의사항

합성하기 전에 방사성약품을 담을 멸균진공바이알의 내부를 충분히 육안으로 관찰하여 내부에 불순물 등이 있는지 반드시 확인해야 한다. 멸균진공바이알의 고무가 바늘에 의해서 병 내부로 들어가지 않도록 해야 한다.

(3) 조작순서

① 용기의 외부를 깨끗이 닦는다.

② 백색광원 약 1000룩스(lux)를 준비한다.

③ 육안으로 관찰한다.

④ 합성 후에 최종 생산병을 백색광원을 이용해서 관찰한다.

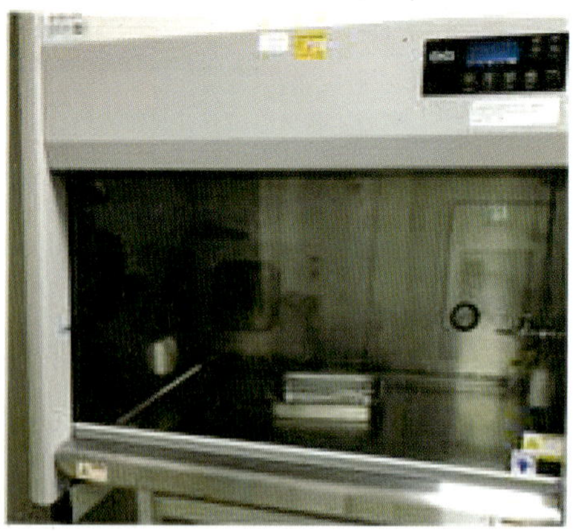

그림 26-14. 생물안전작업대(bio safety cabinet)

7) 박테리아(Bacteria test) 검사법

(1) 목적

주사제로 사용되는 방사성약품내에 미생물의 유무를 시험하는 검사법으로 직접 배지에 배양하는 방법을 사용한다. 배지는 BAP와 쵸콜렛(chocolate)배지를 사용한다. 모든 검사는 미생물실에서 직접 접종 및 배양을 하므로 무균상태로 검체를 접수시키는 것이 중요하다.

(2) 작업 전 주의사항

모든 작업은 무균조작시설인 생물안전작업대(bio safety cabinet)에서 하도록 한다. 검체채취 및 검체를 담는 시험관(tube) 오염되지 않도록 주의한다.

(3) 조작순서

① 무균시험을 미생물실에 의뢰하기 위해, 검체를 채취한다.

② 모든 준비과정은 무균조작실에서 해야 한다.

③ 검체의 양은 3 ml이상이 되도록 하고, 부족한 경우는 생리식염수를 이용한다.

④ 발열검사(pyrogen test)결과가 들어있는 의뢰서를 검체와 함께 미생물실에 보낸다.

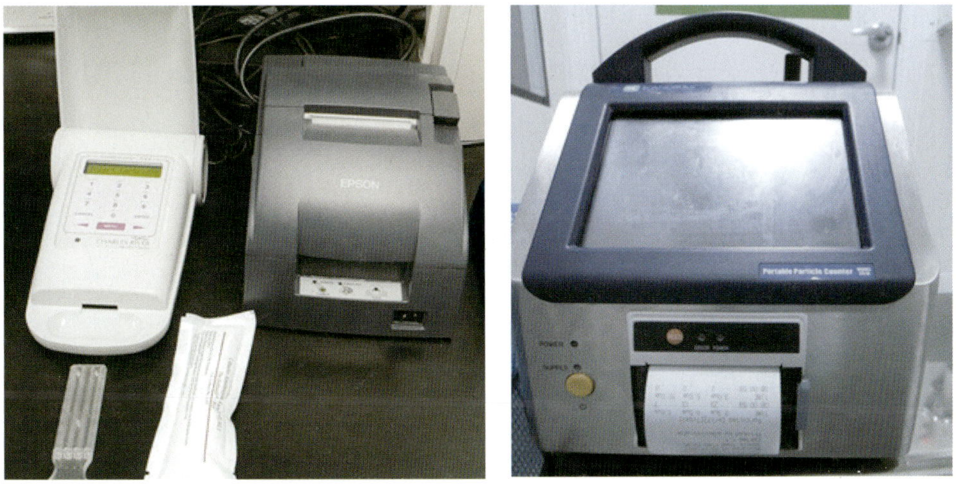

그림 26-15. 엔도톡신측정기와 부유입자측정기

8) 낙하균(Dropping bacteria test) 검사법

(1) 목적

방사성약품을 합성하기위해 필요한 시약과 이온교환 칼럼등을 준비하는 장소인 무균조작실내부의 청정도를 확인하기 위한 것이다.

(2) 작업 전 주의사항

배지의 상태를 확인하여서 정상적인 것을 사용하고, 자외선등(ultraviolet light)을 끄고(off), 전원을 작동(on)시켜 정상적으로 후드가 작동하는지 여부를 확인한다. 배지는 진균용으로 SDAC와 세균용으로 혈액한천(BAP)배지, 멕콘키(MAC)배지, 쵸콜렛(chocolate)배지를 사용하지만, 우리는 범용적으로 사용되는 TSA(Tryptic Soy Agar) 배지를 사용한다.

(3) 조작순서

① 빛(light)을 끄고, 무균실을 깨끗이 정리한다.
② 생물안전작업대(bio safety cabinet)에서 정해진 위치에 각각의 배지들을 놓는다.
③ 배지의 뚜껑을 열어서 15분간 방치한다.
④ 배지의 뚜껑을 닫은 다음, 거꾸로 해서 37℃ 48시간 배양을 한다.
⑤ 배지에서 눈에 보이는 집락(colony)이 있는지 확인하고 그 개수를 센다.
⑥ 관리기준은 등급(class) 100에서 낙하균 최대치를 집락(colony)개수 1개로 하고, 그 이상이 관찰되었을 때에는 HEPA 필터를 교체한다.

9) 생물학적 내독소실험(LAL test) 검사법

(1) 목적

주사제로 사용되는 방사성약품내에 그람음성균의 엔도톡신(gram negative bacterial endotoxin)유무를 확인하기 위한 것으로써 엔도톡신이 참게의 혈구성분추출성분 생물학적 내독소실험(LAL test)을 활성화하여 겔화를 일으키는 반응에 기초하여 엔도톡신을 검출 또는 정량하는 방법이다.

(2) 작업 전 주의사항

항온수조(water bath)의 전원을 1시간정도 미리 ON해 놓는다. 냉장 보관하는 LAL test는 10분 전에 꺼내어서 실온이 되도록 하고, 사용하는 물은 멸균한 생리식염수를 사용하도록 하고, 모든 조작은 무균조작실에서 하도록 한다.

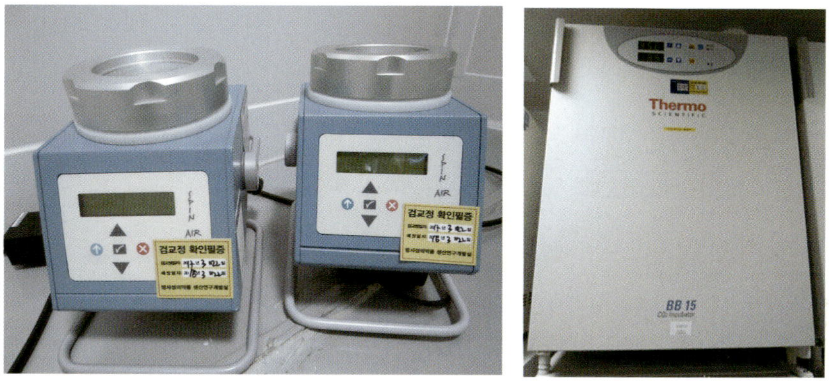

그림 26-16. 세균 채집기와 세균 배양기

(3) 조작순서

① 발열검사시험관(pyrogen test tube)을 세울 수 있는 랙(rack)에 양성대조(positive control)와 음성대조(negative control)를 준비하고, 검체의 개수만큼 시험관을 준비한다.

② 항온수조의 온도를 36℃로 유지한다.

③ 대조에는 생리식염수를 2 ml 넣고, 검체시험관에는 생리식염수 1 ml과 검체 1 ml을 넣는다.

④ 분주가 끝난 랙을 항온수조에 넣고, 1시간 동안 반응시킨다.

⑤ 반응이 끝난 다음, 시험관을 거꾸로 세운 다음, 젤(gel)이 형성되어서 흘러내리지 않는 것을 양성결과로 판독하며, 그 이외의 나머지는 음성으로 결과를 기록한다.

10) 수소이온농도지수(pH)

(1) 목적

주사제로 사용되는 방사성약품은 주사되는 양이 적음에도 불구하고, 환자 몸에 주사되기 전에 적정 pH를 유지해야 한다.

(2) 작업 전 주의사항

pH 용지를 사용하는 경우에는 주관적 판단이 발생할 수 있으므로 교차확인하고, pH 범위가 넓은 것(pH 1~12)과 좁은 것(pH 5~8)을 사용한다.

(3) 조작순서

① TLC 스캐너를 위해 취한 소량의 제품 중 일부분을 피펫을 이용하여 취한 다음, pH 종이 위에 떨어뜨린다.

② 약 10초 정도 지난다음 색의 변화를 확인하고, 해당 색과 같은 pH값을 찾아서 기록한다.

11) 필터 검사

(1) 목적

최종 생산병 바로 전 단계에 설치된 지에스 필터(GS filter)(0.22 ㎛)의 성능검사를 위해 실시하는 것이다. 밀리포어(Millipore)사의 지에스필터(GS filter)(0.22 ㎛)는 상업적으로 대량생산되기 때문에 사용하기 전에 검사를 해서 문제유무를 판단해야 하지만, 여기서는 기포점 검사를 이용하여 필터의 적합유무를 판단한다.

(2) 작업 전 주의사항

필터가 배기(vented) 인지 확인하고 다른 필터와 착각하지 말고 장착해야 한다. 사용되는 헬륨(He) 가스의 압력이 필터의 최대부하 압력인 5 bar(75 psi) 이하인지 확인한다.

(3) 조작순서

① 합성을 시작하기 전에 미리 설치된 감시카메라(cctv)의 전원을 켜서 시야가 확보되었는지 확인한다.

② 합성최종단계에서 증류수가 멸균진공병에 들어가는 것을 확인한다.

③ 증류수가 완전히 들어간 다음 기포가 보이는지를 주의 깊게 관찰한다.

④ 기포가 눈에 보이지 않으면, 필터의 성능에 이상이 없음을 확인하고, 약품분배를 위한 단계로 넘어간다.

⑤ 만약 기포가 보이면, 합성 조작이 끝난 다음, 다른 핫셀로 최종 병을 옮긴 다음, 새로운 필터를 이용하여 필터를 한다.

⑥ 주사기를 이용하여 필터가 끝나고 난 후, 주사기를 이용해서 천천히 공기를 주입해 본다. 병 내부에 기포이 보이지 않음을 확인한 후, 약품분배를 위한 단계로 넘어간다.

부록

용어의 해설

ANS : T3, T4 이들이 TBG(thyroxine binding globulin)와 결합을 차단시키는 8-Anil-ino-1-Napthalene Sulfonic Acid.

GARGG(goat-anti rabbit gamma globulin) : 이중항체 분리기술에서 제2항체로서 흔히 이용된다. 염소(goat)의 감마글로불린(IgG)은 제 1항체로 이용되는 집토끼의 감마글로불린에 대해서 만들어진 것이다. 그 반응은 용액에서 쉽게 원심분리되는 입자의 모체를 형성한다.

TRH 자극시험 : TRH를 환자에 투여한 후 TSH 반응을 검사해서 뇌하수체 또는 시상하부의 TSH 부족현상을 진단한다.

diiodotyrosine(T_2) : T3, T4 형성에 관계하는 조직 유리요오도화된 전단계 물질, 갑상선에서 발견됨.

감마선계측기(gamma counter) : 탈륨으로 처리되는 옥소화나트륨의 고체 결정을 이용한 섬광계측기로 원자핵으로부터 방출된 감마선을 결정에서 빛으로 바꾸고 광전자증배관에서 에너지를 증폭하여 전기적신호로 만든다.

갑상선자극호르몬 유리호르몬(thyrotropin releasing hormone: TRH) : 시상하부에서 생산되어 뇌하수체가 TSH를 방출하도록 영향을 준다.

결합(bound) : 시험관내에서 항체와 결합하는 항원의 량

결합능(binding) : 항원, 항체의 반응처럼 결합되는 화학과정을 말하며 이러한 결합과정은 단백질과 유리나 숯 같은 다른 물질간에서도 일어난다.

결합활성(avidity) : 면역복합체가 형성된 수의 항원, 항체간의 결합의 강도

결합률(percent bound) : 방사능 표지체가 항체(수용체)와 결합하는 백분율로 보통 시험관 전체 계측값의 백분율로 계산된다.

결합친화도(affinity) : 항체와 항원간에 일어나는 결합친화력의 강도

경합적단백결합(competitive protein binding : CPB) : 단백질 결합체를 이용하는 모든 실험을 포함하는 광범위한 뜻을 가진다. 단백질 결합체에는 감마글로불린, TBG, 베타락토글로불린 및 다른 종류의 것들도 포함된다.

고형상법(solid phase technique) : 항원 혹은 항체를 구슬, 세파덱스, 플라스틱, 유리 또는 종이와 같은 불용성 물질과 결합시키는 RIA 방법으로 이것은 간단한 분리 기술이며 지금은 기술적인 여러 가지 이유가 해결되어 현재 가장 많이 이용하고 있다.

교차반응(cross reaction) : 측정하는 물질과 유사한 물질이 분석시험에 얼마나 간섭 하는가의 정도

뇌하수체(pituitary gland) : 두뇌하부에 있는 내분비선으로 시상하부에 부착되어 있으며 갑상선, 부신피질과 다른 내분비선의 기능을 조절한다. 뇌하수체선.

단세포군항체(monoclonal antibody) : 동일한 면역특성을 가진 특이항체로 단세포군항체를 다량 생산하는 방법은 측정하고자 하는 항원에 대해 면역된 동물의 비장에서 항체 생성 세포(림프구)를 얻어 골수종세포와 융합시킨다. 하나의 림프구와 하나의 골수종 세포가 융합되면 잡종세포(hybridoma)가 만들어진다. 이 융합세포는 림프구의 항체 생성능과 악성골수종세포의 무한정한 증식을 동시에 가지게 되어 필요한 단세포군항체의 지속적인 보급원이 된다.

동결건조(lyophilization) : 액체상태의 시약을 동결건조로 신속한 냉각방법과 고도의 진공상태에서 냉각제품의 탈수(dehydration)에 의한 안정된 생물학적 시약을 만드는 방법

동종항원(alloantigen) : 같은 종류의 동물에서 항원성을 가지는 항원

동종항체(alloantibody) : 같은 종류의 동물 사이에서 면역되어 얻어지는 항체

리간드(ligand) : 결합을 의미하는 라틴어로 보통 항원으로 언급됨

면역글로불린 A(IgA) : Anti-A, Anti-B 등의 소위 자연항체를 말한다. 면역과정에 있어서 이들은 비교적 빨리 나타나며 이에 비하여 IgG 항체들은 면역말기에 나타난다.

면역글로불린 G(immunoglobulin : IgG) : 혈청 면역글로불린의 주요성분이며 가장 다양한 형태의 항체. 1가 항체(univalent Ab), 불완전항체(inxomplete Ab)등으로 부르는 항체들이 모두 이에 속한다.

면역글로불린 M(IgM) : 혈청속에 있는 항갑상선항체 또는 타액 등에 분비되는 몇몇 항체들이 이에 속한다.

면역방사계수측정법(immunoradiometricassay : IRMA) : 항원대신 항체가 표지되는 RIA의 한 형태로 유리항원을 포함한 항체는 면역흡착제를 경유하여 제거된다. 용액에 남아있는 포화 상태의 항체나 혹은 면역흡착제에 의해 제거된 불포화상태의 항체는 계측될 수 있다.

면역원(immunogen) : 면역반응을 일으킬 수 있는 물질

면역학(immunology) : 병원균에 대한 저항력 또는 신체기능에 관한 학문이다. 이런 학문의 근원이 된 것은 한번 걸린 전염병에는 다시는 잘 걸리지 않는다는 사실이다.

면역흡착제(immunosorbents) : 불용성물질과 결합되었지만 면역학적 결합능력을 가지고 있는 항원이나 항체로 이것들은 항체의 정제 혹은 분리시스템에서 이용될 수 있다.

모노요오도티로신(monoiodotyrosine : MIT) : 갑상선에서 발견되는 T3의 이론화된 조직전구물질.

민감도(sensitivity) : 측정 가능 농도가 낮을수록 민감도는 높다.

방사면역측정법(radioimmunoassay : RIA) : 방사능표지가 된 항원이 환자의 검체 항원과 항체에 결합하는 자리다툼을 하고 결합한 것과 결합하지 못한 부분을 분리 하여 검체 항원의 양을 측정하는 검사

방사측정법(radioassay) : 분석된 비방사능 추적자와 유사한 방사능 표지가 있는 추적자를 이용한 경쟁결합 기술의 아류

베타선계측기(liquid scintillation counter) : 베타선을 측정하는 기기로 베타선을 방출하는 핵종에서는 액체섬광체에서 빛을 만들어내고 그 빛을 전압파로 증폭하여 측정

분당계측율(counts per minute : cpm) : 방사성핵종에서 방사선이 방출되는 양을 측정기가 1분 동안에 보여 주는 계측값을 말한다. 즉 cpm은 분당 일어나는 실제의 방사선 방출량과 계측값은 계측효율과 비례적인 함수관계를 가진다.

비방사능(specific activity) : 단위 질량당 존재하는 방사능의 양

비특이결합(non specific binding : NSB) : 제1항체 이외의 모든 것에 대한 반응 정도 이것은 방사능 표지체가 항체 이외의 물질에 어느 정도 결합하는가를 보여 준다.

생리식염수(saline) : 체액과 동등한 삼투압을 가진 염 용액

생물학적면역원(biological vs. Immunological Properties) : 생체 조직에서는 반응을 일으키는 물질이 그 자체로서는 면역반응을 일으킬 수 없는 경우도 있다.(예 : 특수한 항체의 형성) 그러므로 이 물질은 항체와 결합할 수 없다. 다시 말하면 RIA와 같은 면역 반응으로서는 검사할 수 없다는 것을 뜻한다. 물론 이것은 생물학적으로는 매우 높은 가능성을 가지는

것이지만 몇몇 화합물은 접합에 의해 성질이 변화되어 면역성을 가지게 된다. RIA 방법은 생물학적 활성의 측정법이 아니라 면역학적 활성의 측정법이다.

생물학적측정(bioassay) : 동물의 유리된 조직 혹은 미생물에서의 화합물의 효능을 결정하는 절차

시상하부(hypothalamus) : 시상하부에 있는 두뇌하부의 작은 일부분으로 알려진 주요 기능은 내장활동, 물의 균형, 온도 등에 관계되는 자율규제 기능이다. 이 기관은 호르몬을 방출하는 TRH와 같은 여러 종류의 호르몬을 방출한다.

시험관내 피복방법(coated tube method) : 항원을 항체가 피복되어 있는 시험관에 결합시키는 고형상 RIA 방법

알부민(albumin) : 환자의 검체(혈청, 혈장)에 다량으로 존재하는 수용성 단백질로 환자에 따라 함량은 다르나 분리 방법에 따라 결과에 영향을 준다. 그러므로 몇몇 RIA 실험방법에 있어서 다양한 함량의 차이는 잘못된 결과를 산출하는데 적용한다.

역가(titer) : 분석에 사용되는 항체의 최적 희석농도로 높은 역가(high titer)라는 말은 항체를 포함한 원래의 혈청은 효능이 좋고 희석이 가능한 것을 뜻한다.

외부표준법(external standard channels ratio) : 액체섬광계측기에서 소광(quenching)문제를 교정 하는 방법

원심력(GS) : 중력의 비교원심력(relative centrifugal force : RCF)=0.00001118 × rotator 반경(cm)×(분당회전수)^2 왜냐하면 원심분리기의 반경에 따라 rpm만으로는 용액으로부터 결정 소구를 분리시키는 힘이 충분치 않을 경우가 많기 때문이다.

유리형(free form, unbound) : 방사면역측정법에서 항체와 결합되지 않은 항원들

이디티에이(ethylene diamin tetra acetic acid : EDTA) : 에틸렌 디아민산초산-백색의 분말로 혈액을 저장하는데 첨가하면 응고를 방지하고 보존기간의 연장을 가능 하게한다.

이소성호르몬(ectopic hormone) : 내분비 종양이 아닌 종양이 호르몬을 생산하는 것(폐의 소세포암)

이종항원(heteroantigen) : 어떤 한 종류의 동물에서 얻을 수 있는 항원이며 다른 종류의 동물에 항체를 생성할 수 있는 항원

이종항체(heteroantibody) : 다른 동물에서 유래하는 항원의 자극에 의해 생산되는 항체

이중항체법(double antibody technique) : 항원과 결합한 제1항체에 직접 작용하는 제2항체를 넣어주어 제1항체와 제2항체가 반응하여 유리형의 표지항원과 항체(제1항체)와 결합된 표

지항원을 분리하는 방법으로 원심분리하여 액체상태에서 침전물을 쉽게 분리할 수 있다.

이차갑상선기능저하증(secondary hypothyroidism) : 뇌하수체 혹은 시상하부조절선의 이상으로 인한 갑상선 기능장애, 혈청 TSH 측정은 진단에 도움을 준다.

정도관리(quality control) : 검사 결과가 항상 일정하고 정확하게 측정되도록 확인하는 작업.

정밀도(precision) : 분석 재현의 정도를 말하며 검체를 반복적으로 실험할 때 똑같은 결과를 얻을 수 있는 능력

정소성호르몬(entopic hormone) : 본래의 호르몬을 자율적으로 과잉 생산하는 것(부신피질종양에서 ACTH 과잉 생산)

정확도(accuracy) : 검사에서 얻어지는 결과치가 어느 정도 참값(true value)에 얼마나 근접할 수 있는가 하는 정확도

제1항체(primary antibody) : 이중항체법에서 제1항체는 측정되는 물질(항원)에 대해서는 특징적이다.

제2항체(second antibody) : 이중항체법에서 제2항체는 항원과 복합체가 된 제1항체를 향하게 된다. 제2항체는 제1항체-항원 복합체를 유일한 항원으로 한다. 이 반응은 원심분리되는 큰 입자의 결합체를 만들기 위한 방법이다.

체내검사(in-vivo test) : 생체내의 실험

체외검사(in-vitro test) : 시험관내의 실험

최고결합(maximum binding) : 항체가 표지항원과 포화상태에 이른 시험관내의 반응(이때의 비표지항원은 존재치 않는다) 이것은 실험 조건중에 투여된 일정량의 항체와 어느 정도의 항원이 결합될 수 있는가를 말해 준다. 또한 이것은 당신의 실험이 얼마나 잘 되었는가를 알려주는 중요한 지표가 된다.

최적(optimization) : 측정방법을 조절하여 원하는 민감도와 정확도 등을 얻는 실험과정(이것이 반드시 가장 큰 민감도를 얻는 방법은 아님)

추출(extraction) : RIA 방법에서 간섭화합물로부터 측정될 물질을 분리하는 과정. 보통 성분의 10~20%는 이 과정에서 소실된다.

콘주게이트(conjugate) : 항원이 될 수 없는 물질(합텐)과 단백질의 화학결합. 이것은 합텐이 면역반응을 일으키게 하거나 또는 좀 더 쉽게 방사성표지를 할 수 있도록 한다. 항원이 될 수 없지만 합텐 혼자서도 콘주게이트로부터 형성된 항체와 반응할 수 있다.

텍스트란 피복탄말(dextran coated charcoal : DCC) : 텍스트란이 입혀진 탄말, 유리형을 흡착하여 결합형과의 분리하는데 사용하며 시간과 온도에 주의가 필요하다.

특이도(specificity) : 특이성, 특수성이라고도 하며 간섭물질로부터의 유리정도(degree of freedom)

민감도와 특이도 계산방법

$$\text{민감도} = \frac{\text{진짜양성}}{\text{진짜양성} + \text{가짜양성}} \times 100$$

$$\text{특이도} = \frac{\text{진짜음성}}{\text{진짜양성} + \text{가짜음성}} \times 100$$

어떤 검사의 결과가 여러 검사와 비교 확인한 결과가 다음과 같다면

결과	양성(환자)	음성(정상)
양성	100	9,990
음성	10	89,900

$$\text{민감도} = \frac{100}{100 + 10} \times 100 = 91\%$$

$$\text{특이도} = \frac{89,900}{89,900 + 9,900} \times 100 = 91\%$$

티록신결합알부민(thyroxine binding prealbumin : TBPA) : 전체 순환 T4의 소량에 비교적 느슨하게 결합되는 혈액단백질

표준곡선(dose response curve) : 실험에 있어서 표준값 곡선에 항체와 결합하는 항원의 양에 대한 백분율 혹은 여러 기준에 의한 cpm을 말한다. 이 곡선으로부터 모르는 검체의 양이 측정된다.

표지(tag) : 화학물질에 표지되는 추적자. 방사면역측정법에 있어서 동위원소가 되며 표지(label)와 동의어이다.

표지항원(radioligand) : 항체와 결합할 수 있는 방사성동위원소표지가 된 항원

합텐(hapten) : 항체와 결합할 수 있지만 그 자체는 항체를 생산하지 못하고 담체와 결합해야만 항체를 생산할 수 있는 물질로 불완전한 항원

항원(antigen : Ag) : 동물에 주사해서 항체형성 유발시킬 수 있으며 특정한 항체와 결합할 수 있는 물질

항체(antibody : Ab) : 특정한 항원과 반응하는 면역글로불린으로 원하는 항원을 자극시킴으로서 동물에서 얻을 수 있다.

항혈청(antiserum) : 특정한 항체를 가진 초면역성 동물에서 얻어지는 혈청

혈장(plasma) : 혈구가 없는 피의 액체부분으로 새로 뽑은 피에 항응고제를 넣고 원심분리시켜 준비된다.

혈청(serum) : 혈액응고가 일어난 후 혈병 수축에 의해 스며 나오는 담황색의 액체

혼합액(cocktail) : 조직용매, 불소성의 물질 혹은 가용화제로 구성되는 액체섬광액체로 베타선방출을 계측하는데 필요하다.

효율(efficiency) : 방사능계측기가 보여 주는 원자 방출량의 백분율

$$\text{즉 효율} = \frac{\text{분당 계측값(cpm)}}{\text{분당 붕괴율(dpm)}} \times 100$$

국가고시 예상문제

01 1896년 우라늄(uranium)에서 방사선을 발견한 사람은?

A. 독일의 Roentgen　　B. 프랑스의 Becquerel
M. 프랑스의 Curie　　Y. 미국의 Blumgart

02 방사면역측정법(radioimmunoassay)을 개발한 사람은?

A. Yallow와 Berson　　B. Ekins
M. Greenwood와 Hanter　　Y. Curie

03 우리나라에서 방사성동위원소를 의학적으로 처음 도입한 년도는?

A. 1945 년　　B. 1955 년
M. 1959 년　　Y. 1965 년

04 라디움(radium)을 발견한 과학자는?

A. Yallow와 Berson　　B. Roentgen
M. Curie　　Y. Greenwood와 Hunter

1. B　2. A　3. M　4. M

05 보아아톰의 원자구조에서 M각까지 들어 갈 수 있는 최대 전자 수는?

A. 2개
B. 8개
M. 18개
Y. 28개

06 방사성동위원소(radioisotope)란?

A. 원자번호가 같고 질량수가 다른 것으로서 핵이 불안정하여 방사선을 방출하는 것이다.
B. 원자번호가 다르고 질량수가 같은 것으로서 핵이 안정하여 방사선을 방출하는 것이다.
M. 핵이 안정하므로 알파, 베타, 감마선 등을 방출하는 것을 말한다.
Y. 원자번호와 질량수가 모두 다르며 핵이 불안정하여 방사선을 방출한다.

07 동위원소(isotope)란?

A. 양자수와 중성자수가 같은 원자
B. 양자수는 같으나 중성자수가 다른 원자
M. 전자수는 다르나 중성자수가 같은 원자
Y. 양자수는 다르고 중성자수가 같은 원자

08 다음의 핵종 중, 방사성핵종만을 나열한 것은?

A. ^{3}He, ^{18}F
B. ^{14}C, ^{18}O
M. ^{22}Na, ^{35}S
Y. ^{31}P, ^{40}K
Z. ^{55}Fe, ^{59}Co

5. Y 6. A 7. B 8. A

09 다음 중 방사성동위원소의 반감기에 해당되지 않는 것은?

A. 물리적반감기
B. 화학적반감기
M. 생물학적반감기
Y. 유효반감기

10 옥소-125(^{125}I) 100 kBq가 120일 후에는 (　　)이다.

A. 100 kBq
B. 50 kBq
M. 25 kBq
Y. 12.5 kBq
Z. 6.25 kBq

11 방사성동위원소의 반감기에 대한 설명 중에서 틀린 것은 어느 것인가?

A. 방사능(radioactivity)이 1/2로 감소하는 시간이다.
B. 각 방사성동위원소마다 고유의 값을 가지고 있다.
M. 온도, 습도, 압력 등의 영향을 받는다.
Y. T(Half life) = 0.693/λ(붕괴 상수)이다.
Z. 옥소-131의 반감기는 8일이다.

12 다음 방사성동위원소의 물리적반감기가 틀린 것은?

A. ^{18}F – 110분
B. ^{131}I – 8일
M. ^{51}Cr – 45일
Y. ^{125}I – 60일
Z. ^{14}C – 5,730년

9. B　10. M　11. M　12. M

13 다음은 핵종과 반감기 및 이용에 대한 짝이 틀린 것은?

A. ^{51}Cr – 27.8일 - 장단백소실률검사
B. ^{59}Fe – 44.3일 - 철 대사검사
M. ^{57}Co – 267일 - 실링 검사
Y. ^{125}I – 60일 - 방사면역측정

14 옥소-131을 인체에 1000 kBq를 투여한 경우 유효반감기는 약 몇 일인가? (Tb = 5일)

A. 3일
B. 5일
M. 8일
Y. 13일

15 광자(Photon)와 물질과의 상호작용에서 만들어지지 않는 것은?

A. 광전효과(photoelectric effect)
B. 제동방사선(bremsstrahlung)
M. 컴프턴효과(compton effect)
Y. 전자쌍생성(pair production)

16 방사능의 단위인 37 kBq는 다음중 어느 것에 해당되는가?

A. 3.7×10^{1} dps
B. 3.7×10^{4} dps
M. 3.7×10^{7} dps
Y. 3.7×10^{9} dps
Z. 3.7×10^{10} dps
* dps : disintegration per second

13. A 14. A 15. B 16. B

17 다음 중 방사능(radioactivity)의 단위는?

A. 렘(Rem)
B. 시버트(SV)
M. 기가베크렐(GBq)
Y. 그레이(Gy)
Z. 렌트겐(R)

18 방사선에 관한 단위가 아닌 것은?

A. 엑스선(X-ray)
B. 라드(Rad)
M. 램(Rem)
Y. 렌트겐(Roentgen)

19 다음 방사선 단위에서 흡수선량의 SI 단위는?

A. 렌트겐(Roentgen)
B. 시버트(Sievert)
M. 그레이(Gray)
Y. 큐리(Curie)
Z. 전자볼트(eV)

20 부피의 단위 중 틀린 것은?

A. 1 L = 10 dL
B. 1 ul = 10^{-3} ml
M. 1 ml = 1,000 ul
Y. 1 dL = 10 ml

21 체외피폭의 방어수단으로 틀린 것은?

A. 반감기에 의한 방어
B. 거리에 의한 방어
M. 시간에 의한 방어
Y. 차폐에 의한 방어

17. M 18. A 19. M 20. Y 21. A

22 방어의 목표중에서 틀리게 설명한 것은?

A. 방사선피폭을 수반하는 행위는 확실하게 정당화해야 한다.
B. 결정론적 영향의 발생을 방지한다.
M. 확률론적 영향의 발생을 용인하는 수준까지 제한해야 한다.
Y. 방사선을 이용하기 위해 방사선구역에서 작업하는 종사자만을 위한 것이다.
Z. 불필요한 방사선의 피폭은 최대한 적게 받도록 한다.

23 방어의 기본 원칙이 아닌 것은?

A. 최대허용선량을 지키고 가능한 한 줄이기 위해 노력을 해야 한다.
B. 작업을 시작할 때는 규정을 확실히 엄수하여 실시해야 한다.
M. 방사성물질을 취급하기 위한 시설, 기구, 방사선측정기를 준비한다.
Y. 외부피폭을 줄이되 내부피폭은 문제가 되지 않는다.
Z. 방사선방어의 최적화로 행위가 정당화되었을 경우에도 가능한 낮게 유지되도록 한다.

24 방사선 차폐에 관한 설명이다. 틀린 것은?

A. 알파선은 투과력이 약하기 때문에 얇은 고무장갑으로도 충분히 차폐된다.
B. 베타선의 경우는 처음에 납으로 베타선 에너지를 낮춘 후, 플라스틱판으로 차폐한다.
M. 감마선은 일반적으로 밀도가 크고 원자번호가 큰 물질로 차폐한다.
Y. 속중성자의 차폐에는 통상 물, 파라핀, 콘크리트가 이용된다.

25 체내피폭의 방어수단으로 틀린 것은?

A. 차폐물의 선택
B. 작업의 익숙
M. 오염방지
Y. 환경의 관리

22. Y 23. Y 24. B 25. A

26 다음 중 외부피폭의 방어에 해당되지 않는 것은?

A. 작업 시간
B. 거리
M. 차폐
Y. 피부상처

27 방사선으로부터 인한 피해를 줄이는 방호는 어느 것인가?

A. 냄새
B. 방사능
M. 색
Y. 판매가격

28 표면오염 검사(smear test)법에서 틀린 것은?

A. 사용시설내의 오염이 예상되는 지역을 설정한다.
B. 여과지를 1 cm씩 잘라서 오염이 있는 지역 100 cm^2(10×10 cm)를 고르게 문지른다.
M. 문지른 여과지를 시험관에 담아 방사능을 베타선계측기에서 측정한다.
Y. 측정 에너지 범위는 보통 ^{125}I 와 ^{131}I를 정한다.
Z. 먼저 방사능측량계로 오염을 측정한다.

29 방사성폐기물의 특성이 아닌 것은?

A. 반감기를 인공적으로 파괴(조절) 할 수 없다.
B. 폐기물에 의한 방사선의 장해는 신체적인 것보다 유전적인 장해가 있다.
M. 허용농도의 허용수치는 각 핵종 마다 특유한 값을 가지고 있다.
Y. 폐기하는 밀봉선원은 철저하게 관리하여야 한다.
Z. 폐기물의 방사선 방출단위를 0으로 해야 한다.

26. Y 27. B 28. M 29. Z

30 조혈계의 방사선 장해에 대한 설명이다. 맞는 것은?

A. 조혈간세포의 분열능력을 완전히 잃으면 급성방사선장해는 회복되지 않는다.
B. 치사선량을 받은 개체에 조혈간 세포를 주사하면 반드시 구명효과가 있다.
M. 조혈간세포는 골반의 골수에만 존재한다.
Y. 조혈계의 장해는 흉부만 방어하면 막을 수 있다.
Z. 분화된 혈액세포보다 조혈간세포 쪽이 방사선감수성이 낮다.

31 방사선의 감수성이 높은 조직부터 순차적으로 낮게 짝지어진 것은?

A. 간 - 근육 - 눈
B. 비장 - 골수 - 생식선
M. 생식선 - 피부 - 신경
Y. 눈 - 간 - 피부

32 장기와 조직에서 방사선에 의한 확률론적 영향이 가장 높은 것은?

A. 생식선
B. 유망
M. 적색골수
Y. 폐
Z. 갑상선

33 필름뱃지(film badge)의 설명 중 틀린 것은?

A. 충격에 약하다
B. 방사선의 종류를 알 수 있다
M. 온도나 습도에 약하다
Y. 방사선량을 방사선필름의 흑화정도를 측정함으로써 피폭선량을 알 수 있다.
Z. 결과를 보존 할 수 있다.

30. A 31. M 32. M 33. A

34 개인피폭선량측정용 필름뱃지 취급법으로 틀린 것은?

A. 필름뱃지 껍데기(케이스)는 구조상 충격에는 영향이 없다.
B. 사용하는 필름뱃지와 함께 대조용필름(control film)을 준비할 필요가 있다.
M. 필름뱃지는 1년마다 현상처리해도 된다.
Y. 필름뱃지를 착용하지 않을 때에는 방사선 영향이 없는 곳에 보관한다.

35 배후방사능(background)에 해당되지 않는 것은?

A. 자연의 방사성 핵종
B. 우주선
M. 광전자증배관의 열잡음
Y. 검체의 방사선
Z. 기계자체의 방사선

36 개인피폭선량계의 사용법으로 적절하지 못한 것은?

A. 방사선 작업중, 수시로 그 장소에 대한 피폭선량을 확인하기 위하여 TLD를 착용하였다.
B. 감마선에 의한 피폭선량의 측정은 필름뱃지 착용
M. 수시로 피폭선량을 알아보기 위하여 포켓선량계 착용
Y. 필름뱃지의 착용은 앞가슴에 작용하는 것이 좋다.

37 방사능측정기(survey meter)의 기술 중 틀린 것은?

A. 기체가 들어있는 칸에 전극들이 들어 있어 고전압이 걸리도록 고안된 기기이다.
B. 사용하는 기체는 90%의 argon과 10%의 ethanol이다.
M. 가격이 저렴하고 소형이므로 소지하고 다닐 수 있다.
Y. 감마선을 검출하는 능력이 높아 각종 방사성동위원소를 구별할 수 있다.

34. M 35. Y 36. A 37. Y

38 고체섬광체(NaI)의 계측기는 어떤 방사선측정에 이용되는가?

A. 베타선 에너지
B. 알파 입자
M. 감마선 에너지
Y. X-선

39 검체의 감마선계측에 대한 설명 중 틀린 것은?

A. 검체 시료의 양이 일정해야만 한다.
B. 계측에 사용하는 용기가 일정해야 한다.
M. 계측하는 시험관에서 시료의 위치가 검출기내의 중앙에 오도록 한다.
Y. 검체의 계측치는 5,000~20,000 cpm으로 하는 것이 좋다.
Z. 검체에는 색소가 있으면 소광이 발생하므로 무색이 좋다.

40 방사성선원을 측정하여 90,000 cpm을 얻었을 때 계측오차는?

A. ± 100 cpm
B. ± 200 cpm
M. ± 300 cpm
Y. ± 900 cpm

41 감마선계측기에서 검체(시료) 측정시에 틀린 것은 어느 것인가?

A. 시료의 량은 일정해야 한다.
B. 시료를 사용하는 용기는 일정해야 한다.
M. 시료의 계측치는 5,000~20,000 cpm이 좋다.
Y. 시료는 무색이어야 한다.
Z. 시료의 용기는 일정해야 한다.

38. M 39. Z 40. M 41. Y

42

분당계측값(counts per minute : cpm)의 설명중에서 틀린 것은?

A. 방사성핵종에서 방사선이 방출되는 양을 측정기가 1분 동안에 보여 주는 계측값을 말한다.
B. 분당계측율은 실제의 방사선 방출량과 계측값은 계측효율에 비례한다.
M. 분당계측율은 계측효율을 알면 방사능량을 계산할 수 있다.
Y. 분당계측율과 분당붕괴율은 같다.
Z. 방사면역측정법에서 분당계측값으로 표준곡선을 작성하고 여기에서 검체의 값을 읽는다.

43

베타선계측기(liquid scintillation counter)에서 계측하지 않는 핵종은?

A. ^{3}H – 12.5년
B. ^{14}C – 5,730년
M. ^{125}I – 60일
Y. ^{32}P – 14.3일
Z. ^{35}S – 87.1일

44

액체섬광체(liquid scintillator)의 설명 중 틀린 것은?

A. 제1용질은 용매에서 에너지를 받아서 발광한다.
B. 제2용질은 광전자증배관의 파장에 맞게 긴 파장의 빛으로 바뀐다
M. 용질은 감마선의 에너지를 받아서 빛으로 바꾸어주는 물질이다.
Y. 용매는 시료 및 용질을 녹일 수 있는 용액으로 용해성이 높아야 한다.
Z. 용매로는 톨루엔, 1.4 다이옥세인 등이 있다.

42. Y 43. M 44. M

45 액체섬광계수기는 어떤 방사선 측정에 이용되는가?

A. 알파선
B. 베타선
M. 감마선
Y. 엑스선
Z. 감마선과 엑스선

46 베타선계측기에서 사용하는 측정용기가 아닌 것은?

A. 전용 측정용기를 사용하여야 한다.
B. 보통 시험관을 사용해도 무방하다.
M. 보통 유리제품과 합성수지 뚜껑을 한 병을 사용한다.
Y. 폴리에틸렌 제품의 용기를 사용하면 배후방사능을 줄일 수가 있다.

47 방사성의약품을 선택할 때 필요가 없는 것은?

A. 방사선의 종류
B. 색
M. 화학적 형태
Y. 반감기
Z. 순도

48 방사성의약품 취급방법의 설명 중 틀린 것은?

A. 먼저 방사성의약품을 확인하고 표지를 붙인다.
B. 붕괴표(decay chart)를 이용하여 방사능의 양을 계산한다.
M. 보관은 방사선을 차단할 수 있는 용기에 넣어 냉암소에 보관한다.
Y. 사용시에는 멸균하여 감염 및 오염을 방지한다.
Z. 반감기가 다할 때까지 사용한다.

45. B 46. B 47. B 48. Z

49 면역반응에서 낚시(hook) 효과라고 말하는 현상의 원인은?

A. 방사면역측정에서 표지항원이 항원보다 다량으로 있을 때
B. 방사면역측정에서 표지항체가 항체보다 다량으로 있을때
M. 면역방사계수측정에서 항원이 항체보다 다량으로 있을때
Y. 면역방사계수측정에서 표지항원이 항체보다 다량으로 있을때

50 50. 다음에서 비방사능(specific activity)의 단위가 아닌 것은?

A. dps/g
B. Ci/g
M. Coulomb/kg
Y. dps/mol

51 방사성동위원소를 인체에 투여 시 고려해야 할 점이 아닌 것은?

A. 방사능의 량
B. 약리 작용
M. 반감기
Y. 방사성동위원소의 색

52 다음의 검사와 질환의 짝이 틀린 것은?

A. 혈장량측정 – 진성다혈증
B. 실링검사 – 재생불량성빈혈
M. 적혈구수명측정 – 용혈성빈혈
Y. 철대사측정 – 철결핍성빈혈

49. M 50. M 51. Y 52. A

53 다음은 검체검사실에서 필요 없는 것은?

A. 감마선계측기　　B. 항온수조
M. 미량피펫　　Y. 감마카메라

54 혈장철소실곡선에 대한 질환과 결과에서 짝이 틀린 것은?

A. 정상인 — 60~100분　　B. 재생불량성빈혈 — 100분 이상
M. 철결핍성빈혈 — 60분 이하　　Y. 악성빈혈 — 30분 이하

55 다음 방사능의 단위 중 틀린 것은?

A. 1 GBq = 1,000 MBq　　B. 1 Ci = 3.7×10^{10} dps
M. 1 dps = 1 Bq　　Y. 37 MBq = 3.7×10^{10} dps

56 검사에서 얻어지는 결과치가 참값에 근접할 수 있는가를( ) 라 한다.

A. 정밀도(precision)　　B. 정확도(accuracy)
M. 예민도(sensitivity)　　Y. 특이도(specificity)
Z. 재현성(reproducibility)

53. Y　54. Y　55. Y　56. B

57 다음 질량의 단위 중 틀린 것은?

A. 1 kg = 1,000 g
B. 1 g = 1,000 mg
M. 1 ug = 1,000 ng
Y. 1 ng = 1,000 ug

58 민감도(sensitivity)를 높이는데 설명 중 틀린 것은?

A. 비방사능이 높아야 측정이 가능하다
B. 항원과 항체의 비가 일정해야 한다.
M. 항원이 순수해야 한다.
Y. 반응시간을 길게 하여야 한다.
Z. 온도를 높게 하여야 한다.

59 방사면역측정법의 구성 요소가 아닌 것은?

A. 항원(antigen)
B. 방사성 추적자(radioactive tracer)
M. 항체(antibody)
Y. 보강제(adjuvant)
Z. 결합형과 유리형(B/F)의 분리

60 방사면역측정(RIA)에서 ^{125}I를 ^{131}I보다 많이 쓰는 이유는?

A. 방사성핵종의 순도가 높다.
B. 반감기가 짧다.
M. 계측효율(counting efficiency)이 낮다.
Y. ^{131}I에 비해 에너지가 높아 다루기 쉽다.
Z. ^{131}I에 비해 유효기간이 짧아 사용하기 좋다.

57. Y 58. Z 59. Y 60. A

61

표준액으로 갖춰야 할 점은?

A. 한번 얼렸다 녹이면 다시 사용할 수 없다.
B. 혈청보다 물에 잘 용해되어야 한다.
M. 언제나 냉동 건조된 상태로 구입해야 한다.
Y. 순수한 형태로 구입이 가능해야 한다.

62

방사면역측정에서 옥소-125(^{125}I)가 가장 많이 이용되는 이유 중 틀린 것은?

A. 방사성옥소가 대부분의 단백질호르몬에 쉽게 표지할 수 있기 때문이다.
B. 반감기가 60일로 사용하는데 적당하고 비교적 장기간 저장할 수 있다.
M. 감마선을 내며 35 keV의 낮은 에너지를 방출하여 높은 계측효율을 얻을 수 있다.
Y. 비교적 적은 차폐(shieId)만으로도 이용할 수 있다.
Z. 값이 제일 싸서 경제적이다.

63

결합형과 유리형의 분리에 고려되어야 할 조건이 아닌 것은?

A 유리형과 결합형을 정확하게 분리해야 한다.
B. 방법이 간단해야 한다.
M. 재현성(reproducibility)이 낮아야 한다.
Y. 시간이 적게 걸려야 한다.
Z. 다량의 시료를 쉽게 처리할 수 있어야 한다.

61. Y 62. Z 63. M

64 경쟁반응과 비경쟁반응의 구분은?

A. 방사성동위원소를 표지시키는 방법에 따라
B. 반응시에 시약의 첨가하는 순서에 따라
M. 항체의 종류에 따라
Y. 결합형과 유리형의 분리방법에 따라
Z. 검사종목에 따라

65 이중항체법(double antibody method)에서 항체의 설명 중 틀린 것은?

A. 제1항체는 항원에 대한 항체이다.
B. 제1항체는 표지항원에 대한 항체이다.
M. 제2항체는 항원에 대한 항체이다.
Y. 제2항체는 제1항체에 대한 항체이다.

66 면역방사계수측정법(IRMA)의 설명 중에서 틀린 것은?

A. 항원대신 항체가 표지되는 RIA의 한 형태
B. 결합형과 유리형의 분리는 면역흡착제를 경유하여 제거된다.
M. 모든 검사는 한 번의 반응으로 결과를 얻을 수 있다.
Y. 어떤 검사에서는 후크효과가 나타날 수 있다.
Z. RIA 보다 높은 민감도를 얻을 수 있다.

67 고형상방법(solid phase method)에 쓰이지 않는 것은?

A. 분말(세파텍스, 셀루로스)
B. 시험관(플라스틱, 폴리에틸렌)
M. 구슬(폴리프로필렌, 플라스틱)
Y. 텍스트란
Z. 여과지

64. A 65. M 66. M 67. Y

68 염석침전법(salt precipitation)의 설명 중 틀린 것은?

A. 항원항체결합형을 침전시키는 방법이다.
B. 황산암모늄[$(NH_4)_2SO_4$] 등의 염을 첨가하면 고분자의 항원항체 결합체는 침전된다.
M. 근래 PEG가 흔히 쓰이며 취급하기 간단하고 빠르게 모든 항체를 침전시킨다.
Y. 유리형을 침전시키는 방법이다.

69 고형상방법(solid phase method)의 장점이 아닌 것은?

A. 결합형과 유리형의 분리가 극히 간단하다.
B. 시간이 많이 걸린다.
M. 귀중한 제1항체의 소모가 많아 값이 비싸다.
Y. 측정 민감도가 높다.
Z. 수많은 시험관에 일정량의 항체를 피복시키는 기술이 필요하다.

70 방사성동위원소를 항체에 표지시켜 측정하는 검사법은?

A. 방사면역측정법(radioimmunoassay)
B. 방사효소분석(radio enzymatic analysis)
M. 면역방사계수측정법(immunoradiometric assay)
Y. 방사수용체측정법(radioreceptor assay)
Z. 포화분석법(saturation analysis)

68. Y 69. B 70. M

71 표준곡선(standard curve)의 작성에 필요 없는 것은?

A. 검체의 계측값
B. 전체방사능에 대한 표준액의 결합%(B/T×100)
M. 최고결합시험관의 결합량(zero bound: B_0)에 대한 표준액의 결합비(B/B_0)
Y. 표준액의 계측값
Z. 표준액의 함량

72 비특이결합(non specific binding:NSB)의 설명 중 틀린 것은?

A. 표지항원이 제1항체 이외의 모든 것에 대한 반응정도
B. 표지항원이 항체 이외의 물질에 어느 정도 결합하는가를 보여준다.
M. 표지항원이 검체항원이 없을 때 일어나는 결합반응
Y. 검사의 민감도에 영향을 미칠 수 있음을 의미한다.
Z. 실질적인 면의 중요성은 세척단계에서 보여진다.

73 이상성 반응의 설명 중 틀린 것은?

A. Hook 효과는 반응면에서 항원이 초과된 높은 항원 농도에서 일어난다.
B. 항체에 대한 초과된 항원의 반응으로부터 생긴다.
M. 항원과 항체간의 다원자가(multivalency)반응의 결과이다.
Y. 검체를 미리 희석하여 측정함으로써 정확한 값을 알 수 있다.
Z. 면역방사계수측정법에서는 일어나지 않는다.

71. A 72. M 73. Z

74 미량피펫(micropipette)으로 분주할 때의 주의할 점이 아닌 것은?

A. 분주할 용액을 흔들어서 균일화시킨다.
B. 용액의 표면밑의 바닥까지 피펫팁의 끝을 담근다.
M. 빨아올린 용액의 피펫팁 끝이 전에 시약을 넣은 때보다 시험관의 높은 벽면 위치에 팁 끝을 댄다.
Y. 새로운 시약을 시험관에 첨가시킬 때 바로 옮기는 용기벽면에 팁(tip)이 닿지 않도록 한다.

75 배후방사능 계측값(background count)에 포함되지 않는 것은?

A. 우주선
B. 태양광선
M. 검체의 방사선
Y. 기계 자체의 방사선
Z. 전자파

76 계측기 계측효율(counting efficiency)의 설명 중 틀린 것은?

A. 계측기가 입사된 방사능을 얼마나 계측하였는지를 알아보는 것이다.
B. 계측효율은 보통 100% 이다.
M. 얼마나 많은 방사선 방출이 수록되었는가를 말한다.
Y. 얼마나 많은 방사선 방출이 계측기에 수록되지 않았는가를 말한다.
Z. 계측효율이 높을수록 계측기는 좋은 것이다.

71. A 72. M 73. Z74. B 75. M 76. B

77 동결건조(lyophilization)란?

A. 액체상태의 시약을 더운 바람으로 건조시켜 고체상태로 만드는 방법
B 진공상태에서 냉각제품의 탈수(dehydration)에 의한 안정된 생물학적 시약을 만드는 방법
M. 모든 시약을 냉동고에서 얼려두는 방법
Y. 액체상태의 시약을 얼려 보관하는 방법
Z. 냉장고에 보관하는 시약을 말한다.

78 검체를 1분간 측정하여 400 cpm을 얻었다. 계측오차는 몇 % 인가?

A. 0.1
B. 0.25
M. 0.5
Y. 2.5
Z. 5.0

79 다음 어떤 측정값 "가"와 "나"의 변이계수(CV%)를 구하였다. 맞는 것은?

"가"값 : 3, 4, 5, 6, 7
"나"값 : 4, 5, 6, 7, 8

A. "가"의 변이계수는 5이고 "나"의 변이계수는 6이다.
B. "가"의 변이계수는 25이고 "나"의 변이계수는 30이다.
M. "가"의 변이계수는 6이고 "나"의 변이계수는 6이다.
Y. "가"의 변이계수는 28이고 "나"의 변이계수는 23이다.

77. B 78. Z 79. Y

80 다음 검사항목과 질환과의 짝지어진 것이 틀린 것은?

A. 면역글로불린 E(IgE) – 기관지천식
B. 방사알레르겐흡수검사(IgE RAST) 알레르기
M. 항 디엔에이 항체(anti ds DNA) – 전신성 홍반성낭창(SLE)
Y. 아세틸콜린 수용체 항체(Ach R Ab) – 중증근무력증
Z. 페리틴(ferritin) – 갑상선기능검사

81 흡착법으로 결합형과 유리형을 분리할 때 주의할 점이 아닌 것은?

A. 흡착되지 않은 상층액을 빨리 그리고 조심스럽게 제거해야 한다.
B. 반응시간은 일정하고 정확하게 해야 한다.
M. 용액안의 단백질 농도를 일정하게 해야 한다.
Y. 온도에 민감하므로 항상 냉장고에서 해야 한다.

82 비특이적결합반응에 대한 설명 중 틀린 것은?

A. 낮은 농도에서 비율적으로 더욱 크다.
B. 검사의 민감도에 상당한 영향을 미친다.
M. 결합형과 유리형의 분리시 세척의 단계가 중요하다.
Y. 짧은 시간 동안 검체를 반응시켜야 할 필요가 있다.

80. Z 81. Y 82. Y

83

비특이적결합반응에 대한 설명 중 틀린 것은?

A. 표지항원이 제1항체 이외의 모든 것에 대한 반응
B. 표지항원이 항체 이외의 물질에 어느정도 결합하는가를 보여준다.
M. 표지항원이 항체가 없을 때 일어나는 결합반응 정도
Y. 표지항원이 항원이 없을 때 일어나는 결합반응 정도

84

정상범위의 설명 중 틀린 것은?

A. 건강인의 95.44%가 포함하는 범위이다.
B. 진단, 치료경과의 관찰에 기준이 된다.
M. 정상범위는 남녀에 따라 차이가 없다.
Y. 기후와 종족에 따라 다른 경우가 많다.

83. Y 84. M

실기문제

85 사진은 방사성물질 표지의 작은원 반지름이 1R이라면 큰 원의 반지름은?

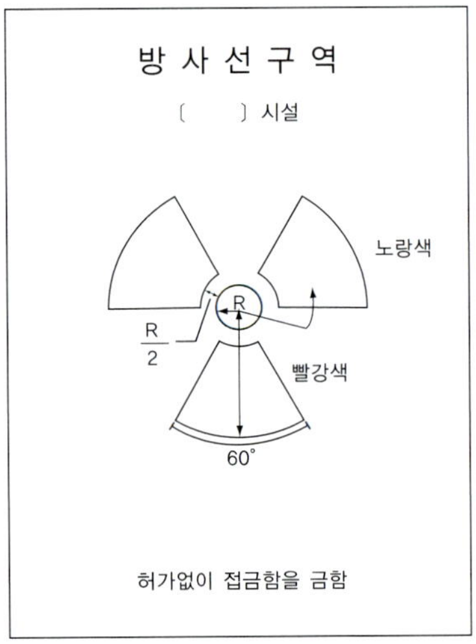

A. 4R
B. 5R
M. 6R
Y. 7R

86 사진의 기구는 어느 목적으로 사용하는가?

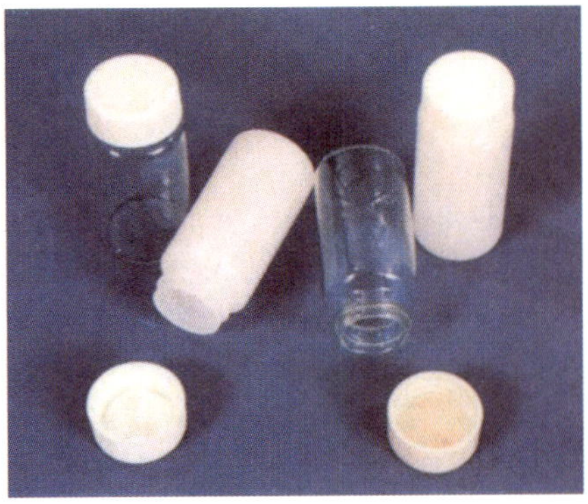

A. 감마선계측용기이다.
B. 베타선계측용기이다.
M. 화학물질의 무게를 아는데 사용한다.
Y. 특수시약 보관병이다.

85. B 86. B

87 다음 사진의 이름은 피펫휠라와 피펫맨이다. 사용 목적은?

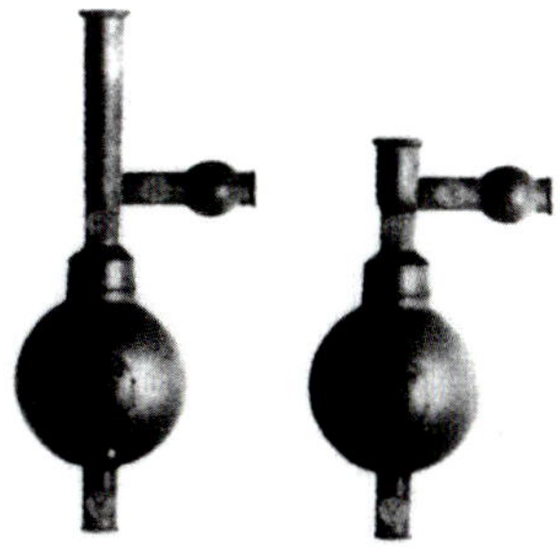

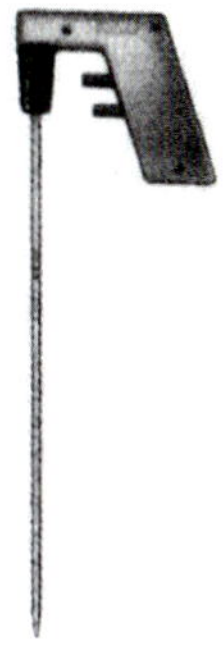

A. 미량의 정확한 양을 분주할 때
B. 방사성의약품을 다량 분주할 때
M. 방사성의약품을 미량 분주할 때
Y. 알코올 같은 시약을 분주할 때

88 그림은 핵의학검사에서 사용하는 계측기의 구조이다. 기기의 이름은?

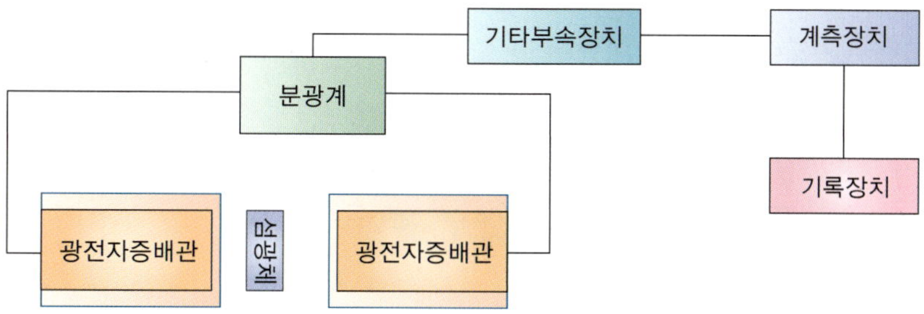

A. 포켓선량계(pocket dosimeter)
B. 베타선계측기(beta counter)
M. 방사능측정기(survey meter)
Y. 감사선계측기(gamma counter)

87. B 88. B

89 다음 사진은 무슨 검사를 하기위한 검체 채취 방법인가?

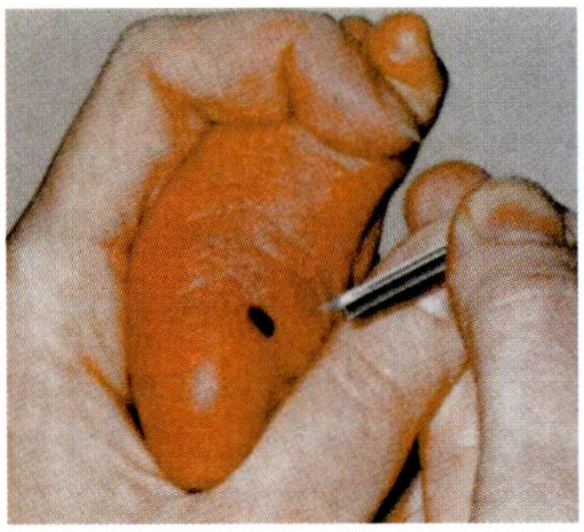

A. 신생아 간염항원
B. 신생아 티록신
M. 알레르기 항원
Y. 간염항원

90 사진의 자석분리기를 사용은 항체를 어느 물질에 피복시켜야 하는가?

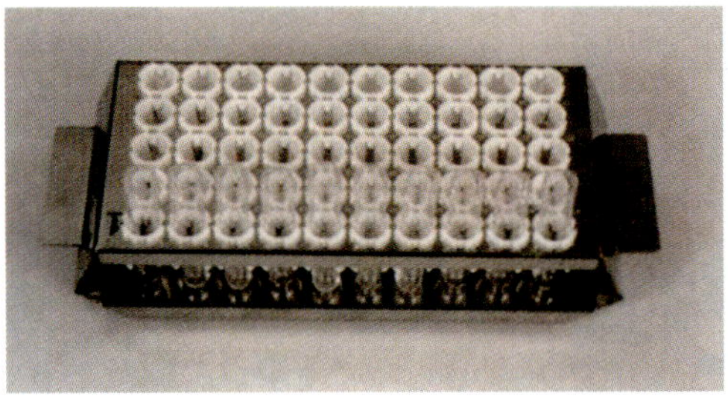

A. 구슬
B. 시험관
M. 쇠가루(철분)
Y. 여과지

89. B 90. M

91 방사성물질을 취급할 때 납통을 사용하는 목적으로 맞는 것은?

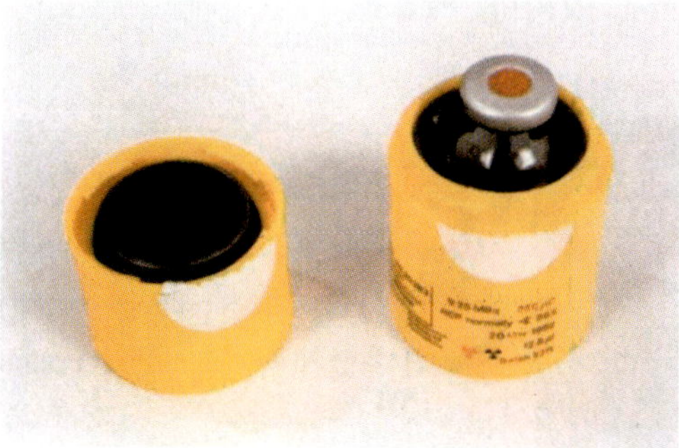

A. 방사선으로부터 피폭시간을 짧게하여 방사선피폭의 양을 줄이기 위하여
B. 방사성물질로부터 거리를 멀리하여 방사선피폭의 양을 줄이기 위하여
M. 방사성물질을 취급할 때 체내피폭을 줄이기 위하여
Y. 방사선의 강도를 감소시켜 방사선피폭의 양을 줄이기 위하여

92 사진은 개인방사선피폭선량을 감시하는 기기이다. 이름은?

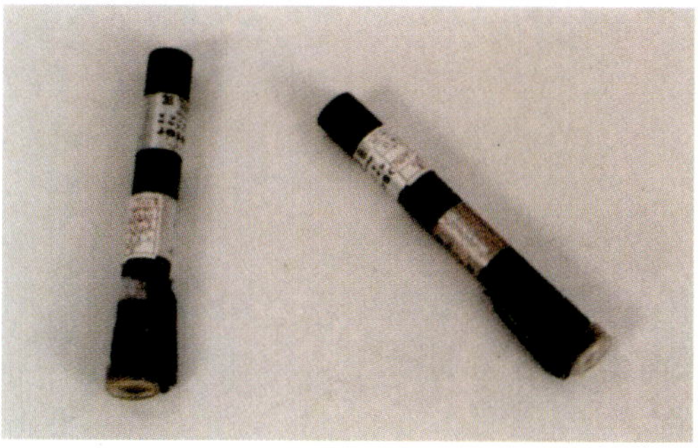

A. 필름뱃지(film badge)
B. 포켓선량계(pocket dosimeter)
M. 방사능측정기(survey meter)
Y. 감사선계측기(gamma counter)

91. Y 92. B

93 사진은 개인방사선피폭선량을 감시하는 기기이다. 이름은?

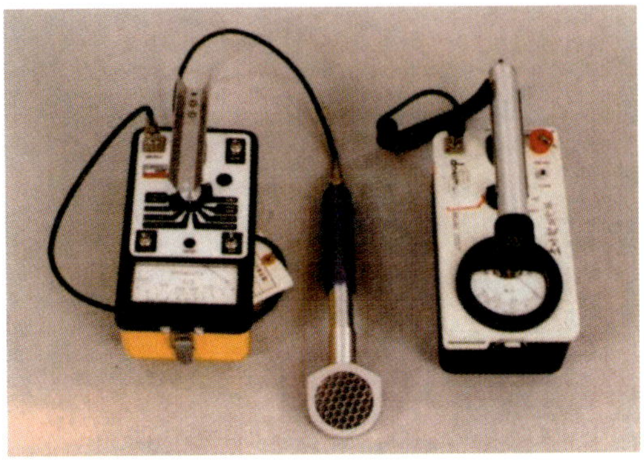

A. 필름뱃지(film badge)
B. 포켓선량계(pocket dosimeter)
M. 방사능측정기(survey meter)
Y. 감사선계측기(gamma counter)

94 사진은 핵의학검사실에서 사용하는 것이다. 이름은?

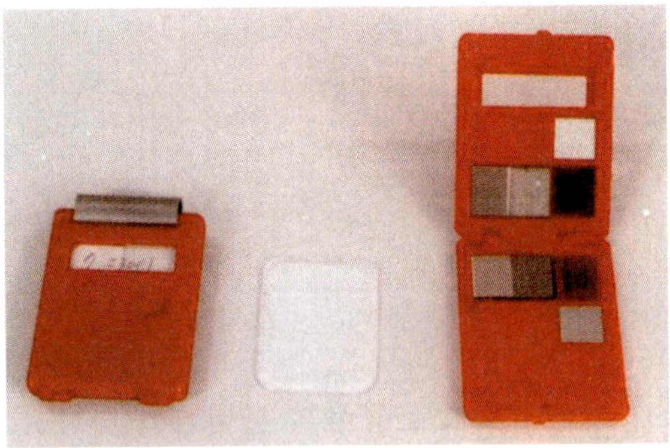

A. 필름뱃지(film badge)
B. 포켓선량계(pocket dosimeter)
M. 방사능측정기(survey meter)
Y. 감사선계측기(gamma counter)

93. M 94. A

95

방사성물질을 취급할 때 집게(tong)를 사용하는 목적은?

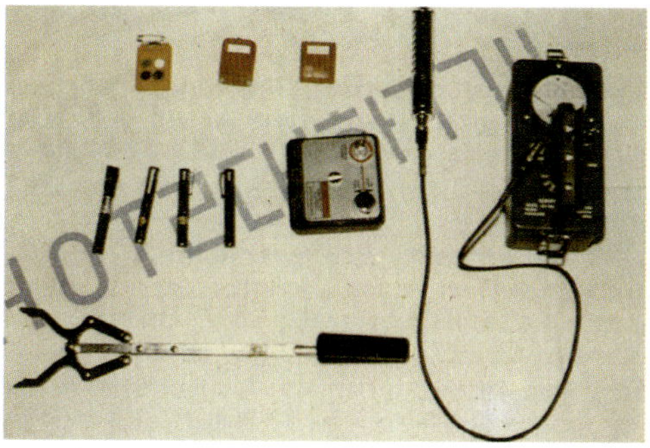

A. 방사성물질이 뜨거우므로 화상을 입지 않기 위하여
B. 방사성물질로부터 거리를 멀리하여 방사선피폭의 양을 줄이기 위하여
M. 방사성물질을 취급할 때 체내피폭을 줄이기 위하여
Y. 작업시간을 단축하기 위하여

96

다음은 연속분주기다. 사용하는 액체는?

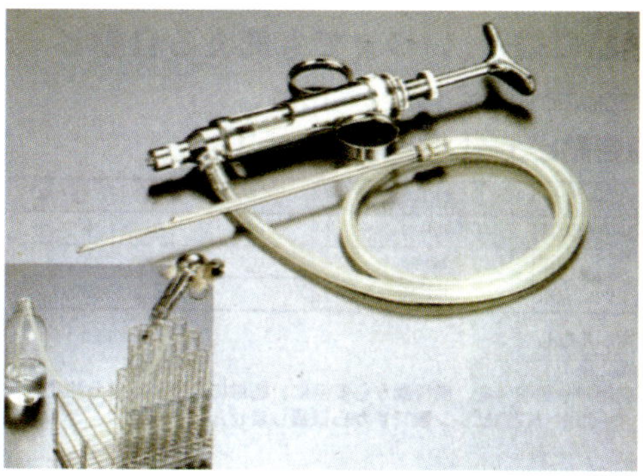

A. 점도가 높은 PEG를 분주할 때 사용하는 분주기다.
B. 알코올을 분주할 때 사용하는 분주기다.
M. 검체를 분주할 때 사용하는 분주기다
Y. 표준액을 분주할 때 사용하는 분주기다

95. B 96. A

97

사진은 어느 물질에 사용되는 표지인가?

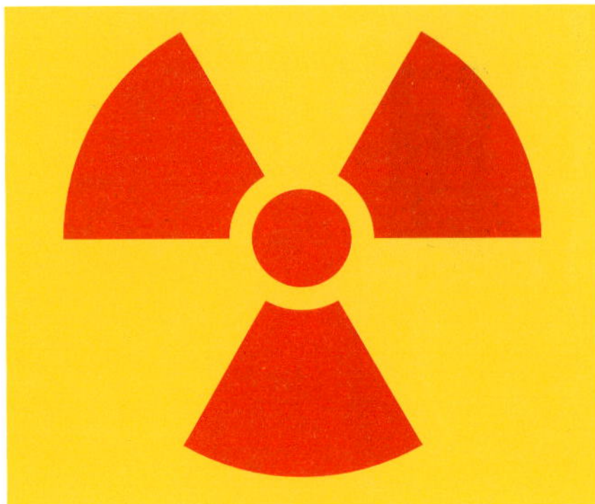

A. 독극물
B. 마약
M. 방사성물질
Y. 폭탄

98

다음은 낚시(hook) 효과라고 말하는 현상이다. 이 현상의 원인은?

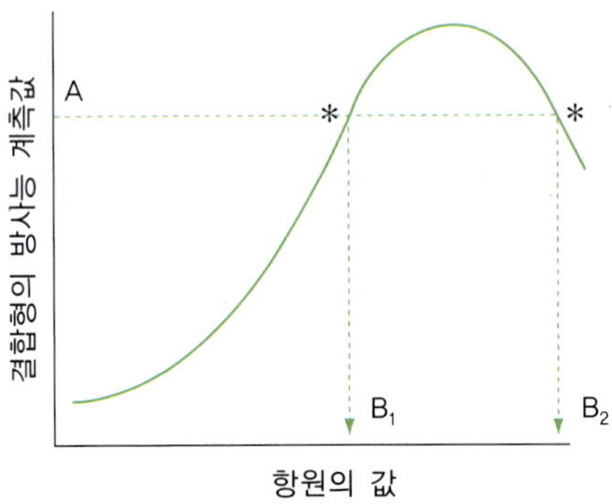

A. 방사면역측정에서 표지항원이 항원보다 다량으로 있을 때
B. 방사면역측정에서 표지항체가 항체보다 다량으로 있을 때
M. 면역방사계수측정에서 항원이 항체보다 다량으로 있을 때
Y. 면역방사계수측정에서 표지항원이 항체보다 다량으로 있을 때

97. M 98. M

99

다음의 그림은 어느 검사에서 얻을 수 있는가?

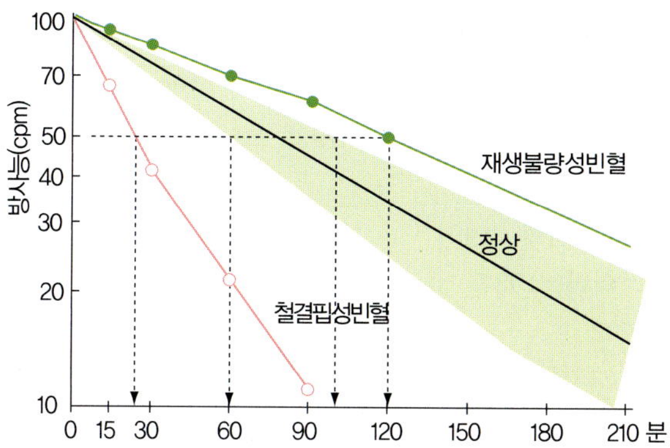

A. 혈액량 측정검사
B. 적혈구수명 측정검사
M. 철대사 측정검사
Y. 실링검사

100

다음의 그림은 어느 검사에서 얻을 수 있는가?

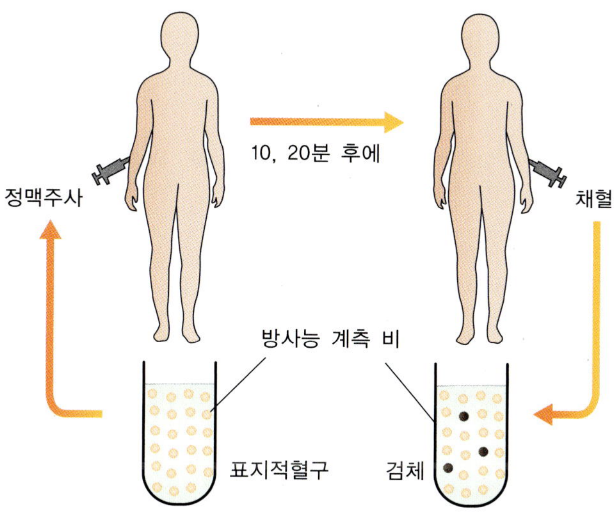

A. 혈액량 검사 B. 적혈구수명 검사
M. 철대사 검사 Y. 실링검사

99. M 100. A

참고문헌

1. 김락배 : 방사선취급기술 . 형제사, 1979
2. 이문호 : 임상핵의학. 여문각, 1982
3. 대한임상병리사협회 : 임상검사의 정도관리 1, 2. 삼풍문화사, 1985
4. 일본핵의학기술연구회 : 핵의학검사기술, 체외검사, 1986
5. 민헌기 : 임상내분비학. 고려의학, 1990
6. 대한핵의학회 핵의학 용어집. 고려의학, 1991
7. 서일택 : 방사면역측정법. 고려의학, 1987
8. 고창순 : 핵의학. 고려의학, 1992
9. 고창순 : 고창순핵의학 제3판 고려의학 2010
10. Robert. Lange. : Nucleaa Medicine for Technicians. Year Book, 1972
11. Irie Monoru. : Radioimmunoassay. Science, 1974
12. A. J. Moss, Jr. Mosby. : Practical radioimmunoassay. company, 1976
13. Humino Koonoshita. : Radioimmunoassay. science, 1977
14. Buck A. Rhod ε s. : Quality Control in Nuclear Medicine. Mosby. 1977
15. Tani, Thorell. : Radioimmunoassay. Mosby, 1978
16. Tani, Thorell. : Radioimmunoassay and Related Techniques. Mosby, 1978
17. Benjamin Rothfeld. : Nuclear Medicin ε In Vitro, 1980
18. James A. Sorenson. : Physics in Nuclear Medicine. Stratton, 1982
19. S. D. Bhandarkar. : Radioimmunoassay a Laboratory Manual. Bhabha Atomic Research Center. Bomay, 1982
20. Jhonarbert : Textbook of Nuclear Medicine Vol I, Vol II. Febiger, 1984
21. Ray Edwards : Immunoassay an Introduction. William Heinemann, 1985
22. Robert Frankel : Radiation protection For Radiologic Technologists, 1976. McGRA WHILL BOOK.
23. D. Rickwood, B.D. Hames, : Immunoassays Essential data, Wiley, 1996

저자 서일택 학회지 수록 주요 논문

1. Rat colon을 이용한 혈장 Renin activity 측정법. 대한임상병리사회지. 5:63, 1973
2. 방사성동위원소의 기초와 임상검사. 대한임상병리사회지. 7:6, 1975
3. T 림프구의 Rosette 형성의 검사법. 대한임상병리사회지. 8:25, 1976
4. RIA에 의한 AFP 정량분석법. 대한임상병리사회지. 8:89, 1976
5. 혈청 Ferritin 측정의 정도관리에 대한 고안. 대한핵의학회지. 14:23. 1980
6. 인삼성분이 생체내 호르몬계에 미치는 영향. 대학약학회지. 1982
7. RIA에 의한 타액의 코티솔 정량법. 대한임상병리사회지. 17:51, 1985
8. 혈장 Renin 활성도 측정법의 실험적 연구, 대한임상병리사회지. 19:198, 1987
9. B형간염바이러스 항체의 정량검사 성적보고. 대한임상병리사회지. 19:203. 1987
10. 방사면역측정법에 의한 CA 15-3 종양마커의 기초적 검토, 대한임상병리사회지. 20:16, 1988
11. Dual Photon Bone Absorptionmetry의 일반적 고찰. 대한핵의학회지. 3:37, 1988
12. ECG GAted Blood Pool Cardiac Study 분석시 설정된 몇 가지 가정의 정당성에 대한고찰. 대한핵의학회지 3:49, 1988
13. 핵의학체내검사에 이용되는 장비와 자료의 입력방법. 대한핵의학회지 3:55, 1988
14. 국산 알파피토프로테인 RIA 키트의 기본적 검토. 대한임상병리사회지. 21:184, 1989
15. RIA에 의한 HBsAb 측정에 Dynamic Incubator을 사용한 실험성적. 대한임상병리사회지. 21:189, 1989
16. Cyclosporine 방사면역측정법의 정도관리. 대한핵의학회지. 21:189, 1989
17. 뇌의 TRH 수용체 분포에 관한 연구. 대한핵의학회지. 24:93, 1990
18. 방사면역측정법에 의한 Cyclosporine량 측정법. 대한임상병리사회지. 22:123, 1990
19. 방사면역측정법에 의한 펩시노겐의 측정실험. 대한임상병리사회지. 23:121, 1991
20. 방사수용체측정법에 의한 아세틸콜린수용체항체(Ach R Ab)의 측정실험. 대한임상병리사회지. 23:126, 1991
21. 한국 핵의학기술의 현황. 대한임상병리사회지 23:34, 1991
22. 갑상선호르몬의 외부정도 관리 분석. 대한핵의학회지. 25(2):266, 1991
23. 방사면역측정법에 의한 갑상선호르몬의 정상범위 측정. 대한임상병리사회지. 24:77, 1992
24. RIA에 의한 B형간염바이러스 DNA 측정법. 대한임상병리사회지. 24:232, 1992
25. RIA와 EIA에 의한 C 형간염항체측정법과 성적보고. 대한임상병리사회지. 24:241, 1992
26. 방사면역측정법에 의한 유리티록신의 정상범위. 대한임상병리사회지. 25:35, 1993
27. 일부 한국인 Free T_4 참조치 설정에 관한 연구. 대한임상병리사회지. 26:179, 1994
28. 자동검체분주기의 신뢰성 평가보고. 대한임상병리사회지. 26:198, 1994
29. 방사면역측정법에서 혈청분리시험관과 일반시험관을 사용한 갑상선호르몬 성적비교. 대한임상병리사회지. 27:179, 1995
30. 방사성폐기물 자체 처분에 대한 제안. 대한핵의학기술학회지. 1: 35, 1996
31. 산전 태아이상 선별검사(triple marker)에 관한 고찰. 대한핵의학기술학회지. 1: 122. 1996
32. 우리나라 핵의학기술의 현황. 대한핵의학기술학회지. 2:34, 1997
33. 방사면역측정법에 의한 핵의학검사의 외부정도관리. 대한임상병리사회지. 30:73, 1998

34. 방사면역측정법에 의한 각종검사의 민감도 측정. 대한임상병리사회지. 30: 185, 1998
35. 외부정도관리 결과 보고. 대한핵의학기술학회지. 3: 34, 1998
36. 키트별 alpa-fetoproteine의 내부정도관리. 대한핵의학기술학회지. 4: 62, 1999
37. CEA의 정상범위에 관한 고찰. 대한핵의학기술학회지. 4: 69, 1999
38. C-11 Methionine의 합성방법과 유용성. 대한핵의학기술학회지. 4:133, 1999
39. 외부정도관리 전망. 대한핵의학기술학회지. 5(1):99, 2000
40. 국산 방사면역측정 진단키트의 성능 비교 평가. 대한핵의학기술학회지. 5(2):184, 2000
41. 방사면역측정법에 의한 정상범위 측정 보고. 대한핵의학기술학회지. 5(2):205, 2000
42. PET 검사시 환자와 술자를 위한 생체선호 검출장치 개발. 대한핵의학기술학회지. 5(2):225, 2000
43. Iterative와 FBP를 이용하여 재구성시 영상의 질적 분석비교. 대한핵의학기술학회지. 6(1):79, 2001
44. 핵의학 설문 조사 통계 현황. 대한핵의학기술학회지. 6(2):307, 2001
45. 외부정도관리 작업과정의 소개. 대한핵의학기술학회지. 7(1); 125, 2002

색인

ㄱ

ㄴ

ㅇ

ㅈ

ㅊ

ㅋ

ㅌ

ㅍ

ㅎ

INDEX

D

E

F

G

H

I

J

L

M

N

O

P

T

U

V

W

임상 핵의학검사기술학
5판

1987년 3월 1일	제1판 발 행
1993년 8월 25일	제2판 발 행
2002년 7월 20일	제3판 발 행
2010년 3월 25일	제4판 발 행
2012년 2월 25일	제4판 수정판 발 행
2014년 2월 25일	제4판 수정판 2쇄 발 행
2015년 8월 5일	제4판 수정판 3쇄 발 행
2019년 7월 30일	제5판 발 행
2020년 9월 5일	제5판 2쇄 발 행
2023년 8월 10일	제5판 3쇄 발 행

정가 35,000원

저 자 : 서일택 · 강영태 · 김윤식 · 김은중 · 김판길
김혜영 · 나영악 · 노경운 · 박재승 · 박 철
서장훈 · 신숙희 · 윤기남 · 이인수 · 이준호
임 용 · 최진일 · 허지혜

발행자 : 최 병 진

발행처 : 도서출판 **고 려 의 학**
(02880) 서울 성북구 성북로9길 1 보문빌딩 3층
Tel. 765-0333, 0337
Fax. 743-2288

등록번호 : 제 1-519호 1978. 6. 29.

ISBN 979-11-89210-22-9
